Psychotraumatologische Begutachtung

Herausgeber:
HOLGER FREYTAG
GORDON KRAHL
CHRISTINA KRAHL
KLAUS-DIETER THOMANN

Psychotraumatologische Begutachtung

Gesellschaftlicher Hintergrund
Klinisches Bild psychischer Störungen
Psychiatrische und psychologische Begutachtung

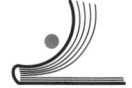

Bibliografische Information der Deutschen Bibliothek: Die Deutsche Bibliothek verzeichnet diese Publika-
tion in der Deutschen Nationalbibliografie; detaillierte bibliografische Daten sind im Internet über ›http://
dnb.ddb.de‹ abrufbar.

© 2012 Referenz Verlag Frankfurt – Verlag der IVM GmbH & Co. KG
Lektorat: Dr. Angela Taeger
Korrektorat: Dorothee Kremer
Umschlag und Layout: Eveline Junqueira
Umschlagbild unter Verwendung des Bildes „Der Schrei" von Edvard Munch
© The Munch Museum / The Munch Ellingsen Group / VG Bild-Kunst, Bonn 2011.
Satz: buch4U Bernhard Heun

978-3-943441-01-7

Printed in Germany

www.referenz-verlag.de

Inhaltsverzeichnis

Teil 1: Grundlagen

Teil 2: Klinisches Bild und Therapie

Teil 3: Psychiatrische und psychologische Begutachtung

Teil 4: Seelische Krankheiten aus rechtlicher Sicht

Anhang

Die deutsche gesetzliche Unfallversicherung ist seit ihrer Einführung 1884 international ein Vorbild für die Behandlung, Rehabilitation und Entschädigung von Menschen, die im Zusammenhang mit ihrer beruflichen Tätigkeit einen Unfall erleiden oder erkranken. Neben der Durchführung von Präventionsmaßnahmen unterstützen die Leistungen der Berufsgenossenschaften und Unfallkassen den Verletzten und Erkrankten bei der Bewältigung seines Schicksals. Sie gleichen einen Verdienstausfall und weitere Nachteile aus. Es ist ihnen darüber hinaus gelungen, schädliche Einwirkungen der Produktion auf die Beschäftigten immer weiter einzudämmen oder auszuschalten. Erinnert sei beispielhaft an chemische Stoffe oder Asbest. Die gesetzliche Unfallversicherung hat daher sowohl die Arbeits- und Lebensbedingungen des einzelnen Menschen verbessert als auch langfristig zur gesellschaftlichen Stabilität beigetragen.

In gleichem Maße, wie sich das Wirtschaftsleben ändert, wandeln sich auch die Aufgaben der Berufsgenossenschaften. Während unfallbedingte organische Verletzungen zurückgehen, wächst die Bedeutung seelischer Erkrankungen. Innerhalb der letzten zehn Jahre hat sich die Quote der Arbeitsunfähigkeitsfälle wegen psychischer Leiden um 70 % erhöht. Für die Auslösung eines kleineren Teils dieser Leiden spielen auch Unfälle eine Rolle. Posttraumatische psychische Störungen und Erkrankungen am Arbeitsplatz stellen die gesetzliche Unfallversicherung daher vor Aufgaben, für die neue Lösungen entwickelt werden müssen.

Bereits im Jahre 2003 wurde in der Berufsgenossenschaftlichen Unfallklinik Frankfurt am Main ein psychotraumatologisches Konzept für die Behandlung von psychischen Folgen bei schweren Arbeitsunfällen aufgebaut. Drei Jahre später wurde das Kompetenzzentrum für psychotraumatologische Diagnostik und Therapieplanung eröffnet. Der vorliegende Band gibt einen Einblick in die Möglichkeiten dieser noch recht jungen Wissenschaftsdisziplin. Er informiert zugleich über gesellschaftliche und soziale Hintergründe der Zunahme seelischer Erkrankungen.

Menschen, die nach schweren und lebensbedrohlichen Unfällen seelisch leiden, müssen rasch qualifizierte Hilfe erfahren, um diese Störungen nachhaltig zu überwinden. Werden anhaltende Beschwerden vorgetragen, so kann eine Begutachtung erforderlich werden. Dabei ist es nicht immer einfach, krankheitswertige posttraumatische Störungen von weit verbreiteten unspezifischen psychischen Leiden abzugrenzen. Die Herausgeber und Autoren des vorliegenden Bandes haben Konzepte für eine praxisbezogene, wissenschaftlich fundierte Begutachtung entwickelt.

Ebenso wie dem körperlich Schwerverletzten, der eine dauerhafte gesundheitliche Beeinträchtigung davongetragen hat, steht auch dem psychisch Unfallverletzten eine Entschädigung zu.

Die große Mehrheit der Versicherten wird die Berufsgenossenschaften nach wie vor bei organischen Verletzungen und Berufserkrankungen in Anspruch nehmen. Der D-Arzt, Unfallchirurg und Orthopäde wird im Allgemeinen der erste Ansprechpartner des Verletzten sein. Seine Aufmerksamkeit wird sich allerdings zukünftig mehr als in der Vergangenheit auch auf seelische Folgen von Unfällen oder Begleiterscheinungen der Arbeit richten müssen. In vielen Fällen wird die Zuwendung und therapeutische Begleitung des Arztes ausreichend sein. Als Spezialist für die Heilung organischer Verletzungen sollte sich der Chirurg allerdings der Grenzen seiner therapeutischen Möglichkeiten bei seelischen Störungen bewusst sein und frühzeitig einen psychotraumatologisch ausgewiesenen Psychiater oder Psychologen zu Rate ziehen.

Die vorliegende Veröffentlichung soll in diesem Sinne dazu beitragen, das Problembewusstsein für das seelische Trauma zu schärfen sowie die Behandlung und Begutachtung von Patienten mit unfallbedingten seelischen Störungen zu verbessern.

PROF. DR. MED. REINHARD HOFFMANN

Die Psychotraumatologie hat in den letzten zwei Jahrzehnten eine immer größere Bedeutung bekommen. Mehrere Tausend wissenschaftliche Veröffentlichungen befassen sich mit den Folgen psychischer Verletzungen. Eigenständige Zeitschriften und Lehrbücher sind ein Zeichen des gewachsenen Interesses. Die immer weitere Auffächerung medizinischer und psychologischer Fachgebiete ist im Allgemeinen ein primär innerwissenschaftliches Phänomen, das dem Zuwachs an wissenschaftlicher Erkenntnis parallel geht. Die Öffentlichkeit nimmt diesen Differenzierungsprozess nur am Rande wahr. Welcher Leser interessiert sich schon für die Gründung einer Gesellschaft für Schulterchirurgie – es sei denn, er ist persönlich betroffen und leidet unter Schulterbeschwerden. Nur in diesem Fall wird er sich um die Behandlung bei einem Spezialisten bemühen und hoffen, besonders qualifiziert behandelt zu werden. Die von diesem gestellte Diagnose hat keine weiteren gesellschaftlichen oder juristischen Konsequenzen. Ganz anders ist die Situation in der Psychotraumatologie. Die therapeutische Konsequenz der Diagnose einer posttraumatischen Störung nach einem entschädigungspflichtigen Ereignis ist nur die Spitze eines Eisbergs. Aus Sicht der Kostenträger sind die juristischen und versicherungsrechtlichen Folgen der Diagnose weitaus bedeutsamer. Die Ausgaben von Privat- und Sozialversicherungen für die Entschädigung seelischer Unfallfolgen steigen rasch, bei Personenschäden im Haftpflichtrecht treten psychische Unfallfolgen mehr und mehr in den Vordergrund. Die Anzahl der Versicherten, die Leistungen aus einer Berufsunfähigkeits- oder gesetzlichen Rentenversicherung wegen seelischer Leiden – auch wegen Unfallfolgen – geltend machen, nimmt zu. Um diejenigen Menschen, die schweren psychischen Traumatisierungen ausgesetzt waren, angemessen zu entschädigen, ist eine objektive, wissenschaftlich begründete und reproduzierbare Begutachtung unverzichtbar.

Das Phänomen „Seelische Störungen" ist im Bewusstsein der Öffentlichkeit angekommen. Nachrichtenmagazine und Illustrierte widmen diesem Thema Titelgeschichten. Tageszeitungen und Fernsehsendungen berichten regelmäßig über Menschen mit Depressionen, einem Burn-out-Syndrom und Posttraumatischen Belastungsstörungen. Autobiographien, in denen Menschen von der Überwindung ihrer persönlichen Krise berichten, werden zu Bestsellern. Der erste Eindruck trügt nicht. Die Zahl der Erkrankungen und die Dauer der Arbeitsunfähigkeit bei gesetzlich Versicherten haben in Deutschland während eines Zeitraums von zehn Jahren um 70% zugenommen. Würde sich eine Infektionskrankheit vergleichbar rasch ausbreiten, so würde mit Fug und Recht von einer Epidemie gesprochen werden. Mikrobiologen und Virologen würden ihre Bemühungen intensivieren, den unbekannten Erreger aufzuspüren. Bei psychischen Leiden muss die Suche nach *einem* äußeren ursächlichen Faktor erfolglos bleiben. Sieht man von eindeutig genetisch bedingten Leiden ab, so hängt die Entwicklung einer psychischen Krankheit von einem Zusammenspiel von individueller Disposition und verschiedenen äußeren Einflüssen ab.

Seelische Störungen nach Unfällen sind ein Sonderfall der im englischen Sprachraum als „minor psychiatric disorders" bezeichneten Leiden. Wie kaum eine andere Krankheit hängen die Entstehung, Behandlung und mögliche Entschädigung von historischen und gesellschaftlichen Rahmenbedingungen ab. Die Gesellschaft entscheidet, ob das individuelle Leid eines Menschen nach einem Unfall oder einer durchlebten Katastrophe als krankheitswertig anerkannt wird.

In Deutschland wird die Diskussion über die Begutachtung, Anerkennung und Entschädigung seelischer Störungen nach Unfällen seit Einführung der gesetzlichen Unfallversicherung im Jahr 1884 mit wechselnder Intensität geführt. Die dafür verwendeten Bezeichnungen wandelten sich im Laufe der Zeit. Über Jahrzehnte hinweg hatte sich der Begriff „traumatische Neurose" eingebürgert. Ein Teil der Nervenärzte nahm an, dass es sich dabei um die Folgen einer unfallbedingten organpathologischen Veränderung handelte. Die Vertreter dieser Theorie verloren im Laufe der Zeit an Einfluss. Ende der 20er Jahre des vergangenen Jahrhunderts wurden psychische Beschwerden nach Unfällen durch Gutachter und Gerichte als bewusstseinsnahe Beschwerdeausgestaltung interpretiert. In den Jahren, in denen große Teile Europas in Schutt und Asche versanken und die Bevölkerung Tag für Tag einer lebensbedrohlichen Gefährdung ausgesetzt war, stieg die Zahl stationär behandelter psychiatrischer Patienten nicht an. Die Mehrheit der Psychiater schätzte die menschliche Seele als „unbegrenzt belastbar" ein. Dass dieses Konzept fragwürdig war, zeigte sich nach 1945 bei der Begutachtung von Opfern der nationalsozialistischen Diktatur. Sachverständigen, die sich intensiv mit dem Schicksal der Verfolgten beschäftigten, fehlten die Worte, um zu beschreiben, was KZ-Insassen erleiden mussten und welche dauerhaften seelischen Schäden sie dadurch davongetragen hatten.

Der von dem Psychiater Ulrich Venzlaff 1958 inaugurierte Begriff „erlebnisbedingter Persönlichkeitswandel" markiert einen Wendepunkt in der Anerkennung psychischer Störungen nach Extremereignissen. Entscheidende Impulse erhielt die Traumaforschung durch die Folgen des Korea- und vor allem des Vietnamkrieges. Seit der Aufnahme der Posttraumatischen Belastungsstörung in das amerikanische „Diagnostic and Statistical Manual of Mental Disorders" (DSM-III) im Jahre 1980 und die „International Classification of Diseases, Injuries and Causes of Death" (ICD) 1992 hat die Diskussion an Breite gewonnen. Seelische Störungen nach Unfällen und Katastrophen erscheinen in der Gegenwart nicht mehr als Ausnahme, sondern als eine zu erwartende Begleiterscheinung. Nicht selten wird das Psychotrauma gravierender bewertet als die organische Verletzung. Die zunehmende Akzeptanz psychischer Unfallfolgen unter den Professionellen hat weit reichende Konsequenzen. Sie kann das Erleben und Verhalten von Betroffenen im Sinne einer Leidensbereitschaft verändern: Das Erwartete wird zur Realität. Ist die nach einem Unfall erlebte seelische Störung mit einer Entschädigung verbunden, so muss zudem an eine unbewusste oder bewusstseinsnahe Änderung des Verhaltens (moral hazard) gedacht werden. Die Differenzierung zwischen entschädigungswürdigen Krankheitsfolgen und unberechtigten Ansprüchen ist eine wichtige Aufgabe des Gutachters.

An der gesellschaftlichen Bewältigung einer psychischen Traumatisierung wirken behandelnde Ärzte und Psychologen, Gutachter, Anwälte, Richter und Mitarbeiter in Versicherungen mit. Von allen Beteiligten werden Kenntnisse erwartet, die über ihr eigenes Fachgebiet hinausgehen. Der vorliegende Band – mit Beiträgen aus unterschiedlichen Fachgebieten – kommt dem Gebot der Interdisziplinarität nach. Die beruflichen Schwerpunkte der Autorinnen und Autoren liegen in der Psychiatrie, Psychologie,

Psychosomatik, Soziologie, Genetik, Orthopädie, Geschichts- und Rechtswissenschaft. Einige der Verfasser sind in die institutionelle Umsetzung der im Begutachtungsprozess gewonnenen Ergebnisse in der gesetzlichen Unfall-, Renten- und Krankenversicherung eingebunden.

Die Autoren nähern sich dem Phänomen seelischer Erkrankungen aus einem jeweils spezifischen Blickwinkel. Eine derart differenzierte Sicht liefert keine monokausal schlüssigen, „stromlinienförmigen" Interpretationen. Die Ergebnisse sind zum Teil widersprüchlich und sollen zur Diskussion anregen. Gleiches gilt für die Bewertung und Begutachtung seelischer Störungen. Gegenwärtig wird intensiv über den Stellenwert, das Verhältnis und die Aussagekraft psychiatrischer und neuropsychologischer Gutachten bei der Bewertung unfallbedingter Störungen diskutiert. Nach Ansicht der Herausgeber kommt der neuropsychologischen Begutachtung große Bedeutung zu. Grundsätzlich aber stehen Psychiater und Psychologen vor der Aufgabe, die Diagnostik zu verbessern und Qualitätsstandards durchzusetzen, um ernsthafte psychische Störungen von unbedeutenden Beschwerden oder gar einer Simulation abzugrenzen. Differenzen zwischen psychiatrischen und psychologischen Gutachtern dürfen nicht zu Lasten der Betroffenen gehen. Wünschenswert ist eine Intensivierung des Austausches zwischen Nervenärzten und Psychologen mit dem Ziel, verbindliche Richtlinien für die Begutachtung seelischer Störungen nach Unfällen zu entwickeln.

Herausgeber und Autoren sehen sich als Teilnehmer eines Dialoges, der zu einem besseren Verständnis und einer wissenschaftlich begründeten Begutachtung seelischer Erkrankungen und psychotraumatologischer Störungen beitragen soll. Kritik und Anregungen im Sinne einer Erweiterung oder Akzentuierung dieses Dialogs sind willkommen.

Abschließend möchten sich die Herausgeber bei allen Verfasserinnen und Verfassern mit Nachdruck bedanken. Ohne die mehr als einjährige kontinuierliche Mitarbeit von Frau Dr. Angela Taeger hätte das Buch in der vorliegenden Form nicht erscheinen können. Frau Dr. Taeger begleitete die Autoren und Herausgeber mit konstruktiv-kritischen Kommentaren und unterzog sich der nicht immer leichten Aufgabe, die Beiträge zu redigieren. Frau Dorothee

Kremer betreute diesen Titel als Korrektorin. Die graphische Ge-
staltung des Umschlags und des Layouts lag in den Händen von
Frau Eveline Junqueira. Für die Herstellung sorgte Herr Bernhard
Heun. Gerd Hofmann war im Referenz-Verlag für die Produktion
und Koordination verantwortlich. Allen Mitarbeiterinnen und
Mitarbeitern sei ganz herzlich gedankt.

HOLGER FREYTAG
GORDON KRAHL
CHRISTINA KRAHL
KLAUS-DIETER THOMANN

Herausgeber

DR. MED. DIPL.-PSYCH. HOLGER W. FREYTAG
Arzt für Neurologie und Psychiatrie
Ärztlicher Leiter des PZDT
an der Berufsgenossenschaftlichen Unfallklinik
Frankfurt am Main
Friedberger Landstr. 430
60389 Frankfurt am Main

DIPL.-PSYCH. CHRISTINA KRAHL
Psychologische Psychotherapeutin
Psychologische Leiterin des PZDT
an der Berufsgenossenschaftlichen Unfallklinik
Frankfurt am Main
Friedberger Landstr. 430
60389 Frankfurt am Main

DIPL.-PSYCH. GORDON KRAHL
Psychologischer Psychotherapeut
an der Berufsgenossenschaftlichen Unfallklinik
Frankfurt am Main
Friedberger Landstr. 430
60389 Frankfurt am Main

PROF. DR. MED. KLAUS-DIETER THOMANN
Facharzt für Orthopädie und Unfallchirurgie,
Rheumatologie, Sozialmedizin
Landesarzt für körperbehinderte Menschen in Hessen
Institut für Versicherungsmedizin
Oberschelder Weg 27 a
60439 Frankfurt am Main

PROF. DR. HARALD RAIMUND DREßING
Facharzt für Psychiatrie und Neurologie, Psychotherapie,
Sozialmedizin und Rehabilitationswesen
Leiter des Bereichs „Forensische Psychiatrie" am Zentralinstitut
für seelische Gesundheit
J 5
68159 Mannheim

ASS. JUR. CLAUDIA DRECHSEL-SCHLUND
Geschäftsführerin
Berufsgenossenschaft für
Gesundheitsdienst und Wohlfahrtspflege
Bezirksverwaltung Würzburg
Röntgenring 2
97070 Würzburg

KLAUS FEDDERN
Geschäftsführer
Berufsgenossenschaft für
Transport und Verkehrswirtschaft
Wiesbadener Str. 70
65197 Wiesbaden

DR. MED. KATJA FISCHER
Fachärztin für Psychiatrie und Psychotherapie
Ärztliche Referentin
Geschäftsbereich Sozialmedizin und Rehabilitation
Deutsche Rentenversicherung
Ruhrstr. 2
10709 Berlin

DR. MED. DIPL.-PSYCH. HOLGER W. FREYTAG
Arzt für Neurologie und Psychiatrie
Ärztlicher Leiter des PZDT
an der Berufsgenossenschaftlichen Unfallklinik
Frankfurt am Main
Friedberger Landstr. 430
60389 Frankfurt am Main

PROF. DR. MED. PETER W. GAIDZIK
Arzt, Fachanwalt für Medizinrecht,
Leiter des Instituts für Medizinrecht der Universität
Witten-Herdecke
Münsterstr. 9
59065 Hamm

DR. MED. GERTRUD GREIF-HIGER
Fachärztin für Psychosomatische Medizin, Innere Medizin,
Psychotherapie, Rheumatologie
Geschäftsführende Ärztin des Ethikkomitees,
Universitätsmedizin der J. Gutenberg-Universität
Langenbeckstr. 1
55101 Mainz

PROF. DR. MED. REINHARD HOFFMANN
Facharzt für Chirurgie, Orthopädie und Unfallchirurgie,
spezielle Unfallchirurgie
Ärztlicher Direktor der Berufsgenossenschaftliche Unfallklinik
Friedberger Landstraße 430
60389 Frankfurt am Main

DR. RER. SOC. KATRIN KRÄMER
Dipl.-Sozialwissenschaftlerin
bis 15.07.2011:
Stellv. Leiterin des Bereiches Arbeit & Gesundheit
(IGES Institut GmbH)
Friedrichstraße 180
10117 Berlin

DIPL.-PSYCH. CHRISTINA KRAHL
Psychologische Psychotherapeutin
Psychologische Leiterin des PZDT
an der Berufsgenossenschaftlichen Unfallklinik
Frankfurt am Main
Friedberger Landstr. 430
60389 Frankfurt am Main

DIPL.-PSYCH. GORDON KRAHL
Psychologischer Psychotherapeut
an der Berufsgenossenschaftlichen Unfallklinik
Frankfurt am Main
Friedberger Landstr. 430
60389 Frankfurt am Main

DR. PHIL. DIPL.-PSYCH. THOMAS MERTEN
Klinischer Neuropsychologe
Psychologischer Psychotherapeut
Vivantes Netzwerk für Gesundheit
Klinikum im Friedrichshain, Klinik für Neurologie
Landsberger Allee 49
10249 Berlin

PROF. DR. SC. POL. EM. DR. HELGE PETERS
Institut für Sozialwissenschaften
Carl von Ossietzky Universität Oldenburg
26111 Oldenburg

PROF. DR. MED. PETER PROPPING
Facharzt für Humangenetik
Ehem. Direktor des Instituts für Humangenetik
Universität Bonn
Wilhelmstr. 31
53111 Bonn

PROF. DR. MED. M. RAUSCHMANN
Facharzt für Orthopädie und Unfallchirurgie, spezielle
orthopädische Chirurgie, Physikalische Therapie, spezielle
Schmerztherapie
Leiter der Abteilung für Wirbelsäulenorthopädie an der
Orthopädischen Universitätsklinik Friedrichsheim GmbH
Marienburgstr. 2
60528 Frankfurt am Main

PROF. DR. MED. VOLKER ROELCKE
Facharzt für Psychiatrie
Geschäftsführender Direktor des Instituts
für Geschichte der Medizin – Justus-Liebig-Universität
Iheringstr. 6
35392 Gießen

PD DR. MED. JOHANNES SCHUMACHER
Facharzt für Humangenetik
Institut für Humangenetik
Universität Bonn
Sigmund-Freud-Str. 25
53127 Bonn

PROF. DR. MED. KLAUS-DIETER THOMANN
Facharzt für Orthopädie und Unfallchirurgie, Rheumatologie,
Sozialmedizin
Landesarzt für Körperbehinderte Menschen in Hessen
Institut für Versicherungsmedizin
Oberschelder Weg 27 a
60439 Frankfurt am Main

DR. PHIL. DIPL.-PSYCH. UTZ ULLMANN
Psychologischer Psychotherapeut
Leitender Psychologe
Abteilung für Medizinische Psychologie
BG-Klinik Bergmannstrost
Merseburgerstr. 165
06112 Halle / Saale

Abb.	Abbildung	**bHLH**	basic helix loop helix
Abs.	Absatz	**BMGS**	Bundesministerium für
ADHS	Aufmerksamkeitsdefizit-		Gesundheit und Soziale
	Hyperaktivitätssyndrom		Sicherung
AG	Arbeitsgemeinschaft	**BP1**	base pair1
ALG	Arbeitslosengeld	**BP2**	base pair2
AMDP	Arbeitsgemeinschaft für	**BSG**	Bundessozialgericht
	Methodik und Dokumen-	**BSGE**	Entscheidungen des
	tation in der Psychiatrie		Bundessozialgerichts
APA	American Psychiatric	**BU**	Berufsunfähigkeit
	Association	**BUV**	Berufsunfähigkeitsver-
AU	Arbeitsunfähigkeit		sicherung
AUB	Allgemeine Unfallversi-	**BVG**	Bundesversorgungsgesetz
	cherungsbedingungen	**BVT**	Beschwerdenvalidie-
AU-Fälle	Arbeitsunfähigkeitsfälle		rungstest
AU-Tag	Arbeitsunfähigkeitstag	**bzw.**	beziehungsweise
AWMF	Arbeitsgemeinschaft		
	der Wissenschaftlichen	**ca.**	circa
	Medizinischen Fachge-	**cf.**	confer
	sellschaften e.V.	**CFS**	Chronic fatigue Syn-
Az.	Aktenzeichen		drome, chronisches
			Müdigkeitssyndrom
BA	Bundesagentur für Arbeit	**CGH**	Comparative genomic
BBG	Bundesbeamtengesetz		hybridization
BDP	Berufsverband deutscher	**CHRNA7**	Nikotinerger Acetycho-
	Psychologinnen und		linrezeptor, alpha 7
	Psychologen	**CNVS**	Copy-Number-Variants
BeamtVG	Beamtenversorgungsge-	**CRPS**	Complex regional pain
	setz		syndrom
bes.	besonders	**CYFIP1**	Cytoplasmic-FMRP-
BGB	Bürgerliches Gesetzbuch		Interacting-Protein-1
BGH	Bundesgerichtshof		
BGH	Bundesgerichtshof	**d.h.**	das heißt
BGHZ	Entscheidungssammlung	**DAI**	diffuse axonal injury
	des Bundesgerichtshofs in	**DAK**	Deutsche Angestellten
	Zivilsachen		Krankenkasse

19

D-Arzt	Durchgangsarzt	GdS	Grad der Schädigungs-folgen
DeGPT	Deutschsprachige Gesell-schaft für Psychotrauma-tologie	ggf.	gegebenenfalls
		GKV	gesetzliche Krankenver-sicherung
DGPM	Deutsche Gesellschaft für Psychotherapeutische Medizin	GUV	gesetzliche Unfallver-sicherung
DGPT	Deutsche Gesellschaft für Psychoanalyse, Psycho-therapie, Psychosomatik und Tiefenpsychologie	GWAS	Genom-weite Assozi-ationsuntersuchungen (Genom-Wide Association Studies)
DGUV	Deutsche Gesetzliche Unfallversicherung	HAWIE-R	Hamburg-Wechsler-Intel-ligenztest für Erwachsene Revision
DKPM	Deutsches Kollegium für Psychosomatische Medizin	HDL	High density lipoprotein
DNA	Desoxyribonucleic acid	Hg.	Herausgeber
DSM	Diagnostic and Statistical Manual of Mental Disorders	HHG	Häftlingshilfegesetz
		HLA-DQA1	Major Histocompatibility Complex, class II, DQ alpha1
ebd.	ebendort / ebenda	HPG	Heilpraktikergesetz
EEG	Elektroenzephalogramm	HVBG	Hauptverband der gewerblichen Berufsge-nossenschaften
EKG	Elektrokardiogramm		
EMDR	Eye movement Desensiti-zation and Reprocessing	HWS	Halswirbelsäule
et al.	et alii	HWS-Distorsion	Halswirbelsäulen-Distorsion
etc.	et cetera		
EU	Erwerbsunfähigkeit		
evtl.	eventuell	ICD	International Classifica-tion of Diseases, Injuries and Causes of Death
EZ	Eineiige Zwillinge		
f.	folgende	ICF	Internationale Klassifika-tion der Funktionsfähig-keit, Behinderung und Gesundheit
ff.	folgende		
FMRP	Fragile-X-Mental-Retardation-Protein		
		ICS	International Schizophre-nia Consortium
GdB	Grad der Behinderung		

IES-R	Impact of Event Scale-Revidierte Form		NJW	Neue Juristische Wochenzeitschrift
IGE	Idiopathisch generalisierte Epilepsie		NOD2-Gen	Nucleotid Oligodimerisation Domain
IGES	Institut für Gesundheit und Sozialforschung		NRGN	Neurogranin
			NRXN1	Neurexin
			NS	Nationalsozialismus
JAMA	Journal of the American Medical Association			
			o.ä.	oder ähnlich
			OLG	Oberlandesgericht
Kb	Kilobase		OPD	Operationalisierte psychodynamische Diagnostik
KZ	Konzentrationslager			
			OR	Odds Ratio
LD	limb deformity			
LG	Landgericht			
LOD	logarithm of the odds		PID	Psychotherapie Informations-Dienst
LSG	Landessozialgericht			
LWK	Lendenwirbelkörper		PKC	Protein-Kinase-C
			PKV	Private Krankenversicherung
m	Meter			
M.Crohn	Morbus Crohn		Pkw	Personenkraftwagen
MB	Megabase		PT	Psychotherapie
MCI	Memory Complaints Inventory		PTBS	Posttraumatische Belastungsstörung
MCS	Multiple Chemical Sensitivity		PTED	Posttraumatic Embitterment Disorder
MdE	Minderung der Erwerbsfähigkeit		PTSD	Posttraumatic Stress Disorder
MHC	Major Histocompatibility Complex		PUV	private Unfallversicherung
Mio.	Millionen			
Mrd.	Milliarde		RC3.	Neurogranin
msec	Millisekunde		rDNA	Ribosomale DNA
			RVG	Reichsversorgungsgesetz
NGS	Next Generation Sequencing		S.	Seite
NHS	National Health Service		s.o.	siehe oben
			s.u.	siehe unten

SchwbR	Schwerbehindertenrecht	u.a.	unter anderem
SCL-90-R	Symptom-Checkliste-90-Revised	u.U.	unter Umständen
		usw.	und so weiter
SD	Standardabweichung	UVT	Unfallversicherungsträger
SER	Soziales Entschädigungsrecht		
SGB	Strafgesetzbuch	v.a.	vor allem
SGB	Sozialgesetzbuch	v.H.	von Hundert
SGG	Sozialgerichtsgesetz	VCF	Velo-Cardio-Faciales Syndrom
SHT	Schädel-Hirn-Trauma, Schädel-Hirn-Traumen	VDR	Verband deutscher Rentenversicherungsträger
SIMS	Structured Inventory of Malingered Symptomatology	VersMedV	Versorgungsmedizin-Verordnung
SKID	Das strukturierte klinische Interview	VersR	Versicherungsrecht
		vgl.	vergleiche
SND	Simulation neurokognitiver Defizite	WHO	World Health Organization
SNP	Single-Nucleotide-Polymorphisms	WMS-R	Wechsler-Memory-Scale-Revised
sog.	sogenannte		
SSRI	Selektive Serotonin-Wiederaufnahme-Hemmer	z.B.	zum Beispiel
SVG	Soldatenversorgungsgesetz	z.T.	zum Teil
		ZDB	Zivildienstbeschädigung
		ZDG	Zivildienstgesetz
T3	Schilddrüsenhormon Trijodthyronin	ZNF804A	Zinc-Finger-Protein-804A
TAP	Testbatterie zur Aufmerksamkeitsprüfung	ZNS	Zentralnervensystem
		ZPO	Zivilprozessordnung
TCF4	Transcription-Factor-4	ZZ	Zweieiige Zwillinge

Teil 1: Grundlagen

VOLKER ROELCKE

Psychiatrische Diagnosen im
Wandel: Soziale und kulturelle
Dimensionen bei der Deutung und
Prävalenz psychischer Störungen
in historischer Perspektive

Psychische Störungen erfahren in den letzten Jahren eine zunehmende öffentliche Aufmerksamkeit. Die Ursache hierfür sind dramatische Zuwachsraten für die Arbeitsunfähigkeit in der Folge von psychischen Erkrankungen: Innerhalb der sieben Jahre von 1997 bis 2004 findet sich nach Untersuchungen der Deutschen Angestellten Krankenkasse (DAK) für die Zahl der Arbeitsunfähigkeitstage eine Zunahme um 69%, für die Zahl der Arbeitsunfähigkeitsfälle sogar um 70%. Im Vergleich beträgt die Zunahme der Arbeitsunfähigkeitstage für Muskel- und Skeletterkrankungen im gleichen Zeitraum lediglich 17,9%, für Herz-Kreislauf-Erkrankungen ergibt sich sogar eine Abnahme um 17,2%. Die Gesamtheit aller dokumentierten Krankheiten nimmt im selben Zeitraum nur um durchschnittlich 5,0% zu (DAK 2005: 43-44). Psychische Störungen stehen damit an vierter Stelle der für die Sozialversicherungen relevanten Krankheitsarten (nach Erkrankungen des Muskel- und Skelett- und Atemsystems sowie Verletzungen) (DAK 2005: 29). In der Gruppe der psychiatrischen Erkrankungen finden sich als häufigste diagnostische Kategorien „depressive Episoden" (F 32 nach ICD-10), „Reaktionen auf schwere Belastungen und Anpassungsstörungen" („psychisches Trauma": F 43) sowie schließlich „Angststörungen" (F 40).

Dass solche Entwicklungen und Relationen nicht auf das spezifisch deutsche System der Kranken- und Rentenversicherung beschränkt sind, wird klar bei einem Blick auf den analogen rasanten Anstieg etwa der Verschreibung von Antidepressiva in Großbritannien: Hier zeigt sich für den Zeitraum von 1991 bis

2000 eine Zunahme um 133%, nämlich von ca. neun Mio. im Jahr 1991 auf 22 Mio. im Jahr 2000 (Double 2002: 900-901). Diese britischen Zahlen sind besonders bemerkenswert, weil es sich hier um Verschreibungen innerhalb des National Health Service (NHS) handelt, der seit den Zeiten der konservativen Regierung in den 1980er Jahren unter einer chronischen Mangelfinanzierung leidet und wo mithin eine sehr restriktive Verschreibungspraxis dominiert. Die Gesamtverschreibung von Psychopharmaka für alle Diagnosegruppen stieg im gleichen Zeitraum in Europa um 26,9% und in den USA um 70,1% (Rose 2006: 471). Geradezu spektakulär sind die Zuwachsraten für Ritalin zur Therapie von ADHS (Aufmerksamkeitsdefizit-Hyperaktivitätssyndrom) bei Kindern und Jugendlichen: Eine Bestandsaufnahme des britischen National Health Service belegt für den Zeitraum von 1996 bis 2003 in Schottland eine Zunahme der Verschreibung von 69,1 auf 603,2 pro 10.000 Einwohner, also um das Neunfache (National Health Service 2004).

Wie lassen sich diese Zahlen interpretieren? Was sind die Ursachen für solche dramatischen Zuwachsraten? Ein historisch geschärfter Blick kann, so soll im Folgenden argumentiert werden, zu einem besseren Verständnis der hier zur Debatte stehenden Fragen beitragen. Dazu sollen drei historische Stationen in exemplarischer Weise etwas genauer betrachtet werden. Sie illustrieren drei unterschiedliche Dimensionen der Veränderung von Inzidenz- und Prävalenzraten im Bereich der Psychiatrie: Die Zahlen zur Population in psychiatrischen Anstalten in den Jahrzehnten um 1900; die Diagnosestellungen in der Psychiatrischen Universitätsklinik Heidelberg im Zeitraum zwischen ca. 1895 und 1930 sowie die Prävalenzraten zur Schizophrenie in Großbritannien und den USA in den 1960er und 70er Jahren. In einem weiteren Schritt sollen dann die sich verändernden psychiatrischen Klassifikationen sowie die Phänomene der Medikalisierung, d.h. der zunehmenden medizinisch-psychiatrischen Deutung von zuvor nicht-medizinischen Phänomenen, in den Blick genommen werden. Der Beitrag mündet in allgemeinere Überlegungen über die Variabilität und Historizität von psychiatrischen Diagnose-Zuschreibungen.

1 Zunahme der Anstaltspopulation in Preußen um 1900

Im Rückblick zeichnen sich die Jahrzehnte um 1900 für die Psychiatrie vor allem durch zwei außergewöhnliche, auf den ersten Blick scheinbar unverbunden nebeneinanderstehende Phänomene aus: Einerseits gab es im Bereich der psychiatrischen Versorgung einen enormen Anstieg der Anstaltspopulation; andererseits veränderte sich die Psychiatrie in ihrer Identität von einer gesellschaftlichen Ordnungsinstanz hin zu einer wissenschaftlichen Disziplin, die – international einmalig – bis zum Ausbruch des Ersten Weltkriegs 1914 an praktisch allen medizinischen Fakultäten der deutschen Universitäten mit eigenen Lehrstühlen und Kliniken ausgestattet war. Tatsächlich waren beide Phänomene konstitutiv miteinander verknüpft und sowohl Resultat sozialer Veränderungen als auch selbst wieder Motor für eine auf ihnen aufbauende Dynamik zur Rolle der Psychiatrie in der Gesellschaft; sie sollen deshalb zunächst kurz genauer in den Blick genommen werden.

Die Rate der Anstaltsinsassen stieg in Preußen von 64 pro 100.000 Bewohner im Jahr 1875 auf 166 pro 100.000 im Jahr 1905. Während die Bevölkerungszahl insgesamt in diesem Zeitraum um etwa 33 % anstieg, findet sich für die Anstaltspopulation im gleichen Zeitraum ein Zuwachs von 245 % (Blasius 1980: 84).[1] Dieser überproportionale Anstieg wird von der einschlägigen historischen Forschung unterschiedlich erklärt, wobei im Wesentlichen fünf Gründe genannt werden: 1. eine absolute Zunahme psychischer Störungen als Resultat der rasanten gesellschaftlichen Veränderungen durch Industrialisierung und Verstädterung; 2. die Zunahme des Anteils derjenigen in der allgemeinen Bevölkerung, insbesondere in städtischen Regionen, die mit psychiatrischen Ins-

---

[1] Parallele, aber nicht ganz so ausgeprägte Anstiegsraten lassen sich auch bei den europäischen Nachbarländern konstatieren: So gab es in den Niederlanden etwa im Jahr 1860 eine Rate von 52 Anstaltsinsassen pro 100.000 Einwohner, die bis 1900 auf 144 pro 100.000 angestiegen war (Schermers 1910); diese Differenz korreliert mit einer zeitlich späteren und langsameren Institutionalisierung der akademischen Psychiatrie in den Niederlanden und ist damit in Übereinstimmung mit der hier skizzierten Interpretation, wonach der öffentliche Status und die kulturelle Deutungsmacht der Psychiatrie zentrale Erklärungsfaktoren für die sich verändernden Häufigkeitsraten sind.

titutionen und Dienstleistungen in Kontakt kamen oder diese aktiv in Anspruch nahmen; 3. die Ausweitung des Kompetenzanspruchs und der Kompetenzzuschreibung für Psychiater jenseits der Grenze „traditioneller" Formen des „Wahnsinns" oder der „Verrücktheit"; 4. effizientere Strategien und Praktiken der Beobachtung, Etikettierung und Institutionalisierung von normabweichendem Verhalten durch staatliche Institutionen und 5. eine erhöhte Nachfrage nach psychiatrischer Expertise, insbesondere im forensischen Bereich, was auch auf ein gestiegenes sozial-kulturelles Prestige des Berufsstandes der Psychiater verweist. Sicher ist keine dieser Erklärungen allein hinreichend, um den enormen Anstieg der Anstaltspopulation zu erklären. Vielmehr müssen für ein angemessenes Verständnis alle genannten Faktoren berücksichtigt werden, wobei die Frage nach dem genauen Zusammenspiel und der Gewichtung der einzelnen Dimensionen, wie die historische Forschung nahe legt, regional unterschiedlich zu beantworten ist.

Die Mehrheit der genannten Faktoren weist nun darauf hin, dass es sich nicht einfach um eine starke Zunahme „objektiv" diagnostizierter und, damit verbunden, objektiv diagnostizier*barer* psychiatrischer Krankheiten handelte, sondern dass sich mindestens ebenso sehr die Wahrnehmungs- und Bewertungsweisen von psychischen Störungen sowie die damit verbundenen Prozesse und Techniken der Identifizierung von Menschen mit solchen Störungen veränderten. Das wiederum verweist auf den raschen Bedeutungsanstieg von psychiatrischem Expertenwissen für politische Instanzen, aber auch für die breite Öffentlichkeit, der einherging mit dem von der Profession propagierten, aber auch staatlich und gesellschaftlich erwünschten Ausbau von psychiatrischen Lehr- und Forschungsinstitutionen. Dieser Veränderungsprozess sei hier in den wichtigsten Grundzügen kurz skizziert:[2]

Um 1880 war die Psychiatrie zwar als wichtiger Ordnungsfaktor für die Obrigkeit und als Institution für systematisierte Reflexionen über die Gefährdungen des bürgerlichen Selbst etabliert; sie war jedoch bis 1901 kein im medizinischen Curriculum verankertes universitäres Fach und hatte im Vergleich zu den organmedizinischen Fächern kaum vom kulturellen Kapital

---

2   Vgl. zum Folgenden Roelcke 2002 sowie Engstrom 2003.

und den finanziellen Ressourcen der neuen Laborwissenschaften (wie etwa der Physiologie und Bakteriologie) profitieren können. Von den meisten Fachvertretern wurde der fehlende Konsens über Terminologie und Klassifikation sowie ein Mangel an effizienten Interventionsmöglichkeiten für psychiatrische Krankheitszustände beklagt.

In den Jahrzehnten des ausgehenden 19. Jahrhunderts unternahmen die deutschen Psychiater daher erhebliche und weitgehend erfolgreiche Anstrengungen, um sich eine neue disziplinäre Identität zu geben. Diese Identität sollte diejenige einer modernen medizinischen Disziplin sein, aufgebaut auf Wissensbeständen, die nicht mehr – wie zuvor – „nur" am Krankenbett oder aus Büchern, sondern – wie in den erfolgreichen „somatischen" medizinischen Fächern – mit den Methoden der zeitgenössischen Naturwissenschaften (v. a. den neuen Laborwissenschaften) sowie der Statistik und den Sozialwissenschaften gewonnen waren. Die Psychiatrie sollte auf diese Weise eine anerkannte wissenschaftliche Disziplin werden, gleichwertig mit anderen medizinischen Disziplinen wie etwa der Inneren Medizin.

Zudem nahmen die Repräsentanten der Psychiatrie für sich in Anspruch, den staatlichen Instanzen autoritative Expertisen zur Verfügung stellen zu können, mit deren Hilfe die öffentliche Ordnung, wirtschaftliche Effizienz und nationale Stärke aufrechterhalten und ausgebaut werden konnten.[3] Diese neue Identität sollte an die Stelle des alten Bildes treten, wonach die „Irrenärzte" vor allem die Verwalter und Herrscher großer, geographisch entlegener Anstalten waren, die sich in ihrem Selbstverständnis und ihrer Auffassung von psychischer Krankheit und Behandlungsweise an überholten Ideen aus Religion, spekulativer Metaphysik oder Aberglauben orientierten.

Zur Verwirklichung dieser neuen Identität arbeiteten die Psychiater darauf hin, ein ganzes Spektrum von Variablen neu zu definieren und die Praxis nach dieser Programmatik umzugestalten: die angemessene Struktur und den geographischen Ort der psy-

---

3 Vgl. etwa Emil Kraepelin über die „psychiatrischen Aufgaben des Staates" (Kraepelin 1900) sowie die Arbeiten von Kraepelin oder Robert Sommer zu Themen wie Arbeit und Ermüdung, Militärtauglichkeit etc.; dazu Engstrom (2003) und Lengwiler (2000).

chiatrischen Institutionen; die Modalitäten der Patientenaufnahme bzw. -einweisung; die Auswahl und Ausbildung neuer Mitglieder des eigenen Berufsstandes; und schließlich die Kriterien dafür, was als legitimes, „wissenschaftlich" abgesichertes Wissen und eine daran geknüpfte Terminologie und Klassifikation gelten solle.

Die Anfänge solcher Bemühungen lassen sich in die 1860er Jahre datieren, ihr erster Erfolg war die Etablierung eines Lehrstuhls für Psychiatrie und Nervenkrankheiten an der Universität Berlin. In den folgenden Jahrzehnten wurden an so gut wie allen anderen medizinischen Fakultäten in den deutschen Staaten ähnliche Abteilungen eingerichtet, nicht selten verbunden mit dem Neubau von repräsentativen Klinikgebäuden. Diese neuen Einrichtungen hatten die Aufgabe, die Krankenversorgung zu verbinden mit der Lehre für Medizinstudenten, mit der Weiterbildung für Assistenzärzte zu Spezialisten im Fach Psychiatrie sowie mit Forschungsaktivitäten, die im Wesentlichen an Fragestellungen und Methoden aus den Naturwissenschaften orientiert waren.

Die Psychiater begannen ebenfalls, sich außerhalb der engeren Grenzen ihrer Institutionen zu betätigen und damit ihre weitergehenden Deutungsansprüche und Kompetenzen für eine Vielzahl von öffentlichen Fragen und gesellschaftliche Instanzen bis hin zur Obrigkeit deutlich zu machen, wobei gleichzeitig auch die Nachfrage nach solcher Expertise zunahm: So traten sie als Kommentatoren und Gutachter vor Gericht und in populären Medien auf und äußerten sich in öffentlichen Reden und Stellungnahmen zu aktuellen sozialen und politischen Problemlagen. Hierzu gehörten etwa die Frage der Gefährdung der öffentlichen Ordnung, das Problem der Überlastung oder „Überbürdung" durch die Auswirkungen der modernen Zivilisation und Ökonomie oder auch Fragen von Sexualität und Devianz (Roelcke 1999; Müller 2004).

Diese professionspolitischen Bemühungen stießen auf eine sehr positive Resonanz, da die öffentlich breit wahrgenommenen Erfolge der zeitgenössischen Medizin (etwa in der Bakteriologie), Naturwissenschaft und Technik (z.B. die Elektrifizierung der Städte, Beschleunigung des Verkehrs und der Kommunikation) die Erwartung geweckt hatten, dass auch die durch die hohe Bevölkerungsdichte in den Großstädten entstandenen (oder sichtbar gewordenen) sozialen Konflikte und Normabweichungen mit Hilfe von Expertenwissen gelöst werden könnten: So hatten nach dem Ende der ersten Dekade des 20. Jahrhunderts die lange verfolgten professionspolitischen Strategien zu bemerkenswerten Ergebnissen geführt: Es gab, wie bereits erwähnt, universitäre Lehrstühle und Kliniken an fast allen deutschen medizinischen Fakultäten; die Psychiatrie war nun integriert in die neue reichsweit gültige Approbationsordnung für Ärzte; und die jahrzehntelangen Kontroversen über angemessene Terminologien und Klassifikationen für psychische Störungen waren weitgehend abgeschlossen, nachdem sich die von Emil Kraepelin und seiner Schule geprägten Kategorien durchgesetzt hatten. Damit waren auch einheitliche begriffliche Grundlagen zur Beantwortung von Fragen der Epidemiologie („Irrenstatistik") gegeben und standen für eine fundierte Bedarfsplanung im Bereich der psychiatrischen Versorgung zur Verfügung (Roelcke 2003).

Auch hatte sich die Sphäre gesellschaftlich anerkannter psychiatrischer Deutungskompetenz deutlich über die Zuständigkeit für die „traditionellen" Formen des „Wahnsinns" oder „Irreseins" hinaus in das Grenzgebiet zwischen gesund und krank erweitert und umfasste nun auch sehr vage und vorübergehende Formen der Befindlichkeitsstörung, wie etwa die Neurasthenie oder sexuelle Normabweichungen (Roelcke 1999). Schließlich waren psychiatrische Begriffe und Deutungen (z. B. Hysterie, Nervosität, Degeneration) sowie damit verbundene plausible wissenschaftliche Interventionsvorschläge im öffentlichen und politischen Diskurs rezipiert worden und hatten dort eine erhebliche Bedeutung bekommen, indem sie zur Prägung zeitgenössischer Problemwahrnehmungen und zur Formierung und Plausibilisierung von politischen Programmen beitrugen. Die Umbenennung der Fachgesellschaft kann als Symbol für dieses neue Selbstbild und den damit verbundenen öffentlichen Status verstanden werden: 1903 wurde der bisherige offizielle Name der 1864 gegründeten Gesellschaft von *Verein der deutschen Irrenärzte* in *Deutscher Verein für Psychiatrie* geändert (Jahresversammlung 1903: 906).

Eine Analyse der vermeintlich dramatischen Zunahme der Population in psychiatrischen Anstalten in den Jahrzehnten um 1900 zeigt also, dass die Etablierung der Psychiatrie als universitäre wissenschaftliche Disziplin und die damit verbundene Aufwertung im öffentlichen Raum verbunden war mit einer größeren Aufmerksamkeit für und Autorität von psychiatrischer Expertise in der Öffentlichkeit, ebenso aber mit einem von Seiten der Psychiater selbst ausgeweiteten Deutungsanspruch und einer systematisierten Aufmerksamkeit für Phänomene, die zuvor nicht als psychiatrische Erkrankungen klassifiziert worden waren. Bei Berücksichtigung dieser Ausweitung und Aufwertung psychiatrischer Expertise lassen sich keine methodisch klar hiervon getrennten Aussagen mehr darüber machen, in welchem Umfang die von den zeitgenössischen Psychiatern erhobenen Häufigkeitsziffern einer „objektiven" Zunahme psychiatrischer Erkrankungen entsprechen.

2 Diagnosen an der Psychiatrischen Universitätsklinik Heidelberg, ca. 1895 – 1930

Eine weitere Dimension der Problematik steigender Häufigkeitsraten zeigt sich, wenn die erhebliche Veränderbarkeit der Kriterien zur Klassifikation psychiatrischer Erkrankungen in den Blick genommen wird. Ein markantes historisches Beispiel hierfür bietet das Diagnoseverhalten in einem der Zentren der universitären Psychiatrie in den ersten Jahrzehnten des 20. Jahrhunderts, der Psychiatrischen Klinik der Universität Heidelberg. Hans-Walter Gruhle, bis 1933 Oberarzt der Klinik und auch wissenschaftstheoretisch gut informiert, stellte bei identischem Einzugsgebiet und weitgehend unveränderter Aufgabendefinition der Heidelberger Klinik in einer Analyse der Aufnahmebücher und Krankenakten für den Zeitraum von 1892 bis 1897 als häufigste Diagnose die progressive Paralyse fest. Nachdem Kraepelin 1896 die Kategorie der Dementia praecox (später Schizophrenie genannt) postuliert und sein diagnostisches Schema entsprechend neu geordnet hatte, wurde in der Folgezeit bis 1904 die Diagnose Dementia praecox mit Abstand am häufigsten vergeben. Nach Kraepelins Berufung an die Universität München und der Amtsübernahme von Karl Bonhoeffer als Direktor der Klinik kam es zu einem deutlichen Rückgang dieser Diagnose, stattdessen wurden manisch-depressive (affektive) Psychosen zur am häufigsten verwendeten Kategorie (Gruhle 1932: 26-27; dazu Roelcke 2000).

Diese Veränderungen in der Häufigkeit der verwendeten diagnostischen Kategorien lassen sich nicht durch eine 1896/97, und dann nochmals 1903/04 jeweils relativ plötzlich veränderte Patientenpopulation erklären. Zwar ist es tatsächlich möglich, dass im Zusammenhang mit dem Wechsel der Klinikleitung auch leicht modifizierte Aufnahmekriterien eingeführt wurden, prinzipiell gab es aber den Versorgungsimperativ für das gleiche Einzugsgebiet. Weiter ist in Rechnung zu stellen, dass in den Jahren nach 1900 durch neue Erkenntnisse zur Syphilis auch neue Labormethoden zur Verfügung standen, insbesondere durch die 1905 eingeführte serologische Wassermann-Reaktion. Diese Methoden erlaubten es, für einen Teil der Krankheitszustände, die zuvor aufgrund des klinischen Bilds als progressive Paralyse und damit Spätfolgen einer Syphilis diagnostiziert worden waren, nun eine solche Infektion als Ursache der Erkrankung auszuschließen. Die neuen diagnostischen Möglichkeiten standen allerdings erst deutlich nach 1900 zur Verfügung, erklären also nicht die Zäsur 1896/97. Die mit Abstand plausibelste, auch 1932 von Gruhle so gewertete Erklärung bleibt damit die Vergabe anderer Diagnosen für im Wesentlichen identische klinische Zustände. Gruhle hatte bereits zehn Jahre früher auf ein Theoriedefizit in der psychiatrischen Klassifikationslehre und bei der Abgrenzung diagnostischer Theorien gerade bei dem naturwissenschaftlich orientierten Kraepelin hingewiesen: „Man glaubte, immer nur zu beobachten, klammerte sich an die ‚Tatsachen' und merkte nicht deren logische Formung. Der ganze Gelehrtenkreis, zu dem Bleuler wie Kraepelin historisch gehören, war so stark auf den Gegenstand eingestellt, dass er diese seine eigene Einstellung nicht beachtete, nicht beachtete, dass eine reine Empirie nicht möglich sei, und dass in jeder anscheinend noch so ‚reinen' Beobachtung die Gesichtspunkte der Zuwendung, der Auswahl, der sprachlichen Formung usw. einer unbemerkten theoretischen Grundanschauung entwachsen." Wegen der Theoriegebundenheit jeder Begriffsbildung und Klassifikation forderte Gruhl, „daß man sich auf die Prinzipien der angewandten Ordnung besinne, (und) daß man sich in den Grundfragen offen *bekenne*. Dabei mag man eine der herrschenden Lehrmeinungen zur Basis seiner Ordnung wählen, oder man mag sich ein eigenes psychologisches System zurecht machen. Es kommt nur darauf an, dass man seinen Generalnenner benennt"

(Gruhle 1922: 454-455). Gruhle forderte also eine explizite Reflexion über die Prämissen, und das heißt auch über die spezifischen Fokussierungen (und damit auch Marginalisierungen), mit denen klinische Phänomene betrachtet und gewertet werden.

3 Internationale epidemiologische Studien zur Schizophrenie in den 1960er Jahren

Dass die unterschiedliche wissenschaftliche Einordnung weitgehend identischer klinischer Phänomene kein lokales, auf die Heidelberger Klinik in den Jahren um 1900 beschränktes Problem ist, sondern ein immer wieder auftauchendes, wird durch die Vorgeschichte der WHO-Schizophrenie-Studie in den 1960er und 70er Jahren illustriert. Ausgangssituation war die epidemiologische Datenlage der 1960er Jahre, die erhebliche Unterschiede in der Inzidenz und Prävalenz der Schizophrenie etwa zwischen den USA und Großbritannien nahelegte. Diese Differenzen wurden insbesondere in den Studien der Arbeitsgruppe um Kramer (Kramer 1961; Kramer 1969) deutlich. Bei der Untersuchung von altersbereinigten Aufnahmeraten für stationäre Behandlungen fanden die Forscher für England und Wales eine Rate von 17,4 Schizophrenen / 100.000 Einwohner, im Kontrast dazu in den USA eine Rate von 24,7 / 100.000 Einwohner. Genau spiegelbildlich dazu waren die Befunde für affektive Psychosen: Mit dieser Diagnose wurden in England und Wales 38,5 Patienten / 100.000 Einwohner stationär aufgenommen, dagegen in den USA nur 11,0 / 100.000 Einwohner. In den USA wurde also die Schizophrenie-Diagnose deutlich häufiger als diejenige der manisch-depressiven Psychose gestellt, in Großbritannien war es genau umgekehrt.

In der internationalen Diskussion zu diesen Befunden wurde es für sehr unwahrscheinlich gehalten, dass diese Unterschiede wesentlich durch Differenzen in den klinischen Zuständen in den beiden nationalen Kontexten erklärbar seien. Folgestudien, in denen von nur einer einzigen Untersuchergruppe definierte Patientenpopulationen in London und New York nach den gleichen psychopathologischen Kriterien analysiert wurden, zeigten, dass in nach diesen Kriterien klinisch weitgehend homogenen Gruppen in

New Yorker Krankenhäusern deutlich häufiger die Diagnose „Schizophrenie" gestellt wurde als in London (Cooper et al. 1969; Gurland et al. 1970). Die World Health Organization initiierte daraufhin eine systematische und methodisch sehr aufwändige Studie, die exemplarisch anhand des Krankheitsbildes der Schizophrenie die Grundlagen für eine international vereinheitlichte Klassifikation, und von hier ausgehend für weitergehende vergleichende epidemiologische Studien auf internationaler Ebene schaffen sollte (WHO 1973). Die Ergebnisse dieser Studie sowie der anschließenden Debatten mündeten in eine grundsätzliche Revision desjenigen Teils der internationalen Krankheitsklassifikation (International Classification of Diseases/ICD), der sich auf psychiatrische Erkrankungen bezieht, und im Jahr 1978 wurde die neunte Auflage dieses diagnostischen Instruments (ICD-9) publiziert (WHO 1978). Kurze Zeit später folgte die American Psychiatric Association mit einer ebenfalls aufgrund dieser Diskussionen völlig neu konstruierten Klassifikation, dem Diagnostic and Statistical Manual-III/DSM-III (APA 1980). In Folge weiterer Modifikationen und Annäherungsprozesse entstanden dann der psychiatrische Teil der ICD-10 (WHO 1992) sowie das DSM-IV (APA 1994). Insbesondere das DSM-III hob programmatisch darauf ab, ätiologische Vorannahmen für diagnostische Kategorien auszuklammern und stattdessen „theoriefrei" lediglich die psychopathologischen Symptome zur Grundlage der Klassifikation zu machen. Der Anspruch war, psychiatrische Erkrankungen ähnlich „objektiv" zu diagnostizieren wie somatische Krankheiten. Dies war auch eine Reaktion auf Vorwürfe gegenüber dem DSM-I (1952) und DSM-II (1968), wonach diese mit ihrem zunehmenden Deutungsanspruch lediglich die Abweichung von sozialen Normen „medikalisiert" oder „psychiatrisiert" hätten und damit zu einem Instrument sozialer Kontrolle einschlägig etikettierter Individuen und sozialer Gruppen geworden seien (Wilson 1993).

4 Der kontinuierliche Wandel psychiatrischer Klassifikationen

Gegen die Propagatoren des vermeintlich „theoriefreien" DSM-III lässt sich allerdings einwenden, dass ihrer Klassifikation die Vorannahme von psychiatrischen Störungen als biologischen Einheiten zugrunde liegt, die mit Stoffwechsel-Alterationen im Gehirn zu erklären seien (Rose 2006). Diese biologistische Deutung war verbunden mit einer expliziten Berufung auf die Krankheitslehre von Emil Kraepelin – die Protagonisten für die Einführung des DSM-III bezeichneten sich selbst auch als „Neo-Kraepelinians". Ignoriert wurde von ihnen, dass bereits Kraepelin von Zeitgenossen der Vorwurf gemacht wurde, soziale Phänomene zu biologisieren (vgl. dazu Roelcke 1997).

Eine implizite Annahme der Propagatoren des DSM-III ist außerdem, dass die dort beschriebenen Störungen durch Intervention in den gestörten Metabolismus behandelt werden könnten (Rose 2006). Dies bezieht sich auf das gesamte Spektrum von psychiatrischen Zuständen bis hin zu Angststörungen aller Art oder auch Zuständen, die Menschen davon abhalten könnten, das alltägliche Leben in einer Weise zu bewältigen, wie sie selbst oder andere es erwarteten, wie das Aufmerksamkeitsdefizit-Hyperaktivitätssyndrom (ADHS). Dies ist um so bemerkenswerter, als durch die Einführung einer vermeintlich objektiven Klassifikation der Prozess der Ausdehnung psychiatrischer Deutungsansprüche keineswegs zum Stillstand gekommen ist: Tatsächlich wurden im DSM-I (1952) insgesamt 106 Diagnosen aufgelistet, im DSM-IV von 1994 insgesamt 357, also mehr als dreimal so viele (Double 2002: 902). Dies ist nicht nur einer größeren Binnendifferenzierung innerhalb des 1952 im DSM-I als „psychiatrisch relevant" abgegrenzten Territoriums zuzuschreiben. Vielmehr wurden zahlreiche neue diagnostische Kategorien – und damit implizit neue „Krankheiten" – eingeführt, wie etwa das Aufmerksamkeitsdefizit-Hyperaktivitätssyndrom (ADHS) oder die soziale Phobie („social anxiety disorder") als eine zusätzliche Variante der Angststörungen. Diese „Störung" beispielsweise wird charakterisiert durch eine starke und anhaltende Furcht vor sozialen Interaktionssituationen oder öffentlichen Auftritten (etwa Vortragssituationen in Schule oder Studium) mit der Konsequenz von Verlegenheitszuständen. Einige psychiatrische

Autoren in den USA halten dies inzwischen für die dritthäufigste psychiatrische Erkrankung, nach depressiven Zuständen und Alkoholabhängigkeit, mit einer Lebenszeitprävalenz von 13,3 % (Kessler et al. 1994). Einige Autoren behaupten auch, dass es sich bei dieser „Störung" nicht nur um einfache Schüchternheit handelt, sondern um ein verbreitetes Public-Health-Problem (Stein / Gorman 2001). Auch wenn sich die Definitionen beider Zustände unterscheiden mögen, so ist doch eine Differenzierung in der Praxis schwierig.

Eine Gruppe kritischer Ärzte und Journalisten hat die intendierte Grenzverschiebung von medizinischer Deutungskompetenz in das Gebiet von kleineren, aber verbreiteten Alltagsbeschwerden wie Schüchternheit in einem viel beachteten Aufsatz im *British Medical Journal* als „disease mongering" (etwa „Handel mit Krankheiten") beschrieben (Moynihan et al. 2002). Die rasche Intensivierung psychiatrischer Debatten und das Auftauchen enormer Prävalenzraten für die soziale Phobie / social anxiety etwa stehen – wie die Arbeit zeigt – in einem deutlichen Zusammenhang mit Marketingstrategien eines international agierenden pharmazeutischen Unternehmens. Deren Ziel war die Beeinflussung der Meinung von Ärzten und einer breiten Öffentlichkeit über die Bedrohung durch die „neu" identifizierte Krankheit und die Möglichkeiten zur Intervention durch ein neues Psychopharmakon aus der Gruppe der Antidepressiva (zur Perspektive der pharmazeutischen Unternehmen, cf. Cook 2001; dazu kritisch Moynihan et al. 2002: 888).

5 Medikalisierung

Die Ausweitung der medizinischen Deutungskompetenz auf zuvor nicht-medizinische Sachverhalte ist allerdings nicht ausschließlich und einseitig das Resultat der professionspolitischen Strategien von Medizinern oder ökonomisch motivierter Aktivitäten der pharmazeutischen Industrie. Medizinhistoriker haben eine Reihe von solchen Grenzverschiebungen in der diagnostischen Praxis als oftmals nicht-intendierte Eigendynamik in der Folge der Verfügbarkeit und breiten Anwendung von neuen diagnostischen Techniken („technocreep") identifiziert: Solche Techniken (z.B.

bildgebende Verfahren oder Laboruntersuchungen) produzieren „Befunde" oder „Marker", die als Indikatoren für zuvor unsichtbare Risiken interpretiert werden – z. B. die reduzierte Knochendichte als Indikator für Osteoporose oder diverse Blut-Parameter als Hinweise für Vorstufen von Fettstoffwechselstörungen oder Tumorerkrankungen. Die auf diese Weise festgestellten „prä-klinischen" Stadien von Erkrankungen müssen, so die medizinische Logik, dann behandelt werden (Rosenberg 2003: 500-503). In ähnlicher Weise gibt es zunehmend Tests, die vage Befindlichkeitsstörungen in psychiatrisch klassifizierbare Erkrankungen transformieren. Solche Tests finden sich zur Selbst-Anwendung auf Internet-Webseiten oder auch als Checklisten in Schulen und Krankenhäusern.

In einer breiteren historischen Perspektive lässt sich feststellen, dass spätestens seit dem 18. Jahrhundert auch fundamentale Phänomene von „normalem" menschlichen Leben wie Schwangerschaft, Geburt, Menopause und Altern zu medizinischen Themen und „Problemen" geworden sind, welche adäquat nur mit Hilfe medizinischer Expertise gehandhabt werden können. Dieser Prozess wird von Sozial- und Kulturwissenschaftlern auch „Medikalisierung" genannt (Crawford 1980; Stolberg 1998). Für den Bereich, der heute eher psychischen Störungen zugeordnet wird, wären in diesem Kontext neben der sozialen Phobie als weitere Beispiele das Aufmerksamkeitsdefizit-Hyperaktivitätssyndrom (ADHS) und die Posttraumatische Belastungsstörung (PTBS) zu nennen. Die enormen Anstiege für die Prävalenzraten von ADHS und parallel die Ritalin-Verschreibungen in den USA und fast ebenso ausgeprägt etwa in Großbritannien sind in der Einleitung bereits erwähnt worden. Das Verhalten von Kindern und Jugendlichen, bei denen ADHS diagnostiziert wird, geht allerdings ohne klare Grenzen über in Reaktionsformen von Kindern, die sich gelangweilt, frustriert, verlassen oder in anderer Weise über- bzw. unterfordert fühlen. Die naheliegende kritische Interpretation dieser Sachlage wäre, dass die rasante Zunahme der Massenmedikation von Kindern und Jugendlichen nicht einen genuinen Anstieg der Erkrankungshäufigkeit anzeigt, sondern viel eher eine Ausweichstrategie zur Umgehung der schwierigen Aufgabe, das Familien- und Schulumfeld zu verbessern. Der Rückgriff auf eine medikamentöse Behandlung solcher Zustände vermindert die

Übernahme von Verantwortung und Entwicklung von Veränderungsinitiativen auf Seiten des sozialen Umfeldes der betroffenen Kinder und führt damit indirekt zur Verschärfung der Probleme, die mit den Medikamenten eigentlich beseitigt werden sollten (Double 2002: 901).

PTBS wurde offiziell in die psychiatrischen Diagnose-Manuale eingeführt, nachdem sich zuvor eine im Wesentlichen politische Debatte um die Anerkennung für das Leiden der Vietnam-Veteranen abgespielt hatte (Young 1995). Allerdings gab es bereits im ausgehenden 19. und beginnenden 20. Jahrhundert eine Vorgeschichte, die sich in ähnlicher Weise um den Begriff der traumatischen Neurose als Folge von Eisenbahnunfällen oder Kriegserschütterungen entwickelte (Fischer-Homberger 1975; Thomann/Rauschmann 2003). Seit der Einführung von PTBS in das DSM-III wurde die Diagnose zunehmend auch auf weniger extreme Erfahrungen als diejenigen des Krieges angewendet – eine Zuschreibung und Akzeptanz, die u.a. auch mit Entschädigungsansprüchen und -zahlungen verbunden war und ist (Young 1995; Young 2007). Die Medikalisierung traumatischer Erfahrungen birgt allerdings die Gefahr, die resultierenden Zustände auf ein quasi (behandlungs-) technisches Problem zu reduzieren (Bracken et al. 1998).

Die enorme Zunahme der Diagnosestellungen setzt allerdings eine Akzeptanz oder gar eine Nachfrage von Seiten der potentiellen Nutzer solcher Deutungs- und Interventionsangebote voraus. Der breitere Kontext ist eine Kultur, in welcher Risiko, Vorsicht und Prävention zentrale Orientierungsbegriffe sind. Übergangszustände zwischen gesund/"normal" und krank/"anormal" geraten damit auch aus der Sicht der Betroffenen zu erklärungs- und behandlungsbedürftigen Zuständen durch Experten und die diesen zur Verfügung stehenden Interventionen. Ein weiterer, sich hiermit teilweise überschneidender Kontext ist der hohe Stellenwert von Leistungsfähigkeit, Fitness und Wellness in den westlichen post-industriellen Gesellschaften. Eingeschränkte Leistungsbereitschaft oder Verstimmungszustände, etwa nach persönlichen Krisen, in Partnerbeziehungen oder am Arbeitsplatz, sind in einem solchen Kontext weniger zu tolerieren als in anders konfigurierten Wertehorizonten – zumal wenn die Versprechungen ubiquitär sind, dass die Beseitigung solcher Zustände durch Einnahme von Medikamenten leicht erreichbar sei. In extremer Form führt dies zur Einnahme von Anti-Depressiva als „lifestyle drugs", in Antwort auf Marketing-Schlagworte wie „feel good after prozac".

6 Schlussfolgerungen

Die Zusammenschau der hier skizzierten epidemiologischen und historischen Befunde legt einige Schlussfolgerungen nahe:

1. Die enormen Zuwachsraten für die Prävalenz und Inzidenz von psychiatrischen Diagnosestellungen und damit verbundenen Arbeitsunfähigkeitszuschreibungen erlauben keinen direkten Rückschluss auf eine parallele „reale" Zunahme der entsprechenden Erkrankungen. Kurz gesagt: Diagnosen sind keine (biologischen) Krankheiten, die Zunahme von Diagnosestellungen ist nicht gleichbedeutend mit einer Zunahme entsprechender biologischer Zustände.

2. Die durch Diagnosen gekennzeichneten Zustände haben insofern einen biologischen „Kern", als jeder Zustand menschlicher Existenz selbstverständlich ein körperliches Korrelat hat. Die Art und Weise allerdings, wie Zustände als vom Gesunden, also von einer Norm, abweichend wahrgenommen und als Krankheiten abgegrenzt werden, und weiter: wie das breite Feld solcher Krankheitszustände untergliedert, wie die Grenzen für Binnendifferenzierungen gezogen und begründet werden, ist von je spezifischen sozialen, kulturellen und ökonomischen Kontexten abhängig. Medizinische, und das heißt auch psychiatrische Wissensbestände, Terminologien und Klassifikationen sind Teil dieser Kontexte. Das heißt, dass die Zuschreibung „psychisch krank" ebenfalls nicht einfach in der „Natur" einer körperlichen Dysfunktion begründet ist, sondern mindestens ebenso sehr von solchen historisch wandelbaren Kontexten abhängig ist. Neben dem biologischen „Kern" gibt es damit einen soziokulturellen „Mantel" für unsere – auch wissenschaftlichen – Vorstellungen, Sprechweisen, Klassifikationen und Diagnosen von Krankheiten.

3. Deutlich wird weiter, dass diese soziokulturelle Dimension des Sprechens über Krankheiten – wozu auch Diagnosen gehören – nicht auf historische oder auch „fremde" Kulturen beschränkt ist, sondern sich ebenso in aktuellen medizinischen Terminologien, Klassifikationen und Praktiken findet. Kurz: Unsere eigene, moderne wissenschaftliche Medizin – und damit auch die Psychiatrie – ist keineswegs kulturfrei, sondern selbst Teil der Kultur. Wie Wissenschaftshistoriker zeigen konnten, sind selbst zentrale Leitbegriffe der Naturwissenschaften wie Objektivität, Rationalität oder Experiment in ihrer Bedeutung keineswegs zeitunabhängig universal und ubiquitär gültig, vielmehr haben sich etwa die Kriterien dafür, was als „objektiv" gilt, über die Zeit verändert und sind weiterhin in Veränderung begriffen – und zwar abhängig von breiteren kulturellen Prozessen (vgl. etwa Daston / Galison 2007).

4. In dieser Perspektive sind psychiatrische Diagnosen das Resultat von kontextabhängigen Aushandlungsprozessen zwischen einer Reihe von direkt oder indirekt beteiligten Akteuren. Zu diesen gehören neben den unmittelbar Betroffenen (den leidenden Menschen sowie den Psychiatern bzw. Psychotherapeuten) ebenso eine Vielzahl weiterer Individuen und Gruppen bzw. Institutionen, wie begutachtende Ärzte in Kranken-, Unfall- und Rentenversicherungen, dann die dahinterstehenden Institutionen, ebenso Berufsverbände, die pharmazeutische Industrie sowie schließlich politische Instanzen, welche beispielsweise Entschädigungs- und Versorgungsansprüche in der Folge von bestimmten körperlichen oder seelischen Beschwerden bzw. Erkrankungen beschließen. Faktoren, die hierbei relevant sind, sind einerseits die verfügbaren psychiatrischen Deutungsangebote und andererseits ein individuell-biographisch entstandener und gesellschaftlich plausibilisierter „Bedarf".

5. Die hier skizzierten Zusammenhänge verweisen schließlich auf die Problematik einer eindeutigen, „objektiven", zeitunabhängigen Definition von psychiatrischen „Fällen". Eine solche eindeutige „Fall"-Identifizierung ist jedoch die Voraussetzung

für wissenschaftliches Arbeiten – sowohl in Bezug auf Fragestellungen der Epidemiologie, aber auch etwa der psychiatrischen Genetik.

Literatur

APA (= American Psychiatric Association) (1980) Diagnostic and Statistical Manual (3rd edition), Washington DC.

BLASIUS D (1980) Der verwaltete Wahnsinn. Eine Sozialgeschichte des Irrenhauses, Frankfurt a. M.

BRACKEN PJ; Petty C (Hg.) (1998) Rethinking the Trauma of War, London.

COOK J (2001) Practical Guide to Medical Education. In: Pharmaceutical Marketing 6: 14-22.

COOPER JE et al. (1969) Cross-national study of diagnosis of the mental disorders. Some results from the first comparative investigation. In: American Journal of Psychiatry 10, suppl.: 21-29.

CRAWFORD R (1980) Healthism and the Medicalization of Everyday Life. In: International Journal of Health Services 10: 365-388.

DAK (Deutsche Angestellten Krankenkasse) (2005) (Hg.) DAK Gesundheitsreport 2005, Hamburg.

DASTON L et al (2007) Objektivität, Frankfurt a. M.

DOUBLE D (2002) The Limits of Psychiatry. In: British Medical Journal 324: 900-904.

ENGSTROM EJ (2003) Clinical Psychiatry in Imperial Germany. A History of Psychiatric Practice, Ithaca, London.

FEINSTEIN A (1993) Editorial: ICD-10. In: International Journal of Social Psychiatry 39: 157-158.

FISCHER-HOMBERGER E (1975) Die traumatische Neurose: Vom somatischen zum sozialen Leiden, Bern, Stuttgart, Wien.

GRUHLE HW (1922) Die Psychologie der Dementia praecox. In: Zeitschrift für die gesamte Neurologie und Psychiatrie 78: 454-471.

GRUHLE HW (1932) Geschichtliches. In: Wilmanns K (Hg.): Die Schizophrenie (= O. Bumke (Hg.): Handbuch der Geisteskrankheiten, Band IX, Spezieller Teil V), Berlin: 1-30.

GURLAND B et al. (1970) Cross-National Study of Diagnosis of Mental Disorders. Hospital Diagnoses and Hospital Patients in New York and London. In: Comprehensive Psychiatry 11: 18-25.

Jahresversammlung des Deutschen Vereins für Psychiatrie (1903). In: Allgemeine Zeitschrift für Psychiatrie 60: 905-978.

KESSLER RC et al. (1994) Lifetime and 12-month prevalence of DSM-III-R psychiatric disorders in the United States. Results from the national comorbidity survey. In: Archives of General Psychiatry 51: 8-19.

KRAMER M (1961) Some problems for international research suggested by observations on differences in first admission rates to mental hospitals of England and Wales and of the United States. In: Proceedings of the Third World Congress of Psychiatry, vol. 3., Toronto: 153-160.

KRAMER M (1969) Cross-National Study of Diagnosis of the Mental Disorders. Origin of the Problem. In: American Journal of Psychiatry 125: 1-11.

KRAEPELIN E (1900) Die psychiatrischen Aufgaben des Staates, Jena.

LENGWILER M (2000) Zwischen Klinik und Kaserne. Die Geschichte der Militärpsychiatrie in Deutschland und der Schweiz 1870-1914, Zürich.

MOYNIHAN R et al. (2002) Selling sickness. The pharmaceutical industry and disease mongering. In: British Medical Journal 324: 886-891.

MÜLLER Ch (2004) Verbrechensbekämpfung im Anstaltsstaat. Psychiatrie, Kriminologie und Strafrechtsreform in Deutschland 1871–1933, Göttingen.

RADKAU J (1998) Das Zeitalter der Nervosität, München.

ROELCKE V (1997) Biologizing Social Facts: An early 20th Century Debate on Kraepelin's Concepts of Culture, Neurasthenia, and Degeneration. In: Culture, Medicine and Psychiatry 21: 383-403.

ROELCKE V (1999) Krankheit und Kulturkritik. Psychiatrische Gesellschaftsdeutungen im bürgerlichen Zeitalter, 1790-1914, Frankfurt a. M.

ROELCKE V (2000) Naturgegebene Realität oder Konstrukt? Die Debatte über die „Natur" der Schizophrenie, 1906 bis 1932. In: Fundamenta Psychiatrica 14: 44-53.

ROELCKE V (2002) Die Entwicklung der Psychiatrie zwischen 1880 und 1932: Theoriebildung, Institutionen, Interaktionen mit zeitgenössischer Wissenschafts- und Sozialpolitik. In: Bruch

R vom et al. (Hg.) Wissenschaften und Wissenschaftspolitik: Bestandsaufnahmen zu Formationen, Brüchen und Kontinuitäten im Deutschland des 20. Jahrhunderts, Stuttgart: 109-124.

ROELCKE V (2003) Unterwegs zur Psychiatrie als Wissenschaft: Das Projekt einer „Irrenstatistik" und Emil Kraepelins Neuformulierung der psychiatrischen Klassifikation. In: Engstrom EJ; Roelcke V (Hg.): Psychiatrie im 19. Jahrhundert. Forschungen zur Geschichte von psychiatrischen Institutionen, Debatten und Praktiken im deutschen Sprachraum, Basel: 169-188.

ROSE N (2006) Disorders Without Borders? The Expanding Scope of Psychiatric Practice. In: Biosocieties 1: 465-484.

ROSENBERG Ch (2003) What is disease? In Memory of Owsei Temkin. In: Bulletin of the History of Medicine 77: 491-505.

SCHERMERS D (1910) Die niederländische Irrenanstaltspflege in den Jahren 1875-1900. In: Zeitschrift für die gesamte Neurologie und Psychiatrie 3: 284-306.

STEIN MB et al. (2001) Unmasking social anxiety disorder. In: Journal of Psychiatry and Neurosciences 26: 185-189.

STOLBERG M (1998) Heilkundige: Professionalisierung und Medikalisierung. In: Pau N; Schlich Th (Hg.) Medizingeschichte: Aufgaben, Probleme, Perspektiven, Frankfurt a.M.: 69-86.

THOMANN KD; Rauschmann M (2003) Die "posttraumatische Belastungsstörung" – historische Aspekte einer "modernen" psychischen Erkrankung im deutschen Sprachraum. In: Medizinhistorisches Journal 38: 103-138.

WHO (World Health Organization) (1973) Report of the International Pilot Study of Schizophrenia, Volume I, Genf.

WHO (World Health Organization) (1978) Mental Disorders: Glossary and Guide to their Classification in Accordance with the 9th Revision of the International Classification of Diseases, Genf.

WHO (World Health Organization) (1992) The ICD-10 Classification of Mental and Behavioral Disorders: Clinical Descriptions and Diagnostic Guidelines, Genf.

WILSON M (1993) DSM-III and the transformation of American psychiatry. A history. In: American Journal of Psychiatry 150: 399-410.

YOUNG A (1995) The Harmony of Illusions. Inventing Posttraumatic Stress Disorder, Princeton.

YOUNG A (2007) Posttraumatic Stress Disorder of the Virtual Kind: Trauma and Resilience in Post-9/11 America. In: Sarat A et al. (Hg.) Trauma and Memory. Reading, Healing, and Making Law, Stanford: 21-48.

JOHANNES SCHUMACHER,
PETER PROPPING

Seelische Erkrankungen zwischen Anlage und Umwelt: Neue humangenetische Befunde zu einem alten Problem

Nach der Wiederentdeckung der Mendelschen Gesetze im Jahr 1900 ist sehr bald mit den ersten empirischen Untersuchungen zur Vererbung seelischer Krankheiten begonnen worden (Schulze et al. 2004). Unter dem Einfluss eugenischer bzw. rassenhygienischer Vorstellungen wurde die wissenschaftliche Bearbeitung der psychiatrischen Genetik in den ersten Jahrzehnten des letzten Jahrhunderts in Deutschland immer mehr zu einer politischen Vollzugsgehilfin (z.B. Weingart et al. 1988). Willfährig trug sie zu der systematischen Tötung sogenannten „unwerten Lebens", insbesondere von Patienten mit Geisteskrankheiten bei. Man schätzt, dass bis 1945 in Deutschland etwa 200.000 psychisch kranke Menschen umgebracht wurden. Diese Geschichte muss jeder kennen, der sich mit der Genetik seelischer Krankheiten beschäftigt.

1 Ziele der genetischen Forschung in der Medizin

Ein klassisches Ziel der genetischen Forschung in der Medizin ist die Messung des genetischen Anteils an der Verursachung einer Krankheit. An der Entstehung der meisten Krankheiten sind genetische Faktoren beteiligt, allerdings mit sehr unterschiedlichem Gewicht. Mit Hilfe von Zwillingsuntersuchungen hat sich die Größenordnung der genetischen Faktoren abschätzen lassen. Eineiige Zwillinge (EZ) sind genetisch gleich, während zweieiige Zwillinge (ZZ) wie normale Geschwister die Hälfte der Erbanlagen gemeinsam haben. Man vergleicht den Grad der Übereinstimmung, die Konkordanzrate, eineiiger Zwillinge mit derjenigen von zweieiigen Zwillingen.

Eineiige Zwillinge weisen für die untersuchten Krankheiten deutlich höhere Konkordanzraten als zweieiige Zwillinge auf. Die Konkordanzraten sowohl der EZ als auch der ZZ liegen wiederum weit über denen der Allgemeinbevölkerung. Zusammengenommen lässt sich schließen, dass an der Entstehung der genannten Krankheiten genetische Faktoren beteiligt sind, dass diese Faktoren aber zur Erklärung ihrer Verursachung nicht ausreichen. Zwillingsuntersuchungen ermöglichen es einzuschätzen, ob die Untersuchung einer bestimmten Krankheit auf genetische Faktoren überhaupt sinnvoll ist.

	EZ	ZZ
Koronare Herzkrankheit	46 %	12 %
Hyperthyreose	47 %	7 %
Neurodermitis	83 %	28 %
Diabetes mellitus I	45 %	5 %
Diabetes mellitus II	95 %	10 %
Lepra	59 %	20 %
Epilepsie („idiopathisch")	86 %	4 %
Schizophrenie – enge Definition	26 %	4-10 %
Schizophrenie – weite Definition	41 %	10-20 %

Tabelle 1:
Beispiele für Konkordanzraten bei eineiigen (EZ) und zweieiigen (ZZ) Zwillingen

Aus Zwillingsdaten lässt sich auch die Heritabilität berechnen. Sie ist ein Populationsmaß des in der Bevölkerung geschätzten Anteils an der Gesamtvariabilität des betreffenden Maßes. Die Heritabilität, die in Prozent ausgedrückt wird, ist ein Quotient. Im Zähler steht die genetische Variabilität, im Nenner die beobachtete Gesamtvariabilität. Sie steigt, wenn der Nenner abnimmt, und sie sinkt, wenn die Gesamtvariabilität zunimmt. Daher kann die Heritabilität für verschiedene Populationen und für verschiedene Zeiträume unterschiedlich sein. Heritabilitätsschätzungen gelten deshalb nur für die Bedingungen, unter denen sie erhoben wurden. Sowohl für schizophrene als auch für bipolare Störungen liegt die Heritabilität in der Größenordnung von 80%. Da es sich um ein Globalmaß handelt, sagt dies für den Einzelfall kaum etwas aus.

Die Sequenz des menschlichen Genoms ist bekannt. Man kennt heute eine riesige Zahl genetischer Varianten im menschlichen Genom. Ein wichtiges Ziel der Humangenetik ist die Erforschung der Konsequenzen genetischer Variabilität. In der Medizin geht es um Krankheitsursachenforschung. Wenn erkennbar ist, dass Mutationen in einem bestimmten Gen Funktionsstörungen zur Folge haben bzw. zu einer Krankheit führen, dann ergeben sich Einblicke in die Pathophysiologie. Die Verteilung der Mutationen bei Patienten mit der Schwere einer bestimmten Krankheit lässt Aussagen zur Genotyp-Phänotyp-Korrelation zu. Die Aufklärung der Pathophysiologie einer Krankheit kann neue Möglichkeiten für die Entwicklung neuer Therapien eröffnen.

Die hier nur angedeuteten Möglichkeiten sind Teil einer ‚Genetischen Medizin‘, die in Zukunft in Diagnostik und Therapie eine maßgebliche Rolle spielen wird.

2 Monogene Erbgänge

Wenn ein Merkmal bzw. eine Krankheit einem einfachen Erbgang nach Mendel folgt (autosomal dominant oder rezessiv, X-chromosomal dominant oder rezessiv), dann lässt sich schließen, dass dem Phänotyp eine einzige spezifische Ursache zugrunde liegt. Die Erforschung von Krankheiten mit einfachen (monogenen) Erbgängen hat die Genetik in der Medizin in den letzten Jahrzehnten außerordentlich vorangebracht. Eine monogene Krankheit entsteht dann, wenn die ursächliche Mutation eine solche Funktionsstörung zur Folge hat, dass der Organismus sie nicht kompensieren kann. Heute sind 3.500 verschiedene Krankheiten mit einfachem Erbgang bekannt, deren Ursache auf Mutationen in 2.000 verschiedenen Genen zurückgeführt werden kann. Verschiedene Mutationen in demselben Gen können zu ganz verschiedenen Krankheiten führen.

Ein weiteres Charakteristikum monogener Krankheiten ist die genetische Heterogenie. Der gleiche Phänotyp kann durch Mutationen in verschiedenen Genen hervorgerufen werden. Die genetisch bedingte Gehörlosigkeit etwa kann durch Mutationen in mehr als 100 verschiedenen Genen verursacht sein.

Die meisten monogenen Krankheiten bestehen bereits bei Geburt oder entwickeln sich in der Kindheit. Es gibt aber durchaus auch monogene Krankheiten, die sich erst im weiteren Verlauf des Lebens manifestieren. Beispiele sind verschiedene neurodegenerative Krankheiten wie z.B. die Huntingtonsche Krankheit, die Ataxien und die hereditären motorisch-sensorischen Neuropathien. Auch erbliche Tumorkrankheiten, wie erblicher Brust-/Eierstockkrebs und die verschiedenen Formen des erblichen Darmkrebses, sind meist Krankheiten des Erwachsenenalters.

Psychische Krankheiten sind kaum jemals monogen erblich. Daraus lässt sich schließen, dass sie in der Regel nicht auf Störungen in einem einzigen Gen zurückgeführt werden können.

3 Mechanismen der Vererbung bei multifaktoriellen Krankheiten

Im Gegensatz zu monogenen Erkrankungen, die durch hochpenetrante Veränderungen (Mutationen) im einzelnen Gen verursacht werden, scheint den meisten häufig auftretenden Krankheiten ein multifaktorieller Vererbungsmodus zugrunde zu liegen. Man nimmt an, dass gleichzeitige Veränderungen bzw. Varianten in verschiedenen Genen, die in einer Person zusammengekommen sind, zu den häufigen Erkrankungen disponieren. Dabei kann das Gewicht bzw. die Effektstärke jeder einzelnen Genvariante unterschiedlich sein. Man spricht daher auch von genetisch komplexen Krankheiten. In individueller Kombination der beteiligten Genotypen, die eventuell miteinander auch in Wechselwirkung stehen können, tragen diese zur Krankheitsdisposition bei. Dabei haben die meisten Genotypen nur geringe Effektstärken, so dass der einzelne Genotyp nur einen geringen Beitrag zur Krankheit liefert. Erst die Kombination macht die Krankheitsdisposition aus, die wiederum in Wechselwirkung mit exogenen Faktoren zur Ausprägung einer Krankheit beiträgt. Dabei dürften exogene Faktoren auch über die Art des resultierenden Phänotyps entscheiden. Zu exogenen Faktoren zählen solche der vorgeburtlichen Phase, perinatale Einflüsse, Infektionen bis hin zu biographisch bedingten Faktoren. Im Einzelfall wird die Pathophysiologie schwer nachzuvollziehen sein.

Bei den skizzierten Mechanismen handelt es sich um allgemeine Modellvorstellungen zu multifaktoriellen Krankheiten. Eine ganze Reihe empirischer Befunde legen diese Vorstellungen nahe und belegen die Wirksamkeit solcher Mechanismen besonders bei seelischen Krankheiten.

Die multifaktorielle Vererbung liegt nicht nur häufigen Krankheiten zugrunde. Die beobachtete Variabilität der meisten „normalen" Merkmale ist ebenfalls multifaktoriell bedingt. Als Beispiele sind die Körpergröße und der Intelligenzquotient zu nennen. Bei diesen Merkmalen beobachtet man einerseits eine gewisse familiäre Ähnlichkeit, jedoch keinen monogenen Erbgang. Bei Krankheiten kommt die multifaktorielle Bedingtheit dadurch zum Ausdruck, dass sie unter den Verwandten eines Patienten häufiger auftreten als in der Allgemeinbevölkerung. Die Wiederholungsziffern unter Verwandten bilden das lebenslange Krankheitsrisiko ab.

	Verwandte 1. Grades	Allgemein-bevölkerung
Schizophrene Störung	10 %	1 %
Bipolar Affektive Störung	8 %	< 1 %
Unipolar Affektive Störung	12 %	7 %
Autistische Störung	2-3 %	0,2-0,4 ‰
Angststörungen	30 %	13 %

Tabelle 2: Empirische Wiederholungsrisiken bei Verwandten 1. Grades eines Indexfalles im Vergleich zur Allgemeinbevölkerung für verschiedene psychiatrische Krankheiten

4 Methoden der genetischen Analyse multifaktorieller Krankheiten

Die Strategien für die Analyse multifaktorieller Krankheiten haben sich im Zuge technischen Fortschrittes und des Wandels konzeptioneller Vorstellungen über die krankheitsrelevanten Dispositionsgene in den letzten Jahren verändert. Gegenwärtig müssen drei Ansätze unterschieden werden, die das wissenschaftliche Vorgehen bestimmen: Kopplungsuntersuchungen, Genom-weite Assoziationsuntersuchungen, DNA-Sequenzierung.

Kopplungsuntersuchungen. Chromosomale Kopplung kommt dadurch zustande, dass eng benachbarte Erbanlagen mit höherer Wahrscheinlichkeit gemeinsam vererbt werden. Die Untersuchungsmethode war bei monogenen Merkmalen außerordentlich erfolgreich. Man hat eine große Zahl genetischer Marker, die gleichmäßig über das Genom verteilt waren, in Familien auf gemeinsame Vererbung mit der Krankheit untersucht. Dadurch konnten chromosomale Regionen abgegrenzt werden, in denen eine ursächliche Erbanlage lokalisiert sein muss. Mit anderen Methoden ist in einer bestimmten Region dann die einschlägige Mutation identifiziert worden.

Bei multifaktoriellen Merkmalen ist die Anwendung von Kopplungsuntersuchungen problematischer. Die Methode ist dennoch vielfach angewendet worden. Wenn man eine Kopplungsregion mit hinreichender statistischer Plausibilität abgegrenzt hat, kann an Fall-Kontroll-Kollektiven eine Assoziationsanalyse durchgeführt werden, um die eigentlichen Risikovarianten zu identifizieren. Dabei wird untersucht, ob ein bestimmtes Allel einer Variante häufiger bei Patienten als bei Kontrollen vorkommt. Liegen signifikante Unterschiede zwischen beiden Gruppen vor, stellt das bei den Patienten überrepräsentierte Allel den genetischen Risikofaktor dar. Die Effektstärke eines Allels wird gewöhnlich als *Odds Ratio* (*OR*) angegeben. Dabei entspricht die OR vereinfacht ausgedrückt dem relativen Risiko. Sie beschreibt, um wie viel höher die Erkrankungswahrscheinlichkeit bei den Trägern einer Dispositionsvariante gegenüber Nicht-Trägern ist.

Bei einigen multifaktoriellen Krankheiten führte die Kopplungsstrategie zur Genidentifikation, z.B. das *NOD2*-Gen bei M.

Crohn (Hugot et al. 2001; Ogura et al. 2001). Meist war sie jedoch nicht erfolgreich, weil das einzelne Risikogen nur eine geringe Effektstärke hat und in verschiedenen Familien, die für die Untersuchung zusammengefasst werden müssen, häufig verschiedene Risikogene eine Rolle spielen. Durch Kopplungsanalysen lassen sich nur chromosomale Regionen abgrenzen, in denen Krankheitsgene mit hohen Effektstärken lokalisiert sind.

Genom-weite Assoziationsuntersuchungen (GWAS). Wenn ein Dispositions-Allel mit relativ geringen ORs in der Bevölkerung häufig ist, kann es grundsätzlich mit einer Assoziationsanalyse identifiziert werden, nicht jedoch mit einer Kopplungsuntersuchung. Durch die zunehmende Aufklärung der genetischen Variabilität im menschlichen Genom und durch die Entwicklung von Hochdurchsatztechnologien für die Typisierung von genetischen Varianten sind Assoziationsanalysen seit etwa fünf Jahren systematisch, d.h. genomweit möglich geworden. Bei diesen *Genome-Wide Association Studies* (*GWAS*) handelt es sich um die derzeit am weitesten entwickelte Methode zur genetischen Aufklärung multifaktorieller Krankheiten. Es werden bis > 1 Mio. genetische Varianten (*Single-Nucleotide-Polymorphisms*, *SNP*), die in konstantem Abstand über das Genom verteilt liegen, in Fall-Kontroll-Kollektiven genotypisiert. GWAS stellen einen Durchbruch bei der Analyse multifaktorieller Krankheiten dar und haben zur Genidentifikation bei einer Vielzahl von Erkrankungen geführt (cf. *Catalog of Genome-Wide Association Studies*: http://genome. gov/26525384). Allerdings scheinen nur wenige multifaktorielle Krankheiten – wie zum Beispiel die Androgenetische Alopezie (Hillmer et al. 2008) oder die Lippen-Kiefer-Gaumen-Spalte (Mangold et al. 2010) – uneingeschränkt durch GWAS aufklärbar zu sein. Die durch GWAS identifizierten Risikogene haben nämlich so niedrige Effektstärken (OR typischerweise < 1,5), dass selbst die kombinierte GWAS-Analyse aller weltweit zur Verfügung stehenden Kollektive eine zu geringe statistische Aussagekraft hat, um den Großteil aller Risikogene bei den jeweiligen Krankheiten zu identifizieren. Auf der anderen Seite haben die Ergebnisse der jüngsten Vergangenheit gezeigt, dass vielen multifaktoriellen Krankheiten auch seltene Risikogene zugrunde liegen, denen ein vergleichsweise hohes Risiko beizumessen ist (OR zum Beispiel > 5). Speziell für die Entstehung schizophrener Störungen scheinen dabei sog. *Copy-Number-Variants* (*CNVs*) von Bedeutung zu sein (cf. 5.2).

Hochdurchsatz-Sequenzierung ('Next Generation Sequencing'). Das *Next Generation Sequencing (NGS)* wird in schon naher Zukunft das bedeutendste molekulargenetische Verfahren für die Analyse multifaktorieller Krankheiten darstellen und die Komplettsequenzierung des gesamten Genoms von größeren Kollektiven erlauben. Sofern seltene Risikovarianten, speziell Punktmutationen oder kleinste Deletionen/Duplikationen, den verschiedenen multifaktoriellen Krankheiten zugrunde liegen, können sie durch das NGS erstmals systematisch bzw. genom-weit erfasst werden. Sie haben große Bedeutung, da ihnen vergleichsweise hohe Effektstärken zukommen. Bereits heute sind einige multifaktorielle Phänotypen bekannt – zum Beispiel der Hypertonus (Ji et al. 2008) oder der Cholesterinspiegel (Cohen et al. 2004) –, denen neben häufigen auch seltene Mutationen mit hoher Effektstärke zugrunde liegen. Wegen der mit der Komplettsequenzierung verbundenen hohen Sachkosten wird man größere Fall-Kontroll-Kollektive zunächst der Exom-Sequenzierung unterziehen. Dabei werden unter Aussparung der nicht-kodierenden DNA-Bereiche alle kodierenden Gen-Sequenzen analysiert. Somit können erstmals solche Patienten untersucht werden, bei denen das Vorliegen seltener Risikogene mit höherer Effektstärke vermutet wird. Zunächst wird dies klinische Extremformen – zum Beispiel Patienten mit sehr frühem Erstmanifestationsalter und schweren Verlaufsformen – und später auch unselektierte Krankheitsfälle betreffen.

5 Aktuelle genetische Befunde bei schizophrenen Störungen

Nach großen und langjährigen Mühen hat die genetische Analyse schizophrener Störungen in den letzten Jahren Erfolge vorzuweisen. In jüngster Vergangenheit konnten die ersten Krankheitsgene identifiziert werden.

5.1 Identifizierte SNPs und Krankheitsgene bei schizophrenen Störungen

Im Bereich der Schizophrenie-Forschung wurden mittlerweile vier GWAS an ausreichend großen Fall-Kontroll-Kollektiven abgeschlossen. Die hierbei erhobenen Assoziationsbefunde konnten an unabhängigen Kollektiven repliziert werden. Die Befunde betreffen fünf unterschiedliche Gene bzw. Genorte (Abb. 1). Es muss angenommen werden, dass sie an der Pathogenese schizophrener Störungen beteiligt sind.

In der GWAS des *International Schizophrenia Consortium* (ICS 2008) wurden initial > 3.000 schizophrene Patienten und > 3.000 gesunde Kontrollen untersucht. Die aussichtsreichsten Befunde der initialen Analyse wurden an > 4.000 Patienten und > 15.000 Kontrollen repliziert. Die stärksten Assoziationen ergeben sich in einer umschriebenen Region auf Chromosom 6p22 (Abb. 1). Die chromosomale Region enthält zahlreiche Gene, darunter Gene des *Major Histocompatibility Complex* (*MHC*). Allerdings ist es bislang nicht gelungen, das für schizophrene Störungen ursächliche Gen in dieser Region zu benennen. In zwei weiteren GWAS bei schizophrenen Störungen ergaben sich ebenfalls signifikante Assoziationshinweise zur *MHC*-Region (Shi et al. 2009; Stefansson et al. 2009). In einer dieser Untersuchungen konnten zudem in einer benachbarten Region, auf Chromosom 6p21, signifikante Assoziationen ausgemacht werden, die das Gen *HLA-DQA1* enthält (Abb. 1). Ebenso wie bei der *MHC*-Assoziation ist der assoziierte genomische Abschnitt sehr groß, so dass unklar ist, inwieweit das Oberflächenrezeptor-Gen *HLA-DQA1* selbst oder andere Gene in diesem Bereich den eigentlichen Risikofaktor für schizophrene Störungen darstellen.

Die isländische Firma *deCODE genetics* führte eine GWAS an einem initialen Schizophrenie-Kollektiv aus > 2.000 Patienten und > 13.000 Kontrollen durch; > 10.000 Patienten und > 21.000 Kontrollen lagen ihrer Replikation zugrunde. Neben der *MHC*-Assoziation ergaben sich starke Assoziationshinweise für SNPs in den Genen *Neurogranin* (*NRGN*) auf Chromosom 11q24 und *Transcription-Factor-4* (*TCF4*) auf Chromosom 18q21 (Abb. 1) (11). *NRGN* wird ausschließlich im ZNS exprimiert und ist als Substrat der *Protein-Kinase-C* (*PKC*) an sehr komplexen intrazellulären Prozessen beteiligt. Unter anderem sind sie für das Arbeitsgedächtnis von Bedeutung (Birnbaum et al. 2004). Interessanterweise sind genetische Varianten in *PKC* hochsignifikant mit der Leistung des Kurzzeitgedächtnisses assoziiert (Quervain et al. 2006). Vielfach wird daher davon ausgegangen, dass kognitive Prozesse ein direkteres Korrelat bzw. ein Endophänotyp (s. u.) der genomischen Variabilität am *NRGN*-Locus darstellen. Die Expression von *NRGN* scheint zudem unter dem Einfluss des Schilddrüsenhormons *Trijodthyronin* (*T3*) zu stehen (Martinez de Arrieta et al. 1999). So wird auch vermutet, dass die kognitiven Auffälligkeiten im Rahmen einer Hypothyreose auf eine veränderte *NRGN*-Transkription bzw. -Verfügbarkeit zurückzuführen sind. Demgegenüber handelt es sich bei *TCF4* um einen Transkriptionsfaktor, der in einer Vielzahl von Geweben exprimiert wird und an der Steuerung verschiedener zellbiologischer Abläufe beteiligt ist. Mutationen, die die Aminosäureabfolge von *TCF4* verändern, konnten als ursächlich für das monogene Pitt-Hopkins-Syndrom identifiziert werden (Brockschmidt et al. 2007; Zweier et al. 2007). Das Pitt-Hopkins-Syndrom ist eine autosomal-dominante Erkrankung, die üblicherweise durch Neumutationen (*de novo*) verursacht wird und durch eine schwerwiegende Epilepsie mit mentaler Retardierung, durch intermittierende Hyperventilationen und faciale Dysmorphien gekennzeichnet ist. Die Schwere des Erkrankungsbildes legt die Annahme nahe, dass die für die schizophrenen Störungen verantwortlichen *TCF4*-Risikovarianten die Proteinstruktur oder Expression von *TCF4* nur geringfügig beeinflussen.

Die vierte große GWAS bei schizophrenen Störungen unternahm ein Verbund europäischer Forschergruppen. Es wurden > 400 schizophrene Fälle und > 2.000 Kontrollen initial sowie > 6.000 Patienten und > 9.000 Kontrollen in einer Replikation untersucht (O'Donovan et al. 2008). Hier konnten SNPs im Bereich des Gens *Zinc-Finger-Protein-804A* (*ZNF804A*) auf Chromosom 2q32 als Risikovarianten für schizophrene Störungen identifiziert werden (Abb. 1). Die Befunde konnten in den anderen GWAS bei schizophrenen Störungen repliziert werden. *ZNF804A* ist am stärksten im ZNS exprimiert und kodiert für eine sogenannte *Zinc-Finger-Protein-Domäne*, die üblicherweise als DNA-Bindungsmolekül und hierüber als Transkriptionsfaktor fungiert. Weitere Analysen legen nahe, dass *ZNF804A* an der Differenzierung und Proliferation von Oligodendrozyten beteiligt ist.

Die genetischen Effektstärken der erhobenen Assoziationen sind allerdings gering (ORs < 1,5). Es wäre aber möglich, dass die ORs der einzelnen Krankheitsgene durch Untersuchungen von Endophänotypen (z. B. hirnphysiologische Abläufe) oder Subgruppen-Analysen höher sein werden.

5.2 Identifizierte CNVs und Krankheitsgene bei schizophrenen Störungen

Die Anwendung genom-weiter Assoziationsstudien mit SNPs hat zur Entdeckung vieler *Copy-Number-Variants* (*CNVs*) geführt. Diese sind dadurch charakterisiert, dass genomische Abschnitte, die > 1.000 Basenpaare (1 kb) umfassen, in unterschiedlicher Kopienzahl vorkommen. CNVs, die in der Regel zahlreiche Gene enthalten, können dabei auch völlig fehlen bzw. delctiert sein. Es handelt sich um in der Bevölkerung und bei Patienten sehr seltene Ereignisse, die meist neu (*de novo*) aufgetreten sind. Bei schizophrenen Störungen konnte bisher für CNVs in fünf verschiedenen Regionen die Beteiligung am Entstehungsprozess der Krankheit nachgewiesen werden, die im Folgenden kurz genannt werden.

Schizophrenie-assoziierter CNV auf 1q21. In sehr großen Studien wurde in der Bevölkerung eine seltene Mikrodeletion auf Chromosom 1q21 gefunden, die bei schizophrenen Patienten statistisch signifikant häufiger als bei Gesunden vorkommt. Sie umfasst auf genomischer Ebene einen Bereich von 1,35 Mb und beinhaltet 13 Gene. Die OR betrug in einer Studie 14,8, in einer anderen 6,6 (Weiss et al. 20008; Ji et al. 2008; Reissner et al. 2008). Die Mikrodeletion wurde bei schizophrenen Störungen am häufigsten beobachtet, sie wurde vereinzelt jedoch auch bei Patienten mit einer geistigen Behinderung (Sharp et al. 2006) und autistischen Störungen (Weiss et al. 2008) gefunden.

Schizophrenie-assoziierter CNV auf 2p16. CNVs auf Chromosom 2p16, die das Gen *Neurexin* (*NRXN1*) betreffen (Abb. 1), sind für ein Spektrum neuropsychiatrischer Krankheiten von

Bedeutung. Funktionell handelt es sich um ein Adhäsionsmolekül mit präsynaptischer Lokalisation, das wahrscheinlich mit postsynaptischen *Neuroliginen* interagiert und an der Neurotransmission beteiligt ist (Reissner et al. 2008). In einer Metaanalyse von Kirov et al. (Kirov et al. 2009) wurden sämtliche bislang untersuchten Kollektive mit schizophrenen Störungen zusammengefasst. *NRXN1*-Mikrodeletionen, die die kodierende Sequenz betrafen, zeigten sich bei schizophrenen Patienten achtfach häufiger als bei gesunden Kontrollen (Häufigkeit bei Patienten 0,16 %, bei Kontrollen 0,02 %). Die OR betrug 7,44.

Schizophrenie-assoziierter CNV auf 15q11. In mehreren Studien erwies sich eine Mikrodeletion auf Chromosom 15q11 als mit der Schizophrenie assoziiert (Ji et al. 2008). Die OR liegt zwischen 2,0 und 2,8. Die Mikrodeletion 15q11 wurde auch bei anderen neuropsychiatrischen Krankheiten gefunden. Ein Patient mit geistiger Behinderung, bei dem besonders die sprachlichen Fähigkeiten beeinträchtigt waren, zeigte ebenfalls die Deletion (Murthy et al. 2007). Auf genomischer Ebene umfasst die Mikrodeletion einen genomischen Bereich von 470 kb und beinhaltet vier Gene. Unter den Genen scheint besonders das *Cytoplasmic-FMRP-Interacting-Protein-1* (*CYFIP1*) interessant, das zellulär mit dem *Fragile-X-Mental-Retardation-Protein* (*FMRP*) interagiert. Mutationen in *FMRP* verursachen das Fragile-X-Syndrom, eine mentale Retardierung mit u. a. psychiatrischen Verhaltensauffälligkeiten.

Schizophrenie-assoziierter CNV auf 15q13. Der zweite CNV auf Chromosom 15, der eine starke Assoziation zu schizophrenen Störungen zeigt, ist ebenfalls eine Mikrodeletion und auf 15q13 lokalisiert (Abb. 1). Die OR lag in mehreren Studien bei 11,4 bzw. 17,9 (Ji et al. 2008; Weiss et al. 2008; Reissner et al. 2008). Die gleiche Mikrodeletion wurde auch bei Patienten mit geistiger Behinderung gefunden, die z. T. eine zusätzliche Krampfanfall-Symptomatik aufwiesen (Sharp et al. 2008). Sie lag auch häufiger bei Patienten mit idiopathischer generalisierter Epilepsie (IGE) ohne mentale Retardierungen vor (Helbig et al. 2009). Auf genomischer Ebene umfasst der CNV etwa 580 kb und beinhaltet sieben Gene. Einem Gen kommt möglicherweise eine besondere Bedeutung zu. Es kodiert für das Gen des Acetylcholinrezeptors *CHRNA7*, dem eine Funktion am Arbeitsgedächtnis zugesprochen wird und das bereits als Kandidatengen für schizophrene Störungen diskutiert wurde (Fernandes et al. 2006).

Schizophrenie-assoziierter CNV auf 22q11. Im Gegensatz zu den anderen Risiko-assoziierten CNVs wurde bereits vor der GWAS-Ära vermutet, dass Mikrodeletionen auf Chromosom 22q11 von Bedeutung am Entstehungsprozess schizophrener Störungen sind (Abb. 1). *De novo* Deletionen in diesem Bereich treten mit einer Häufigkeit von 1:4.000 Geburten auf und verursachen ein variables klinisches Erscheinungsbild, u. a. das sog. Velo-Cardio-Faciale Syndrom (VCF). Erste Hinweise darauf, dass VCF-Patienten erhöhte Raten schizophrener Störungen aufweisen, konnten in weiteren Forschungen mit 30 % beziffert werden (Williams et al. 2002). Die Beobachtungen werden durch die aktuellen GWAS-Daten gestützt. In einer großen internationalen Studie wurde die Mikrodeletion bei solchen Personen untersucht, die noch nicht darauf getestet waren. In breit angelegten Analysen ergab sich eine OR von 21,6 (Ji et al. 2008; Weiss et al. 2008; Reissner et al. 2008). Die Mikrodeletion 22q11 betrifft meist einen genomischen Bereich von drei Mb (90 % der Fälle) oder einen proximal überlappenden (*nested*) Abschnitt von 1.5 Mb (7 % der Fälle) (Shaikh et al. 2007). Demgegenüber liegt die *nested* Deletion bei Patienten mit schizophrenen Störungen angereichert vor, so dass von für die Erkrankung relevanten Genen in diesem Bereich auszugehen ist. Im Bereich der *nested* Deletion 22q11 sind 38 Gene lokalisiert.

Schizophrene Störungen – Weitere CNV-Befunde. Es ist anzunehmen, dass die beschriebenen Mikrodeletionen nur einen Teil von Schizophrenie-assoziierten CNVs darstellen. Alle Untersuchungen, die die Bedeutung seltener CNVs in ihrer Gesamtheit für schizophrene Störungen zu erfassen suchen (*global CNV burden*), zeigen, dass ihnen eine große Bedeutung am Entstehungsprozess der Erkrankung zukommt. Es bestehen Hinweise darauf, dass Risiko-CNVs maßgeblich Gene betreffen, die funktionell an Prozessen der neuronalen Entwicklung beteiligt sind.

5.3   Schizophrenie-assoziierte SNPs und CNVs – Beurteilung

Wie bei den meisten anderen multifaktoriellen Krankheiten wurde auch bei schizophrenen Störungen intensiv darüber diskutiert, ob häufige Risikogene mit kleinen genetischen Effektstärken oder seltene Risikogene mit starken Effektstärken für die Krankheitsentstehung verantwortlich sind. Die durch GWAS erhobenen Befunde bestätigen weder die eine noch die andere Hypothese einschränkungslos. Vielmehr liegt schizophrenen Störungen ein Spektrum seltener und häufiger Risikogene in individuell unterschiedlicher Kombination und Gewichtung zugrunde. So konnten sowohl häufige (*MHC, HLA-DQA1, NRGN1, TCF4, ZNF804A*) als auch seltene genetische Risikofaktoren (CNVs auf Chromosom 1q21, 2p16, 15q11, 15q13, 22q11) gefunden werden. Die bisherigen Befunde sind aber auch für andere Fragen aufschlussreich. So deuten die Ergebnisse zu den Krankheitsgenen darauf hin, dass dem Konzept der Endophänotyp- bzw. Subgruppen-Analysen Bedeutung zukommt und es zur Schärfung der Gen-Assoziation beitragen kann. Zudem haben die CNV-Befunde gezeigt, dass die gefundenen Mikrodeletionen nicht für Schizophrenie spezifisch sind. Vielmehr ist zu vermuten, dass sie für ein neuronales Korrelat disponieren, das in Abhängigkeit weiterer (genetischer) Risikofaktoren zur Ausbildung einer schizophrenen, autistischen Störung oder geistigen Behinderung führt. Die konkreten Dispositionsgene sollten in absehbarer Zeit identifiziert werden.

6   Welche genetischen Befunde kann man bei Krankheiten des Gehirns erwarten?

Aus der Darstellung ergibt sich, dass für die Schizophrenie ein typisch monogener Mechanismus kaum jemals in Betracht kommt. Vielmehr scheint der Krankheit ein außerordentlich heterogenes Muster von Mutationen mit teils kleiner, teils größerer Effektstärke zugrunde zu liegen. Die hohe Redundanz der zentralnervösen Funktionen scheint es möglich zu machen, dass gleiche Mutationen unterschiedliche phänotypische Auswirkungen haben können. Dies könnte durch modifizierende Gene begünstigt werden.

Aber auch an epigenetische Mechanismen ist zu denken. Es ist bekannt, dass z. B. erworbene Methylierungen des Cytosins in der DNA die Expression von Genen unterdrücken können. Es ist noch viel Arbeit zu leisten, um den genetischen Beitrag zu psychischen Krankheiten zu verstehen. Die Kombination moderner genetischer Methoden mit Untersuchungen an großen, gut charakterisierten Patientenkollektiven sollte die Wissenschaft voranbringen.

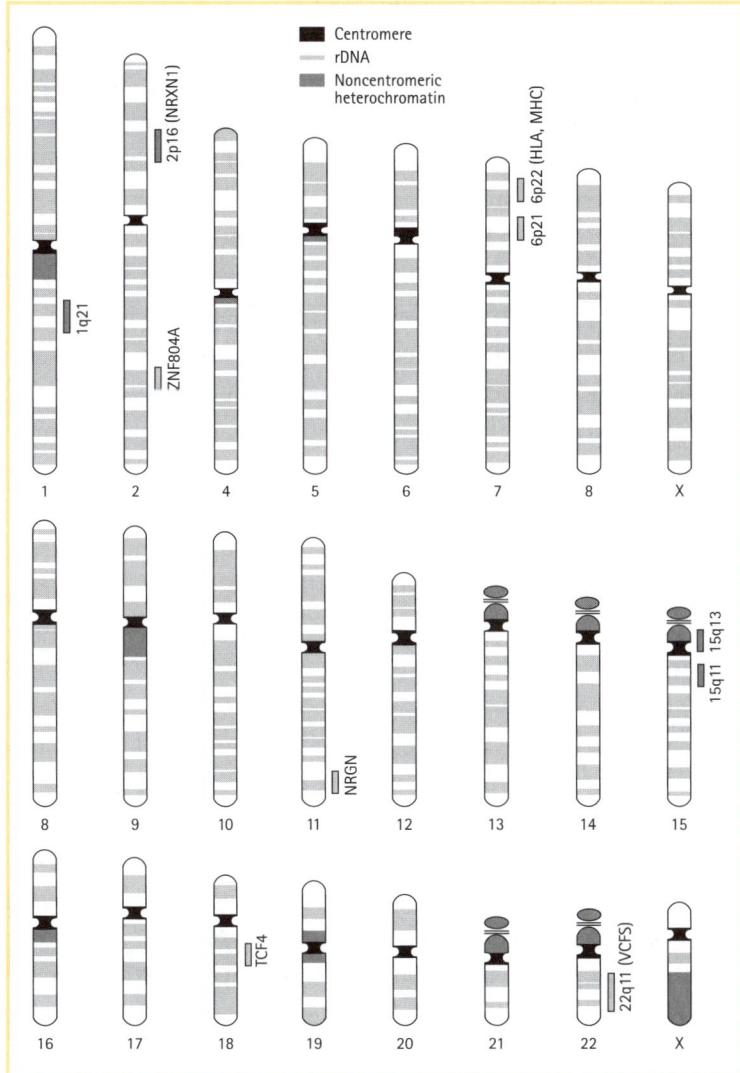

Abbildung 1: Chromosomale Zuordnung der Gene bzw. chromosomalen Regionen, die einen Zusammenhang mit schizophrenen Störungen haben (in *Hellgrau* Krankheitsgene, in *Dunkelgrau* CNVs)

Literatur

BIRNBAUM S G et al. (2004) Protein kinase C overactivity impairs prefrontal cortical regulation of working memory. In: Science 306: 882-884.

BROCKSCHMIDT A et al. (2007) Severe mental retardation with breathing abnormalities (Pitt-Hopkins syndrome) is caused by haploinsufficiency of the neuronal bHLH transcription factor TCF4. In: Hum Mol Genet 16: 1488-1494.

COHEN J C et al. (2004) Multiple rare alleles contribute to low plasma levels of HDL cholesterol. In: Science 305: 869-872.

FERNANDES C et al. (2006) Performance deficit of alpha7 nicotinic receptor knockout mice in a delayed matching-to-place task suggests a mild impairment of working/episodic-like memory. In: Genes Brain Behav 5: 433-440.

HELBIG I et al. (2009) 15q13.3 microdeletions increase risk of idiopathic generalized epilepsy. In: Nat Genet 41: 160-162.

HILLMER A M et al. (2008) Susceptibility variants for male-pattern baldness on chromosome 20p11. In: Nat Genet 40: 1279-1281.

HUGO J P et al. (2001) Association of NOD2 leucine-rich repeat variants with susceptibility to Crohn's disease. In: Nature 411: 599-603.

ICS (2008) Rare chromosomal deletions and duplications increase risk of schizophrenia. In: Nature 455: 237-241.

JI W et al. (2008) Rare independent mutations in renal salt handling genes contribute to blood pressure variation. In: Nat Genet 40: 592-599.

KIROV G et al. (2009) Support for the involvement of large copy number variants in the pathogenesis of schizophrenia. In: Hum Mol Genet 18: 1497-1503.

MANGOLD E et al. (2010) Genome-wide association study identifies two susceptibility loci for nonsyndromic cleft lip with or without cleft palate. In: Nat Genet 42: 24-26.

MARTINEZ DE ARRIETA C et al. (1999) The human RC3 gene homolog, NRGN contains a thyroid hormone-responsive element located in the first intron. In: Endocrinology 140: 335-343.

MURTHY S K et al. (2007) Detection of a novel familial deletion of four genes between BP1 and BP2 of the Prader-Willi/Angelman syndrome critical region by oligo-array CGH in a child with neurological disorder and speech impairment. In: Cytogenet Genome Res 116: 135-140.

O'DONOVAN M C et al. (2008) Identification of loci associated with schizophrenia by genome-wide association and follow-up. In: Nat Genet 40: 1053-1055.

OGURA Y et al. (2001) A frameshift mutation in NOD2 associated with susceptibility to Crohn's disease. In: Nature 411: 603-606.

QUERVAIN D J de et al. (2006) Identification of a genetic cluster influencing memory performance and hippocampal activity in humans. In: Proc Natl Acad Sci U S A 103: 4270-4274.

REISSNER C et al. (2008) Mutational analysis of the neurexin / neuroligin complex reveals essential and regulatory components. In: Proc Natl Acad Sci U S A 105: 15124-15129.

SCHULZE T G et al. (2004) From degeneration to genetic susceptibility, from eugenics to genethics, from Bezugsziffer to LOD score: the history of psychiatric genetics. In: Int Rev Psychiatry 16: 246-259.

SHAIKH T H et al. (2007) Low copy repeats mediate distal chromosome 22q11.2 deletions: sequence analysis predicts breakpoint mechanisms. In: Genome Res 17: 482-491.

SHARP A J et al. (2006) Discovery of previously unidentified genomic disorders from the duplication architecture of the human genome. In: Nat Genet 38: 1038-1042.

SHARP A J et al. (2008) A recurrent 15q13.3 microdeletion syndrome associated with mental retardation and seizures. In: Nat Genet 40: 322-328.

SHI J et al. (2009) Common variants on chromosome 6p22.1 are associated with schizophrenia. In: Nature 460: 753-757.

SHINAWI M et al. (2009) A small recurrent deletion within 15q13.3 is associated with a range of neurodevelopmental phenotypes. In: Nat Genet 41: 1269-1271.

STEFANSSON H et al. (2009) Common variants conferring risk of schizophrenia. In: Nature 460: 744-747.

WEINGART P et al. (1988) Rasse, Blut und Gene. Geschichte der Eugenik und Rassenhygiene in Deutschland, Frankfurt a. M.

WEISS L A et al. (2008) Association between microdeletion and microduplication at 16p11.2 and autism. In: N Engl J Med 358: 667-675.

WILLIAMS N M et al. (2002) Mutation screening and LD mapping in the VCFS deleted region of chromosome 22q11 in schizophrenia using a novel DNA pooling approach. In: Mol Psychiatry 7: 1092-1100.

ZWEIER C et al. (2007) Haploinsufficiency of TCF4 causes syndromal mental retardation with intermittent hyperventilation (Pitt-Hopkins syndrome). In: Am J Hum Genet 80: 994-1001.

HELGE PETERS

Soziologie psychischer Störungen

1 Drei Themen

Folgt man der systemtheoretisch orientierten Soziologie, sind psychische Störungen vor allem Folgen des Unvermögens psychischer Systeme, Wandlungen des sozialen Systems angemessen zu verarbeiten (Zum Folgenden: Richter 2003: 285). Angenommen wird die Existenz einer Differenz zwischen psychischen Systemen und sozialer Umwelt. Deren Wandlungen und die damit verbundenen Anforderungen stießen auf begrenzte Ressourcen des psychischen Systems. Dies erhöhe die Wahrscheinlichkeit von „Stress". Die Wandelbarkeit der drei menschliches Verhalten steuernden Systeme – das biotische, das psychische und das soziale – unterscheide sich. Die Evolution zum *homo sapiens* habe den Menschen mit bestimmten biotischen und psychischen Merkmalen ausgestattet, die ihn optimal befähigt hätten, in der Zeit der Jäger und Sammler – in unseren Breiten also in der Zeit von etwa 600.000 bis 5.000 vor Christus – zu überleben und die Reproduktion sicherzustellen. Mit der danach einsetzenden sozial-kulturellen Evolution (Sesshaftigkeit, Agrarwirtschaft, Arbeitsteilung, Ressourcenakkumulation usw.) habe sich „die soziale Umwelt zunehmend von der Umgebung der evolutionären Adaptiertheit entfernt" (ebd.: 290). Entstehende soziale Stratifikation und soziale Ungleichheit sowie im Hochmittelalter einsetzende funktionale Differenzierung hätten zu einer Diskrepanz zwischen psychischen Fähigkeiten und den Anforderungen des sozialen Systems geführt.

Geht man von dieser Einschätzung aus, so ist die Annahme plausibel, dass sich psychische Probleme in Westeuropa mit dem Merkantilismus und Absolutismus – historischen Phasen stark zunehmender sozialer Ungleichheit und beginnender sozialer Differenzierung – so verbreitet hätten, dass gesellschaftliche Institutionen notwendig wurden, die diese Probleme zu bearbeiten hatten. So wurde 1657 in Paris das „Hôpital général" errichtet, 1612 war bereits in Lyon eine Institution gegründet worden, die Menschen mit psychischen Problemen aufzunehmen hatte. Es entstand die Psychiatrie (Dörner 1969: 27).

Dies ist das erste Thema, das hier erörtert werden soll: psychisch krank machende gesellschaftliche Entwicklungen.

Es wird allerdings bezweifelt, dass der hier behauptete Zusammenhang zwischen gesellschaftlicher Entwicklung und der Entstehung von Institutionen zur Bearbeitung seelischer Störungen besteht. Keineswegs hätten Arten der Bearbeitung seelischer Probleme und einschlägige wissenschaftliche Prozesse einfach mit den gesellschaftlichen Entwicklungen in ihren Objektbereichen variiert. Sie hätten sich vielmehr großenteils unabhängig von diesen Entwicklungen gebildet und seien dabei sich stets wandelnden gesellschaftlichen Kontrollinteressen gefolgt. Die Anfänge der institutionellen Bearbeitung psychischer Störungen etwa werden mit dem sich in dieser Zeit ausbreitenden Rationalitätsdenken und dem Beginn des „Zeitalters der Vernunft" erklärt, mit Entwicklungen also, die in keinem oder doch in einem wenig bedeutsamen Zusammenhang zu den skizzierten gesellschaftlichen Entwicklungen standen. So schreibt etwa Klaus Dörner: „Der Aufstieg des Zeitalters der Vernunft, des Merkantilismus und des aufgeklärten Absolutismus vollzog sich in eins mit einer neuen rigorosen Raumordnung, die alle Formen der Unvernunft [...] hinter Schloß und Riegel verschwinden ließ" (1969: 27).

Dies ist das zweite Thema, das hier erörtert werden soll: Die institutionelle Bearbeitung psychischer Störungen.

Die Definitionen der Adressaten der institutionellen Bearbeitung psychischer Störungen wandelten sich im Laufe der Zeit. Sie wurden mehr und mehr als „krank" wahrgenommen. Zu fragen ist deswegen, wie die Adressaten mit diesem Status umgehen. Von besonderem Interesse sind die Ermöglichungen, die dieser Status mit sich bringt.

Das ist das dritte Thema, das hier erörtert werden soll. Wir nennen es „Ermöglichungen".

Das Verhältnis von Gesellschaft und psychischen Störungen wird also unter drei Themen erörtert:

1. Psychisch krank machende gesellschaftliche Entwicklungen
2. Die institutionelle Bearbeitung psychischer Störungen und
3. Ermöglichungen

2 Gesellschaft und psychische Störungen

2.1 Psychisch krank machende gesellschaftliche Entwicklungen

Der Umstand, dass psychische Störungen sich im 17. Jahrhundert häufen, öfter auffallen und institutionell bearbeitet werden, lässt sozialwissenschaftliche Ätiologen dieser Störungen nach den Merkmalen der Gesellschaften dieser Zeit suchen. Es ist die Zeit, in der der Feudalismus seine Stabilität zu verlieren und sich Herrschaft territorial zu organisieren beginnt. Die Versorgungsverpflichtungen der Feudalherren verlieren an Verbindlichkeit, Manufakturen verbreiten sich, die Industrialisierung setzt ein, die Städte dehnen sich aus. Größere Menschengruppen verlieren ihre ständischen Bindungen oder lösen sich aus diesen Bindungen. Das Leben hängt häufiger von den individuellen Merkmalen der Handelnden ab, es individualisiert sich. Dies beschert Vielen materiellen und sozialen Erfolg. Viele aber nehmen Schaden, verarmen, werden einsam.

Damit sind Phänomene benannt, die in der Literatur zur Konstruktion von Identität bis heute als Ursachen für das Misslingen von Identität und das Entstehen psychischer Störungen gelten. Heiner Keupp et al. haben sich ausführlich mit dieser Thematik befasst (2006: 272 ff.). Nach ihnen ermöglicht eine gelungene Identität dem Subjekt „das ihm eigene Maß an Kohärenz, Authentizität, Anerkennung und Handlungsfähigkeit" (ebd.: 274). Die Bildung einer solchen Identität setzt den Autoren zufolge eine Reihe von

Ressourcen und Merkmalen voraus: materielle Ressourcen, soziale Integration und Anerkennung, Verknüpfungen und Kombinationen verschiedenster Teilidentitäten. Dabei seien die zuerst genannten Voraussetzungen von dauerhafter und von gesellschaftlichen Entwicklungen wenig abhängiger Bedeutung.

- Materielle Ressourcen: Sie würden in modernen Gesellschaften, in denen auf die Regulationskraft des Marktes gesetzt werde, immer weniger gleichmäßig verteilt. Der Grad sozialer Ungleichheit und damit der ungleich verteilten sozialkulturellen Chancen wachse. Die Ursachen dafür würden den Individuen zugeschrieben. Auf sie richteten sich auch die Erwartungen der Bewältigung materieller Unterversorgung. Die soziale Frage stelle sich als individuelles Problem, für das der Betroffene oft keine Lösungen finde.
- Soziale Integration und Anerkennung: Die mit dem Ende des Feudalismus einsetzende Individualisierung hat nach heute in der Soziologie verbreiteter Auffassung gegenwärtig einen Höhepunkt erreicht. Sozial-moralische Milieus – sozialdemokratische oder katholische etwa – hätten sich aufgelöst. Der Bestand von Netzwerkbezügen nehme ab. Der Anteil des sozialen Beziehungsnetzes, das durch Subjekte selbst zu schaffen und durch Eigenaktivitäten aufrechtzuerhalten sei, sei größer geworden, schreiben Keupp et al (ebd.: 278).

Die Chancen zur Bewältigung dieser Aufgaben variierten mit dem Schichtenstatus der Betroffenen. Die Fähigkeit, soziale Netzwerke selbst zu schaffen, hänge u. a. von der Verfügbarkeit ökonomischen und sozialen Kapitals ab.

Der Arbeitsplatz gilt vielen SozialwissenschaftlerInnen als der Ort, an dem sich die angesprochenen Tendenzen des Misslingens von Identität konkretisieren. Arbeit schafft in modernen Gesellschaften die wichtigsten materiellen Ressourcen. Die Gefährdung des Arbeitsplatzes wird daher oft als eine Ursache für psychische Störungen beschrieben. Erörtert werden die Angst, unter steigendem Leistungsdruck zu versagen, Ängste vor Outsourcing usw. (DAK 2005: 73). Auch das Integrationsthema wird ins Verhältnis zum Arbeitsplatz gesetzt. Es sei schwierig, ein soziales Beziehungsnetz zu knüpfen, da Arbeitnehmer immer häufiger den Arbeitsort zu wechseln hätten, Familie und Beruf seien deswegen oft schwer zu vereinbaren, der Konkurrenzdruck am Arbeitplatz wachse sich zum Mobbing aus (ebd.: 74). Insgesamt nehme der zwischenmenschliche Rückhalt in der Arbeitswelt bei zunehmender Arbeitsverdichtung ab. Dies fördere die Entstehung psychischer Störungen (ebd.: 77).

Daten des DAK-Gesundheitsreports deuten darauf hin, dass arbeitsplatz- und berufsbedingter Stress mit Geschlecht und Wirtschaftsgruppen variiert.

Geschlecht: Nach diesen Daten sind Frauen häufiger als Männer von Arbeitsunfähigkeit wegen psychischer Störungen betroffen. So entfielen 2004 auf 100 erwerbstätige Männer 94 Ausfalltage wegen psychischer Erkrankungen. Bei Frauen lautete die entsprechende Zahl 140. Die von den Autoren des DAK-Gesundheitsreports angeführte „Stress-Hypothese" zur Erklärung dieses Unterschieds verweist auf die – verglichen mit der sozialen Situation des Mannes – schlechtere soziale Situation der Frau: auf die geringen Aus- und Fortbildungsmöglichkeiten, den zumeist niedrigeren sozialen Status, das geringere Einkommen (ebd.: 46). Eine Rolle mögen hier allerdings auch geschlechtsspezifische Unterschiede bei der Stressbewältigung spielen. Axel Groenemeyer etwa hält eine funktionale Äquivalenz von weiblicher Ängstlichkeit und Depression einerseits und männlichen Gewalthandlungen andererseits für denkbar. Beides könne Reaktion auf Belastungen sein (2008: 127). Problematisiert wird die „Stress-Hypothese" auch durch die Annahme, „dass Frauen sowohl negative als auch positive Gefühle offener schildern als Männer" (DAK 2005: 47). Eine vorliegende psychische Erkrankung werde deswegen bei Frauen früher als bei Männern erkannt (ebd.).

Wirtschaftsgruppen: Im DAK-Gesundheitsreport werden beschäftigte DAK-Mitglieder aus neun verschiedenen Branchen (Gesundheitswesen; Öffentliche Verwaltung; Organisationen und Verbände; Bildung, Kultur, Medien; Banken Versicherungen; Datenverarbeitung; Sonstige Dienstleistungen; Handel; Rechtsberatung) nach Arbeitsausfalltagen verglichen. Es ergibt sich, dass Ausfalltage wegen psychischer Störungen im Gesundheitswesen am häufigsten sind. „Pro 100 Versichertenjahre wurden hier 175 verzeichnet, das sind 55 % mehr als im DAK-Bundesdurchschnitt", heißt es in dem Bericht (ebd.: 50; zum Begriff „Versichertenjahre" ebd.: 121). An zweiter Stelle liegt die „öffentliche Verwaltung", an dritter Stelle „Organisation und Verbände", an letzter Stelle „Rechtsberatung" (DAK 2005: 50). Erklärende Sätze bieten die Autoren des Berichts nur für die „Spitzenstellung" der Beschäftigten des Gesundheitswesens. Untersuchungen deuteten darauf hin, so heißt es, „dass die dort verbreiteten Mehrbelastungen durch physische und psychische Risikofaktoren für die hohe Zahl psychischer Erkrankungen verantwortlich sind" (ebd.).

Zu bedenken ist bei diesen Hinweisen auf die Bedeutung des Arbeitsplatzes aber wieder, dass die Häufigkeit stressbedingter Faktoren und damit der Zusammenhang zwischen Arbeitplatz und psychischer Störung mit dem Status des Arbeitsplatzes in der beruflichen Hierarchie oder allgemeiner: mit sozialer Ungleichheit zu tun hat. Die Inhaber unterer sozialer Status sind unter psychisch gestörten Personen überrepräsentiert. Die einschlägigen Befunde sozialer Ungleichheit zusammenfassend schreibt Richter: Bei Erwachsenen sind „Armut und die damit verbundene subjektive finanzielle Belastung ein gewichtiger Prädiktor für die Entstehung einer psychischen Störung" (2003: 115). Armut ist zwar nicht gleichbedeutend mit berufsbedingtem „Unterschichtenstatus". Richter unterscheidet zwischen materieller Ausstattung (z. B. Armut) und sozialem Status, den er im Wesentlichen über den Bildungs- und Berufsstatus definiert. Und er nimmt an, dass für Kinder im Blick auf deren seelische Gesundheit der soziale Status der Eltern wichtiger ist als die materielle Ausstattung. Diese bestimme die allgemeinen Lebenschancen. Sie sei aber langfristig auch nicht unbedeutend für die seelische Gesundheit (ebd.: 114). Im Übrigen macht Richter an verschiedenen Stellen seines Buchs darauf aufmerksam, dass Bildungs- und Berufsstatus einerseits und materielle Ausstattung andererseits korrelieren, so dass man sagen kann, dass für einen großen Teil psychischer Störungen – ausgenommen übrigens die Schizophrenie – der niedrige soziale Status als Ursache für eine Disposition zu psychischen Störungen gilt.

Ausgeführt und konkretisiert wird hier die von uns eingangs schon wiedergegebene Annahme zur Bedeutung sozialer Ungleichheit. Wahrscheinlich erklärt diese Annahme die Verbreitung psychischer Störungen aber nur zum Teil. Zu einer weitergehenden Erklärung kommt man, wenn man bedenkt, dass die Bedeutung sozialer Ungleichheit und materieller Ausstattung mit der Verbreitung gesellschaftspolitischer Ideale variiert. Armut wurde nicht unter allen gesellschaftlichen Umständen als Mangel wahrgenommen. Als solcher gilt Armut vor allem in kapitalistischen, westlichen, demokratischen Gesellschaften, in denen soziale Gleichheit als wünschenswert und in denen soziale Status durch Aktivitäten der Individuen als erreichbar gelten. In solchen Gesellschaften werden Armut und niedrige soziale Status oft als Ergebnisse individuellen Versagens wahrgenommen. Die Annahme liegt nahe, dass unter den Betroffenen psychisch Gestörte überrepräsentiert sind.

Geht man von diesem Gedanken aus, so müssten also in den gekennzeichneten Gesellschaften mit der größten sozialen Ungleichheit psychische Störungen am weitesten verbreitet sein.

Genau dies behaupten Richard Wilkinson und Kate Pickett in ihrem Buch „Gleichheit ist Glück" (2009). Ihr operationales Kriterium für soziale Ungleichheit ist die Einkommensungleichheit. Die beiden Autoren machen deutlich, dass Einkommensungleichheit auf vielen Feldern (etwa Gesundheit, soziale Probleme) soziale Ungleichheit anzeigt. Wilkinson und Pickett entwickeln ein Maß für Einkommensungleichheit (ebd.: 31) und korrelieren sie mit der Häufigkeit psychischer Erkrankungen – Neurosen, Angststörungen, depressiven Störungen, Psychosen – in den westlichen Gesellschaften (ebd.: 84 f.). Zum Ergebnis schreiben die Autoren: „Die Relation ist deutlich: In Ländern mit größerer Ungleichheit leidet ein viel höherer Anteil der Bevölkerung an psychischen Erkrankungen" (2009: 85). So liegt der Anteil psychisch Kranker in Japan, der Gesellschaft mit der geringsten sozialen Ungleichheit, bei 8 %, in den USA dagegen, der Gesellschaft mit der größten sozialen Ungleichheit, bei 26 % der Bevölkerung. Wilkinson und Pickett deuten diese Verhältnisse als kausal. „Zufallsergebnisse kann man ausschließen", so schreiben sie, „denn die Relation ist bei diesen Ländern (Ländern größerer sozialer Ungleichheit – H. P.) fast identisch" (ebd.).

Die Vorstellung, dass in westlichen Gesellschaften, in denen der soziale Status als erworben gilt, sich Statusängste verbreiten, die zu seelischen Störungen führen, ist schon häufig formuliert worden (besonders deutlich etwa: Ehrenberg 2004). Und diese Vorstellung beschreibt auch ein Merkmal dieser „nachfeudalen" Gesellschaften. Aber Wilkinson und Pickett bieten doch eine Pointe, die diese Vorstellung etwas blass erscheinen lässt. Es ist eben nicht so sehr die – etwa durch die Kapitalverwertungsinteressen verursachte – Ruhelosigkeit, die in solchen Gesellschaften verbreitet ist, in denen der soziale Status als erworben gilt. Es sind die Grade der sozialen Ungleichheit, die Mitglieder kapitalistischer, demokratischer Gesellschaften, die auf das Ziel „materieller Besitz" fixiert sind, zu seelischen Störungen disponieren. Das gilt insbesondere für diejenigen Mitglieder, die ihren Status gefährdet glauben. „Sobald wir unsere Position in der sozialen Hierarchie nicht mehr halten, sind wir dazu" – im Folgenden zitieren Wilkinson und Pickett einen Halbsatz des Philosophen Alain de Botton, „,verdammt, die Erfolgreichen mit Missgunst zu betrachten und uns für uns selbst zu schämen'" (2009: 88).

Einschlägigen Untersuchungen zufolge scheint die Zahl der psychisch gestörten Personen in Deutschland nicht nennenswert gestiegen zu sein. Richter schreibt: „Insgesamt scheinen die mit der Modernisierung und sozialem Wandel verbundenen Merkmale des Sozialsystems im allgemeinen keine weitreichenden negativen Folgen für die psychische Gesundheit der Menschen zu haben" (2003: 231). Eine Zunahme der Prävalenz wie der Inzidenz psychischer Störungen sei in nur wenigen Studien erhoben worden. Die mit der Messung der Merkmale einhergehenden methodischen Probleme dürften die vorhandenen Unterschiede vermutlich erklären (ebd.). Andere Autoren geben ihr Nicht-Wissen zu Protokoll. Die Autoren des DAK-Gesundheitsreports 2005, dessen Schwerpunktthema „Angst und Depressionen" ist, verweisen darauf, dass es keine repräsentativen Langzeitstudien gäbe, „die einen eindeutigen Zuwachs psychischer Erkrankungen belegen" (DAK 2005: 67).

Geht man von der These Wilkinsons und Picketts aus, so ließe sich mit einiger Vorsicht vermuten, dass ein rascher Anstieg der Zahl psychisch Kranker unwahrscheinlich ist. Soziale Ungleichheit entsteht ja nicht ruckartig, sie entwickelt sich eher langsam.

2.2 Die institutionelle Bearbeitung psychischer Störungen

Es gibt, vor allem: gab es eine ganze Reihe von Sozialwissenschaftlern, die annehmen bzw. annahmen, dass die Institutionalisierung der Bearbeitung psychischer Störungen im Wesentlichen staatlichen Kontrollabsichten gefolgt ist. Neben Dörner, den wir eingangs zitiert haben, sind Michel Foucault (1973), Thomas Szasz (1972) und am Rande auch Thomas Scheff (1973) zu nennen. Sie alle sehen in der Institutionalisierung der Bearbeitung seelischer Störungen, in der Moderne also: in der Psychiatrie, ein staatliches Kontrollinstrument, das zum Erhalt bestimmter Normen eingesetzt wird – zumeist durch Arretierung und damit durch Exklusion der Adressaten (cf. Richter 2003: 46). Unter interaktionstheoretischen Gesichtspunkten hat neuerlich Michael Dellwing diese These konkretisiert. Er versteht „Geisteskrankheiten" als Ergebnis von Aushandlungen zwischen „Patienten" und den mit ihnen Interagierenden (2008: 158 ff.). Die erfolgreiche Zuschreibung von Geisteskrankheit stehe am Ende eines dreiphasigen Prozesses. Zunächst – im „ersten Spiel" – werde das Handeln des Adressaten als „Normbruch" wahrgenommen. Gelingt es dem Adressaten nicht, diese Zuschreibung zurückzuweisen, verfestige sich sein Status als Normbrecher. Er verliere damit das „zweite Spiel". Das „dritte Spiel" bestehe in der Formalisierung des Status. Er werde institutionell untermauert. Der Adressat werde damit entmachtet – insbesondere durch das ihm fremde Fachvokabular. Er werde mit „Zwangsmacht" als geisteskrank definiert.

Für Thesen dieser Art sprechen Entwicklungen der Psychiatrie, die im letzten Drittel des 19. Jahrhunderts begannen. Der institutionelle Umgang mit „Irren" folgte mehr und mehr drei Grundsätzen: „1. Der einzige Behandlungsort für Irre ist die psychiatrische Klinik. 2. Je früher ein Irrer in diese eingewiesen wird, umso höher sind seine Heilungschancen. 3. Jede Entlassung von Irren ist nur bei äußerster Vorsicht angebracht, denn das gesellschaftliche Umfeld der Irren wird entweder seine Krankheit zum Ausbruch bringen, oder die nach wie vor latente Krankheit bedeutet, daß der Irre zur Bedrohung der Umwelt wird" (Hildebrand 1987: 10). Die Zahl der nach diesen Grundsätzen Behandelten stieg rasch. Helmut Hildebrand hat ermittelt, dass 1882 52.684 „Irre" in psychiatrischen Anstalten des Deutschen Reichs versorgt wurden. 1930 waren es 307.944 (1987: 11). Die Zunahme des exkludierenden Umgangs mit Irren war großenteils die Folge des Entstehens und der Verbreitung des öffentlichen Gesundheitswesens. Mit dem öffentlichen Gesundheitswesen reagierten politische Instanzen auf verschiedene Epidemien, die in Europa grassierten. Es entstand ein Netz von Sozial- und Gesundheitsdiensten, deren Agenten – Gesundheitsaufseher, Fürsorger – dazu beitrugen, dass „auffällige" Personen psychiatrischen Anstalten zugeführt wurden (Richter 2003: 72). Diese Entwicklung setzte sich zunächst fort – nach Einschätzung Dirk Richters vor allem wegen der Erfolglosigkeit der Therapien (ebd.). Seit den 1950er Jahren kehrte sich dieser Trend dann um. Das Zwangs- und Exklusionsmoment der Psychiatrie verringerte sich allmählich. „Heute", schreibt Richter in seinem 2003 erschienenen Buch „Psychisches System und soziale Umwelt", machten freiwillige Aufnahmen in psychiatrische Kliniken „mehr als 80 Prozent der Aufnahmen aus" (ebd.: 92). Im Einklang mit dieser Entwicklung steht auch der Befund, nach dem Patienten psychiatrischer Einrichtungen, welche die Einschätzung der Behandler nicht teilen, die sich also selbst nicht als krank wahrnehmen, für kürzere Zeit behandelt werden, als Patienten, die sich „krankheitseinsichtig" zeigen (ebd.: 58).

Solchen Daten darf man entnehmen, dass „Ausschließung" die gegenwärtige Praxis psychiatrischer Anstalten nur noch wenig charakterisiert. Die Wahrnehmung dieser Einrichtungen reflektiert denn wohl auch die heute verbreitete Einschätzung, nach der psychische Störungen nicht mehr stigmatisieren. In diesem Sinne sind Ergebnisse einer DAK-Bevölkerungsumfrage zu deuten, denen zufolge 71% der Befragten, die wegen psychischer Probleme die Beratung eines Arztes oder Therapeuten in Anspruch genommen hatten, selbst entsprechend initiativ geworden waren. Erhärtet wird die Annahme, dass das Erleiden psychischer Störungen kaum noch stigmabedroht ist, auch durch das Ergebnis dieser Umfrage, dass nur 13% der Befragten die Frage „Könnten Sie sich vorstellen, wegen psychischer Probleme zu einem Arzt oder Therapeuten zu gehen?" verneinten (2005: 91).

Zu bezweifeln ist allerdings die naheliegende Annahme, die institutionelle Bearbeitung seelischer Störungen habe sich von einer ausschließenden staatlichen Zwangsinstitution zu einer der freiwilligen Kooperation entwickelt. Am Anfang haben wohl der Zwang und die erzwungene Arretierung gestanden. Dies aber nicht, um die Adressaten, die „Wahnsinnigen" auszuschließen, wie Foucault und andere annehmen. Nach Hans Joas ist diese Annahme vielmehr das Ergebnis einer falschen Deutung einer richtigen Beobachtung. Richtig sei zwar, dass mit dem „Zeitalter der Vernunft" der „Wahnsinn" mehr und mehr in totalen Institutionen bearbeitet worden sei. Dies aber sei gerade nicht in der Absicht geschehen, die Wahnsinnigen auszuschließen. Vielmehr stelle die Asylierung „einen ersten, allerdings noch inkonsequenten Schritt zur Integration in die Gattung Mensch dar", schreibt Joas (2006: 23).

Zu fragen ist wohl auch nach der Verbreitung psychische Störungen betreffender staatlicher Interventionen zu Beginn der institutionellen Bearbeitung seelischer Probleme. Richter macht darauf aufmerksam, dass die Psychiatrie der Zeit, die Foucault untersucht hat, überwiegend in privaten Kliniken praktiziert worden ist – und nicht, wie Foucaults These annehmen lässt, in staatlichen oder öffentlichen Einrichtungen. Auch seien die Adressaten psychiatrischer Bemühungen oft nicht von öffentlichen Instanzen rekrutiert, sondern von Familienmitgliedern der Psychiatrie zugeführt worden. Die Überwachungs- und Exklusionsthese Foucaults hält Richter deswegen für problematisch (2003: 53 f.).

Nach allem kann man die Entwicklung der institutionellen Bearbeitung psychischer Störungen bis in die 1950er Jahre insgesamt als grandioses Scheitern eines immer zögerlicher vorgetragenen Integrationsprogramms bezeichnen. Erst danach verringerten sich die Exklusionswahrscheinlichkeiten für die Adressaten.

Diese Einschätzung besagt nicht, dass der institutionelle Umgang mit psychischen Störungen im Laufe seiner Entwicklung an gesellschaftlicher Bedeutung eingebüßt hätte. Von Beginn an versuchte sich die Psychiatrie als Instanz zu etablieren, die über die Angemessenheit geistig-seelischer Verfassungen zu entscheiden hatte, wie die zitierten Autoren zu Recht hervorheben. In diesem Sinne wurde sie – trotz ihres zeitweiligen Scheiterns – zum Ordnungsfaktor.

Es ging seit der Ablösung des Individuums von ständischen Bindungen, wie Volker Roelcke ausführt, um die systematische

Thematisierung der Gefährdungen des „Selbst" und darum, „sowohl begrifflich als auch institutionell die Grenzlinien gegenüber dem ‚Anderen der Vernunft' festzulegen" (1999: 204). Die Psychiatrie könne in diesem Sinne als eine institutionalisierte Form der bürgerlichen Selbstvergewisserung verstanden werden (ebd.). Diese Form variiere mit politischen und sozial-kulturellen Konstellationen. So habe sich etwa in der Zeit der politischen Zensur und der Rücknahme bürgerlicher Mitgestaltungsansprüche der Fokus des psychiatrischen Diskurses auf das Innere des Menschen, auf die Interaktion zwischen Körper und Seele verschoben (ebd.: 206). Anfang der 1890er Jahre seien Industrialisierung und Urbanisierung als grundlegende Krisen und als Infragestellung bürgerlicher Kultur wahrgenommen worden, die zudem durch konkurrierende Säkularreligionen problematisiert worden sei. Dies habe – so ein weiteres Beispiel – zur Konzeptualisierung der Neurasthenie als Zivilisationskrankheit des „elektrifizierten" Nervensystems disponiert. Damit sei es dem Kranken ermöglicht worden, wie Roelcke schreibt, die als belastend empfundenen Auswirkungen des modernen Lebens in den Kategorien der neuen Deutungsmacht Medizin plausibel ausdrücken zu können und sich dadurch von den Alltagsforderungen vorübergehend zu entlasten (ebd.: 211).

Die zuletzt wiedergegebene Formulierung macht auf eine Ursache des Erfolgs der Psychiatrie aufmerksam. Ihren Vertretern war es gelungen, sich im Rahmen der akademischen Medizin, die eine hohe Reputation hatte, zu etablieren. Sie fand Anschluss „an die Methoden, den Kenntnisstand und das schnell wachsende Prestige der übrigen medizinischen Fächer" (ebd.: 48). Das gab dem „Ordnungsfaktor" Psychiatrie ein größeres Gewicht.

Beides, das Renommee der Medizin, das der Psychiatrie zugutekam, und die von Roelcke angesprochenen Entlastungsleistungen, begründete die Nachfrage nach Psychiatrie und psychologischer Beratung. Erhöht wurde diese Nachfrage dann durch die Verbreitung der marktförmigen Organisation der privaten psychotherapeutischen Praxis – insbesondere seit den 1950er Jahren. Die Zahl der Praxen stieg seither ständig. Gegenwärtig gibt es in Deutschland weit mehr als 3000 Praxen für Neurologie, Psychiatrie, Kinderpsychiatrie und Psychotherapie (Statistisches Bundesamt 2007: 17). Man darf deswegen annehmen, dass um die Behandlung psychischer Störungen konkurriert wird und dass in diesem Feld ein „disease mongering" stattfindet (Roelcke 2010: 11).

Es scheint, dass die institutionelle Bearbeitung psychischer Probleme auch heute entlastende Wirkungen hat – und zwar gerade auch für die Schicht, die gewissermaßen dem Bürgertum, auf das Roelcke sein Augenmerk richtet, gefolgt ist. Psychiatrische Interventionen reflektierten seinen Analysen zufolge die Gefährdungen des Bürgertums. Gesellschaftliche Mechanismen, die Individuen bedrängen, sind gegenwärtig insbesondere die des Marktes. Er äußert sich vor allem als Leistungserwartung, der Individuen in unterschiedlichem Maße entsprechen. Das schafft namentlich bei Angehörigen mittlerer sozialer Schichten Entlastungsbedürfnisse. „Psychische Gesundheit ist nicht etwas, das man hat, sondern etwas, für das man sorgt", schreibt D. Rowe in einer Broschüre der britischen National Association for Mental Health (cf. Wilkinson; Pickett 2009: 83). So sorgen denn Angehörige vor allem dieser Schichten für diejenigen unter ihren Söhnen und Töchtern, die Leistungserwartungen enttäuschen. Sie nehmen Diagnosen und Therapien der marktorientierten Einrichtungen der institutionellen Bearbeitung psychischer Störungen in Anspruch, die die Befriedigung des Bedürfnisses erhoffen lassen, dass ihre Nachkommen nicht als stigmatisierte Mängelwesen zu gelten haben. Dies geschieht vor allem durch die Pathologisierung ihrer Probleme. Sie werden z. B. soziale Phobie, das Aufmerksamkeitsdefizit-Hyperaktivitätssyndrom (ADHS), die Posttraumatische Belastungsstörung (PTBS) (vgl. Roelcke S. 41 in diesem Band), Borderline, Legasthenie oder Dyskalkulie genannt.

Um noch einmal Rowe zu zitieren: „Um seelisch gesund zu sein, muss man sich selbst respektieren und akzeptieren" (cf. Wilkinson; Pickett 2009: 83). Dazu trägt der Umgang mit derartigen Begriffen bei, die ja diejenigen, die die Erwartungen enttäuschen, als „krank" entschuldigen. Spät wiederholt sich hier der Erfolg der Psychiatrie, die für die Geltung der Annahme stritt, bei psychischen Störungen handele es sich um Krankheiten, die – wie alle Krankheiten – „bedingt" seien. Dies erschwerte die Zuschreibung unbedingter Verrücktheit.

Pathologische Definitionen der Probleme der Enttäuschenden gefallen nicht nur diesen. Sie werden gern von marktorientierten, grundsätzlich auf Individuen zielenden Therapeuten aufgegriffen. Diese Definitionen sind geeignet, die therapeutische Profession zu stabilisieren. Es zeichnet sie ein impliziter Handlungs- oder besser *Be*handlungsappell aus. Sie klammern die Eigenverantwortlichkeit aus, Strafe ist ihnen ebenso fremd wie die Sorge um das Seelenheil der Adressaten. Deren Subjektivität interessiert nicht oder wird als intakt unterstellt. Geändert werden müssen die „Bedingungen", die ihr äußerlich sind. Das fordert Methodik. Es müssen Handlungstechniken und Medikamente, so genannte Psychopharmaka, entwickelt werden oder bereit liegen, deren Einsatz die Subjektivität der Adressaten von den ihre Entfaltung hemmenden Faktoren befreien. Und diese Faktoren sind ebenfalls bedingt. Das heißt: Diagnose und Therapie regredieren, will man sich nicht dem Vorwurf aussetzen, „an den Symptomen zu kurieren". Sie regredieren allerdings nicht unendlich. An eine Grenze stoßen Analysen der Bedingungen, wenn sie erkennen lassen, dass sozialstrukturelle Faktoren – die schichtgebundenen Sozialisationsstile etwa – „Ursache" sein könnten. Dies würde den individualisierenden Zugriff und damit die entsprechende Profession delegitimieren. Die von uns wiedergegebene These Wilkinsons und Picketts etwa, nach der soziale Ungleichheit in westlichen Gesellschaften psychische Krankheiten verursacht, dürfte von Angehörigen der Profession zur Bearbeitung psychischer Störungen ungern gehört und wahrscheinlich zurückgewiesen werden.

Leistungserwartungen begegnen uns vor allem in Berufen – der einen wichtigen Seite der Existenz moderner Menschen. Die andere wichtige Seite ist die Privatheit und hier vor allem die Erwartung des individuellen Beziehungsglücks oder doch der Beziehungsharmonie. Auch die Enttäuschung dieser Erwartung gilt verbreitet als Ursache psychischer Störungen. Diese Erwartung bestand bzw. besteht nicht zu allen Zeiten und nicht überall. Ihre Häufigkeit variiert oft mit Heiratsbegründungen. Diese Begründungen – so kann man alles in allem sagen – haben sich in der Moderne immer mehr „immaterialisiert". Die „romantic love" sollte Grundlage der Ehe werden und sollte es bleiben, weniger die Häufung von Vermögen. Dieser Wandel erhöht die Wahrscheinlichkeit der Erwartungsenttäuschung. Und diese Enttäuschung wird dann gern – und immer häufiger, wie ein Blick in die „Gelben Seiten" annehmen lässt – auch von der institutionellen Bearbeitung psychischer Störungen zum Thema gemacht – in einer Weise, die die Behebung der Störungen erhoffen lässt. Beziehungsprobleme gelten ja nicht als situationsbegründet, sondern meist als Folge misslungener Kommunikation, die oft mit Merkmalen von Sozialisationsergebnissen zusammenhängen. Diese Sozialisationsergebnisse bieten Psychotherapeuten viele Anknüpfungspunkte für diagnostische Erwägungen, hypothesengeleitete Gespräche mit den Adressaten und für Therapievorschläge.

Anlass für die Erörterungen in diesem Abschnitt ist die Annahme, dass die institutionelle Bearbeitung psychischer Störungen sich relativ unabhängig von ihrem Objektbereich entwickelt. Danach ist die Verbreitung psychischer Störungen nicht nur das Ergebnis der psychisch krank machenden gesellschaftlichen Entwicklungen. Sie ist auch das Ergebnis der Bemühungen derjenigen Professionen, die mit psychischen Störungen umgehen. In der Soziologie abweichenden Verhaltens wird immer wieder der deswegen berühmt gewordene Satz Howard S. Beckers zitiert, der lautet: „Abweichendes Verhalten ist Verhalten, das Menschen so bezeichnen" (1981: 8). Ähnliches gilt für psychische Störungen. Psychische Störungen sind Befindlichkeiten oder Verhaltensweisen, die Experten so nennen.

Zwei Definitionsebenen sind hier zu unterscheiden. Es geht zum einen um die *Thematisierungen* psychischer Störungen. Es muss interessierte Gruppen geben, die z.B. ein Verhalten von Kindern als Fälle von ADHS definieren und ADHS mit Geltung als psychische Störung definieren, damit wird ADHS zum Thema. Das lenkt unsere Aufmerksamkeit. Wir schätzen das Verhalten von Kindern unter ADHS-Perspektive ein. Zum anderen geht es um die *Konstruktion* eines bestimmten Verhaltens eines bestimmten Kindes. Ist das, was sich dem Experten zeigt, ADHS? Nicht jede kindliche Zappeligkeit ist ADHS. Genauer: Wir nehmen Verhalten als Zappeligkeit und damit als ADHS-verdächtig nur in bestimmten Kontexten wahr – in der Schule z.B. und weniger beim Spiel der Kinder. Konkret wird ADHS, allgemeiner: werden psychische Störungen aufgrund derjenigen Kontexte zugeschrieben, innerhalb derer der Experte das in Betracht kommende Verhalten eingebettet sieht.

Überblickt man die skizzierten Entwicklungen, so ist festzustellen, dass vor allem die professionsinteressierte Neigung der
Fachleute zur Ausweitung ihres Kompetenzbereichs zur Thematisierung und Konstruktion von psychischen Störungen getrieben
haben – und zwar schon seit die Psychiatrie Anschluss suchte bei
der akademischen Medizin (Roelcke 2010: 3; Roelcke 1999: 47; DAK
2005: 71). Dies blieb nicht ohne Einfluss auf die wissenschaftliche
Entwicklung. Deswegen ist die im Zuge der gelingenden Professionalisierung erfolgende Verbesserung des diagnostischen Instru-
mentariums als weiterer Faktor zu erwähnen. Es erlaubte, mehr
zu erkennen (Roelcke 2010: 3; Roelcke 1999: 138; DAK 2005: 65).

Es mag als Beleg für den Erfolg der Professionalisierung der
Psychotherapie verstanden werden, dass die Nachfrage nach deren
Leistung mit der örtlichen Erreichbarkeit variiert. Im DAK-Gesundheitsreport wird dazu als „Erklärungsmodell" für den Anstieg
der Arbeitunfähigkeiten aufgrund psychischer Erkrankungen formuliert: „Eine Zunahme psychischer Erkrankungen ist vor allem
dort zu beobachten, wo die höchste Zahl von Psychotherapeuten
angesiedelt ist" (2005: 71).

2.3 Ermöglichungen

Die Zuschreibung des Status „Kranker" ermöglicht es, Krankheits-
und Simulationsgewinne zu erzielen. Diese Zuschreibung befreit
von Rollenverpflichtungen, denen zu entsprechen mitunter be-
schwerlich ist. Sie erhöht wahrscheinlich auch einfach als Vorgang
den seelischen Komfort. Groenemeyer etwa nimmt an, dass eine
einschlägige „Diagnose häufig dem eigenen fremdhaften Erleben
und Verhalten einen Sinn (gibt), insofern das individuelle Leiden
nun einen Namen hat und von daher auch ernst genommen wird"
(2008: 124). Wegen dieser Chancen, Gewinne zu erzielen, gibt es
Institutionen, die die Nutzung dieser Chancen verhindern sollen.
In modernen Gesellschaften ist das der Arzt, in besonders heiklen
Fällen: der Amtsarzt (Parsons 1951: 428ff.). Mit ihren Diagnosen entscheiden sie darüber, ob jemand die mit der Etikettierung
„krank" verbundenen Entpflichtungen und materiellen Vergünstigungen in Anspruch nehmen darf. Oft sind mit dieser Etikettie-

rung Auflagen verbunden, die den Adressaten zu Konsum- und Verhaltensbeschränkungen verpflichten.

Die Chancen, Krankheits- und Simulationsgewinne zu erzielen, variieren mit der Wahrscheinlichkeit, dass Vergünstigungen bereitgestellt werden. Zum Thema wird die Simulation in Deutschland besonders häufig seit dem Wirksamwerden der gesetzlich geregelten Krankenversicherung 1883/84. „Die Zahl der Simulanten habe", so zitiert Esther Fischer-Homberger Adolf Seeligmüller, „besonders [...] seit dem neuen Reichsgesetz betreffend die Krankenversicherung der Arbeiter vom Jahre 1883/84 in bedenklicher Weise zugenommen'" (1975: 172). Als simulationsinspirierend galt auch die „durch Gesetz verschärfte Haftpflichtverbindlichkeit der Eisenbahngesellschaften" (ebd.). Das zuletzt genannte Gesetz wird zur Grundlage des Verdachts der Simulation insbesondere psychischer Störungen (ebd.: 176 ff.). Dies nicht nur in der Weise, dass ein Simulationsverdacht die ärztlichen Bemühungen steuert. Sehr oft wird angenommen, dass die Hoffnung auf Leistungen aus der Unfallversicherung psychopathische Prozesse fördere. Die durch Unfälle Geschädigten entwickelten „Begehrensvorstellungen". Diese gingen in ihre Antragsbegründungen ein, deren bürokratische, meist von professionellen Infragestellungen der Antragsbegründungen begleitete Bearbeitung bei den Opfern Neurosen verursache. In gewisser Weise wird also angenommen, dass der Simulationsverdacht auch psychische Störungen schafft.

Der Zeitgeist rechtfertige solche Begehrensvorstellungen. Nicht nur die Sozialversicherungs- und ähnliche Gesetze, auch politische Verführungen, wie sie etwa vom Marxismus ausgingen, weckten Ansprüchlichkeiten. Dem Marxismus liege dieselbe proletarische Begehrlichkeit zugrunde wie der traumatischen Neurose. Mit dem Marxismus sei die Anspruchslosigkeit durch die Begehrlichkeit abgelöst worden (ebd.: 184).

Die Zunahme der Marktförmigkeit der medizinischen und psychotherapeutischen Versorgung begründet darüber hinaus die Vorstellung, dass die schon angesprochene ärztliche Simulationskontrolle nur noch lässlich ausgeübt wird.

Es wäre danach zu vermuten, dass die Simulationsneigung von zwei Seiten gefördert wird: durch Leistungen, die Versicherungen erhoffen lassen, und durch Ärzte und Psychotherapeuten, die ihren Patienten gefällig sein möchten. Vorliegende Daten lassen die Frage offen, ob diese Vermutung zutrifft.

Als Krankheitsgewinn gilt gegenwärtig vor allem die vom Patienten herbeigeführte, tatsächlich aber unbegründete Krankheitszuschreibung, die dem Patienten Arbeitsunfähigkeit bescheinigt. Für die Vermutung, dass in unseren Zeiten Krankheitsgewinne in diesem Sinn aufgrund der Zuschreibung „psychisch krank" o. Ä. erzielt werden, dass also psychische Störungen „simuliert" werden, könnte der Umstand sprechen, dass in dieser Weise zugeschriebene Arbeitsunfähigkeit deutlich und überproportional zugenommen zu haben scheint. So ist das allgemeine Krankenstandsniveau von DAK-Mitgliedern von 1997 bis 2004 um 5%, das entsprechende Niveau psychischer Erkrankungen aber um 69% gestiegen (DAK 2005: 44).

Diese Zunahme könnte aber auch aus der Verringerung der Hemmungen resultieren, sich in psychotherapeutische Behandlungen zu begeben. Für eine solche Vermutung sprechen Daten, denen zufolge sich das – möglicherweise Hemmungen begründende – Stigma verringert zu haben scheint, das Psychotherapie-Patienten früher angeheftet wurde. So ergab eine 2005 erfolgte Bevölkerungsumfrage, dass 85,8% der Befragten dem Statement zustimmte: „Psychische Erkrankungen werden stärker als Krankheiten akzeptiert als noch vor einigen Jahren" (ebd.: 84).

Die Zunahme psychischer Krankheiten kann aber natürlich auch mit den gesellschaftlichen Entwicklungen zusammenhängen, die wir unter 2.1 abgehandelt haben. Nicht recht erklärlich ist allerdings unter diesem Gesichtspunkt die offenbar *dramatische* Zunahme der Arbeitsunfähigkeiten.

Gegen die Annahme, die Steigerung der Zahl der psychischen Erkrankungen sei durch Simulation verursacht, spricht schließlich das quantitative Verhältnis von psychischen Erkrankungen und der Arbeitsunfähigkeit, die Patienten aufgrund von psychischen Erkrankungen bescheinigt wird. Nach Befunden des Bundesgesundheitssurveys von 1998/99 waren in Deutschland 32,1% der Bevölkerung im Alter von 18 bis 65 Jahren von psychischen Störungen betroffen. Dagegen waren 2004 nur 2,9% der Beschäftigten mindestens einmal aufgrund einer psychischen Erkrankung nicht arbeitsfähig (DAK 2005: 44f.). Geht man davon aus, dass das Krankenstandsniveau in dem hier in Betracht kommenden Zeitraum ungefähr konstant geblieben ist – und die Autoren, die mit diesen Daten arbeiten, gehen davon aus –, so wird also etwa neun Prozent derer, die als psychisch krank gelten, aufgrund psychischer Erkrankungen auch Arbeitunfähigkeit bescheinigt. Man kann mit diesen Zahlen zwar nicht streng für oder gegen unsere Ausgangsvermutung argumentieren. Aber plausibel scheint doch, dass die Verbreitung psychischer Erkrankungen oder Störungen ein Argumentationspotential bietet, das mehr als nur einem Elftel die Chance eröffnet, sich Arbeitsunfähigkeit bescheinigen zu lassen.

Die Vagheit der Erwägungen, die diesen Abschnitt durchzieht, ist wahrscheinlich nicht nur einem Mangel an Daten zuzurechnen. Sie dürfte sich auch aus dem Gegenstand, um den es hier geht, ergeben. Wer von Simulation spricht, nimmt an, dass Krankheit, also auch psychische Krankheit oder Störung, ein eindeutig feststellbarer Zustand ist. Man ist krank oder nicht. Aber im Grunde weiß jeder, dass hier „tertium datur" ist. Jeder Zeitungsleser weiß, dass der Krankenstand mit wirtschaftlichen Konjunkturen variiert. Bei wirtschaftlichem Aufschwung steigt er, bei wirtschaftlichem Abschwung sinkt er. Und richtig ist wohl die Vermutung, dass die Angst um den Arbeitsplatz bei der Antwort auf die Frage, ob krank oder gesund, eine wichtige Rolle spielt. Trotzdem wird man nicht glatt und mit Gründen behaupten wollen, dass die Zunahme der Krankmeldungen bei wirtschaftlichem Aufschwung der Simulationsneigung zuzurechnen ist, die sich unter diesen konjunkturellen Umständen Bahn bricht. Oft fühlt man sich nicht gut. Und die konjunkturelle Lage erlaubt die Übernahme des Krankenstatus ohne materielle Gefährdungen.

3   Schluss

Das Simulationsthema ist wahrscheinlich so lange erörtert worden, wie Menschen in Beziehungen leben, die gegenseitige Verpflichtungen begründen – also seit Beginn der menschlichen Gesellschaft. Das Versicherungswesen steigert – wir haben darauf hingewiesen – seine soziale Bedeutung. Die Inanspruchnahme ärztlicher und psychotherapeutischer Leistungen ist kostspielig. 2006 entstanden

Krankheitskosten für die Behandlung psychischer und Verhaltensstörungen in Höhe von 26,7 Mrd. Euro. Das waren 3,3 Mrd. Euro mehr als bei der erstmaligen Berechnung dieser Kosten 2002. Verglichen mit allen anderen Krankheitsarten war dies der höchste Anstieg in diesem Zeitraum (Statistisches Bundesamt 2009). Und die wegen psychischer Störungen ausfallenden Arbeitstage sind beträchtlich. So betrug der Anteil dieser Arbeitsunfähigkeitstage bei DAK-Mitgliedern 2004 9,8% aller Arbeitsunfähigkeitstage. Psychische Erkrankungen verursachen damit mehr Arbeitsunfähigkeitstage als z.B. Krankheiten des Verdauungssystems oder des Kreislaufsystems (DAK 2005: 29). Psychische Erkrankungen sind also ein ökonomisches Problem. Und sie belasten die sozialen Beziehungen. Sie bedrängen ArbeitskollegInnen, die wegen des Ausfalls Kranker stärker in Anspruch genommen werden.

Eine größer werdende Schar psychotherapeutischer und ähnlicher Praktiker versucht dieser Probleme Herr zu werden. Das Netz von Psychotherapeuten wird enger. Und es scheint, dass sich der Modus ihres Zugriffs dem der klassischen Medizin annähert. Die Vergabe der schon angesprochenen Psychopharmaka verbreitet sich – offenbar im Einklang mit den Erwartungen ihrer Konsumenten, die auf die persönlichkeitsstabilisierenden Wirkungen dieser Medikamente hoffen. Diese Entwicklung ist wahrscheinlich nicht aufzuhalten. Fraglich ist, ob sie wünschenswert ist. Man mag ja schon bezweifeln, dass das Wirken psychotherapeutischer Berufe psychische Erkrankungen verringern hilft. Wir haben die Argumente gehört, denen zufolge dieses Wirken zur Verbreitung dieser Erkrankungen beiträgt. Dies muss allerdings keine Kritik an diesen Berufen begründen. Die von ihnen ausgehenden Sensibilisierungen, die Erhöhungen der Entdeckungsrate und deren Folgen mögen am Ende die Summe des Wohlbefindens in der Bevölkerung steigern. Zu bedenken wäre allenfalls, dass Desensibilisierungen oder das Ausbleiben von Sensibilisierungen das Leben auch erleichtern können. Im Ganzen wird man aber wohl die gegenwärtige psychotherapeutische Praxis mit dem Argument, dass sie mit der Etikettierung die Krankheit erst schaffe, nicht treffen können. Anders sieht das mit dem individualisierenden Moment des Zugriffs dieser Praxis aus. Unwidersprochen bleibt die von uns wiedergegebene, empirisch wohl fundierte These Wilkinsons und Picketts, nach der die wesentlichen Ursachen von psychischen Störungen in westlichen, kapitalistischen Gesellschaften in dem Grad sozialer Ungleichheit begründet sind. Danach wären psychotherapeutische Bemühungen also im Wesentlichen falsch adressiert. Glück, auch seelisches Glück, so meinen die beiden Autoren, entstehe mit der Herstellung sozialer Gleichheit.

Literatur

BECKER H S (1981) Outsiders. Zur Soziologie abweichenden Verhaltens, Frankfurt a. M.

DAK Versorgungsmanagement (Hg.) (2005) DAK-Gesundheitsreport 2005, Hamburg.

DELLWING M (2008) „Geisteskrankheit" als hartnäckige Aushandlungsniederlage. Die Unausweichlichkeit der Durchsetzung von Definitionen sozialer Realität. In: Soziale Probleme, 2/2008: 150-171.

DÖRNER K (1969) Bürger und Irre. Zur Sozialgeschichte und Wissenschaftssoziologie der Psychiatrie, Frankfurt a. M.

EHRENBERG A (2004) Das erschöpfte Selbst. Depression und Gesellschaft in der Gegenwart, Frankfurt a. M.

FISCHER-HOMBERGER E (1975) Die traumatische Neurose. Vom somatischen zum sozialen Leiden, Bern, Stuttgart, Wien.

FOUCAULT M (1973) Wahnsinn und Gesellschaft. Eine Geschichte des Wahns im Zeitalter der Vernunft, Frankfurt a. M.

GROENEMEYER A (2008) Eine schwierige Beziehung. Psychische Störungen als Thema soziologischer Analysen. In: Soziale Probleme, 2/2008: 113-135.

HILDEBRAND H (1986) Offene Fürsorge und psychische Hygiene in der Weimarer Republik. Die zwei Gesichter eines sozialpsychiatrischen Versuchs. In: Psychologie und Gesellschaftskritik, 10/3/4: 7-32.

JOAS H (2006) Strafe und Respekt. In: Leviathan. Berliner Zeitschrift für Sozialwissenschaft 1: 15-29.

KEUPP H et al. (2006) Identitätskonstruktionen. Das Patchwork der Identitäten der Spätmoderne, Reinbek.

PARSONS T (1951) The Social System. The major Exposition of the Author's conceptual Scheme for the Analysis of the Dynamics of the Social System, London.

RICHTER D (2003) Psychisches System und soziale Umwelt. Soziologie psychischer Störungen in der Ära der Biowissenschaften, Bonn.

ROELCKE V (1999) Krankheit und Kulturkritik. Psychiatrische Gesellschaftsdeutungen im bürgerlichen Zeitalter (1790-1914), Frankfurt a. M., New York.

ROELCKE V Psychiatrische Diagnosen im Wandel: Soziale und kulturelle Dimensionen bei der Deutung psychischer Störungen in historischer Perspektive, in diesem Band.

Statistisches Bundesamt (2007) Fachserie 2, Reihe 1.61.

Statistisches Bundesamt (2009) http://www.destatis.de/jetspeed/ portal/cms/Sites/destatis/Internet/DE/Presse/pm/zdw/2...

SZASZ Th S (1972) Geisteskrankheit – ein moderner Mythos? Grundzüge einer Theorie des persönlichen Verhaltens, Olten, Freiburg.

WILKINSON R; PICKETT K (2009) Gleichheit ist Glück. Warum gerechte Gesellschaften für alle besser sind, Berlin.

Teil 2:
Klinisches Bild und Therapie

GERTRUD GREIF-HIGER

Somatoforme Störungen: Klinisches Bild, Therapie und Prognose

1 Einleitung

Der Begriff der somatoformen Störungen wurde 1980 mit der Veröffentlichung des amerikanischen Diagnostic and Statistical Manual of Mental Disorders geprägt (DSM, American Psychiatric Association 1980), inzwischen DSM-IV TR (American Psychiatric Association 2003), und von der International Statistical Classification of Mental and Behavioural Disorders übernommen [ICD-10; deutsch: Internationale statistische Klassifikation Psychischer Störungen (Dilling 1991)], die in Deutschland routinemäßig eingesetzt wird.

Die systematisierte Zusammenfassung eines großen Spektrums von psychosomatischen Erkrankungen und Störungen erleichtert die Dokumentation sowohl in Klinik und Praxis als auch bei Forschungsfragen erheblich, hat bisher aber kaum Eingang in den allgemeinen medizinischen Alltag gefunden und nur bedingt zu einer verbesserten gesamtgesellschaftlichen Akzeptanz psychosomatischer Störungen beigetragen. Im Gesprächskontext zwischen Arzt und Patient ergeben sich daraus deutliche Irritationen und es wird meist auf Begriffe früherer Nomenklatur zurückgegriffen (funktionelle Störungen, psychovegetative Störung usw.).

➤ psychogene Störungen	➤ Briquet-Syndrom
➤ funktionelle Störungen	➤ Da Costa-Syndrom
➤ vegetative Dystonie	➤ Effort-Syndrom
➤ psychovegetative Labilität	➤ Herzneurose
➤ neurozirkulatorische Asthenie	➤ Reizmagen
	➤ Reizdarm
➤ Psychasthenie	➤ Reizblase
➤ psychische Überlagerung	➤ Psychalgie
➤ Konversionshysterie	➤ psychogener Kopfschmerz

Übersicht 1:
Synonyme somatoformer Störungen und verwandter Störungen

Des Weiteren löst der Begriff einer somatoformen Störung bisher weder bei Behandlern noch bei den Patienten assoziative Vorstellungen aus, wie dies z. B. bei depressiven oder Angststörungen der Fall ist. Somatoforme Störungen werden deshalb erheblich unterdiagnostiziert, und wegen der unsicheren Fassbarkeit dieser Krankheitsgruppe haftet den Patienten bis heute die Zuschreibung des „eingebildeten Kranken" an (Doering 2006). Eine weitere Schwierigkeit ergibt sich, weil symptomatologisch ähnliche Krankheitsbilder in unterschiedliche Diagnosegruppen eingeordnet worden sind, die im klinischen Alltag aber häufig nur von Fachleuten diagnostisch abgegrenzt werden können. Aus diesen diagnostischen Unschärfen ergeben sich auch Schwierigkeiten für die Forschung. So schließen viele Forscher somatoforme Störungen aus, z. B. auch bei epidemiologischen Untersuchungen (Mayou 2005: 847) und bei sozial- und versicherungsmedizinischen Fragestellungen.

In der nachfolgenden Abhandlung wird die Gruppe der somatoformen Störungen und „verwandter" Diagnosen (Henningsen 2008: 234) ausgehend vom Diagnosesystem der ICD-10 charakterisiert und Vorteile und Schwierigkeiten der diagnostischen Klassifikation werden erläutert.

Daran schließen sich Ausführungen zur Epidemiologie, Symptomatologie und Psychodynamik sowie Differenzialdiagnostik an. Zuletzt werden die therapeutischen Möglichkeiten und prognostische Einschätzungen im Überblick dargestellt.

2 Somatoforme Störungen nach ICD-10: Grundsätzliche Erörterung

2.1 Kritische Betrachtung

Da der Begriff der somatoformen Störungen sich aus der Erarbeitung diagnostischer Klassifikationssysteme ergeben hat, ist es erforderlich, diesen Zusammenhang kritisch zu erörtern.

Somatoforme Störungen (ICD-10: F 45) stellen eine diagnostische Sammelkategorie dar, die als Kompromissbildung langwieriger Erörterungen und Abwägungen durch Experten und nach Studienlage entstanden ist. Ziel war es, eine Diagnoseklassifikation zu schaffen, die sowohl in der klinischen Arbeit als auch für Forschungsfragen anwendbar ist, möglichst geringe schulenorientierte Fehlinterpretationen schafft und in hohem Maße konsensfähig und breit einsetzbar ist.

Die Klassifikationen sollen in Form einer Zusammenfassung verschiedener Störungen und Erkrankungen, ohne Berücksichtigung ätiologischer, pathogenetischer und psychodynamischer Zusammenhänge betrachtet werden. Dies bedeutet, dass die deskriptive, an diagnostischen Kriterien orientierte Betrachtung der klinischen Symptomatik ganz im Vordergrund steht.

Die operationalisierte psychodynamische Diagnostik [OPD (Arbeitskreis OPD 1996)], die der Forderung nach Multiaxialität entspricht, wurde 1996 vorgestellt, ist aber bisher lediglich forschungs-, nicht praxisrelevant und soll deshalb hier nicht erörtert werden. In der ICD-10 umfassen die Ausführungen zu den Diagnosen jeweils eine Beschreibung der wesentlichen klinischen Charakteristika und die Auflistung diagnostischer Kriterien, die die Anzahl und Gewichtung relevanter Symptome zur Stellung einer sicheren Diagnose angeben. Es wird ausdrücklich darauf hingewiesen, dass diese Kriterien so angelegt seien, dass „eine gewisse Flexibilität bei der diagnostischen Entscheidung verbleibt" (ICD-10: Allgemeine Einleitung). Zu den terminologischen Besonderheiten der ICD-10 gehört, dass der Begriff der *Störung* die Ausdrücke *Krankheit* und *Erkrankung* durchgehend ersetzt, eine Unterscheidung zwischen Neurose und Psychose bewusst nicht erfolgt und die Begriffe *psychogen* und *psychosomatisch* wegen definitorischer Unschärfen nicht verwendet werden.

Trotz ihrer Differenziertheit und Systematik wurden die Klassifikationssysteme DSM und ICD für die Kategorie der somatoformen Störungen vielfach kritisiert. Mayou et al. (2005: 847) bezeichnen diese diagnostische Kategorie in der DSM-Klassifikation als spekulativ, die Auswahl der aufgenommenen Störungen als inkohärent und die Ausschlusskriterien, v. a. bei der Bewertung somatischer Befunde, als uneindeutig. Die Definition der Schwelle, ab wann eine definierte Störung vorliege, bleibe oft unscharf. Die Terminologie sei für den Patienten in der Regel kaum akzeptierbar. Schließlich werde durch diese Klassifikation die dualistische Denkweise somatogen versus psychogen nicht durchbrochen sondern festgeschrieben. Daraus ergäben sich u. a. Schwierigkeiten für medizinjuristische und versicherungsmedizinische Fragestellungen und große interkulturelle Verständigungsprobleme. Diagnosen, die sich aus dem Abzählen vorhandener Symptome ergäben, seien weder valide noch brauchbar. Insbesondere Henningsen (2008: 234) weist darauf hin, dass bei körperlich nicht erklärbaren Körperbeschwerden und / oder somatoformen Störungen neben der Beschwerdezahl und -dauer weitere Dimensionen für eine Beschreibung auszuloten seien:

Die Dimensionen

- der Ursachenüberzeugung / Krankheitsbefürchtung,
- des emotionalen Distress,
- des Krankheitsverhaltens und
- der physiologischen Normabweichung.

Herrmann et al. (1996: 342) führen aus, dass Klassifikationen immer Denkmodelle bestimmter zeit- und kulturbedingter Paradigmen widerspiegelten – mit Vereinfachungen, Kompromissen und Reduktionen (siehe auch Freedman 1978). Daraus resultierende Probleme seien durch Transparenz für alle Anwender und ein differenziertes Training überwindbar. Insbesondere für die psychosomatischen Störungen bzw. die früheren funktionellen Störungen gelte aber, dass die Krankheitsgruppe in der ICD-10 – Klassifikation z. T. unübersichtlich zugeordnet sei. Ein Teil der Störungen sei den somatoformen Störungen zugeordnet, ein Teil den dissoziativen Störungen (ICD-10-F 44), ein Teil der Kategorie F 54 (psychologische Faktoren oder Verhaltensfaktoren bei andernorts klassifizierten Erkrankungen) – ohne nachvollziehbare wissenschaftliche Begründung. Einzelne Störungen könnten mit unterschiedlichen Ziffern mehrfach kodiert werden. Darüber hinaus äußern die Autoren die Besorgnis, durch die Klassifikation werde eine Abkehr vom psychodynamischen Konzept der Neurosen vollzogen, eine Angleichung an die ätiologischen und pathogenetischen Überlegungen der somatischen Medizin herbeigeführt, was negative gesundheitsökonomische Entwicklungen für psychisch kranke Patienten nach sich ziehe.

Die Erfahrungen im klinischen Alltag halten dazu an, solche kritischen Überlegungen sehr ernst zu nehmen. In Anbetracht der elaborierten Klassifikation erscheint es zunächst unverständlich, dass gerade die im Versorgungsalltag häufigen psychosomatischen Erkrankungen diversifiziert und in den Definitionen z. T. unscharf abgebildet wurden. Insbesondere der Ausschluss der Konversionsstörungen und der Neurasthenie, die mit eigenen Ziffern (ICD-10: F 44 bzw. F 48.0) klassifiziert wurden, sowie die Ziffer F 54 (psychologische Faktoren oder Verhaltensfaktoren bei andernorts klassifizierten Erkrankungen) sind als problematisch zu bezeichnen. Viele Fehler der Diagnosestellung, aber auch in der Bewertung psychosomatischer Erkrankungen sind in Zusammenhang damit zu sehen.

Andererseits ist es mit der Kategorie der somatoformen Störung gelungen, die bis dahin herrschende Praxis der „1000" Paralleldiagnosen zumindest formal zu beenden (Tabelle 1). Die Koexistenz phantasievoller, häufig von bestimmten Krankheitsüberzeugungen getragener, aber inhaltsleerer Bezeichnungen, wie neurozirkulatorische Asthenie, vegetative Dystonie, Effort-Syndrom o. ä. für psychosomatische Störungen war weder für eine Verbesserung der Kommunikation noch für ein umfassendes Verständnis hilfreich. Zumindest auf der Symptomebene erscheint dies überwunden. Daraus ergaben sich neue und wichtige Impulse für die systematische Verbesserung der Diagnostik, die Erarbeitung neuer standardisierter Therapiekonzepte und modernere Erkenntnisse über Krankheitsentstehung und Chronifizierungsfaktoren. Inwieweit die einseitige Betrachtung von Erkrankungen auf der Symptomebene sich – perpetuiert über Lehre und Weiterbildung – negativ auf die Wahrnehmung der Erkrankungen mit bedeutenden Folgen auswirkt, wird sich erweisen.

2.2 Epidemiologie

Die epidemiologische Erfassung der somatoformen Störungen bleibt bisher unscharf und zeigt in den wenigen publizierten Studien eine große Ergebnisvariation. Dafür gibt es eine Reihe von Gründen: Die diagnostische Klassifikation erweist sich bei Anwendung oft als weniger eindeutig als erwartet. Die Zahlen variieren stark in Abhängigkeit von den verwendeten Diagnoseverfahren und der jeweiligen Untersuchungspopulation bzw. dem Setting (Probanden der Allgemeinbevölkerung, Patienten beim Allgemeinarzt, Patienten beim Facharzt). Da die Patienten in unterschiedlichen Institutionen des medizinischen Systems behandelt werden, die variierende Kompetenz in der Diagnostik von somatoformen Störungen aufweisen, ist mit häufigen Fehldiagnosen zu rechnen. In vielen Fällen wird die korrekte Diagnose noch immer sehr spät oder gar nicht gestellt.

Mayou et al. (2005: 847) weisen in ihrer differenzierten Arbeit darauf hin, dass epidemiologische Studien somatoforme Störungen oft bewusst ausschließen und so nur wenige Daten zur Häufigkeit dieser Erkrankungen existieren. Gerade wurde in einer Studie zur Untersuchung von Komorbiditäten bei Patienten mit einer narzisstischen Persönlichkeitsstörung mit Verweis auf methodische Aspekte auf die Erfassung der somatoformen Störungen verzichtet (Ritter 2010: 14). Eine Studie der Arbeitsgruppe um De Waal (De Waal 2004: 470) zur Quantifizierung somatoformer Syndrome in allgemeinärztlichen Praxen stellte eine Prävalenz von 16% dar, mit deutlichem Überwiegen undifferenzierter somatoformer Störungen (gesamt: 13,1%). Andere Autoren gehen von einer Prävalenz für somatoforme Syndrome von mehr als 30% aus (Fink 1999: 330). Der bundesweite Zusatzsurvey „Psychische Störungen" des Bundesgesundheitssurveys 1999 zeigte eine Lebenszeitprävalenz für somatoforme Störungen von 12,9%, die demnach die dritthäufigste psychische Störungsgruppe nach Sucht- und

Angststörungen wäre (Wittchen 1999: 216, Meyer 2000: 535). Ein bedeutendes Problem ist, dass klar definierte Syndrome wie die Somatisierungsstörung selten sind. Die in den 80er Jahren erstellte ECA-Studie (Liu 1997: 617) zur Untersuchung der Somatisierungsstörung ergab eine Lebenszeitprävalenz in der Allgemeinbevölkerung von 0,03 – 0,038 %. Unspezifischer kategorisierte multiple somatoforme Syndrome sind deutlich häufiger und werden für den nordamerikanischen Raum mit 4,4 % eingeschätzt (Simon 1999: 90; Kirmayer 1991: 647; Escobar 1987: 837; Escobar 1989: 140).

Zahlreiche Studien konnten eine hohe Komorbidität der somatoformen Störungen mit anderen psychischen Störungen zeigen bei variierenden Werten (Barsky 1992: 101; Ormel 1994: 1741; Escobar 1998: 262; Maier 1999). Die Studie von De Waal (2004: 470) in allgemeinärztlichen Praxen belegt, dass mehr als 25 % der Patienten mit somatoformen Störungen komorbid auch an Angst- und depressiven Störungen leiden. Es muss unklar bleiben, ob dies eine Besonderheit dieser Störungsgruppe ist. Einige Studien weisen nach, dass Patienten bei allen Arten somatischer Beschwerden, bedingt durch eine körperliche oder psychische Störung, häufig Angst- und depressive Symptome zeigen (Kirmayer 1991: 647; Simon 1996: 481; Kroenke 1994: 774). Übereinstimmend wird festgestellt, dass Frauen häufiger betroffen sind als Männer und dass Patienten mit niedrigem Bildungsniveau und aus den unteren sozialen Schichten überwiegen. Es bleibt allerdings die Frage, ob dies tatsächlich das Auftreten der Erkrankungen repräsentiert oder eher das Diagnoseverhalten von Ärzten bzw. das Inanspruchnahmeverhalten bestimmter Patientenpopulationen. Es ist z. B. bekannt, dass Männer deutlich seltener bereit sind, Psychosomatiker und Psychotherapeuten aufzusuchen. Bei ihnen wird seltener eine psychosomatische Diagnose gestellt, und sie akzeptieren diese auch seltener. Eher suchen sie einen „Körperarzt" auf, um eine einschlägige Diagnose revidieren zu lassen.

2.3 Krankheitsspektrum

Die somatoformen Störungen stellen ein inhomogenes Spektrum verschiedener psychosomatischer Störungen und Erkrankungen dar, sowohl bezogen auf die Symptomatik als auch den Verlauf. Jedes Organ, Organsystem oder Gewebe kann symptomatisch betroffen sein. Viele Syndrome werden von Allgemeinsymptomen begleitet wie Müdigkeit, Erschöpfung, Schlafstörungen, Unruhe usw. Es liegen sowohl polysymptomatische Störungen mit unterschiedlichen Symptomen vor als auch monosymptomatische Formen mit wenigen und eng umschriebenen körperlichen Beschwerden und Beeinträchtigungen. Störungsübergreifend lässt sich für die somatoformen Störungen folgende klinische Charakteristik darstellen:

Patienten mit einer somatoformen Störung
- äußern wiederholt einförmige oder auch wechselnde Symptome, häufig mit großer Intensität und großer affektiver Beteiligung („katastrophisierende" Sprache),
- die zunächst körperlicher Natur erscheinen,
- für die sich aber bei sachgerechter und ausführlicher – oft sogar ausufernder – Diagnostik kein oder kein ausreichender pathologischer Organ- oder Gewebebefund nachweisen lässt.
- Die Patienten geben sich in der Regel mit diesem Untersuchungsergebnis nicht zufrieden,
- sondern dringen auf weitere Diagnostik,
- erzeugen hohen Druck auf die Behandler
- mit der Gefahr iatrogener Traumatisierung, Fixierung körperbezogener Krankheitsüberzeugungen und somatischer Folgeschäden.
- Die Störungen neigen zur Chronifizierung und
- führen trotz fehlender organpathologischer Befunde zu einer erheblichen Minderung der Lebensqualität und Leistungsfähigkeit,
- häufig mit versicherungsmedizinischen Konsequenzen.

Sehr häufig besteht eine Komorbidität mit anderen psychischen Erkrankungen, insbesondere Angststörungen und Depressionen (s. Abschnitt Epidemiologie). Manche Erkrankungen zeigen ein stark wechselndes Symptomspektrum (z. B. die Somatisierungsstörung), andere ein relativ stabiles klinisches Bild (z. B. somatoforme autonome Funktionsstörungen oder die anhaltende somatoforme

Schmerzstörung). Einige haben zusätzlich gesonderte diagnostische Bezeichnungen und Kodierungen wie z.B. beim Colon irritabile (ICD-10: F 45.32 oder K 58) oder der Fibromyalgie (ICD-10: F 45.x oder M 79.0).

Beim hypochondrischen Syndrom stellt sich die Symptomatik in einer ganz anderen Auslenkung dar. Es stehen nicht die auf den Körper bezogenen Beschwerden im Vordergrund, sondern Ängste vor einer schweren Erkrankung und entsprechende Krankheitsüberzeugungen bestimmen das Bild. Weitere Störungen mit ebenfalls körperbezogenen Symptomen finden sich auch in anderen Klassifikationsgruppen (s. Abschnitte: somatoforme Störungen im weiteren Sinne nach Henningsen 2008: 234) und Differenzialdiagnosen.

3 Diagnoseklassifikation und klinisches Bild der somatoformen Störungen

In der ICD-10 (Dilling 1991) sind psychische Erkrankungen unter dem Buchstaben F kodiert, die somatoformen Störungen unter der Ziffer F 45.

➤ Somatisierungsstörung

Die Somatisierungsstörung (ICD-10: F 45.0) ist charakterisiert durch multiple, oft auch wechselnde Symptome, die anhaltend beklagt werden und zu dauerhaftem Leiden führen. In vielen Fällen sind die Patienten psychostrukturell schwer gestört; sie weisen in ihrem Sozialverhalten und der Beziehungsfähigkeit Defizite auf, die auch den Kontakt zwischen Arzt und Patient stark belasten. Die Patienten schildern ihre Beschwerden vielfach besonders lebhaft, dramatisieren sie; sie weigern sich, ihr „Organkonzept" aufzugeben oder auch nur in Frage zu stellen. Eine Komorbidität mit Persönlichkeitsstörungen und affektiven Störungen ist hoch.

Das Vollbild der Erkrankung ist selten (Prävalenz wahrscheinlich < 1 %), aber die Patienten nehmen das Gesundheitssystem überproportional häufig in Anspruch und erzeugen hohe Kosten für Diagnostik und Therapie. Viel höher ist die Prävalenz der undifferenzierten Somatisierungsstörung (ICD-10: F 45.1), einer inkompletten Variante insbesondere bezogen auf Dauer, Krankheitsverhalten und Beschwerdeanzahl. Auch bei dieser Störung sind die Patienten in der Regel psychostrukturell gestört und zeigen ähnliche Komorbiditäten wie beim Vollbild der Somatisierungsstörung.

> ## Hypochondrische Störung

Die hypochondrische Störung (ICD-10: F 45.2) unterscheidet sich in wesentlichen Punkten von den anderen somatoformen Störungen. Die Störung ist charakterisiert durch die intensive und beharrliche Beschäftigung mit der Möglichkeit bzw. durch die subjektive Gewissheit, an einer schweren körperlichen Erkrankung (vorzugsweise ein Carcinom oder systemische Erkrankungen) zu leiden. Dabei werden normale Körperwahrnehmungen häufig überbewertet und fehlinterpretiert. Negative Untersuchungsbefunde führen nicht zu einer Entlastung, sondern zu einer Verstärkung der Bemühungen um weitere Diagnostik.

Vielfach wird die Zuordnung der Hypochondrie zu den somatoformen Störungen als nicht sinnvoll betrachtet, da nicht die Symptome, sondern die damit verbundenen Ängste im Vordergrund stehen. Auch in dem einführenden Lehrbuch von Rudolf und Henningsen (Henningsen 2008) wird die hypochondrische Störung zwar erwähnt, aber nicht in dem Kapitel über somatoforme Störungen abgehandelt.

Die Einsichtsfähigkeit der Patienten in psychosomatische bzw. psychodynamische Zusammenhänge ist in der Regel sehr gering und vom Grad der psychostrukturellen Reife sowie von den Erfahrungen mit dem Gesundheitssystem und dem sozialen Umfeld abhängig. Aber selbst wenn die Patienten Zusammenhänge zwischen biographischen Belastungen, Konflikten und den hypochondrischen Befürchtungen verstehen, führt diese Einsicht keineswegs zu einer Symptomlinderung oder -auflösung, sondern in einen ebenfalls quälenden Zustand, trotz des Wissens unter den drängenden Befürchtungen schwer zu leiden.

Bei Patienten mit einer hypochondrischen Störung kann es bei schwerer psychostruktureller Störung einen fließenden Übergang zum hypochondrischen Wahn (ICD-10: F 22) geben, der beachtet werden muss.

Die Dysmorphophobie (ICD-10: F 45.21) stellt eine Sonderform der Hypochondrie dar. Dabei liegt die Fehlüberzeugung vor, dass Körpermerkmale entstellt seien und dringend korrigiert werden müssten. Diese Fehlwahrnehmung erzeugt in der Regel hohen Leidensdruck und hat Auswirkungen auf die Teilnahme am sozialen Leben. In der Folge entwickeln sich bei vielen Betroffenen Bemühungen, diese vermeintlichen Entstellungen „behandeln" zu lassen, wobei sie sich auch gefährlichen medizinischen Prozeduren zu unterwerfen bereit sind. In unserer Gesellschaft, die die operative Veränderung des Körpers aus ästhetischen Gründen inzwischen als ein normales Verhalten empfindet, hat sich die Abgrenzung der genannten Fehlüberzeugungen und der nachfolgenden Behandlung als Störung deutlich verschoben. Dies darf nicht darüber hinwegtäuschen, dass die betroffenen Menschen häufig sehr unter ihrer Selbstwahrnehmung leiden, unter einem großen psychischen Druck stehen und der Wunsch nach Körperveränderung deutlich autodestruktive Züge zeigen kann. Dies hat entschieden Krankheitswert und muss als psychopathologisch relevant wahrgenommen und psychotherapeutisch behandelt werden. Eine operative Korrektur des störenden Körpermerkmals ohne fachübergreifende Diagnostik ist in der Regel kontraindiziert.

➤ Somatoforme autonome Funktionsstörungen

Bei den somatoformen autonomen Funktionsstörungen (ICD-10: F 45.3) liegen Beschwerden von Organen oder Organsystemen vor, die vorwiegend vegetativ innerviert sind und kontrolliert werden. Dabei werden „normale" vegetative Symptome (z. B. Palpitationen, Druck im Oberbauch, Brustschmerz, Blasendruck usw.) vom Patienten als Beschwerden einer Erkrankung gedeutet und entsprechende medizinische Hilfe gesucht.

Je nach Lokalisation der Symptome unterscheidet man verschiedene Subgruppen:

- Kardiovaskulär (ICD-10: F 45.30),
- oberer Gastrointestinaltrakt (ICD-10: F 45.31),
- unterer Gastrointestinaltrakt (ICD-10: F 45.32),
- respiratorisches System (ICD-10: F 45.33) und
- Urogenitalsystem (ICD-10: F 45.34).

Einige Diagnosebegriffe der früheren „funktionellen Störungen" lassen sich darunter subsumieren, wie z. B. die Herzneurose, die Magenneurose, funktionelle Dyspepsie, Hyperventilation, Reizblase, Reizdarm u. a. Da viele der Patienten ein leitendes Symptom über einen längeren Zeitraum vortragen, besteht die große Gefahr, dass immer wieder diagnostische Maßnahmen mit sich steigernder Invasivität (EKG -> Echokardiogramm -> Herz-MRT -> Herzkatheder) durchgeführt werden. Häufig finden auch Behandlungsversuche mit hoch wirksamen Medikamenten statt (z. B. Beta-Blocker, Broncholytika, H2-Rezeptorenblocker, Spasmolytika usw.).

Bei einer Subgruppe entwickeln sich die somatoformen autonomen Beschwerden aus einer vorangegangenen körperlichen Krankheit. Diese Abgrenzung ist nicht einfach, sollte aber unbedingt beachtet werden, wenn körperliche Symptome nach Abheilung einer körperlichen Erkrankung persistieren und immer wieder erneute Diagnostik eingefordert wird.

➤ Anhaltende somatoforme Schmerzstörung

Unter anhaltender somatoformer Schmerzstörung (ICD-10: F 45.4) wird ein Syndrom mit lang andauernden (> sechs Monate), schweren und quälenden Schmerzen beschrieben, deren Ursache aufgrund physiologischer Prozesse nicht oder nicht ausreichend erklärt werden kann. Das Schmerzsyndrom kann lokalisiert oder auch generalisiert vorliegen. Die Schmerzen treten in Zusammenhang mit psychosozialen Konfliktlagen und emotionalen Belastungen auf, die explorativ aufgedeckt werden können. Der Weg in eine Schmerzkrankheit ist häufig sehr lang. Einer sorgfältigen Anamnese mit genauer Erfassung des Verlaufes der Schmerzkrankheit, der Lebensumstände und der biographischen Belastungen (mit Erfassung der Kindheit!) kommt deshalb eine herausragende Bedeutung zu. Die Betroffenen sind in der Regel nicht in der Lage, eine Beziehung zwischen ätiologischen Faktoren bzw. Auslösern und der Schmerzerkrankung herzustellen, auch dann nicht, wenn sie gravierende traumatische Erlebnisse (z. B. körperliche Misshandlung oder sexueller Missbrauch) erinnern und berichten können. Es ist außerdem auffällig, dass bei den meisten Patienten die mit den früheren Erlebnissen verbundenen Affekte emotional abgespalten sind und häufig auf den Behandler projiziert werden. Dadurch kann der Gesprächskontakt zwischen Arzt und Patienten sehr belastet sein. Die diagnostische Abgrenzung dieser Störung von Schmerzsyndromen, die mit der Ziffer F 54 codiert werden (z. B. Rückenschmerzen; ICD-10: F 54 und M 54), kann im Einzelfall schwierig bis unmöglich sein. Meist wird die Fachrichtung, Erfahrung und Neigung des Untersuchers entscheiden, welche Ziffer zur Anwendung kommt.

Die epidemiologischen Befunde sind auch bei dieser Störung unübersichtlich, zumal in den letzten Jahrzehnten Schmerzstörungen immer häufiger vorzuliegen scheinen. Kritisch ist zu bemerken, dass nicht sicher unterschieden werden kann, ob sich darin ein verändertes Verhalten der Diagnosestellung von Ärzten, eine Verschiebung des Symptomspektrums mit Ausrichtung an gesellschaftlicher Akzeptanz oder eine reale Zunahme abbildet. Möglicherweise stehen gerade bei somatoformen Störungen diese Faktoren aber in Zusammenhang und sind nicht abgrenzbar.

➤ Sonstige und nicht näher bezeichnete somatoforme Störung

Mit der Diagnose einer sonstigen somatoformen Störung (ICD-10: F 45.8) sollen „alle anderen Störungen der Wahrnehmung, der Körperfunktion und des Verhaltens klassifiziert werden, die nicht durch das vegetative Nervensystem vermittelt werden, [...] auf Teile oder Systeme des Körpers begrenzt sind und mit belastenden Ereignissen und Problemen eng in Verbindung stehen". Als Beispiele werden u. a. die psychogene Dysmenorrhoe und das psychogene Zähneknirschen genannt.

Die Wahl dieser Diagnosekategorie bereitet im Alltag große Probleme. Für den weniger Geübten und in Anbetracht der

Schwierigkeiten, z.B. für die Dysmenorrhoe eine Ätiologie zweifelsfrei festzustellen, ergibt sich damit die Möglichkeit, eine Dysmenorrhoe mit der Ziffer F 45.8, F 45. 34 oder bezogen auf das somatische Symptom als N. 94.x zu klassifizieren. Die Fibromyalgie stellt mit großer Wahrscheinlichkeit eine Sonderform somatoformer Störungen dar. Zumindest bei einer sehr großen Subgruppe spielen psychische Faktoren sowohl bei der Entstehung als auch bei der Entwicklung im Verlauf eine entscheidende Rolle. In aktuellen Veröffentlichungen werden die komplexen Zusammenhänge gut erfasst (Mayou 2005: 847; Brückle 2009: 451; Häuser 2009: 383).

Die Möglichkeit der Mehrfachklassifikation für ein Krankheitsbild zeigt das zentrale Problem der Diagnoseklassifikationen für die heterogene Gruppe der psychosomatischen Erkrankungen. Trotz aller Bemühungen ist es auch mit der Eingruppierung unter die somatoformen Störungen nicht gelungen, den größten Teil dieser Erkrankungen allein über die Symptomatologie eindeutig zu klassifizieren. Diese Problematik zeigt noch größere Dimensionen, wenn die verwandten somatoformen Störungen im weiteren Sinne (nach Henningsen 2008: 234), Syndrome anderer Kategorien mit körperlicher oder körpernaher Symptomatik und Erkrankungen mit psychischer Grundstörung und somatischer Komorbidität einbezogen werden.

3.1 Verwandte Störungen

F 44	Dissoziative Störungen
F 48.0	Neurasthenie

Übersicht 2:
Verwandte somatoforme
Störungen

➤ Dissoziative Störungen

Die dissoziativen Störungen (ICD-10: F 44) bilden im Wesentlichen die frühere Diagnose der Konversionsneurose oder Hysterie ab. Sie treten v. a. als Störungen der körperlichen Funktionen auf, die normalerweise unter willentlicher Kontrolle stehen. Beispiele sind dissoziative Bewegungsstörungen (mit oft bizarren Bewegungsmustern) bis hin zu Lähmungen, Sensibilitätsstörungen, aber auch Trancezustände, Anfälle und Amnesien. Nach psychoanalytischer Lehre stehen diese psychogen entstehenden Symptome in engem zeitlichem Zusammenhang mit traumatisierenden Erlebnissen oder unerträglichen Konflikten. Im Unterschied zu den anderen somatoformen und anderen psychosomatischen Störungen bilden sich die dahinter stehenden Konflikte in der Symptomgestaltung „bildhaft" ab. In der „Darstellung" zeigen sich dabei in der Regel weniger anatomisch oder physiologisch plausible Beschwerden, sondern die (unbewussten und bewussten) Krankheitskonzepte der Patienten. Insbesondere bei pseudoneurologischen Symptombildern kann die differenzialdiagnostische Abgrenzung zu den somatoformen Störungen dennoch sehr schwierig werden.

➤ Neurasthenie

Bei der Neurasthenie (ICD-10: F 48.0), einer heute nur noch sehr selten gestellten Diagnose, stehen Klagen über vermehrte geistige Ermüdbarkeit und Konzentrationsschwäche, Gefühle körperlicher Schwäche, Erschöpfung und mangelnde Erholungsfähigkeit im Vordergrund, häufig begleitet von Schmerzen. Eine Unterscheidung von anderen somatoformen Störungen, aber auch von funktionellen Folgesymptomen nach schweren körperlichen Erkrankungen kann im Einzelfall sehr schwierig sein. Es wird angenommen, dass die Neurasthenie und die seit einigen Jahren eingeführte Diagnose des Chronic Fatigue Syndromes (CFS; Chronisches Müdigkeitssyndrom) identisch sein könnten (Henningsen 2008: 234). Die Tatsache, dass das sogenannte CFS durchgehend unter organpathologischen Gesichtspunkten behandelt wurde, hat dazu geführt, dass die Forschung bezüglich möglicher psychosomatischer Zusammenhänge bisher vernachlässigt wurde. Weder für eine organpathologische Ursache noch für eine psychogene Genese gibt es bisher beweisende Befunde. Bis heute gibt es verschiedene „Lager", die ihre jeweilige Deutung des Syndroms CFS hartnäckig verteidigen. Die weitere Entwicklung bleibt abzuwarten. Dabei wird auch wieder deutlich, dass nicht nur sich wandelnde soziokulturelle Aspekte, sondern die vom jeweiligen Zeitgeist und wissenschaftlichen Paradigma geprägte Einstellung der Behandler eine entscheidende Bedeutung bei der Diagnosevergabe v. a. psychischer Störungen haben.

Differenzialdiagnosen und Komorbidität

Die weiteren differenzialdiagnostisch bedeutenden Störungen können hier nur kursorisch bearbeitet werden.

F 54	Psychologische Verhaltensfaktoren bei andernorts klassifizierten Erkrankungen
F 32, F 33 und F 34	Depressive Störungen
F 40, F 41	Angststörungen
F 43	Anpassungsstörungen
F 20 und F 22	Psychotische Störungen
F 60	Persönlichkeitsstörungen
F 68.1	Artifizielle Störungen
F 10 – 19	Substanzabhängigkeit

Übersicht 3: Differenzialdiagnosen und Komorbiditäten

Wie bereits mehrfach erwähnt, liegen in vielen Fällen die somatoformen Störungen nicht als einziges Krankheitsbild vor, sondern kombiniert mit anderen psychischen und somatischen Störungen und Erkrankungen. Insbesondere bei längerer Krankheitsdauer erhöht sich die Wahrscheinlichkeit relevanter Komorbidität. In besonderem Maße zu beachten sind Komorbiditäten mit Angststörungen, depressiven Erkrankungen und Persönlichkeitsstörungen. Da Differenzialdiagnosen und Komorbiditäten nicht immer sicher unterschieden werden können, erfolgt die Bearbeitung in einem eigenen Kapitel.

Psychologische Verhaltensfaktoren bei andernorts klassifizierten Erkrankungen

Differenzialdiagnostisch und bezogen auf Komorbidität besonders problematisch stellt sich im klinischen Alltag die Vergabe der Ziffer ICD-10: F54 (Psychologische Verhaltensfaktoren bei andernorts klassifizierten Erkrankungen) dar. Diese Ziffer soll vergeben werden, „... um psychische Faktoren und Verhaltenseinflüsse zu erfassen, die eine wesentliche Rolle in der Ätiologie körperlicher Erkrankungen spielen, die in anderen Kapiteln der ICD-10 klassifiziert werden" (Dilling 1991; Beschreibung der Ziffer ICD-10: F54). Vorgesehen war diese Kategorie vor allem, um eine bestimmte Krankheitsgruppe auch mit einer F-Ziffer (psychische Störungen) zu erfassen, die früher als „Klassische Psychosomatosen" bezeichnet wurden, wie z.B. Asthma bronchiale, Colitis ulcerosa, Ulcus ventriculi). Die Entwicklungen der modernen Medizin, insbesondere der Immunologie und Mikrobiologie, haben bei den meisten dieser Erkrankungen inzwischen aber relevante organpathologische Befunde erbracht, die ätiologisch und pathophysiologisch ausreichende Erklärungen ergeben. Dennoch bestehen bei vielen der Patienten auch psychologisch und psychodynamisch pathologische Befunde, zumindest in Zusammenhang mit erneuten Krankheitsschüben, Störungsprogredienz, aber auch ätiologisch unter Würdigung psycho-immunologischer Zusammenhänge. Problematisch erscheint allerdings, dass Störungen, bei denen ebenfalls derartige Zusammenhänge bestehen (wie z.B. beim

Spannungskopfschmerz), von dieser Klassifikation ausgenommen sind.

Bei anderen Erkrankungen, z.B. bei Rückenschmerzsyndromen mit regelhaft komplexer Verwebung von psychischen und somatischen Befunden, lässt sich in vielen Fällen ausschließlich die Ziffer F54 in Kombination mit einer weiteren Ziffer aus dem Bereich der Krankheiten des Muskel-Skelett-Systems (ICD-10: M) anwenden, und zwar unabhängig davon, welche Faktoren das Krankheitsbild dominieren bzw. bei der Auswahl der Behandlung besonders einbezogen werden müssen. Daraus ergibt sich für die Praxis, dass die Ziffer entweder nur sehr selten oder gießkannenartig eingesetzt wird. Dieses aus der unsicheren Beschreibung hervorgehende Verhalten nimmt der grundsätzlich sinnvoll erscheinenden Ziffer sowohl die Spezifität als auch die Sensitivität für die Zielkrankheiten.

Depressive Störungen, Angststörungen, Anpassungsstörungen

Körperliche Symptome bei
* depressiven Störungen (ICD-10: F32, F33 und F34),
* Angststörungen (ICD-10: F40 und F41) und
* Anpassungsstörungen (ICD-10: F43)

können die Krankheitsbilder so dominieren, dass die psychopathologische Symptomatik lange verdeckt bleibt. So kann zunächst das Vorliegen einer somatoformen Störung wahrscheinlich erscheinen. Dies betrifft bei depressiven Störungen insbesondere folgende körperliche oder körpernahe Symptome: Allgemeinsymptome (wie Schlafstörungen, Kraftverlust), Konzentrationsstörungen, Verlust von Appetit, Gewicht und Libido sowie psychomotorische Symptome. Schmerzen gehören nicht zum offiziellen Diagnosespektrum nach ICD-10, werden aber von vielen Patienten mit depressiven Störungen angegeben und erschweren die differenzialdiagnostische Abklärung zusätzlich.

Angststörungen sind, abgesehen vom Affekt der Angst, in der Regel auch durch die körperliche Repräsentation der Angst charakterisiert. Bei einem Teil der Patienten wird der Angstaffekt abgespalten, und zunächst kommen für den Patienten nur die körperlichen Sensationen zur Darstellung. Herzklopfen, das als besonders schnell und heftig empfunden wird, Druck auf der Brust, Atembeschwerden, Symptome des Magen-Darmtraktes, Schwindel, Benommenheit und eine Vielzahl von vegetativen Symptomen machen die Abgrenzung vor allem zu den somatoformen autonomen Störungen extrem schwierig.

Bei den Anpassungsstörungen mit ganz unterschiedlichen Symptombildungen helfen häufig nur der Nachweis eines klaren Auslösers und ein relativ kurzer Verlauf (< zwei Jahre) bei der diagnostischen Abgrenzung.

Die Situation wird weiterhin dadurch kompliziert, dass, wie bereits dargestellt, bei somatoformen Störungen häufig komorbid Angst- oder depressive Störungen vorliegen.

Häufig sind es eher die Art der Ausbildung, die persönliche Erfahrung und die Präferenzen des Psychotherapeuten, die entscheiden, ob ein Patient die Hauptdiagnose einer depressiven (bzw. Angst-) Störung mit somatischem Syndrom erhält oder die einer somatoformen Störung mit komorbid vorliegender depressiver (bzw. Angst-) Störung.

Psychotische Störungen

Psychotische Störungen (v. a. ICD-10: F 20 und F 22) können klinisch dann ein differenzialdiagnostisches Problem darstellen, wenn Halluzinationen und Wahnvorstellungen bezogen auf den eigenen Körper vorliegen. Dies betrifft v. a. wahnhafte Körpersymptome bei der coenästhetischen Schizophrenie (ICD-10: F 20.8), bei der wahnhaften Dysmorphophobie (ICD-10: F 22.8) und beim hypochondrischen Wahn (ICD-10: F 22). Gerade bei den psychotischen Erkrankungen können aber auch viele körperlich erlebte Sensationen wechselnder und unspezifischer Ausprägung vorkommen, die die Diagnosestellung zunächst sehr schwer machen. In der Regel ist diese Krankheitsgruppe aber am besten abzugrenzen.

Persönlichkeitsstörungen

Bei den Persönlichkeitsstörungen (ICD-10: F 60) handelt es sich um Krankheitsbilder mit einem pathologischen, aber lang dauernden, stabilen und tief in der Persönlichkeit verwurzelten Erlebens- und Verhaltensmuster, das häufig in Konflikt mit der Realität steht. Die Erstmanifestation liegt meist im späten Kindes- bis frühen Erwachsenenalter. In der Regel bestehen tiefgreifende Beziehungsstörungen und Defizite im beruflichen und familialen Leben. Bei diesen Erkrankungen können im Verlauf auch vielfältige körperliche Symptome auftreten, die dann – oft nur kurzzeitig – ganz in den Vordergrund treten können, mit Vehemenz dargelegt werden und bei den Betroffenen zu intensivem Bemühen um therapeutische Hilfe führen. Auch eine chronische Fixierung auf bestimmte Symptome ist möglich. Eine differenzialdiagnostische Abgrenzung zu den „reinen" somatoformen Störungen ist ohne präzise fachgerechte Diagnostik unmöglich, insbesondere dann, wenn für die Betroffenen durch die Symptombildung ein großer sekundärer Krankheitsgewinn entstanden ist.

Artifizielle Störungen

Eine besondere Problematik stellen artifizielle Störungen (ICD-10: F 68.1) dar. Bei diesen Erkrankungen täuschen die Ich-strukturell schwer gestörten Patienten Krankheitssymptome vor und orientieren sich in der Symptomauswahl meist an aktuell häufigen und „akzeptierten" Erkrankungsmustern. In der Interaktion mit dem medizinischen System entstehen oft problematische bis hin zu paradox anmutenden Situationen. Hier ist nicht nur eine Abgrenzung zu den somatoformen Störungen, sondern auch zu schweren körperlichen Erkrankungen schwierig. Die artifiziellen Störungen dürfen aber keinesfalls als Simulation verstanden werden, denn den Kranken geht es nicht primär um soziale oder finanzielle Vorteilsnahme, sondern hinter den Symptomen und dem problematischen Verhalten verbergen sich schwere psychopathologische Störungen.

Substanzabhängigkeit

Medikamenten- und seltener Alkoholabhängigkeit (ICD-10: F 10) liegen bei vielen chronifizierten Verläufen von somatoformen Störungen vor. Zu achten ist insbesondere auf Psychopharmaka-gebrauch (z.B. ICD-10: F 11, F 13, F 19), aber auch der Abusus von Schmerzmitteln, Laxantien, Diuretika und sogenannten Schlank-heitsmitteln (F 55) ist relativ häufig und wird von den Patienten selbst oft dissimuliert.

Somatische Erkrankungen

Die Klassifikationssysteme wurden besonders mit dem Ziel entwickelt, die bei einem Patienten vorliegenden Störungen umfassend darzustellen. Deshalb sind bei Vorliegen einer (möglicherweise das aktuelle Beschwerdebild auch dominierenden) psychischen Störung auch die körperlichen Erkrankungen vollständig zu codieren. Daraus ergibt sich in vielen Fällen ein sehr guter Eindruck von der Krankheitskomplexität im Einzelfall und damit aller für die Behandlungsplanung bedeutenden Faktoren.

4 Überlegungen zur Krankheitsentstehung, Psychodynamik, Krankheitsverarbeitung, Chronifizierung und Interaktion

Krankheitsentstehung und Psychodynamik

In dem exzellenten Lehrbuch von G. Rudolf und P. Henningsen leitet Rudolf das Kapitel 2.12 „Psycho-Somatik: Erklärungsmodelle somatoformer Störungen" (Rudolf 2008: 224) mit dem Satz ein: „Warum entwickeln psychisch belastete Menschen körperliche Beschwerden?"

In den nachfolgenden Ausführungen stellt er eine umfassende Übersicht über die derzeit relevanten Konzepte zu Ursache und Psychodynamik psychosomatischer Störungen dar: Beginnend mit den Überlegungen zur Organwahl aufgrund von biographischen Körpererfahrungen, Erläuterungen des Stressmodells, der Darstellung zentraler Konflikte, wie solchen um Autonomie, und zentralen frühen Beziehungen, emotionaler Vernachlässigung, schwerer traumatisierender Erfahrungen bis hin zu den jeweiligen Folgen für die seelische Entwicklung von Menschen, wird die Ausbildung psychosomatischer Symptombildungen verschiedener Ausprägung verstehbar.

Zusammenfassend ist festzuhalten, dass sowohl ursächlich als auch bei der Auslösung gravierende psychodynamisch wirksame Faktoren wie seelische Konflikte – vor allem, wenn sie sehr früh im Leben auftreten –, Entwicklungsdefizite und Traumatisierungen den vielfältigen körperlichen Beschwerden zugrunde liegen. Ein deutliches Zeichen dafür sind oft das bei geringem körperlichem Befund ausgeprägte subjektive Leiden und die angespannte innerliche Beteiligung des Patienten. Die Tatsache, dass sich viele Patienten vehement gegen die seelische Ursache ihrer Beschwerden wehren, ist dabei als Störungssymptom zu betrachten. Die unbewusste Abwehr der seelischen Konflikte über „Verschiebung" in den Körper oder Überbetonung banaler körperlicher Beschwerden dient den Patienten häufig als eine Art Selbstschutz, da das Wiederauftauchen der seelischen Problematik als eine große Bedrohung erlebt wird.

Des Weiteren muss davon ausgegangen werden, dass genetische Dispositionen ebenfalls eine Rolle spielen, die bisher aber noch nicht genau definiert werden kann. Von den neuen Entwicklungen auf den Gebieten der Genetik und Epigenetik sind diesbezüglich wichtige Erkenntnisse zu erwarten, ohne die Bedeutung der psychodynamisch relevanten Faktoren zu schmälern.

Schließlich ist davon auszugehen, dass verhaltenstheoretischen Konzepten, wie Lernprozessen, Prozessen der Konditionierung und anderes mehr, ein entscheidender Anteil sowohl in der Krankheitsentstehung und -ausprägung als auch beim Krankheitsverhalten, dysfunktionaler Verarbeitung und Chronifizierung zukommt.

Dies steht auch in engem Zusammenhang mit den jeweiligen soziokulturellen Faktoren, die jeweils das Körper- und Menschenbild der Patienten prägen. Eine bemerkenswerte Einschätzung des Historikers Shorter (1994) zu der Bedeutung dieser Faktoren im Kontext psychosomatischer Erkrankungen sei zitiert. In seinem Buch belegt er aus historischer Sicht, dass sich die seelische Not der betroffenen Patienten, die sich in unserer Gesellschaft einem organfixiertem System gegenüber sähen, unbewusst in „anerkannten" körperlichen Symptomen äußere, um dieser Not Ausdruck zu verleihen und Hilfe einzufordern. Sie „lernten" unbewusst, welche Beschwerden die beste Chance haben, Hilfe von der Gesellschaft zu erhalten, und „wendeten" dieses Wissen ebenfalls unbewusst an.

Das Interaktionsmuster der Patienten kann den medizinischen Prozess entscheidend prägen. Es dient unbewusst dazu, Aufmerksamkeit und Versorgung zu provozieren. Aufmerksamkeitsheischend, häufig appellativ, jammernd oder „hysterisch" anmutend können die Patienten aber auch den Verdacht der Aggravation erwecken. Dies trifft besonders dann zu, wenn zwischen Patient und Arzt unterschiedliche Auffassungen über die Störungsgenese – oder in einer gutachtlichen Situation über den Behinderungsgrad – bestehen. Medizinische Untersuchungen und Therapien werden hartnäckig eingefordert, negative medizinische Befunde verworfen (Greif-Higer 2006: 153). Im Zweifelsfall wird der Patient den nächsten Arzt aufsuchen, erneut sein Leid darlegen und Hilfe einfordern. Auch wenn psychosoziale Konflikte und Belastungen offensichtlich vorliegen und sich Zusammenhänge mit der psychosomatischen Störung geradezu anbieten, lehnen die Patienten – wie oben beschrieben – die Möglichkeit einer seelischen Ursache über lange Zeit ab. Problematisch ist, wenn es ihnen gelingt, den behandelnden Arzt über Übertragungs- und Gegenübertragungsprozesse eng in die Krankheitsdynamik einzubinden. Diese Dynamik kann Ärzte und Untersucher dazu nötigen, weitere Untersuchungen anzuordnen oder Behandlungsversuche zu unternehmen, mit der Folge weiterer iatrogen induzierter Fixierung auf eine somatische Störung. Es kann aber auch zu einer „Abwertung" des Patienten führen und damit zur Unterlassung wichtiger Untersuchungen. In der Begutachtung kann diese „Abwertung" eine Fehleinschätzung des wirklichen Leidens und des Behinderungsgrades ergeben. Die Patienten nehmen die Fehlbewertung wahr und fühlen sich dann oft retraumatisiert, mit der Folge einer Verstärkung ihrer Symptome.

Pathogenetisch muss davon ausgegangen werden, dass die körperliche Symptomatik zunächst als Ausdrucksform eines seelischen Konfliktes, als Fehlbewertung physiologischer Körpervorgänge oder Funktionsstörungen ohne oder mit geringem Krankheitswert anzusehen ist. Diese Vorgänge erhalten durch die seelischen Belastungen und Abwehrprozesse einen besonderen Stellenwert. Im Verlauf einer somatoformen Störung werden dann zerebrale Steuerungszentren betroffen, die eng mit dem vegetativen Nervensystem und der Schmerzverarbeitung in Zusammenhang stehen.

Die bedeutendsten psychosozialen Belastungsfaktoren sind dabei frühe Erlebnisse vom Verlust wichtiger Bezugspersonen und Misshandlungs-/Missbrauchserfahrungen.

- Niedriger sozioökonomischer Status
- Mütterliche Berufstätigkeit > 10 h im ersten Lebensjahr
- Schlechte Schulbildung der Eltern
- Große Familien und wenig Wohnraum
- Kontakte mit Einrichtungen der „sozialen Kontrolle"
- Kriminalität und Dissozialität/Beziehungspathologie eines Elternteiles
- Chronische Disharmonie in der Familie
- Unsicheres Bindungsverhalten nach 12./18. Lebensmonat
- Psychische Störungen der Mutter/des Vaters
- Schwere körperliche Erkrankungen der Mutter/des Vaters
- Unerwünschtheit
- Alleinerziehende Mutter
- Autoritäres väterliches Verhalten
- Sexuelle und /oder aggressive Misshandlung
- (Früher) Verlust der Mutter
- „Häufig wechselnde frühe Beziehungen"
- Schlechte Kontakte zu Gleichaltrigen
- Altersabstand zum nächsten Geschwister < 18 Monate
- Uneheliche Geburt
- Hoher Gesamt-Risiko-Score
- Genetische Disposition

Übersicht 4:
Biographische Risikofaktoren für die Entstehung psychischer und psychosomatischer Erkrankungen (Hoffmann 1995)

Im Einzelfall ist es aber nicht möglich, vorhandene Risikofaktoren zu addieren und daraus Schlussfolgerungen zu ziehen. Andere Faktoren der Biographie und der Bewältigung sowie traumatische Erlebnisse im Erwachsenenalter und natürlich genetische Faktoren, die bisher nicht genau bestimmt werden können, müssen mit einbezogen werden. Von größter Bedeutung sind dabei auch die psychosozialen Schutzfaktoren, die oft noch zu wenig beachtet werden.

Übersicht 5: Protektive Faktoren im Hinblick auf die Entwicklung psychischer und psychosomatischer Erkrankungen (Hoffmann 1995)	• Dauerhafte gute Beziehung zu mindestens einer primären Bezugsperson • Großfamilie / kompensatorische Elternbeziehungen / Entlastung der Mutter • Insgesamt attraktives Mutterbild • Gutes Ersatzmilieu nach frühem Verlust der Mutter • Mindestens durchschnittliche Intelligenz • Robustes, aktives und kontaktfreudiges Temperament • Soziale Förderung (z. B. Jugendgruppen, Schule, Kirche) • Verlässlich unterstützende Bezugspersonen im Erwachsenenalter • Lebenszeitlich späteres Eingehen „schwer auflöslicher Bindungen" • Geringere Risikogesamtbelastung

Es gibt inzwischen hervorragende Belege, dass bestimmte biographische Faktoren (v. a. eine gute Beziehung zu wenigstens einer primären Bezugsperson und ein stabiles soziales Umfeld) dem Patienten trotz schwerwiegender traumatischer Erlebnisse ein gelingendes Leben ermöglichen und schwere seelische und psychosomatische Erkrankungen verhindern können.

Krankheitsverarbeitung, Chronifizierung und Interaktion

Viele Patienten mit somatoformen Störungen haben eine realitätsferne Bewertung des Zustandes von Gesundheit, den sie mit der Abwesenheit jeglicher Körpersensationen gleichzusetzen scheinen. Ebenso scheint ihnen ein Bewusstsein von unterschiedlich belastenden Lebensphasen, Reaktionen auf Belastungen, Alterung und Ähnlichem fremd zu sein. In vielen Fällen werden diese physiologischen Veränderungen, z. B. Alterungsprozesse, als schwere Kränkungen (= Krankheit) empfunden. Bei genauerer Exploration stellen sich vielfältige Fehlverarbeitungen und Fehlwahrnehmungen sowie Defizite in der Gestaltung von Kommunikation und Beziehungen dar. Viele der Patienten zeigen:

> eine Unfähigkeit, eigene Emotionen wahrzunehmen und zu kommunizieren; wahrgenommen werden dann oft nur die begleitenden körperlichen Reaktionen,

> die Unfähigkeit, Konflikte offen und vertrauensvoll auszutragen,

123

> eine hohe – z.T. autodestruktiv anmutende – Anpassungsleistung an die Forderungen des sozialen Umfeldes,
> eine einseitig objektale Körperbeziehung und Selbstbeobachtung,
> die Fähigkeit, Symptome dem jeweils herrschenden gesellschaftlichen Krankheitsparadigma anzupassen,
> ein Opfergefühl und die Suche nach äußeren Ursachen (externalisierte Attribution),
> Beziehungsstörungen (möglicher Ausdruck von Bindungsstörungen), die die Familie und das sonstige soziale Umfeld betreffen können,
> und schließlich in hohem Maß Regressionssehnsucht und Ausgleichswünsche, die das hoch ausgefeilte Abwehrsystem der Betroffenen irgendwann aus dem Gleichgewicht bringen können.

Normale Körpersensationen, etwa Nackenverspannungen bei Stress oder Herzklopfen bei Aufregung, werden pathologisiert und affektiv katastrophisiert. Der eigene Körper scheint nicht als Subjekt besetzt oder gar geliebt zu sein, sondern scheint wie ein distanziertes, Angst machendes Objekt wahrgenommen zu werden, dessen Funktionen überwacht werden müssen. Körperliche Sensationen bekommen dann entweder generell oder auch im Bezug auf ein bestimmtes Organsystem die Bedeutung einer Störung oder einer Krankheit, mit nachfolgendem Krankheitsverhalten, wie Schonverhalten, Vermeidungsstrategien, verstärkte Selbstbeobachtung, und mit zunehmender Verzweiflung über frustrane Abklärungs- und Behandlungsbemühungen. Mit steigendem inneren Druck steigt auch der Druck auf das (erfolglose) medizinische System mit forderndem Inanspruchnahmeverhalten und Ausgleichswünschen. Mit der laufenden Zeit und dem Fehlen einer von ihnen akzeptierten Diagnose bekommen viele Patienten das Gefühl, von einem (unheimlichen) Leiden befallen zu sein, das niemand findet oder das ihnen vorenthalten wird, bis sie sich schließlich in die „Psycho-Ecke" abgeschoben sehen.

Wie bereits mehrfach erwähnt, neigen somatoforme Störungen früh zur Chronifizierung. Die wenigen empirischen Studien dazu sind sehr heterogen. Deshalb ist das Zusammenwirken der verschiedenen Chronifizierungsfaktoren bisher nicht eindeutig geklärt. Insbesondere ist unsicher, ob es sich bei der Chronifizierung um eine krankheitsimmanente Besonderheit handeln könnte. So führt Potreck-Rose (1994: 16) aus, dass es sich bei den somatoformen Störungen um Erkrankungen handeln könne, bei denen ein chronischer Verlauf Charakteristikum der Erkrankungen per se sei. Die zugrunde liegende Persönlichkeitsstruktur sei dabei so änderungsresistent, dass sogar bei Besserung oder Verschwinden der Beschwerden grundsätzlich eine Bereitschaft zu dieser Art der Symptombildung bestehen bleibe und Rezidive immer wieder möglich seien. Durch den Verlauf der Krankheiten selbst könnten irreversible Schäden, z.B. in der Persönlichkeitsstruktur, gesetzt werden, die eine Schadensbeseitigung nicht mehr möglich machten.

Möglicherweise trägt aber v.a. eine problematische medizinische Behandlung, die Fehlwahrnehmung und Fehlverhalten fördert, zur Chronifizierung bei. In der Literatur wird ausgeführt, dass die entscheidende Zeitspanne für die Chronifizierung die zwischen der Erstkonsultation eines Arztes und dem Erkennen der Psychogenese sei. Dieser Zeitraum wird auf ca. fünf bis acht Jahre (!) geschätzt (Reimer 1979: 123; Ringel 1983; Zielke 1989: 132). Für diese Verzögerung werden wechselnd das medizinische System, behandelnde Ärzte und die Patienten selbst verantwortlich gemacht. Potreck-Rose (1994) nennt dies ein „wanderndes Verursacherprinzip". Psychosomatiker sähen die Schuld v.a. bei den Primärärzten, diese bei den Patienten. Diese wiederum machten sowohl Primär- als auch Fachärzte für die Chronifizierung verantwortlich. Sachbearbeiter der Kostenträger sähen die Problematik sowohl bei den behandelnden Ärzten als auch bei der mangelnden Patienteneinsicht und Psychotherapiebereitschaft sowie in Mängeln im Versorgungssystem. Im Versorgungssystem werden vor allem mangelnde diagnostische Kompetenz, mangelnde Kommunikation und mangelhafte Versorgungsstrukturen für psychosomatische Patienten genannt. Auch seien Fehldiagnosen bei psychosomatischen Erkrankungen zwar für den Patienten ein Problem, würden aber weder dem Arzt, noch dem System als Versagen angelastet.

Die beruflichen und sozialen Folgen der Krankheiten mit dem verstärkten Inanspruchnahmeverhalten und der dann oft folgenden Verhaltensspirale sind als weitere krankheitsverstärkende Faktoren anzusehen. Wahrscheinlich bedingen die Faktoren einander, so dass die Chronifizierung als Produkt aus Krankheitsgeschehen und Versorgungsleistung bzw. -defiziten anzusehen ist.

Therapeutische Ansätze und Möglichkeiten

Bei der Behandlung von Patienten mit somatoformen Störungen werden die Weichen für Krankheitsüberzeugungen, Verarbeitung und Körperfixierung sowie Chronifizierung in der Regel bereits in der primärärztlichen Versorgung gestellt. Die meisten Menschen entwickeln irgendwann in ihrem Leben somatoforme Beschwerden, oft auch mehrfach. Die meisten stufen diese allerdings als Bagatellbeschwerden ein. Nur ein Bruchteil wendet sich an einen Arzt. Für diese Gruppe ist es von entscheidender Bedeutung, mit welcher Haltung ihnen der Primärarzt begegnet:

Einerseits ist es entscheidend, ob es gelingt eine tragfähige Beziehung aufzubauen, den Patienten in seiner Not ernst zu nehmen, notwendige diagnostische Abklärungen zu veranlassen, ohne den Patienten sofort mit einem Diagnose-Etikett zu versehen. Andererseits ist es von Bedeutung, ob für den Primärarzt psychosomatische/somatoforme Störungen als diagnostische Kategorie überhaupt in Frage kommen, so dass er Symptome mit Hinweischarakter entsprechend einordnen kann. Schließlich stellt die Art, wie die Befundergebnisse mitgeteilt werden, eine wichtige Weichenstellung dar: Lässt der Arzt seinen Patienten mit der Mitteilung, es sei alles in Ordnung oder er sei völlig gesund, rat- und hilflos allein oder gelingt es, bei somatischem Normal- oder Banalbefund, die Symptome des Patienten in einem nachvollziehbaren, Verständnis weckenden Erklärungsmodell darzustellen. Im Erfolgsfall kann die Spirale aus somatoformen Beschwerden, Wunsch nach Abklärung, negativem Befund, Hilflosigkeit, Steigerung der Beschwerden, erneutem Wunsch nach Diagnostik usw. früh gebrochen werden.

Besteht bei einem Patienten aufgrund von Beschwerdeart, -intensität und -dauer die Indikation zu einer fachpsychotherapeutischen Behandlung, dann stellt die Erarbeitung einer entsprechenden Motivation bereits das erste Therapieziel dar. Für viele Patienten erscheint es kaum vorstellbar, dass die Beschwerden, die sie so klar in ihrem Körper wahrnehmen, Ausdruck einer seelischen Problematik sein könnten. Für viele wird allein schon die Möglichkeit, an einem seelischen Konflikt zu leiden, abgewehrt. Das Benennen dieses Zusammenhangs wird dann als bedrohlich empfunden und kann zu sehr starken aversiven Reaktionen führen. Das vorsichtige Heranführen kann nur auf Grundlage einer vertrauensvollen und tragfähigen Beziehung gelingen, die es dem Patienten ermöglicht, sich ein wenig zu öffnen.

Die Art der Fachpsychotherapie bzw. ihrer Kombinationen werden sich im Idealfall an der Besonderheit des Einzelfalls ausrichten. Wichtige Faktoren für die Methodenwahl sind v.a. das Ausmaß der psychostrukturellen Defizite, Dauer der Beschwerden und Chronifizierung, bisherige Erfahrungen im Gesundheitssystem und Körperfixierung, Folgeschäden und Komorbiditäten u.a.m. Im deutschen Versorgungssystem wird aber oft nach den im Einzugsgebiet oder in der Klinik vorhandenen Qualifikationen der Psychotherapeuten entschieden – eine nicht immer ideale Entscheidung.

Grundsätzlich stehen psychodynamisch orientierte Psychotherapieverfahren, für die bereits modulartig aufgebaute Programme erarbeitet wurden (Nickel 1999), aber auch verhaltenstherapeutische Behandlungskonzepte (Rief 1998: 14) zur Verfügung. Die Behandlungskonzepte sind in der entsprechenden Fachliteratur leicht zugänglich. Insbesondere im stationären Kontext gelingt es, Methoden zu kombinieren. Damit kann auch bei schwierigen Fällen ein Behandlungserfolg gelingen. Dabei werden psychodynamische und verhaltenstherapeutische Methoden kombiniert und/oder z.B. durch gestalttherapeutische, körperorientierte und kunsttherapeutische Verfahren ergänzt.

Bei Patienten mit Schmerzstörungen, somatischen Folgeschäden im Verlauf und somatischer Komorbidität ist es unbedingt erforderlich, die Behandlung der körperlichen Befunde einzubeziehen, ohne den Fokus der Therapie zu verändern. Insbesondere Physiotherapie und aktivierende Gymnastik und Training können sehr hilfreich sein. Behandlungsmaßnahmen, die die häufig vorhandenen regressiven Wünsche der Patienten verstärken, z.B. Massagen, Bettruhe usw., sollten nur sehr spärlich und kurz eingesetzt werden.

Entspannungsverfahren (z. B. Progressive Muskelentspannung, Autogenes Training usw.) können sich sehr positiv auswirken, wenn sie gut in das gesamte Behandlungskonzept eingebunden werden.

Bisher ist keine spezifische und wirksame Pharmakotherapie der somatoformen Störungen bekannt. Die inzwischen weit verbreitete Verordnung von *Antidepressiva* muss problematisiert werden. Eine Wirksamkeit für den Patienten ist nur zu erwarten, wenn komorbid eine depressive Störung vorliegt und die erfolgreiche Behandlung der Depression das Gesamtbefinden des Patienten verbessert. Die Behandlung somatoformer Störungen ohne Depression mit Antidepressiva ist abzulehnen. Die Behandlung mit *Tranquilizern* und *Muskelrelaxantien* auf Tranquilizerbasis ist wegen der großen Gefahr der Abhängigkeitsentwicklung grundsätzlich abzulehnen, lediglich bei sehr akuten Beschwerden nur sehr kurz einzusetzen. *Antirheumatika* haben nur dann einen lindernden Effekt, wenn somatoforme Beschwerden in Kombination mit einer Erkrankung des Bewegungsapparates vorliegen, z. B. bei Krankheitsbildern, die mit der Ziffer ICD-10: F54 kodiert werden. *Nicht opioide Analgetika* bleiben bei somatoformen Störungen meist ohne einen lindernden Effekt. Bei *Opioiden* besteht die Gefahr der Medikamentenabhängigkeit und eine Verstärkung der Körperfixierung. Sie sollten deshalb – wenn überhaupt – nur kurzzeitig eingesetzt werden. Die Dauerbehandlung eines Patienten mit einer somatoformen Störung mit einem „Schmerzpflaster" stellt einen Kunstfehler dar.

Prognostische Überlegungen bei somatoformen Störungen

Epidemiologische Daten zur Prognose der somatoformen Störungen im Kurz- oder Langzeitverlauf sind nicht bekannt. Es gibt einige wenige nicht generalisierbare Daten zu hoch selektierten Patienten-Subpopulationen. Bekannt sind die frühe Chronifizierungsneigung, das hohe Inanspruchnahmeverhalten im Gesundheitssystem und die damit verbundene Gefahr iatrogen ausgelöster Folgeschäden. Das Vorliegen und der Schweregrad dieser Faktoren sind für die Prognose des Einzelfalls oft bedeutender als die Beschwerdeausprägung und die zugrunde liegende psychische Problematik.

Für einige grundsätzliche Überlegungen ist es wichtig festzuhalten, welche langfristigen Behandlungserfolge bei den somatoformen Störungen zu erwarten sind. Abgesehen von sehr kurz vorliegenden Beschwerden, die oft bereits in der primärärztlichen Behandlung schnell aufgelöst werden können, ist bei den chronifizierten Formen nur selten eine Heilung möglich. Entscheidend ist es, die für den Patienten bestmögliche Lebensqualität zu erreichen und ihn vor unnötigen Eingriffen zu schützen. Dafür ist es unbedingt erforderlich, dass der Patient selbst die Beschwerden auslösenden und unterhaltenden Faktoren kennt und lernt, seine Beschwerden neu zu bewerten. Das Vorliegen einer somatoformen Störung zieht zwingend weder die Arbeitsunfähigkeit noch die Berentung nach sich. Denjenigen Patienten aber, die während des Krankheitsverlaufs eine starke Körperfixierung erfahren haben und aus ihrer „Erkrankung" die Berechtigung zur dauerhaften Schonung (z. B. durch Berentung) ableiten, kann man oft auch mit den ausgefeiltesten Behandlungsverfahren nicht helfen. Sie erweisen sich gegenüber Versuchen einer sozialen Rehabilitation in der Regel als resistent.

Insgesamt ist die Prognose für diese Störungsgruppe nach klassischen Kriterien eher schlecht. Bei Modifikation der Therapieziele, wie oben beschrieben, können bei vielen Patienten aber gute Erfolge verzeichnet werden. Von zentraler Bedeutung ist sicher die Weiterbildung der primärärztlich tätigen Ärzte, um bei möglichst vielen Patienten früh im Krankheitsprozess Weichen gezielter stellen zu können als bisher.

Literatur

American Psychiatric Association (1980) Diagnostic and Statistical Manual of Mental Disorders, Third Edition. Washington DC: APA 1980. Deutsche Bearbeitung, Göttingen.

American Psychiatric Association (2003) Diagnostic and Statistical Manual of Mental Disorders, Fourth Edition, Washington APA 2000. Deutsche Bearbeitung durch Saß H et al. Diagnostisches und Statistisches Manual Psychischer Störungen – Textrevision, Göttingen.

Arbeitskreis OPD (Hg.) (1996) Operationalisierte Psychodynamische Diagnostik, Grundlagen und Manual, Bern.

BARSKY A J et al. (1992) Psychiatric Comorbidity in DSM-III-R. In: Archives of General Psychiatry 49: 101-108.

BRÜCKLE W (2009) Fibromyalgie-Syndrom – die neue Leitlinie. In: Zeitschrift für Rheumatologie 68: 451-458.

DE WAAL M W et al. (2004) Somatoform Disorders in General Practice. In: British Journal of Psychiatry 184: 470-474.

DILLING H et al. (1991) Internationale Klassifikation Psychischer Störungen ICD-10 Kapitel V (F). Klinisch-diagnostische Leitlinien, Bern.

DOERING T et al. (2006) Was tun mit „eingebildeten Kranken"? In: Der Allgemeinarzt 19: 10-12.

ESCOBAR J I et al. (1987) Somatization in the community: Relationship to disability and use of services. In: American Journal of Public Health 77: 837-840.

ESCOBAR J I et al. (1989) Somatic symptoms index (SSI): A new and abridged somatization construct. Prevalence and epidemiological correlates in two large community samples. In: The Journal of Nervous and Mental Disease 177: 140-146.

ESCOBAR J L et al. (1998) Somatisation Disorder in Primary Care. In: British Journal of Psychiatry 173: 262-266.

FINK P et al. (1999) Somatization in Primary care. Prevalence, health care utilization and General Practitioner Recognition. In: Psychosomatics 40: 330-338.

FREEDMAN A M et al. (Hg.) (1978) Modern Synopsis of Psychiatry II, Chapter 13: Classification, Baltimore.

GREIF-HIGER G (2006) Unbehindert leiden? Schmerzsyndrome, Somatoforme Störungen und das Schwerbehindertengesetz. In: Thomann K-D et al. (Hg.) (2006) Schwerbehindertenrecht – Begutachtung und Praxis, Darmstadt.

HÄUSER W et al. (2009) Fibromyalgiesyndrom. Klassifikation, Diagnose und Behandlungsstrategien. In: Deutsches Ärzteblatt 106, 23: 383-391.

HENNINGSEN P (2008) Somatoforme Störungen. In: Rudolf G; Henningsen P (Hg.) (2008) Psychotherapeutische Medizin und Psychosomatik. Stuttgart: 234-248.

HERRMANN J M et al. (1996) ICD-10 und DSM-III-R – eine kritische Stellungnahme zum Gebrauch der internationalen Diagnoseschlüssel. In: Uexküll T v (Hg.) (1996) Psychosomatische Medizin, 5. Auflage, München: 342-346.

HOFFMANN S O; HOCHAPFEL G (1995) Neurosenlehre, Psychotherapeutische und Psychosomatische Medizin, 5. Auflage, Stuttgart.

KIRMAYER L; ROBBINS J M (1991) Three forms of Somatization in Primary Care: Prevalence Co-occurence and Sociographic Characteristics. In: Journal of Nervous and Mental Disorders 179: 647-655.

KROENKE K et al. (1994) Physical symptoms in primary care: predictors of psychiatric disorders and functional impairment. In: Archives of Family Medicine 3: 774-779.

LIU G et al. (1997) Structural factor analyses for medically unexplained somatic symptoms of somatization disorder in the Epidemiologic Catchment Area study. In: Psychological Medicine 27: 617-626.

MAIER W; FALKAI P (1999) The Epidemiology of Comorbidity between Depression, Anxiety Disorders and somatic Diseases. In: International Clinical Psychopharmacology 14 (Supp. 2): 1-6.

MAYOU R et al. (2005) Somatoform disorders: Time for a New Approach in DSM-V. In: American Journal of Psychiatry 162: 847-855.

MEYER C et al. (2000) Lebenszeitprävalenz psychischer Störungen in der erwachsenen Allgemeinbevölkerung. Ergebnisse der TACOS-Studie. In: Nervenarzt 71: 535-542.

NICKEL R; EGLE U T (1999) Therapie somatoformer Schmerzstörungen. Manual zur psychodynamisch-interaktionellen Gruppentherapie, Stuttgart.

ORMEL J et al. (1994) Common Mental disorders and Disability across Cultures. In: JAMA 272: 1741-1748.

POTRECK-ROSE F; KOCH U (1994) Chronifizierungsprozesse bei psychosomatischen Patienten, Stuttgart.

REIMER C et al. (1979) Iatrogene Chronifizierung in der Vorbehandlung psychogener Erkrankungen. In: Praxis der Psychotherapie und Psychosomatik 24: 123-133.

RIEF W; HILLER W (1998) Somatisierungsstörung und Hypochondrie, Göttingen.

RINGEL E; KROPIUNIGG U (1983) Der fehlgeleitete Patient. Psychosomatische Patientenkarrieren und ihre Akteure, Wien.

RITTER K et al. (2010) Komorbiditäten bei Patienten mit einer Narzisstischen Persönlichkeitsstörung im Vergleich zu Patienten mit einer Borderline-Persönlichkeitsstörung. In: Psychotherapie Psychosomatik Medizinische Psychologie 60: 14-24.

RUDOLF G (2008) Psycho-Somatik: Erklärungsmodelle somatoformer Störungen. In: Rudolf G; Henningsen P (H°168g.) (2008): Psychotherapeutische Medizin und Psychosomatik, Stuttgart.

SHORTER E (1994) Moderne Leiden – Zur Geschichte der psychosomatischen Krankheiten, Reinbek.

SIMON G E; GUREJE O (1999) Stability of Somatization Disorder and Somatization Symptoms among Primary Care Patients. In: Archives of General Psychiatry 56: 90-95.

SIMON G et al. (1996) Somatic symptoms of distress: an international primary care study. In: Psychosomatic Medicine 58: 481-488.

WITTCHEN H U et al. (1999) Affektive, somatoforme und Angststörungen in Deutschland – Erste Ergebnisse des bundesweiten Zusatzsurveys „Psychische Störungen". In: Gesundheitswesen 62: 216-222.

ZIELKE M; MARK N (1989) Effizienz und Effektivität stationärer psychosomatischer Behandlungen. In: Praxis der Klinischen Verhaltensmedizin und Rehabilitation 7: 132-147.

GORDON KRAHL,
CHRISTINA KRAHL,
UTZ ULLMANN

Psychische Beschwerdenbilder nach Unfallereignissen

Psychische Folgen nach traumatisierenden Ereignissen werden seit über 150 Jahren wissenschaftlich diskutiert. In der historischen Literatur finden sich vielfältige Beispiele von Menschen, die unter einzelnen Ereignissen so sehr litten, dass sie psychisch krank wurden oder – literarisch oft sehr eindrucksvoll geschildert – „den Verstand verloren". Mit einem sehr prominenten Beispiel aus der Geschichte beschäftigte sich der Psychiater Jonathan Shay (1995). Er analysiert, wie Homer die Veränderungen von Achill während des Trojanischen Krieges beschreibt. „Sein engster Freund in diesem Kreis, sein militärischer Stellvertreter und Adoptivbruder fällt im Kampf, tiefe Trauer und Selbstmordverlangen nehmen von Achill Besitz, er hat das Gefühl bereits tot zu sein, er ist von Schuldgefühlen gequält und davon überzeugt, dass besser er anstelle seines Freundes hätte sterben sollen, er strebt nicht mehr danach, in die Heimat zurückzukehren, er wird zum Berserker und verübt Schandtaten gegen Lebende und Tote."

Es gibt Ereignisse, von denen man selbstverständlich annimmt, dass sie psychische Beschwerden nach sich ziehen. So würde niemand annehmen, dass ein Ehepaar, dessen Baby verstirbt, damit unbeschwert umgehen könnte, oder dass schwere körperliche Verletzungen, wie etwa Querschnittlähmungen oder Amputationen sowie chronische starke Schmerzen, ohne einen psychischen Anpassungsprozess verarbeitet werden. Dennoch ist die Diskussion zu diesem Thema seit über 150 Jahren von vielen Vorurteilen geprägt und wird sehr emotional geführt. Auf die geschichtliche Entwicklung wird in einem anderen Kapitel ausführlich eingegangen, es sei an dieser Stelle nur festgehalten, dass die Existenz der prominentesten unter den psychoreaktiven Störungen, der Posttraumatischen Belastungsstörung, bis heute diskutiert wird. So fasste Brewin (2003) Argumente zusammen, die gegen die Stellung dieser Diagnose sprechen. Diese Argumente stellen jedoch Einzelmeinungen dar. Im klinischen Alltag wird die Diagnose einer Posttraumatischen Belastungsstörung nicht mehr angezweifelt, viele Therapeuten verwenden heute selbstverständlich traumaspezifische Begriffe, wie Flashback, EMDR, Fragmentierung des Gedächtnisses, Retraumatisierung. Seit 1980 wurden die Folgen schwerer Traumatisierung erstmals in die psychiatrischen Klassifikationssysteme aufgenommen. Die dritte Fassung des *Diagnostic and Statistic Manual* der American Psychiatric Association (DSM-III) wies erstmals die Diagnose Post-traumatic Stress Disorder auf. Seit dieser Zeit hat eine bis heute andauernde Differenzierung des Störungsbildes stattgefunden, so dass aktuell im ICD-10 (Internationale Klassifikation der Krankheiten) ein eigenes Kapitel mit dem Namen „Reaktion auf schwere Belastung und Anpassungsstörung" zu finden ist und darüber hinaus unter „Persönlichkeits- und Verhaltensstörungen" die Folgen schwerster Traumatisierung als andauernde Persönlichkeitsveränderung nach Extrembelastung beschrieben werden.

Außer der PTBS gibt es aber auch andere psychische Störungen, die infolge eines oder mehrerer Unfallereignisse auftreten können. Zu den bekanntesten gehören die Anpassungsstörung, die spezifische Phobie, dissoziative sowie depressive Störungen.

Das vorliegende Kapitel soll einen Überblick über die gängigsten, nach Unfällen auftretenden psychischen Beschwerdebilder geben, wobei wir uns auf die in der Praxis am häufigsten auftretenden Diagnosen beschränkt haben. Der Schwerpunkt des vorliegenden Kapitels ist die PTBS, wobei bezüglich der anderen Störungen das klinische Bild sowie differenzialdiagnostische Aspekte kurz dargestellt werden.

1 Posttraumatische Belastungsstörung (F 43.1)

Gibt man bei Google die deutsche Abkürzung für eine Post-traumatische Belastungsstörung, PTBS, ein, so erhält man über 117.000 Treffer. Verwendet man die englische Abkürzung PTSD in der Suchmaschine, so erhält man bereits 4.300.000 Treffer. Im Vergleich zu vielen anderen psychischen Diagnosen (z.B. spezifische Phobie 43.000 Treffer) ist die PTBS sehr stark im Internet vertreten. Hollywood hat diese Diagnose in vielen Filmen (z.B. „Rambo", „Herr der Gezeiten") thematisiert, in Romanen werden immer wieder Figuren beschrieben, die Symptome einer solchen Störung aufweisen. Kaum ein Mensch hat heute noch ernsthaft Verständnisprobleme, wenn der Held in einem Film immer wieder von schrecklichen Kriegserlebnissen träumt und sich auch tagsüber so verhält, als sei er immer noch im Krieg, obwohl dieser schon seit Jahren zu Ende ist. Die Erkenntnis, dass einzelne Ereignisse schwere psychische Folgen hinterlassen können, Menschen also durch bestimmte Erlebnisse traumatisiert sein können, ist heute Allgemeingut. Die Verbreitung des Wissens über diese Störungs-form hat in den letzten Jahren einerseits zu einem inflationären Gebrauch der Diagnose einer Posttraumatischen Belastungsstö-rung geführt (McHugh/Treisman 2007; Summerfield 2001; Tägert 2010), wobei es andererseits in bestimmten Kontexten immer noch vorkommt, dass diese Diagnoseoption übersehen wird (Taubmann-Ben-Ari 2001; Zimmermann/Mattia 1999). Gerade von Experten wird diese Störung unterschiedlich häufig diagnostiziert, was z.T. daran liegt, dass die Kriterien einer PTBS in den gängigen Klassifi-kationssystemen unterschiedlich sind und dass die verschiedenen therapeutischen Schulen differente Auffassungen über das Stö-rungsbild haben.

1.1 Symptomatik

1.1.1 Das Traumakriterium

Das Störungsbild einer Posttraumatischen Belastungsstörung wird in zwei Klassifikationssystemen ausführlich beschrieben, wobei den meisten Beurteilungen die Beschreibung des *Diagnostischen und statistischen Manuals Psychischer Störungen* (DSM-IV-TR), eines aus dem amerikanischen stammenden Klassifikationssystems, zugrunde liegt. Das DSM-IV ist im Vergleich zur *Internationalen Klassifikation Psychischer Störungen* (ICD-10), dem für die gesetzlichen Krankenkassen verbindlichen Klassifikationssystem, in der Beurteilung strenger (Andrews et al. 1999), d.h. bei gleicher Symptomatik wird bei weniger Patienten die Diagnose einer PTBS gestellt, wenn als Klassifikationssystem das DSM-IV zugrunde gelegt wird.

Die Diagnose einer PTBS setzt voraus, dass ein Proband ein oder mehrere belastende Ereignisse erlebt oder beobachtet hat. Dies erscheint zunächst banal, allerdings stellt sich die Frage, was genau ein belastendes bzw. traumatisierendes Ereignis ist? Je nach Klassifikationssystem finden sich zwei unterschiedliche Definitionen:

Was ist ein Trauma?
ICD-10:
Die Betroffenen waren einem kurz oder lang anhaltenden Ereignis oder Geschehen von außergewöhnlicher Bedrohung oder mit katastrophalem Ausmaß ausgesetzt, das nahezu bei jedem tiefgreifende Verzweiflung auslösen würde.

DSM-IV-TR (A-Kriterium):
Die Person wurde mit einem traumatischen Ereignis konfrontiert, bei dem die beiden Kriterien vorhanden waren:

(1) Die Person erlebte, beobachtete oder war mit einem oder mehreren Ereignissen konfrontiert, die tatsächlichen oder drohenden Tod oder ernsthafte Verletzung oder eine Gefahr der körperlichen Unversehrtheit der eigenen Person oder anderer Personen beinhalteten.

(2) Die Reaktion der Person umfasst intensive Furcht, Hilflosigkeit oder Entsetzen. (Bei Kindern kann sich dies auch durch aufgelöstes oder agitiertes Verhalten äußern).

Die Definition der Internationalen Klassifikation psychischer Störungen (ICD-10) verlangt, dass Betroffene einem Ereignis „von außergewöhnlicher Bedrohung oder mit katastrophalem Ausmaß" ausgesetzt waren, dieses Ereignis soll „bei nahezu jedem tiefgreifende Verzweiflung auslösen" können. Diese Definition des auslösenden Ereignisses ist in der Praxis mit einigen Schwierigkeiten verbunden. Was genau sind Ereignisse, die bei nahezu jedem eine tiefgreifende Verzweiflung auslösen? Bei Folter, Vergewaltigung, schweren Naturkatastrophen oder Terroranschlägen ist die Beurteilung nicht schwierig, dies sind sicherlich Ereignisse, bei denen sich jeder Mensch ohne weiteres vorstellen kann, hierauf mit Verzweiflung zu reagieren. Kann ein Auto- oder Arbeitsunfall auch darunter subsumiert werden? Ein schwerer Autounfall, bei dem Menschen sterben und der Patient selbst massiv verletzt wird, ist sicherlich in der Beurteilung ebenso wenig kontrovers. Was ist aber, wenn der Patient über ein Unfallereignis berichtet, bei dem bereits das Auslösen der Airbags mit der damit verbundenen Rauchentwicklung bei ihm die Assoziation von Brandgefahr und dies wiederum Todesangst ausgelöst habe, so dass er danach schwer traumatisiert sei? Was ist, wenn es sich hierbei um einen Auffahrunfall mit geringer Geschwindigkeit ohne relevante Verletzungen oder gar Todesgefahr handelt? Ist dies dann ein Ereignis, das bei „nahezu jedem eine tiefgreifende Verzweiflung auslösen" (ICD-10) würde? Bei näherer Betrachtung müsste man feststellen, dass Auffahrunfälle häufig in der Bevölkerung vorkommen und die meisten Menschen hierauf nicht mit tiefgreifender Verzweiflung reagieren, so dass nach der Definition des Traumabegriffs keine PTBS zu diagnostizieren wäre. Die Formulierung ein „Geschehen von außergewöhnlicher Bedrohung oder katastrophalem Ausmaß" macht ebenfalls klar, dass dieses Unfallereignis nicht geeignet ist, eine PTBS auszulösen.

Das häufig bei Begutachtungen eingesetzte Klassifikationssystem DSM-IV nimmt eine komplexere Definition des traumatisierenden Ereignisses vor. Hier werden zwei Eingangsvoraussetzungen zur Diagnosestellung verlangt. Zum einen wird die Situation (A1-Kriterium) definiert, zum anderen die unmittelbare Reaktion des Probanden (A2-Kriterium) auf das Ereignis. Die Situation wird hierbei sehr allgemein definiert, wobei vorausgesetzt wird, dass die Person ein oder mehrere Ereignisse erlebt haben muss, ob beobachtend oder persönlich damit konfrontiert, die den Tod, eine ernsthafte Verletzung oder eine Gefahr der körperlichen Unversehrtheit der eigenen Person oder einer anderen Person beinhalteten. Diese Definition lässt sehr viel Spielraum für Interpretationen, denn was genau „eine Gefahr der körperlichen Unversehrtheit" darstellt, ist nicht definiert. So ist es klar, dass der Verlust eines Armes traumatisierend ist, kann aber auch der Schnitt in den Finger in diesem Sinne als extrem belastend interpretiert werden? In der Praxis gibt also auch diese Definition Schwierigkeiten auf, wobei hier sogenannte Bagatellverletzungen, wie ein Schnitt in den Finger, nicht gemeint sind, wenn von einer Gefahr der körperlichen Unversehrtheit gesprochen wird. Die Einschätzung nach DSM-IV wird von den meisten Gutachtern bevorzugt, da hier neben dem „objektiven Kriterium" der Situation ein „subjektives Kriterium" (Erleben der Person) erfüllt sein muss, damit die Voraussetzungen zur Diagnosestellung gegeben sind.

Das zweite Kriterium verlangt, dass die betroffene Person auf das belastende Ereignis mit intensiver Furcht, Hilflosigkeit oder Entsetzen reagieren muss. Das Ausmaß der Reaktion sollte deutlich über das Erwartbare hinausgehen. So kann z. B. die Notwendigkeit einer starken Beruhigungsmedikation nach einem belastenden Ereignis ein Hinweis auf eine solche Reaktion des Patienten sein. Eine ruhige, beherrschte Reaktion mit einer adäquat wirkenden emotionalen Reaktion spricht gegen die Eignung des Ereignisses als Auslöser einer PTBS. Von einigen Autoren (Adler et al. 2008; Brewin et al. 2000) wird die Meinung vertreten, dass das A2-Kriterium unter bestimmten Umständen fehlen kann (z. B. bei trainierten professionellen Einsatzkräften), allerdings bedürfen solche Sonderfälle einer sorgfältig herausgearbeiteten und plausiblen Begründung. In einem solchen Fall wäre die Diagnose einer PTBS nach DSM-IV nicht mehr möglich, sondern lediglich unter Zugrundelegung des ICD-10. In den Klassifikationssystemen sind beispielhaft Ereignisse festgehalten, die geeignet sind, eine PTBS auszulösen.

Zu typischen auslösenden Stressoren gehören nach DSM-IV:
- Kriegerische Auseinandersetzungen
- Gewalttätige Angriffe auf die eigene Person (Vergewaltigung, körperlicher Angriff, Raubüberfall, Straßenüberfall)
- Entführung

- Geiselnahme
- Terroranschlag
- Folterung
- Kriegsgefangenschaft
- Gefangenschaft in einem Konzentrationslager
- Natur- oder durch Menschen verursachte Katastrophen
- Schwere Autounfälle
- Diagnose einer lebensbedrohlichen Erkrankung
- Das Beobachten einer schweren Verletzung / des unnatürlichen Tods eines anderen Menschen
- Das Beobachten von schweren Unfällen, Kriegshandlungen oder Katastrophen
- Die Kenntnisnahme massiv belastender Ereignisse, die andere Menschen durchlebten

Diese Liste möglicher auslösender Ereignisse ist erweiterbar. Maercker (2003) stellt anhand der Studienlage fest, dass Vergewaltigung, Kriegsteilnahme und Misshandlungen bzw. sexueller Missbrauch in der Kindheit die drei pathogensten Traumen darstellen. Generell wird nach Typ-I-Trauma und Typ-II-Trauma unterschieden (Terr 1989). Das Typ-I-Trauma beschreibt ein kurz andauerndes, einmaliges Ereignis (z.B. Autounfall), das Typ-II-Trauma beschreibt eine lang andauernde, mehrfache Traumatisierung (z.B. Folter).

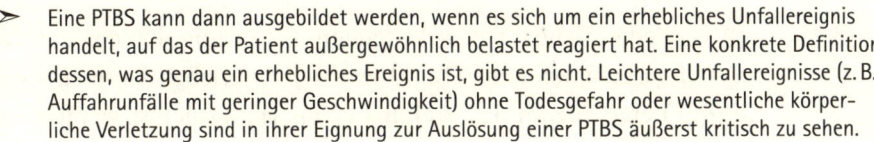

➤ Eine PTBS kann dann ausgebildet werden, wenn es sich um ein erhebliches Unfallereignis handelt, auf das der Patient außergewöhnlich belastet reagiert hat. Eine konkrete Definition dessen, was genau ein erhebliches Ereignis ist, gibt es nicht. Leichtere Unfallereignisse (z.B. Auffahrunfälle mit geringer Geschwindigkeit) ohne Todesgefahr oder wesentliche körperliche Verletzung sind in ihrer Eignung zur Auslösung einer PTBS äußerst kritisch zu sehen.

1.1.2 Typische Symptomatik einer PTBS

Sind die Eingangsvoraussetzungen erfüllt, so müssen spezifische Symptome infolge dieser Belastung auftreten, um eine PTBS diagnostizieren zu können. Innerhalb der ersten vier Wochen nach einem belastenden Ereignis ist eine PTBS nicht diagnostizierbar; hier spricht man von einer akuten Belastungsreaktion, wenn entsprechende Symptome vorhanden sind. Nach DSM-IV müssen Symptome aus drei Syndromkomplexen bestehen, um eine Posttraumatische Belastungsstörung zu diagnostizieren:

B-Kriterium: Wiedererleben

Das traumatische Ereignis wird beharrlich auf mindestens eine der folgenden Weisen wiedererlebt:

(1) Wiederkehrende und eindringliche belastende Erinnerungen an das Ereignis, die Bilder, Gedanken oder Wahrnehmungen umfassen können

(2) Wiederkehrende, belastende Träume von dem Ereignis

(3) Handeln oder Fühlen, als ob das traumatische Ereignis wiederkehrt (beinhaltet das Gefühl, das Ereignis erneut zu erleben, Illusionen, Halluzinationen und dissoziative Flashback-Episoden, einschließlich solcher, die beim Aufwachen oder bei Intoxikationen auftreten)

(4) Intensive psychische Belastung bei der Konfrontation mit internalen oder externalen Hinweisreizen, die einen Aspekt des traumatischen Ereignisses symbolisieren oder an Aspekte desselben erinnern

(5) Körperliche Reaktionen bei der Konfrontation mit internalen oder externalen Hinweisreizen, die einen Aspekt des traumatischen Ereignisses symbolisieren oder an Aspekte desselben erinnern

Das Wiedererleben der belastenden Erfahrung ist der zentrale Symptomkomplex der PTBS. Dieses Wiedererleben kann entweder durch Reize, die an das Ereignis erinnern, ausgelöst werden oder auch spontan auftreten. Dieses Wiedererleben kann durch den eigenen Willen nicht gesteuert werden, es drängt sich dem Patienten auf und stellt in der Regel schwer zu ertragende Erinnerungen an das Ereignis dar. Eine besondere Form des Wiedererlebens sind die sogenannten Flashbacks. Sie treten nicht in der Vergangenheitsform auf, d.h. der Patient erinnert sich nicht nur an das traumatische Unfallereignis, vielmehr erlebt der Patient Teilaspekte des belastenden Ereignisses mit allen emotionalen und körperlichen Reaktionen, als passierten sie gerade in diesem Moment („Hier- und Jetzt-Qualität"). Diese Erfahrungen werden als stark belastend empfunden. Die einschießenden Erfahrungen (Intrusionen) geschehen meist in visueller Form (Ehlers/Steil 1995), wobei generell alle Sinnesmodalitäten wiedererlebt werden können. So kann es z.B. vorkommen, dass eine vergewaltigte Frau, ausgelöst durch einen Mann, der dem Täter ähnlich sieht, plötzlich den Körperduft des Täters wahrnimmt, ohne dass er tatsächlich vorhanden wäre („Assoziationsketten").

Das Wiedererleben kann sowohl im wachen Zustand als auch im Schlaf in Form von Albträumen auftreten, wobei die Patienten häufig schweißgebadet aus den Träumen aufwachen und einen kurzen Moment brauchen, um zu verstehen, dass sie nicht mehr mit dem belastenden Ereignis konfrontiert sind. Inhaltlich sind die Flashbacks stark an dem Erlebten orientiert, allerdings können im Einzelfall auch Verzerrungen mit z.T. bizarr wirkenden Schilderungen auftreten. Das Wiedererleben kann auch in unspezifischen Situationen auftreten, d.h. der Patient hat Angst, bemerkt körperliche Angstsymptome wie Herzrasen, weiß aber nicht, was diesen Zustand ausgelöst hat.

> Fallvignette:

Ein Patient erstarrte häufiger, ohne dass ein Grund erkennbar war, zeigte Anzeichen von Angst, wurde still, wirkte, als sei er gerade für einen kurzen Augenblick an einem anderen Ort. Er selbst berichtete später, dass er in einem solchen Moment seinen Sturz vor sich sehe und für einen kurzen Augenblick denke, dass er wieder an der Unfallstelle sei. Dieser 48-jährige Mann war Bauarbeiter und stürzte etwa 4 m tief in eine Grube, in welcher er bis zum Becken reichend verschüttet wurde. Der Mann erlitt erhebliche Verletzungen und wies in der Folge Symptome einer Posttraumatischen Belastungsstörung auf. Um diese Angstzustände, die immer wieder unerwartet und auch unerklärlich für den Patienten auftraten, zu verstehen, wurde über drei Wochen eine genaue Analyse jeder einzelnen Situation, in der er Angst verspürte, vorgenommen, wobei erst nach und nach herausgearbeitet werden konnte, dass Auslöser dieser Zustände der Blick nach rechts war. Bei einer genauen Analyse des Unfallereignisses konnte wiederum festgestellt werden, dass der Patient vor dem Absturz für einen kurzen Moment nach rechts schaute, da er durch ein Geräusch aus dieser Richtung abgelenkt war. Nach dem Unfallereignis war ihm dies allerdings nicht sofort bewusst, und er konnte erst in der Therapie den Zusammenhang wiederherstellen.

Neben den Symptomen des Wiedererlebens treten eine intensive psychische Belastung und körperliche Reaktionen bei der Konfrontation mit Reizen auf, die an das Erlebte erinnern. Damit der Syndromkomplex des Wiedererlebens erfüllt ist, reicht es aus, dass lediglich ein Aspekt erfüllt ist. Es könnte also sein, dass nach einem Pkw-Unfall mit erheblichen körperlichen Verletzungsfolgen eine starke Angstreaktion bei Konfrontation mit Autos vorhanden ist, ohne dass ein Wiedererleben in Form von Albträumen oder Flashbacks stattfindet, dennoch wäre das B-Kriterium nach DSM-IV als gegeben anzunehmen.

Differenzialdiagnostisch muss angemerkt werden, dass ähnliche Reaktionen vor allem bei anderen Angststörungen (z. B. spezifischen Phobien) vorkommen. Allerdings ist das direkte Wiedererleben in Form von Flashbacks oder spezifischen Albträumen als Anzeichen für eine PTBS zu sehen. Der aussagekräftigste differenzialdiagnostische Aspekt ist das unmittelbare Auftreten der Symptome nach einer außergewöhnlichen Belastung. Bei Albträumen sind die Abgrenzung zu einer depressiven Störung, die ebenfalls mit katastrophenartigen Albträumen verbunden sein kann, und die Abklärung gegenüber allgemein verbreiteten gelegentlichen Albträumen sowie zu einer Albtraumstörung (ICD-10 F 51.5) wesentlich. Im Rahmen der Exploration sollte daher auf eine inhaltliche Beschreibung der Albträume geachtet werden.

C-Kriterium: Vermeidung

Anhaltende Vermeidung von Reizen, die mit dem Trauma verbunden sind, oder eine Abflachung der allgemeinen Reagibilität (vor dem Trauma nicht vorhanden). Mindestens drei der folgenden Symptome liegen vor:

(1) Bewusstes Vermeiden von Gedanken, Gefühlen oder Gesprächen, die mit dem Trauma in Verbindung stehen

(2) Bewusstes Vermeiden von Aktivitäten, Orten oder Menschen, die Erinnerungen an das Trauma wachrufen

(3) Unfähigkeit, einen wichtigen Aspekt des Traumas zu erinnern

(4) Deutlich vermindertes Interesse oder verminderte Teilnahme an wichtigen Aktivitäten

(5) Gefühl der Losgelöstheit oder Entfremdung von anderen

(6) Eingeschränkte Bandbreite des Affekts (z. B. Unfähigkeit, zärtliche Gefühle zu empfinden)

(7) Gefühl einer eingeschränkten Zukunft (z. B. erwartet nicht, Karriere, Ehe, Kinder oder normal langes Leben zu haben)

Das belastende Wiedererleben wird von Patienten als so aversiv empfunden, dass sie versuchen, alle Reize, die an das Ereignis erinnern könnten, zu vermeiden, da diese das unkontrollierte Wiedererleben auslösen könnten. Manche versuchen sogar, nicht an das Erlebte zu denken, was allerdings meist misslingt, sodass sich das Gefühl, die Symptomatik nicht kontrollieren zu können, ihr ausgeliefert zu sein, verstärkt und sie sich zunehmend hilflos fühlen. Während des traumatisierenden Ereignisses kommt es zu einer Überlastung der Informationsverarbeitung des Patienten, sodass häufiger Teilaspekte des Erlebten nicht mehr oder nur schlecht erinnerbar sind, was als Fragmentierung des Gedächtnisses beschrieben wird. So ist dem Patienten in dem oben beschriebenen Beispiel zuerst nicht bewusst gewesen, dass er kurz vor seinem Sturz nach rechts blickte. Diese Fragmentierungen des Gedächtnisses erklären auch, warum nur Teilaspekte des Ereignisses wiedererlebt werden, da nur diese dem Gedächtnis verfügbar sind und das Wiedererleben auf Grund des Vermeidungsverhaltens so früh wie es dem Patienten möglich ist beendet wird. Neben den Vermeidungssymptomen ist im DSM-IV auch eine emotionale Betäubung (Numbing) beschrieben. Patienten nehmen sich häufiger als emotional verändert wahr, auch als entfremdet von anderen Menschen. Sie ziehen sich aus dem sozialen Leben zurück, sie entwickeln Zukunftsängste. Dieser Symptomkomplex bedingt, dass der Untersucher bei einer Erstexploration einer PTBS u. U. nachfragen muss, da der Patient auch das Reden über das Unfallereignis vermeiden könnte. Damit dieser Symptomkomplex als gegeben angenommen werden kann, müssen drei der oben beschriebenen Einzelsymptome vorliegen.

Differenzialdiagnostisch müssen, ähnlich wie bei dem Wiedererleben, auch andere Angststörungen, aber auch depressive Störungen mit sozialem Rückzug und veränderten Gefühlen bedacht werden.

D-Kriterium: Übererregung

Anhaltende Symptome erhöhten Arousals (vor dem Trauma nicht vorhanden). Mindestens zwei der folgenden Symptome liegen vor:
(1)   Schwierigkeiten, ein- oder durchzuschlafen
(2)   Reizbarkeit oder Wutausbrüche

(3) Konzentrationsschwierigkeiten

(4) Übermäßige Wachsamkeit (Hypervigilanz)

(5) Übertriebene Schreckhaftigkeit

Nach einem traumatischen Erlebnis senkt sich die Erregungs-schwelle des autonomen Nervensystems, d.h. bereits kleinere nachfolgende Belastungen führen zu einer stärkeren Erregung. In der Folge kommt es zu Ein- und Durchschlafstörungen, einer erhöhten Nervosität, einer vermehrten Anspannung und vermehr-ter Schreckhaftigkeit. Patienten sitzen meist angespannt, unruhig wirkend vor dem psychologischen Erstuntersucher, manche haben das Bedürfnis, mit dem Gesicht zur Tür zu sitzen, damit sie eine bessere Kontrolle über die Situation haben, falls jemand herein-kommt. Es kann vorkommen, dass Patienten den Gesprächsfaden verlieren, unkonzentriert wirken oder Gedächtnisprobleme, die über die oben beschriebene Fragmentierung des Gedächtnisses hinausgehen, zeigen. Bei einer körperlichen Untersuchung kann man Anzeichen einer erhöhten Erregung finden, wie z.B. erhöhte Pulswerte. Es müssen insgesamt zwei dieser Symptome vorliegen, damit dieser Symptomkomplex angenommen werden kann.

Das D-Kriterium stellt differenzialdiagnostisch das unspezi-fischste Beurteilungsmoment dar, die hier beschriebenen psychi-schen Auffälligkeiten finden sich bei multiplen phobischen und affektiven Störungen.

Zeitkriterien (E-Kriterium): Eine PTBS kann frühestens vier Wo-chen nach einem belastenden Ereignis diagnostiziert werden, wo-bei die Symptome bis zu sechs Monate nach der Traumatisierung auftreten können. Ein Beginn der Störung später als sechs Monate nach dem belastenden Ereignis oder einer Belastungsperiode ist eher untypisch, kann aber auftreten, wenn Brückensymptome vorliegen, d.h. wenn der Patient einzelne Symptome einer Post-traumatischen Belastungsreaktion aufweist, aber nicht das gesam-te Syndrombild. Bei Patienten mit einem Medikamenten-, Drogen-oder Alkoholabusus infolge eines belastenden Ereignisses sollte immer bedacht werden, dass die Substanzabhängigkeit ein Versuch des Patienten sein könnte, ein Wiedererleben des belastenden Er-eignisses, Angstgefühle oder eine starke Übererregung selbst zu therapieren. In der Praxis kommt es vor, dass im Rahmen einer Alkoholentgiftung Symptome einer Posttraumatischen Belastungsstörung auftreten, obwohl das belastende Ereignis bereits mehrere Jahre zurückliegt. Weiterhin kann es vorkommen, dass Patienten selbst nicht den Zusammenhang zwischen Symptomen, die sie schildern und einer lange Jahre zurückliegenden Traumatisierung erkennen und eher über Beschwerden klagen, die allgemeiner Natur sind und die erst in einer längeren Exploration typische Symptome einer PTBS erkennen lassen. Die Symptome müssen mindestens über einen Monat bestehen, bevor man die Diagnose einer PTBS vergeben kann.

Zusatzcodierung: Im DSM-IV bietet sich die Möglichkeit, zwischen einem akuten Zustand (Symptomdauer < drei Monate) und einem chronischen Zustand (Symptomdauer > drei Monate) zu unterscheiden. Der akute Zustand sollte allerdings nicht mit einer akuten Belastungsreaktion verwechselt werden. Darüber hinaus sollte angegeben werden, wenn es sich um einen verzögerten Beginn der Störung (> sechs Monate) handelt.

> ➤ Wenn ein belastendes Ereignis geeignet ist, eine Posttraumatische Belastungsreaktion auszulösen, so müssen drei Symptomgruppen (Wiedererleben, Vermeidung, Übererregung) auftreten, damit die Diagnose gestellt werden kann. In den ersten vier Wochen nach einem belastenden Ereignis kann diese Diagnose nicht gestellt werden, hier sollte von einer akuten Belastungsreaktion gesprochen werden. Typischerweise tritt eine PTBS innerhalb von sechs Monaten nach einem Ereignis auf, wobei unter bestimmten Umständen auch ein späterer Beginn möglich ist. Bei bestehender Substanzabhängigkeit infolge eines schwer belastenden Ereignisses ist eine genaue Abklärung einer psychoreaktiven Störung sinnvoll.

1.2 Epidemiologische Aspekte, Entstehungs- und Aufrechterhaltungsbedingungen, Prognose, Komorbiditäten

Epidemiologie: Die Lebenszeitprävalenz einer Posttraumatischen Belastungsstörung liegt je nach Studie zwischen 1 und 9 %, wobei Frauen etwa doppelt so häufig betroffen sind wie Männer und interpersonelle Traumata häufiger zu einer PTBS führen als Unfälle oder Naturkatastrophen (vgl. Flatten et al. 2004).

Beeinflussende Faktoren: Nicht nur die Art des belastenden Ereignisses und das Geschlecht beeinflussen das Entstehen einer Posttraumatischen Belastungsstörung, eine Meta-Analyse von Brewin, Andrews und Valentine (2000) zeigt, dass posttraumatische Lebensbelastungen, mangelnde soziale Unterstützung, eine anderweitig belastende Kindheit, Missbrauch in der Kindheit, psychiatrische Vorerkrankungen, ein geringer Intelligenzquotient, ein geringer Bildungsstandard sowie ein niedriger sozioökonomischer Status weitere Faktoren sind, die neben der weiblichen Geschlechtszugehörigkeit und der Traumaschwere als Risikofaktoren für die Ausbildung und Aufrechterhaltung einer Posttraumatischen Belastungsstörung angesehen werden können. Andere Studien weisen darauf hin, dass es noch mehr Risikofaktoren gibt, wobei immer wieder auch der Grad der Kontrolle über eine Situation als wesentlicher Faktor genannt wird (vgl. Flatten et al. 2004). Ferner ist eine erhöhte Vulnerabilität bei Verwandten ersten Grades von Patienten mit einer depressiven Erkrankung zu finden (vgl. Saß et al. 2003). Demnach bildet nicht jeder Mensch mit der gleichen Wahrscheinlichkeit nach einem belastenden Ereignis eine PTBS aus, sondern die Ausbildung der Störung wird neben dem Ereignis durch eine Vielzahl anderer Faktoren beeinflusst. Dennoch kann eine PTBS nach den gängigen Klassifikationssystemen durch ein belastendes Ereignis auch ohne das Vorhandensein weiterer Risikofaktoren ausgelöst werden, dies insbesondere nach sehr extremen Belastungen. Nach ICD-10 können Risikofaktoren zwar die Schwelle zur Ausbildung einer PTBS senken, sie sind aber „weder notwendig noch ausreichend, um das Auftreten der Störung zu erklären".

Entstehungstheorien: Es gibt verschiedene lerntheoretische, kognitive und biologische Ansätze, um die Entstehung einer Posttraumatischen Belastungsstörung zu erklären, die überblicksartig bei Maercker (2009) beschrieben sind. Im Rahmen der Lerntheorie wird von der Ausbildung sogenannter Furchtstrukturen ausgegangen. Angenommen wird, dass aus Aspekten des belastenden Ereignisses, damit zusammenhängenden Begleitumständen, Umgebungsfaktoren, Sinneseindrücken, emotionalen und kognitiven Interpretationen / Informationen ein neuronales Netzwerk gebildet wird. Die massive Angst und starke Erregung im Moment des belastenden Ereignisses verletzten grundlegende Annahmen von Menschen über ihre eigene Sicherheit. Es wird weiterhin angenommen, dass sich nach einem traumatischen Ereignis immer ein solches Netzwerk ausbildet, wobei im Falle einer adäquaten Verarbeitung des belastenden Ereignisses eine schnelle Rückbildung der Furchtstrukturen erfolge. Ist diese Struktur allerdings nach einem bestimmten Zeitraum noch immer vorhanden, so wird von der Entstehung einer PTBS ausgegangen. Zur Genese der Fragmentierung des Gedächtnisses wird angenommen, dass eine Hemmung der Informationsverarbeitung durch die gleichzeitig starke Aktivierung des autonomen Nervensystems und der Furchtstrukturen erklärbar ist.

Ehlers und Clark (2000) haben ein integrierendes Modell zur Entstehung einer PTBS entwickelt, wobei kognitive Theorien hier einen zentralen Faktor darstellen. Es gibt im Wesentlichen drei Kernaussagen in diesem Modell. Die *erste Kernaussage* beschreibt, dass die Interpretation des Traumas und seiner Konsequenzen zu einer anhaltenden Wahrnehmung von Bedrohung und Beschädigung führen kann („Überall ist es gefährlich"). Die *zweite Kernaussage* besagt, dass die Spezifität des Traumagedächtnisses und seine Einordnung in die autobiographischen Erinnerungen das Gefühl der anhaltenden Bedrohung verstärken. Mit Spezifität des Traumagedächtnisses ist gemeint, dass die Erinnerung an das Trauma sensorisch und mit „Hier- und Jetzt-Qualität" stattfindet, d. h. es werden meist Bilder, Körpergefühle oder Geräusche so wiedererlebt, als ob sie gerade in dem Moment passierten, nicht als Teil des autobiographischen Gedächtnisses. Mitunter erleben Patienten körperliche Reaktionen oder Emotionen, die während des Ereignisses auftraten, ohne dass sie hieran eine bewusste Erinnerung haben. Weiterhin ist die unzureichende autobiographische Einbettung der Erinnerung in das Gedächtnis als Charakteristikum des Traumagedächtnisses festzuhalten. Das belastende Ereignis ist nicht chronologisch geordnet, sondern fragmentiert im Gedächtnis abgespeichert, so dass sensorische Erinnerungsfragmente und die damit verbundenen Emotionen nicht geordnet als Erinnerung, sondern schnell, unvollständig und unkontrolliert abgerufen werden. Hierdurch erklärt sich, dass die Patienten solche Situationen

(Flashbacks) erleben, als passiere der Inhalt des Erinnerungsfrag-
mentes aktuell noch einmal, so dass ein „Hier- und Jetzt-Erleben"
erzeugt wird. Als *dritte Kernaussage* wird beschrieben, dass durch
das anhaltende Bedrohungsgefühl dysfunktionale Kognitionen
gefördert werden, die eigentlich die Bedrohung mindern sollen,
jedoch das Gegenteil bewirken. Beispielsweise versuchen Patienten, die Gedanken an das Trauma zu unterdrücken, was allerdings
häufig misslingt, so dass sich in der Folge das unkontrollierte
Wiedererleben verstärkt.

Eine Übersicht über die neurobiologischen Grundlagen bei
einer PTBS findet sich bei Schmahl (2009). Kurz zusammengefasst
werden multiple Faktoren diskutiert, wobei sich in Studien neben
einer verstärkten Erregung und einer veränderten Schlafphysiolo-
gie immer wieder vor allem eine Unterfunktion der Hypothalamus-
Hypophysen-Nebennierenrinden-Achse mit erniedrigtem basalen
Kortisolspiegel, eine gesteigerte noradrenerge Aktivität mit erhöhtem Metabolitenspiegel in Blut und Urin, eine Verringerung des
Hippocampusvolumens bei Langzeittraumapatienten sowie eine
Überaktivität der Amygdala finden.

Prognose: Spontanremissionen kommen bei etwa einem Drittel der
Betroffenen innerhalb von zwölf Monaten vor, nach ca. vier Jahren
sind etwa 50 % der Personen beschwerdefrei, wobei bei etwa einem
Drittel der Patienten auch noch nach Jahren Symptome bestehen,
dies unabhängig davon, ob sie behandelt wurden oder nicht (Kessler et al. 1995). Adäquate psychotherapeutische Verfahren können
den Verlauf einer PTBS erheblich verkürzen.

Komorbidität: Viele epidemiologische Untersuchungen zeigen, dass
eine hohe Komorbidität mit anderen psychischen Erkrankungen
vorliegt, d. h. zusätzlich zu einer PTBS werden noch andere psychische Störungen diagnostiziert. Am häufigsten finden sich andere
Angststörungen, depressive Störungen, Substanzabhängigkeiten,
Somatisierungsstörungen, Borderline-Persönlichkeitsstörungen,
antisoziale Persönlichkeitsstörungen und Herz-Kreislauf-Erkrankungen. Einschlägige Studien belegen, dass bei mindestens 50 %
der traumatisierten Patienten noch eine weitere Diagnose vorliegt.
Suizide oder Suizidversuche kommen bei PTBS-Patienten gehäuft

vor, so konnte z.B. gezeigt werden, dass ehemalige Soldaten im Kriegseinsatz achtmal häufiger Suizidversuche unternehmen als im Bevölkerungsdurchschnitt (Davidson et al. 1991).

> ➣ Die Lebenszeitprävalenz einer PTBS liegt zwischen 1 und 9%. Frauen sind doppelt so häufig betroffen wie Männer. Bei etwa einem Drittel der Patienten tritt innerhalb der ersten zwölf Monate eine Spontanremission auf. Neben dem belastenden Ereignis gibt es noch andere Faktoren, die die Entstehung und Aufrechterhaltung einer Posttraumatischen Belastungsstörung bedingen. Zusätzlich zu einer PTBS können meist noch andere psychische Störungen diagnostiziert werden, insbesondere besteht ein erhöhtes Suizidrisiko.

2 Weitere phobisch-affektive Unfallfolgestörungen (Differenzialdiagnosen)

2.1 Adäquate, nicht pathologische Reaktion auf ein belastendes Ereignis

Dass ein Mensch, nachdem er ein belastendes Ereignis erlebt hat, gelegentlich von diesem träumt oder verstärkt an das Ereignis denkt, spricht nicht prinzipiell für eine psychische Störung. Auch dass ein Mensch nach einem Pkw-Unfall leicht ängstlich ist, wenn er in seinen Pkw steigt, und nun vorsichtiger fährt, spricht nicht zwingend für eine pathogene Entwicklung. Es ist nicht erwartbar, dass Menschen auf schwierige Ereignisse gelassen, wenig emotional und vollständig angstfrei reagieren. So weiß jeder, der schon einmal beim Pkw-Fahren in einer brenzligen Situation war, dass noch Minuten später eine erhöhte Erregung vorhanden sein kann. Vielleicht resultiert aus einer solchen Situation auch, dass man für eine bestimmte Zeit vorsichtiger fährt. Trotz dieser „Symptome" begibt man sich jedoch für gewöhnlich nicht in eine psychologische Behandlung, da angenommen wird, dass an diesen Körperreaktionen nichts Pathologisches ist.

Um eine psychische Störung zu diagnostizieren, muss eine erhebliche Abweichung im Vergleich zu dem Verhalten oder Erleben psychisch gesunder Menschen vorliegen, und darüber hinaus muss ein Leidensdruck bei dem Betroffenen vorhanden sein. In dem Klassifikationssystem DSM-IV wird von einer klinischen Bedeutsamkeit gesprochen, wobei bezüglich des jeweiligen Störungsbildes formuliert wird: „verursacht in klinisch bedeutsamer Weise Leiden oder Beeinträchtigungen in sozialen, beruflichen oder anderen wichtigen Funktionsbereichen". In der Praxis ist die Beurteilung der Abweichung von der Norm anhand des klinischen Bildes im Rahmen einer fachspezifischen Untersuchung, anhand von fremdanamnestischen Angaben oder anhand des Vergleichs mit Normwerten von Selbst- und Fremdbeurteilungsskalen möglich. Die Funktionsbeeinträchtigung wird unterschiedlich operationalisiert, so findet sich im Klassifikationssystem DSM-IV eine Skala zur „Globalen Erfassung des Funktionsniveaus", die das Spektrum möglicher Beeinträchtigungen in verschiedenen Lebensbereichen graduell erfasst.

Nach einem belastenden Ereignis sind Gefühle wie Verunsicherung, Ärger, Wut, Trauer oder Ängstlichkeit grundsätzlich in einem gewissen Ausmaß erwartbar. Erst wenn bestimmte Gefühlszustände anhaltend sind, der Patient darunter leidet und sie auch zu einer Funktionsbeeinträchtigung führen, kann von einer pathologischen Entwicklung ausgegangen werden. In den gängigen Klassifikationssystemen ist genau definiert, welche Symptome über welchen Zeitraum hinweg bestehen müssen, um eine Diagnosestellung zu rechtfertigen. Wenn ein Patient also beschreibt, dass er Albträume von einem belastenden Ereignis hat, Orte vermeidet, die an das Ereignis erinnern, er sehr angespannt ist, unter diesem Zustand leidet und er aktuell nicht arbeiten kann, ist nach DSM-IV erst dann eine akute Belastungsstörung anzunehmen, wenn dieser Zustand länger als zwei Tage andauert. Für eine Posttraumatische Belastungsreaktion müssten die Symptome über mindestens einen Monat bestehen.

Es ist wichtig, dass im Rahmen einer Untersuchung der Frage, ob es sich hier um eine adäquate nicht pathologische Reaktion oder tatsächlich um eine behandlungsnotwendige psychische Störung handelt, genügend Raum eingeräumt wird, um adäquate Reaktionen eines Menschen nicht zu pathologisieren sowie um eine unnötige Behandlung und damit eine Verunsicherung des Patienten zu vermeiden.

Freie Willensentscheidungen von Patienten nach einem belastenden Ereignis sollten ebenfalls Beachtung finden. So kann es vorkommen, dass ein Polizist, der bereits mehrere Gewalttaten im Dienst erlebt hat, für sich beschließt, dass er sich nicht mehr der Gefahr aussetzen möchte, in diesem Sinne erneut Opfer zu werden. Dies ist kein pathologischer Vorgang, sondern Ausdruck des freien Willens des Patienten. Eine solche Entscheidung muss von einem Vermeideverhalten im Sinne einer Posttraumatischen Belastungsstörung abgegrenzt werden. In der Regel ist es Menschen, die einen solchen Entschluss fassen, grundsätzlich möglich, sich bestimmten Reizen, die an die Belastung erinnern, aber keine reale Gefahr darstellen, auszusetzen. Sie erleben dabei vielleicht Ängstlichkeit, aber keine ausgesprochen phobische Reaktion. Dagegen reagieren Menschen mit einer Posttraumatischen Belastungsstörung auf die Konfrontation mit diesen Reizen sehr phobisch und z.T. auch mit einem partiellen Wiedererleben der ursprünglichen traumaauslösenden Situation. Bei dem Patienten, der eine freie willentliche Entscheidung trifft, tritt meist nur dann eine Angstreaktion auf, wenn er sich tatsächlich einer realen Gefahr aussetzte (z.B. dem Streifendienst in einer gewaltbereiten Umgebung). Falls seine Entscheidung als Vermeideverhalten fehlinterpretiert wird, tritt im

> Fallvignette:

Ein Patient, der sich in unserer Abteilung zur Therapie befand und nach einem Stromunfall, wobei er Verbrennungen erlitt, eine Angst vor Steckdosen und elektrischen Kabeln entwickelte, zeigte bei einer klassischen Konfrontationsbehandlung wenig Fortschritte. Ein Gespräch mit der Ehefrau ergab, dass diese zusammen mit ihren Kindern dem Ehemann immer wieder vorhielt, sich einer gefährlichen Tätigkeit auszusetzen. Sie argumentierte, dass der Arbeitgeber ihres Mannes häufig verlangt habe, Arbeiten so schnell zu erledigen, dass nicht immer alle Sicherheitsvorschriften eingehalten werden konnten. Ihr Mann habe versucht, mit seinem Chef zu reden, dieser habe sich auch bereit erklärt, die Sicherheit seiner Mitarbeiter zu verbessern, allerdings habe er dieses Versprechen wohl auch schon früher gemacht und nicht eingehalten. Nachdem die Meinung der Ehefrau mit dem Patienten thematisiert wurde, gab dieser an, dass er sich ebenfalls der Gefahr ausgesetzt sehe, erneut einen Arbeitsunfall zu erleiden, und dass die Risiken, insbesondere bei der Firma, für die er tätig ist, wegen der von der Ehefrau geschilderten Schwierigkeiten groß seien. Nachdem der Patient diese Zusammenhänge für sich realisiert hatte, konnte er formulieren, dass er nicht mehr an diesen Arbeitsplatz zurückkehren möchte, und bewarb sich in derselben Branche um eine ähnliche Tätigkeit. Eine längerfristige Konfrontationsbehandlung war nachfolgend nicht mehr notwendig; dem Patienten gelang es, für sich zu definieren, welche Sicherheitsvorkehrungen er für notwendig erachtete, und er vereinbarte mit seinem neuen Chef, dass die Sicherheitsvorkehrungen nicht wegen Zeitdrucks vernachlässigt werden dürften. Eine Vorstellung in unserer Ambulanz auf Grund der Verbrennungsfolgen Wochen nach dem Therapieende zeigte, dass die Reintegration in die Erwerbstätigkeit bei einem neuen Arbeitgeber gelungen war – und dies ohne eine längerfristige psychologische Betreuung.

Rahmen von Psychotherapien häufig ein Therapiestillstand ein, da sich der Patient bestimmten Gefahren aus nachvollziehbaren Gründen nicht mehr aussetzen möchte. Sein Therapieziel weicht von dem des Therapeuten also ab. Um diesen Konflikt zu lösen, müsste der Patient seine Willensentscheidung überdenken und nachfolgend ein bestimmtes Risiko akzeptieren. Es kann aber auch vorkommen, dass eine solche Willensentscheidung nicht explizit geäußert wird, sondern eher unbewusster Natur ist.

> ➤ Damit eine psychische Störung angenommen werden kann, muss eine Abweichung im Verhalten, Denken oder Erleben im Vergleich zu Menschen ohne psychische Beeinträchtigung vorliegen. Der Patient muss unter dieser Abweichung leiden, und es müssen Funktionsbeeinträchtigungen vorhanden sein. Darüber hinaus sollten freie Willensentscheidungen (z. B. sich nicht mehr bestimmten Gefahren auszusetzen) respektiert und nicht pathologisiert werden.

2.2 Akute Belastungsreaktion (F43.0)

Diese Diagnose spielt im Rahmen von Begutachtungen keine wesentliche Rolle, da das Zeitkriterium der Klassifikationssysteme vorgibt, dass die Störung spätestens nach einem Monat nicht mehr besteht oder in eine andere Störung übergegangen ist. Häufig beginnt die Störung bereits unmittelbar nach einer Belastung (enger zeitlicher Zusammenhang mit dem belastenden Ereignis) und endet bereits nach wenigen Stunden oder Tagen.

2.2.1 Klinisches Bild

Nach DSM-IV gelten bei einer akuten Belastungsreaktion die gleichen Eingangsvoraussetzungen wie bei einer PTBS. Zusätzlich zu den Symptomen des Wiedererlebens der Belastung, des Vermeidens von Reizen, die an die Belastung erinnern, und einer Übererregung werden eine bestimmte Anzahl dissoziativer Symptome verlangt.

B-Kriterium: Dissoziationen

Entweder während oder nach dem extrem belastenden Ereignis zeigte die Person mindestens drei der folgenden dissoziativen Symptome:

(1) subjektives Gefühl von emotionaler Taubheit, von Losgelöstsein oder Fehlen emotionaler Reaktionsfähigkeit

(2) Beeinträchtigung der bewussten Wahrnehmung der Umwelt (z. B. „wie betäubt sein")

(3) Derealisation

(4) Depersonalisationserleben

(5) dissoziative Amnesie (z. B. Unfähigkeit, sich an einen wichtigen Aspekt des Traumas zu erinnern)

Damit werden Zustände umschrieben, die mit einem völligen oder teilweisen Verlust der normalen Integration der Erinnerung an die Vergangenheit, des Identitätsbewusstseins, der Wahrnehmung unmittelbarer Empfindungen sowie der Kontrolle von Körperbewegungen einhergehen. Mit Derealisation ist gemeint, dass die Betroffenen das Gefühl haben, alles sei unwirklich, die Umgebung sehe fremd aus, sei verzerrt und wirke z. B. wie in einem Film. Unter Depersonalisierung versteht man eine Selbstentfremdung, ein Gefühl der Losgelöstheit von den eigenen Erfahrungen. Als Zeitkriterium wird verlangt, dass die Symptome mindestens zwei Tage anhalten und spätestens vier Wochen nach einer entsprechenden Belastung auftreten. Die Dauer der Störung ist auf vier Wochen begrenzt.

Im Unterschied zum DSM-IV wird im ICD-10 als Eingangskriterium lediglich das „Erleben einer außergewöhnlichen psychischen oder physischen Belastung" verlangt. Die Symptombeschreibung ist ähnlich wie im DSM-IV. Sollte die Belastung länger als vier Wochen andauern, verlangt das ICD-10 eine Änderung der Diagnose, wobei neben einer PTBS alle weiteren im selben Kapitel beschriebenen Diagnosen in Frage kommen (mit Ausnahme der Persönlichkeitsveränderung nach Extrembelastung).

2.2.2 Differenzialdiagnose und therapeutische Aspekte

Eine akute Belastungsreaktion, dies ist hervorzuheben, erlaubt keine präzise Prognose über die Entwicklung einer Posttraumatischen Belastungsstörung (Bryant 2005). Das Fehlen einer akuten Belastungsreaktion heißt demnach nicht, dass sich keine PTBS entwickeln kann, oder umgekehrt, das Vorhandensein einer akuten Belastungsreaktion bedeutet nicht, dass sich zwangsläufig eine PTBS entwickelt. Differenzialdiagnostisch liegt der Hauptunterschied zu einer Posttraumatischen Belastungsstörung neben dem Zeitkriterium vor allem in der dissoziativen Symptomatik.

Therapeutisch sind bei diesem Störungsbild vor allem edukative Maßnahmen sowie Stabilisierungstechniken indiziert. Bei einer starken Belastung kann auch eine entsprechende beruhigende Medikation notwendig sein. Unter edukativen Maßnahmen versteht man die Aufklärung des Patienten über seine Symptome, deren möglichen Verlauf und ggf. therapeutische Maßnahmen. Dies kann sinnvoll sein, damit der Patient seine Reaktionen auf die Belastung besser einordnen kann und er damit eine bessere Kontrolle über die Situation gewinnt. Bei einer akuten Belastungsreaktion erscheint es wesentlich, dem Patienten zu erläutern, dass seine Reaktionen eine normale Reaktion auf eine außergewöhnliche Belastung darstellen. Stabilisierungstechniken dienen zum besseren Umgang der Patienten mit den auftretenden Symptomen. So soll z. B. das Wiedererleben des belastenden Ereignisses in der Intensität geschwächt und schneller beendet werden können. Entspannungstechniken können beim Abbau allgemeiner Erregungszustände helfen.

Erwähnt werden sollte an dieser Stelle das sogenannte „psychologische Debriefing", was üblicherweise früh nach einem belastenden Ereignis, meist in der ersten Woche, durchgeführt wird. Hier werden Betroffene angehalten, in Gruppen- oder Einzelsitzungen anhand eines strukturierten Prozesses über ihre persönlichen Erfahrungen während des belastenden Ereignisses zu berichten. Die Wirksamkeit dieser Maßnahme ist umstritten. So konnte im Rahmen zweier Metaanalysen (Rose et al. 2006; Mitte et al. 2005) gezeigt werden, dass diese Maßnahme weder die psychische Belastung verringern kann noch die Ausbildung einer PTBS verhindert. Rose et al. empfehlen, ein obligatorisches Debriefing nach belastenden Ereignissen nicht vorzunehmen.

> ➤ Eine akute Belastungsreaktion tritt in den ersten Stunden nach einem belastenden Ereignis auf und kann für maximal vier Wochen diagnostiziert werden. Im Unterschied zur PTBS wird bei dieser Diagnose ein besonderer Schwerpunkt auf eine dissoziative Symptomatik gelegt. Eine akute Belastungsreaktion kann, aber muss einer PTBS nicht vorausgehen.

2.3 Persönlichkeitsveränderung nach Extrembelastung (F62.0)

Wie bereits eingangs beschrieben, werden Typ-I-Traumata und Typ-II-Traumata unterschieden, wobei Typ-II-Traumata infolge einer längeren Traumatisierung oder nach Mehrfachtraumatisierungen angenommen werden. Für die Diagnose einer Persönlichkeitsveränderung nach Extrembelastung wird eine Typ-II-Traumatisierung vorausgesetzt. Einfache Traumatisierungen (Typ-I) haben eine solche erhebliche Veränderung der Persönlichkeit nicht zur Folge. In einschlägigen Studien wird neben dieser Diagnose die einer Entwicklungstraumastörung oder, so die ältere Bezeichnung, einer komplexen Posttraumatischen Belastungsstörung diskutiert, wobei sich diese Begrifflichkeit in den gängigen Klassifikationssystemen bislang nicht durchgesetzt hat. In der aktuellen Fassung des DSM-IV ist diese Störung nicht aufgenommen, so dass einzig das ICD-10 zugrunde gelegt werden kann. Das ICD-10 setzt voraus, dass diese Störung nur nach extremer Belastung auftreten könne, wobei als Beispiel die Internierung im Konzentrationslager, Folter, Katastrophen oder anhaltende lebensbedrohliche Situationen genannt werden. Somit ist klar, dass nach den meisten Unfällen die Diagnose einer solchen Störung ausscheidet, es sei denn es bestehen bereits Vortraumatisierungen, so dass das Unfallereignis eine Mehrfachtraumatisierung herbeiführte oder dass tatsächlich im Rahmen eines Arbeitsunfalls eine Typ-II-Traumatisierung vorliegt mit einer extremen Belastung, wie etwa der Aufenthalt eines Journalisten in einem Gefängnis, wo dieser auch gefoltert wurde. Diese Konstellationen sind im Rahmen einer psychotraumatologischen Begutachtungspraxis äußerst selten.

2.3.1 Klinisches Bild

Die Symptome einer Persönlichkeitsveränderung nach Extrembelastung müssen mindestens über zwei Jahre bestehen, können nicht auf eine erhöhte Vulnerabilität für diese Persönlichkeitseigenschaften zurückgeführt werden und waren der betroffenen Person auch nicht bereits vor dem belastenden Ereignis eigen. Eine PTBS hat häufig vor der Annahme einer Persönlichkeitsveränderung bestanden. Falls sich die beiden Störungsbilder zeitlich überlappen, so muss beachtet werden, dass eine Persönlichkeitsveränderung erst dann angenommen werden kann, wenn nach einer mindestens zweijährigen PTBS noch weitere zwei Jahre die Kriterien der Persönlichkeitsveränderung erfüllt gewesen sind, also frühestens vier Jahre nach einer extremen Belastung.

Typische Merkmale der Persönlichkeitsveränderung nach ICD-10
„Die Persönlichkeitsänderung sollte ausgeprägt sein, und es sollte sich ein unflexibles und unangepasstes Verhalten zeigen, das durch mindestens zwei der folgenden Symptome belegt wird:
- Eine andauernde feindliche oder misstrauische Haltung gegenüber der Welt bei einer Person, die vorher solche Eigenschaften nicht zeigte;
- sozialer Rückzug (Vermeidung von Kontakten mit Menschen außer einigen wenigen Bezugspersonen, mit denen die Betroffenen zusammenleben), der nicht durch eine andere vorliegende psychische Störung bedingt ist, wie z.B. eine affektive Störung;
- ein andauerndes Gefühl von Leere und/oder Hoffnungslosigkeit, das nicht auf eine einzelne abgrenzbare Episode einer affektiven Störung begrenzt ist und das vor der Extrembelastung nicht vorlag. Dies kann mit einer gesteigerten Abhängigkeit von anderen, einer Unfähigkeit, negative oder aggressive Gefühle zu äußern, und einer anhaltenden depressiven Stimmung ohne einen Hinweis auf eine depressive Störung vor der Extrembelastung verbunden sein;
- ein andauerndes Gefühl von Nervosität oder von Bedrohung ohne äußere Ursache, das sich in einer gesteigerten

Wachsamkeit und Reizbarkeit bei einer Person zeigt, die zuvor solche Eigenschaften oder übermäßige Wachsamkeit nicht zeigte. Dieser Zustand einer chronischen inneren Anspannung und eines Gefühls von Bedrohtsein kann mit der Neigung zu exzessivem Trinken oder zum Gebrauch psychotroper Substanzen verbunden sein;

- andauerndes Gefühl, verändert oder anders als die anderen zu sein (Entfremdung). Dieses Gefühl kann mit dem Eindruck einer emotionalen Betäubung verbunden sein."

Zusätzlich können auch Symptome auftreten, die im ICD-10 so nicht festgehalten sind. Hermann (1992) führt auch Aufmerksamkeitsstörungen, wiederholte psychogene Bewusstseinstrübungen, Somatisierungsstörungen und körperliche Erkrankungen (z.B. Verdauungsstörungen, chronische Schmerzen, kardiopulmonale Symptome, etc.), ein beeinträchtigtes Identitätsgefühl (Schuld- und Schamgefühle, das Gefühl, etwas falsch gemacht zu haben), interpersonelle Störungen (häufig Idealisierung des Täters, Beziehungsprobleme), eine Reviktimisierungsneigung (Risikoverhalten, dadurch Gefahr der nochmaligen Traumatisierung; Tendenz, andere zu Opfern zu machen) und einen allgemeinen Sinnverlust an.

2.3.2 Differenzialdiagnose und therapeutische Aspekte

Im Unterschied zu einer Posttraumatischen Belastungsstörung findet man kaum ein Wiedererleben der belastenden Erfahrung und selten ein Vermeideverhalten, sondern in erster Linie eine tiefgreifende Veränderung der Wahrnehmung, des Verhaltens und des Denkens der Person in Bezug auf seine Umwelt. Wie aber bereits oben beschrieben, können sich beide Störungsbilder überlappen. Auf eine Beschreibung therapeutischer Möglichkeiten wird verzichtet, da das therapeutische Vorgehen bei dieser Störung sehr komplex ist. Konfrontative verhaltenstherapeutische Maßnahmen sind hier, trotz möglicherweise vorliegender paralleler PTBS, nur vorsichtig einzusetzen und in vielen Fällen nicht möglich. Eine lange Stabilisierungsphase und ein intensiver Vertrauensaufbau sind Grundvoraussetzungen für eine adäquate Behandlung. Es können sowohl verhaltenstherapeutisch ausgerichtete Elemente in Form eines Angstmanagementtrainings, eines Trainings zur Emotionsregulation, Teil einer längerfristigen Behandlungsstrategie sein als auch tiefenpsychologisch ressourcenorientierte bzw. imaginative Verfahren.

2.4 Anpassungsstörung (F 43.2)

Die Anpassungsstörung ist neben der PTBS die häufigste psychoreaktive Störung. Bei bis zu 12 % der Patienten allgemeiner Krankenhäuser, die dem Psychiater/Psychologen vorgestellt werden, bei 10 % bis 30 % ambulanter Patienten nach einem belastenden Ereignis und bei bis zu 50 % spezifischer Stichproben (z. B. nach herzchirurgischen Eingriffen) wird eine Anpassungsstörung diagnostiziert. Bei 5-20 % der Patienten, die sich in ambulanter psychotherapeutischer/psychiatrischer Behandlung befinden, wird diese Störung als Hauptdiagnose gestellt (vgl. Saß et al. 2003). Eine Anpassungsstörung kann nach belastenden Lebensereignissen oder nach stärkeren Veränderungen im Leben sowie in Folge von schwerwiegenden Verletzungen bzw. chronifizierten körperlichen Beschwerden auftreten. Es wird davon ausgegangen, dass die individuelle Vulnerabilität eine stärkere Rolle spielt, wobei ein belastendes Ereignis vorliegen muss, um die Störung auszulösen. Von einer Anpassungsstörung ist auch dann auszugehen, wenn nach einem Ereignis die Eingangskriterien einer PTBS nicht vollständig erfüllt sind, also keine stärkergradige Bedrohung bestand (z. B. bei einem Auffahrunfall mit geringer Geschwindigkeit), dennoch aber typische Symptome einer PTBS auftreten, oder wenn die Eingangskriterien für die Diagnose einer PTBS erfüllt sind, aber nicht das volle Symptombild einer PTBS entwickelt wurde.

2.4.1 Klinisches Bild

Als Eingangskriterium (A-Kriterium) für die Stellung dieser Diagnose werden im ICD-10 eine „identifizierbare psychosoziale Belastung von einem nicht außergewöhnlichen oder katastrophalen

Ausmaß" und entsprechende Symptome innerhalb eines Monats nach der Belastung vermerkt. Das DSM-IV unterscheidet sich bezüglich der Eingangskriterien dadurch, dass der „identifizierbare Belastungsfaktor" nicht spezifiziert ist und dass erste Symptome bis zu drei Monate nach der Belastung auftreten können. Zusammengefasst kann festgehalten werden, dass eine solche Störung selbst bei alltäglichen belastenden Ereignissen (z.B. einer Kündigung) auftreten kann und die Symptome spätestens drei Monate nach dem Ende der Belastung feststellbar sein sollten.

Übereinstimmend setzen DSM-IV und ICD-10 voraus, dass Symptome einer affektiven, phobischen, Belastungs-, somatoformen oder sonstigen neurotischen Störung vorliegen, ohne indes die Kriterien einer solchen spezifischen Störung vollständig zu erfüllen. Liegen also depressive Symptome vor, so entsprechen sie entweder in ihrer Dauer und/oder in der Häufigkeit nicht den Kriterien einer depressiven Störung. Aus dem Geschilderten ergibt sich, dass eine Anpassungsstörung grundsätzlich eine leichtere psychische Störung ist und in der Intensität unterhalb der meisten anderen Störungen liegt. Im DSM-IV ist noch festgehalten, dass die Symptome „zu deutlichem Leiden führen, welches über das hinausgeht, was man bei Konfrontation mit diesem Belastungsfaktor erwarten würde". Dies kann als Abgrenzung zu einer adäquaten, belastungsangemessenen emotionalen Reaktion verstanden werden. Eine Anpassungsstörung wird in verschiedene Unterformen unterteilt:

Unterformen einer Anpassungsstörung nach ICD-10:
- kurze depressive Reaktion (F 43.20)
- längere depressive Reaktion (F 43.21)
- Angst und depressive Reaktion gemischt (F 43.22)
- vorwiegend Störung von anderen Gefühlen (F 43.23): meist Angst, Depression, Besorgnis, Anspannung und Ärger gemischt
- vorwiegend Störung des Sozialverhaltens (F 43.24): meist aggressives dissoziales Verhalten
- gemischte Störung von Gefühlen und Sozialverhalten (F 43.25)

Eine Anpassungsstörung kann bis zu sechs Monate nach dem Ende der Belastungsphase bestehen, wobei bei einer längeren depressiven Reaktion (F 43.21) eine Symptomdauer bis zu zwei Jahren angenommen wird. Im DSM-IV wird davon ausgegangen, dass eine Anpassungsstörung lediglich über sechs Monate nach Ende der Belastungsphase andauert. Sollten der Belastungsfaktor und / oder die Folgen der Belastung darüber hinaus andauern (z. B. nach einer Amputation oder Querschnittlähmung), kann die Anpassungsstörung auch chronisch verlaufen.

Im DSM-IV wird von einem chronischen Verlauf ausgegangen, wenn die Symptome und der Belastungsfaktor oder deren Folgen länger als sechs Monate bestehen. Im ICD-10 ist dies nicht so detailliert beschrieben, hier wird nur darauf hingewiesen, dass die Symptome bis zu sechs Monate nach einer Belastungsphase oder dem Ende der Folgen des belastenden Ereignis diagnostizierbar sind, sodass auch hier eine Störungsdauer von über zwei Jahren bei weiterhin bestehendem Belastungsfaktor annehmbar ist.

Maercker (2009) führt hierzu aus, dass eine Anpassungsstörung häufig als eine Verlegenheitsdiagnose gestellt werde und „fast nur durch Ausschlusskriterien und nicht durch eine eigene Symptomatik gekennzeichnet" sei. Er schlägt ein neues Konzept vor, in dem die Untertypen und die Zeitkriterien bestehen bleiben, allerdings ergänzt werden durch sogenannte Kernsymptome (Maercker et al. 2007). Dazu zählt er Intrusionen der belastenden Erfahrung, Vermeidung (z. B. Problemvermeidung) und eine Fehlanpassung (z. B. durch Alltagsdefizite). Seine Überlegungen haben sich allerdings bislang noch nicht in den gängigen Klassifikationssystemen niedergeschlagen.

2.4.2 Differenzialdiagnose und therapeutische Aspekte

Im Gegensatz zu einer PTBS ist eine Anpassungsstörung durch ein weniger dramatisches, nicht lebensbedrohliches Ereignis auslösbar. Sollte das Ereignis geeignet sein, eine PTBS auszulösen, kann dennoch eine Anpassungsstörung diagnostiziert werden, wenn nicht die vollständige Symptomatik einer PTBS ausgebildet wird. Therapeutisch werden bei einer Teilsymptomatik einer PTBS generell die gleichen Therapiekonzepte zugrunde gelegt wie bei dem Vollbild einer PTBS. Bei einer depressiven Anpassungsstörung ist vor allem die Integration des Erlebten in die Biographie zu verbessern. Es werden häufig ressourcenorientierte Verfahren, Strategien, um ungünstige Denkmuster zu verändern, und emotionsregulierende Techniken eingesetzt.

2.4.3 Spezielle Unterformen einer Anpassungsstörung: Trauerreaktionen

Eine einfache Trauerreaktion sollte nicht als Anpassungsstörung codiert werden. Im ICD-10 ist im Kapitel XXI hierfür der Code Z 63.4 (Verschwinden oder Tod eines Familienangehörigen) vorgesehen. Sollte eine psychotherapeutische Beratung durchgeführt werden, ist hierfür der Code Z 71.9 (nicht näher bezeichnete Beratung) einschlägig. Nur wenn die Trauerreaktion über ein erwartbares Maß oder die erwartbare Länge hinausgeht, sollte eine Trauerreaktion als Anpassungsstörung kodiert und behandelt werden. Je nach zeitlichem Verlauf können entweder die Codenummern F 43.22- F 43.25 vergeben werden, oder wenn die Symptomatik länger als sechs Monate anhält, die Codenummer 43.21. Prigerson et al. (1999) schlagen als diagnostisches Konstrukt den Begriff der komplizierten Trauer (später prolongierte Trauer) vor. Dieses Störungsbild kann nach dem Tod einer nahen Bezugsperson auftreten (A-Kriterium) und weist mindestens eines von drei Kernsymptomen auf (Intrusionen, Überflutung durch Gefühle des Schmerzes und der Trauer sowie ein Verlangen nach dem Verstorbenen). Weiterhin sollten mindestens fünf von neun sekundären Symptomen bestehen (Gefühl, ein Teil des Selbst sei gestorben; Schwierigkeiten, den Tod zu akzeptieren; Vermeiden von Reizen, die an den Verlust erinnern; Unfähigkeit, anderen zu vertrauen; Verbitterung oder Wut über den Tod; Schwierigkeiten, das Leben weiter zu leben; emotionale Taubheit; Gefühl, dass das Leben leer und sinnlos ist; Gefühle der Benommenheit oder Erschütterung). Studien konnten zeigen, dass sich die komplizierte Trauer deutlich von einer Depression (Boelen; Bout 2005) und PTBS (Boelen et al. 2008) unterscheidet. Aktuell wird diskutiert, ob dieses Störungsbild in die nächste Version des

DSM-IV aufgenommen wird, bislang ist allerdings eine länger und komplizierter verlaufende Trauerreaktion lediglich über eine Anpassungsstörung diagnostizierbar.

2.4.4 Spezielle Unterformen einer Anpassungsstörung: Verbitterungsstörung

Das von Linden et al. (2004) vorgestellte Konzept einer Verbitterungsstörung ähnelt dem einer PTBS, wobei im Unterschied zu dieser keine Ereignisse mit einer extremen Belastung auslösend sein müssen, sondern einschneidende, aber nicht zwingend außergewöhnliche Lebensereignisse Ursache sein können. Im Zentrum dieser Störung steht im Unterschied zu einer PTBS nicht Angst als Leitaffekt, sondern ein prolongierter Verbitterungsaffekt, Aggressionen gegen sich und die Umwelt. Im Unterschied zu einer depressiven Störung ist eine affektive Modulationsfähigkeit erhalten, bei Ablenkung sind Patienten mit einer Verbitterungsstörung zu einem positiven Affekt in der Lage. Als typische auslösende Ereignisse werden Kündigung, berufliche Herabwürdigung, „Mobbing", Scheidung oder Verlust eines nahen Menschen benannt. Im Rahmen eines Unfallereignisses kann dieses Phänomen auftreten, wenn sich Patienten z.B. durch eine Versicherung, durch Ärzte oder durch den Unfallgegner ungerecht behandelt fühlen. Lieberei und Linden (2007) nehmen in Anlehnung an die Konzepte der kognitiven Psychotherapie an, dass Betroffene durch das kritische Lebensereignis eigene Grundüberzeugungen und Ideale entwertet sehen, und häufig werden ihre langjährigen Lebensentwürfe durch das Ereignis in Frage gestellt. Darüber hinaus wird ein „Mangel an Weisheit" bei den Betroffenen angenommen, wobei Weisheit als „Expertise im Umgang mit schwierigen Fragen des Lebens, wie z.B. Fragen der Lebensplanung, Lebensgestaltung und der Lebensbedeutung" (Baltes; Schmith 1990) definiert ist. Aus diesen Überlegungen hat Linden ein Therapiekonzept entwickelt, das darauf basiert, diesen Mangel an weisheitsbezogener Leistung auszugleichen. Es wird ergänzend zu den gängigen Strategien der kognitiven Verhaltenstherapie eingesetzt. Häufig kommt es durch eine mangelnde Therapiemotivation von Patienten mit geringem Störungsbewusstsein bzw. entsprechender Verbitterung als subjektiv empfundener angemessener Reaktion zu Problemen im Behandlungsverlauf. Die Therapie kommt meist auf Veranlassung von Angehörigen oder eines Kostenträgers nach längerer Arbeitsunfähigkeit oder nach einem Rentenantrag zustande. Diese Störung neigt zur Chronifizierung, sodass sich mit der Zuordnung zu einer Anpassungsstörung aufgrund der Zeitkriterien gewisse Probleme ergeben. Alternativ zu einer Anpassungsstörung könnte dann die Diagnose einer sonstigen Reaktion auf eine schwere Belastung (F43.8) vergeben werden. Um eine Verbitterungsstörung anzunehmen, müssen, ähnlich wie bei einer PTBS, verschiedene Symptomkomplexe vorliegen, wobei neben dem Kernsymptom der Verbitterung noch weitere klinische Auffälligkeiten bestehen müssen (Lieberei 2008).

A   **Kernkriterien:**

1. „Es ist ein einmaliges schwerwiegendes negatives Lebensereignis zu identifizieren, in dessen Folge sich die psychische Störung entwickelt hat.

2. Dem Patienten ist dieses Lebensereignis bewusst, und er sieht seinen Zustand als direkte und anhaltende Konsequenz aus dem Ereignis.

3. Der Patient erlebt das kritische Lebensereignis als ‚ungerecht'.

4. Wenn das kritische Ereignis angesprochen wird, reagiert der Patient mit Verbitterung und emotionaler Erregung.

5. Der Patient berichtet wiederholte intrusive Erinnerungen an das Ereignis. Teilweise ist es ihm sogar wichtig, nicht zu vergessen.

6. Die emotionale Schwingungsfähigkeit ist nicht beeinträchtigt. Der Patient zeigt normalen Affekt, wenn er abgelenkt wird, oder kann beim Gedanken an Rache lächeln.

7. Es trat keine manifeste psychische Störung im Jahr vor dem kritischen Lebensereignis auf. Der gegenwärtige Zustand ist kein Rezidiv einer vorbestehenden psychischen Erkrankung."

B   Zusatzsymptome:

1. „Der Patient nimmt sich als Opfer und hilflos wahr und sieht sich nicht in der Lage, das Ereignis oder seine Ursache zu bewältigen.

2. Der Patient macht sich selbst Vorwürfe, das Ereignis nicht verhindert zu haben oder nicht damit umgehen zu können.

3. Der Patient meint, dass es ihm „egal" sei, wie es ihm gehe, und dass er nicht wisse, ob er die Wunde heilen lassen wolle.

4. Der Patient kann Suizidgedanken äußern.

5. Die emotionale Grundstimmung ist dysphorisch-aggressiv-depressiv getönt und erinnert prima vista an eine Depression mit somatischem Syndrom (sog. endogene Depression).

6. Patienten können eine Reihe unspezifischer somatischer Beschwerden zeigen, z. B. Schlafstörungen, Appetitverlust oder Schmerzen.

7. Der Patient berichtet über eine phobische Symptomatik, die eng mit dem Ort oder Urheber des kritischen Ereignisses verbunden ist.

8. Der Antrieb ist reduziert und wirkt blockiert. Der Patient erlebt sich weniger als antriebsgehemmt, sondern eher im Sinne einer Antriebsverharrung als antriebsunwillig."

Die Unterscheidung zu einer PTBS ist nicht nur über das Eingangskriterium und den Fokus des Affekts möglich, Lieberei (2008) beschreibt, dass sich die intrusiven Erfahrungen ebenfalls unterscheiden. Das Gefühl der Verbitterung sei bei den Intrusionen der Verbitterungsstörung gleichzeitig verletzend und belohnend, was die Gedanken an das Ereignis noch verstärke. In der Verbitterung schwinge ein selbstwertstabilisierender Rachegedanke mit, der nicht selten zu Verletzungs- oder Tötungsphantasien gegenüber dem Verursacher führt. Steht keine greifbare Instanz oder Person zur Verfügung, kann sich diese Aggression auch gegen die eigene Person richten. Im Gegensatz hierzu ist eine Intrusion bei einer PTBS durch einen starken phobischen Affekt geprägt. Differenzialdiagnostisch sollte noch bedacht werden, dass bei einer PTBS Wut und Reizbarkeit zum Symptomspektrum gehören, so dass von einer Verbitterungsstörung nur gesprochen werden sollte, wenn Verbitterung deutlich im Vordergrund steht und keine Anzeichen einer schweren Traumatisierung bestehen. Auch sollte, um eine psychische Störung anzunehmen, die Verbitterung von einer adäquaten Verärgerung, z. B. über eine Kündigung, deutlich abweichen. Zur Frage, ob eine Verbitterungsstörung Folge eines Unfallereignisses sein kann, geben Lieberei und Linden (2007) an, dass „sich die Krankheitswertigkeit der PTED[1] nicht aus dem Auslöseereignis sondern der pathologischen Reaktion ableitet", sodass diese Störung demnach auf persönlichkeitsimmanente Faktoren zurückzuführen ist. Einschränkend muss angemerkt werden, dass es sich um ein relativ neues Konzept handelt, sodass zur Klärung vieler Fragen noch die weitere Forschung abgewartet werden muss.

2.5 Spezifische Phobie (F 40.2)

Patienten können nach einem Unfallereignis über isolierte Phobien klagen, ohne dass das Vollbild einer Posttraumatischen Belastungsstörung erfüllt ist. Epidemiologisch kommt eine spezifische Phobie bei 15,7 % der Frauen und 6,7 % der Männer im Laufe ihres Lebens, also häufig vor (Morschintzky 2009).

2.5.1 Klinisches Bild

Eine spezifische Phobie ist nach ICD-10 gekennzeichnet durch Furcht vor einem bestimmten Objekt oder einer bestimmten Situation und durch eine Vermeidung dieser Objekte oder Situation gegenüber (A-Kriterium). Wenn eine Person mit diesen Objekten oder Situationen konfrontiert wird, zeigen sich deutliche Angstsymptome (B-Kriterium). Es muss darüber hinaus die Einsicht bestehen, dass diese Angst übertrieben und unvernünftig ist (C-Kriterium). Die Angst muss auf die beschriebenen Situationen und Objekte beschränkt sein (D-Kriterium). Bestimmte Eingangskriterien gibt es bei dieser Diagnose nicht, so dass sie prinzipiell z. B.

---

1   Posttraumatic Embitterment Disorder (PTED)

auch nach harmloseren Verkehrsunfällen gestellt werden kann. Es wäre in diesen Fällen allerdings abzuklären, ob bereits vor dem Unfallereignis eine Ängstlichkeit oder phobische Störung dieser Art manifest oder latent bestand. Im DSM-IV werden nahezu identische Kriterien verwendet, wobei hier im A-Kriterium noch festgehalten wird, dass die Angst „übertrieben oder unbegründet ist", dies zusätzlich zu dem Kriterium C, welches verlangt, dass der Patient diese Angst als unbegründet oder übertrieben einschätzt. Hierdurch wird unterstrichen, dass Ängste gegenüber Objekten, vor denen die meisten Menschen Angst haben (z. B. freilaufende Tiger), nicht damit gemeint sind.

2.5.2 Differenzialdiagnosen und therapeutische Aspekte

Therapeutisch ist bei dieser Störung eine Konfrontationstherapie sinnvoll, wobei bei einer Pkw-Fahrphobie die Konfrontation unter Zuhilfenahme einer Fahrschule durchgeführt werden sollte. Eine ausführlichere Erläuterung der Prinzipien einer Konfrontationstherapie wird im nachfolgenden Kapitel erfolgen, so dass hier eine weitere Beschreibung unterbleibt. Differenzialdiagnostisch ist im Vergleich zu einer PTBS festzuhalten, dass kein Wiedererleben in Form von Flashbacks, Albträumen oder Ähnliches stattfindet, darüber hinaus ist auch keine generelle Übererregung zu finden. Zu der Forderung, dass der Patient erkennen muss, dass die Angst übertrieben und unvernünftig ist, sollte noch angemerkt werden, dass bei dem Patienten eine Motivation bestehen muss, die Angst zu verringern. Falls der Patient die Angst als vernünftig ansehen sollte, sich etwa als Dachdecker nicht mehr der Gefahr aussetzen möchte, erneut abzustürzen, wäre keine Veränderungsmotivation vorhanden und damit auch kein Therapieerfolg zu erwarten. Sicherlich müsste in der Therapievorbereitung überprüft werden, inwiefern dieser Wunsch Teil einer Vermeidungsstrategie ist und ob dem Patienten bewusst ist, dass man Sicherheitsvorkehrungen treffen könnte, die ein Absturzrisiko minimieren. Sollte sich dann der bewusste Wunsch, sich dennoch nicht mehr der Gefahr aussetzen zu wollen, herauskristallisieren, so schließt dies eine phobische Störung grundsätzlich nicht aus, d. h. beides könnte vorliegen. Der Patient könnte einräumen, dass seine Angst in Teilen unvernünftig ist. Eine Behandlung der phobischen Anteile bei dem Wunsch des Patienten, sich der Gefahr nicht mehr auszusetzen, ist dann allerdings erschwert.

2.6   Dissoziative Störung (F 44)

Diese Störung tritt selten als Einzelstörung auf, es handelt sich meist um eine komorbid zu einer anderen Störung vorhandene Symptomatik (Fiedler 2001) oder dissoziative Zustände sind Teil der Symptomatik einer anderen Störung (z. B. akute Belastungsreaktion). Nach ICD-10 ist die Störungsform gekennzeichnet durch einen „teilweisen oder völligen Verlust der normalen Integration der Erinnerung an die Vergangenheit, des Identitätsbewusstseins, der Wahrnehmung unmittelbarer Empfindungen sowie der Kontrolle von Körperbewegungen". Dissoziative Störungen neigen nach einigen Wochen oder Monaten zur Remission, dies gerade wenn der Beginn der Störung mit einem traumatischen Lebensereignis verbunden ist. Generell besteht zwischen den beschriebenen Auffälligkeiten und belastenden Ereignissen, Problemen oder Bedürfnissen ein zeitlicher Zusammenhang. Der Zusammenhang zwischen einem erlittenen Trauma und dissoziativen Phänomenen gilt als empirisch gut belegt. Meist finden sich sexuelle oder körperliche Gewalterfahrungen in der Kindheit (vgl. Flatten et. al. 2004). Dem Mechanismus der Dissoziation wird in der traumatisierenden Situation eine protektive Funktion zugeschrieben. Durch die Abspaltung bestimmter schwer belastend wirkender emotionaler Erlebensmomente (z. B. Angst, Wut, Schmerz) kann der Patient diese Situation bewältigen. Dieser dem Patient in der belastenden Situation förderliche Mechanismus kann sich später zu einer dissoziativen Störung entwickeln. Um diese Störung zu diagnostizieren, muss eine organische Genese der Auffälligkeiten ausgeschlossen sein. Nach ICD-10 beinhalten die dissoziativen Störungen auch die sogenannten Konversionsstörungen, wobei hiermit die Umsetzung seelischer Belastungen in körperliche Symptome gemeint ist. Im DSM-IV werden die Konversionsstörungen den somatoformen Störungen zugeordnet, wobei hier unter den dissoziativen Störungen verstanden wird, dass eine „Unterbrechung der normalerweise integrativen Funktion des Bewusstseins, des Gedächtnisses, der Identität oder der Wahrnehmung der Umwelt" stattfindet. Die Angaben zur Epidemiologie sind sehr heterogen, es handelt sich beim Auftreten als Einzelstörung um eine eher seltene Störung.

2.6.1 Klinisches Bild

Im ICD-10 werden verschiedene Subtypen unterschieden, wobei auch eine Kombination einzelner Subtypen möglich ist (F 44.7).

Dissoziative Amnesie (F 44.0):
- „Entweder eine teilweise oder vollständige Amnesie für vergangene Ereignisse und Probleme, die traumatisch oder belastend waren oder noch sind."
- „Die Amnesie ist zu ausgeprägt und zu lang anhaltend, um mit einer normalen Vergesslichkeit oder durch eine gewollte Simulation erklärt werden zu können; die Schwere und das Ausmaß der Amnesie können allerdings von einer Untersuchung zur anderen wechseln."

Diese Störung stellt in der Regel keine große Beeinträchtigung dar, das Erinnerungsvermögen stellt sich häufig spontan wieder vollständig her (Fiedler 2002). Eine Schwierigkeit kann bei der Diagnosestellung bestehen, da Patienten in der Regel kein Bewusstsein für den Gedächtnisverlust haben und es erst auffällt, wenn sie nur ungenügend auf Fragen anderer Personen antworten können. Differenzialdiagnostisch muss vor der Diagnosestellung eine Kopfverletzung ausgeschlossen werden. Falls eine PTBS vorliegt, ist die dissoziative Amnesie Teil der PTBS (Fragmentierung des Gedächtnisses). Laut DSM-IV gab es in den letzten Jahren einen Anstieg von Berichten über Fälle von dissoziativer Amnesie, die das Vergessen frühkindlicher Traumata zum Inhalt hatten. Einige Experten glauben, dass eine erhöhte Sensibilität für diese Diagnose in den letzten Jahren dazu geführt habe, dass mehr Patienten identifiziert wurden. Andere Experten nehmen an, dass das Syndrom bei Personen mit einer hohen Suggestibilität überdiagnostiziert werde. Stoffels (2004) berichtet über eine Zunahme von Fällen, „in denen ehemalige Patienten ihre Psychotherapeuten beschuldigen, ihnen während der Psychotherapie falsche Erinnerungen über sexuellen Missbrauch oder auch die Teilnahme an satanistischen Ritualen suggeriert zu haben".

Dissoziative Fugue (F 44.1):
- „Eine unerwartete, gleichwohl äußerlich normal organisierte Reise mit Entfernung von zuhause oder vom gewohnten Arbeitsplatz und den sozialen Aktivitäten; während dieser Zeit bleibt die Selbstversorgung weitgehend erhalten."
- „Entweder teilweise oder vollständige Amnesie für die Reise."

Im DSM-IV wird hier zusätzlich beschrieben, dass eine „Verwirrung über die eigene Identität oder die Annahme einer neuen Identität (teilweise oder vollständig)" vorliegen muss. Während der Fugue erscheinen die Patienten gewöhnlich unauffällig und erregen keine Aufmerksamkeit. Die Fugue kann Stunden bis Monate dauern, die Besserung verläuft gewöhnlich sehr schnell, wobei nachfolgend eine anhaltende dissoziative Amnesie bestehen kann. Falls eine dissoziative Identitätsstörung diagnostiziert wird, sollte eine dissoziative Fugue nicht als eigenständige Diagnose gestellt werden.

Trance- und Besessenheitszustände (F 44.3):
Entweder soll 1. oder 2. gegeben sein:
- (1) „Trance: vorübergehende Bewusstseinsveränderung mit zwei der folgenden Merkmale:
- Verlust des Gefühls der persönlichen Identität,
- Einengung des Bewusstseins in Bezug auf die unmittelbare Umgebung oder eine ungewöhnlich eingeengte und selektive Fokussierung auf Stimuli aus der Umgebung.
- Einschränkung von Bewegung, Haltung und Gesprochenem auf die Wiederholung eines kleine Repertoires."
- (2) „Besessenheitszustand: Die Betroffenen sind überzeugt, von einem Geist, einer Macht, einer Gottheit oder einer anderen Person beherrscht zu werden."

- Die Symptomatik muss „außerhalb von religiösen oder anderen kulturell akzeptierten Situationen auftreten, oder sie stellen eine Verlängerung solcher Zustände dar."

Im DSM-IV ist diese Diagnose nur in dem Forschungsanhang enthalten. Als wesentlich hervorzuheben ist, dass diese Symptome nicht im Rahmen kultureller oder religiöser Riten auftreten dürfen.

Dissoziativer Stupor (F 44.2):
- „Beträchtliche Verringerung oder Fehlen willkürlicher Bewegungen und der Sprache sowie der normalen Reaktion auf Licht, Geräusche und Berührung.
- Der normale Muskeltonus, die aufrechte Haltung und die Atmung sind erhalten."

Dissoziative Bewegungsstörung (F 44.4):
- „Entweder 1. oder 2.:
- (1) kompletter oder teilweiser Verlust der Bewegungsfähigkeit. Dies betrifft Bewegungen, die normalerweise der willkürlichen Kontrolle unterliegen (einschließlich der Sprache),
- (2) verschiedene oder wechselnde Grade von Koordinationsstörungen, Ataxie oder einer Unfähigkeit, ohne Hilfe zu stehen."

Dissoziative Krampfanfälle (F 44.5):
- „Plötzliche und unerwartete krampfartige Bewegungen, die sehr an verschiedene Formen epileptischer Anfälle erinnern, aber nicht mit einem Bewusstseinsverlust einhergehen."
- Der Zustand „geht nicht einher mit Zungenbiss, schweren Hämatomen oder Verletzungen aufgrund eines Sturzes oder mit Urininkontinenz".

Dissoziative Sensibilitäts- und Empfindungsstörungen (F 44.6):
- „Entweder 1. oder 2.:
- (1) teilweiser oder vollständiger Verlust einer oder aller normalen Hautempfindungen an Körperteilen oder am ganzen Körper,

- (2) teilweiser oder vollständiger Seh-, Hör oder Riechver-
  lust."

> **Fallvignette:**

Ein Proband hat im Rahmen einer stationären Begutachtung lediglich angegeben, dass er Ende Juni 2009 einen Treppensturz erlitten habe. Fremdanamnestisch wurde ermittelt (durch die zuständige Berufsgenossenschaft), dass der Proband einen Termin mit seinem Arbeitgeber bzw. mit den Vorgesetzten aus der Zeitarbeitsfirma gehabt habe, um die neuen arbeitsrechtlichen Regelungen zu besprechen. Unmittelbar nach diesem Gespräch sei der Proband eine Treppe heruntergestürzt. In der anschließenden Erstversorgung im Krankenhaus seien keine wesentlichen Verletzungen festgestellt worden. Der Proband habe dort aber bereits bei der Aufnahme kaum sprechen können und habe eine massive Erinnerungslücke angegeben.

Im weiteren Verlauf des Begutachtungsprozesses konnte der Proband kaum Angaben zum Heilverfahren machen, bei Exploration der Begleitumstände zum Zeitpunkt des Unfallgeschehens kam es immer wieder zu krampfartigen Anfällen des Probanden, obwohl neurologisch keine Ursachen gefunden wurden. Der Patient verweigerte zeitweise eine weitere Kommunikation aufgrund massiver Beschwerden, hauptsächlich aufgrund von Kopfschmerzen. Als Beschwerden gibt der Proband immer wieder an, ihm werde „schwarz vor den Augen". Er berichtet über ein sehr starkes Unsicherheitsgefühl, war aber insgesamt kaum in der Lage, sich umfassend zu seinen Beschwerden zu äußern. Zeitweise brach der Betroffene die Exploration ab, um sich zu sammeln. Der Proband beschrieb weiterhin Probleme im Bereich der linken Körperhälfte. Er habe kaum eine „richtige Empfindung" in diesem Körperbereich. Es komme teilweise zu „Totalausfällen". Er habe dann einen „Blackout für den Vortag". In der Verhaltensbeobachtung dominierte in diesem Zusammenhang eine sehr stark verlangsamte, teilweise stotternde und leise Sprechweise. Seine Stimmung beschrieb der Proband als wechselhaft. Teilweise sei er sehr aufbrausend, dann aber auch wieder genervt und zurückgezogen.

Es konnte im Verlauf der Begutachtung nachgewiesen werden, dass der Patient kurz vor dem Unfallereignis ein deutliches kritisches Lebensereignis hatte. Demnach sei der Untersuchte von einem festen Anstellungsverhältnis mit entsprechend gesichertem Einkommen in eine Zeitarbeitsfirma überführt worden. Dadurch wurde ein massives Kränkungspotential deutlich, da der Proband unter einer erheblichen psychischen Drucksituation stand und wenige Handlungsmöglichkeiten in diesem Zusammenhang reflektierte. Während des Begutachtungsprozesses konnte nachgewiesen werden, dass die beklagte Symptomatik stark mit der erlebten Kränkungssituation assoziiert war; aggravative oder simulative Tendenzen konnten mittels Beschwerdenvalidierungsverfahren und einer Plausibilitätsüberprüfung ausgeschlossen werden.

Das Unfallgeschehen selbst wies zwar eine gewisse Eindrücklichkeit auf, führte jedoch zu keiner wesentlichen traumatischen körperlichen Beeinträchtigung. Aus Sicht der medizinischen Fachkollegen ergab sich keine hirnorganische Veränderung, die das aktuelle kognitive Leistungsniveau des Probanden hätte erklären können.

Das Kränkungserleben im Rahmen der prämorbiden Konfliktlage führte hingegen zu einer massiven dissoziativen Symptomatik, wie sie im einschlägigen Kapitel umfassend beschrieben wurde. Der Proband konnte die Ursachen für die wahrgenommenen Beschwerden nicht reflektieren.

Dies sind die sogenannten Konversionsstörungen. Sie umfassen organisch nicht erklärbare Symptome oder Funktionsausfälle der willkürlichen motorischen oder sensorischen Funktionen. Im DSM-IV finden sich die Konversionsstörungen nicht im Kapitel dissoziative Störungen, sondern sie sind den somatoformen Störungen zugeordnet. Im ICD-10 werden die Konversionsstörungen in verschiedene Untergruppen eingeteilt, wobei ein dissoziativer Stupor, eine dissoziative Bewegungsstörung, dissoziative Krampfanfälle und dissoziative Sensibilitäts- und Empfindungsstörungen unterschieden werden. Es sollten ätiologische Faktoren (Art des psychischen Konflikts, des Traumas oder der Belastung) berücksichtigt werden, um die Diagnose weiter abzusichern.

Ganser-Syndrom (F 44.80):
„Vorbeiantworten, gewöhnlich begleitet von mehreren anderen dissoziativen Symptomen."

Von einem Ganser-Syndrom sollte nur gesprochen werden, wenn mehrere dissoziative Symptome neben dem „Vorbeiantworten" vorliegen. Eine sorgfältige differenzialdiagnostische Abklärung ist hier besonders wichtig, da das Symptom „Vorbeireden" bei einer Fülle organischer und psychischer Erkrankung auftreten kann.

Multiple Persönlichkeitsstörung (F 44.81):
- „Zwei oder mehr unterschiedliche Persönlichkeiten innerhalb eines Individuums, von denen zu einem bestimmten Zeitpunkt jeweils nur eine in Erscheinung tritt.
- Jede Persönlichkeit hat ihr eigenes Gedächtnis, ihre eigenen Vorlieben und Verhaltensweisen und übernimmt zu einer bestimmten Zeit, auch wiederholt, die volle Kontrolle über das Verhalten der Betroffenen.
- Unfähigkeit, sich an wichtige persönliche Informationen zu erinnern, was für eine einfache Vergesslichkeit zu ausgeprägt ist."

Im DSM-IV wird diese Störung dissoziative Identitätsstörung genannt. Der Wechsel der einzelnen Identitäten wird häufig durch Stress oder eine starke emotionale Belastung ausgelöst, wobei sich der Identitätswechsel in der Regel sehr schnell vollzieht. Die pri-

märe Identität ist in der Regel passiv, abhängig und depressiv ge-
stimmt, wobei die anderen Identitäten im starken Kontrast dazu
stehen (Fiedler 2001). Frauen weisen selten mehr als zehn verschiedene Identitäten auf, Männer selten mehr als fünf. Es wird
angenommen, dass häufig schwere körperliche und sexuelle Miss-
brauchserfahrungen in der Kindheit der Patienten vorgekommen
sind.

Depersonalisations-/Derealisationssyndrom (F 48.1):
- „Entweder 1. oder 2.
- (1) Depersonalisation: Die Betroffenen klagen über ein
  Gefühl von entfernt sein, von „nicht richtig hier" sein.
  Sie klagen z.B. darüber, dass ihre Empfindungen, Gefühle
  und ihr inneres Selbstgefühl losgelöst seien, fremd, nicht
  ihr eigen, unangenehm verloren, oder dass ihre Gefühle
  und Bewegungen jemand anderem zu gehören scheinen,
  oder dass sie das Gefühl haben, in einem Schauspiel mit-
  zuspielen.
- (2) Derealisation: Die Betroffenen klagen über ein Gefühl
  von Unwirklichkeit. Sie klagen z.B. darüber, dass die Umgebung oder bestimmte Objekte fremd aussehen, verzerrt,
  stumpf, farblos, leblos, eintönig und uninteressant sind,
  oder sie empfinden die Umgebung wie eine Bühne, auf der
  jedermann spielt.
- Die Einsicht, dass die Veränderung nicht von außen durch
  andere Personen oder Kräfte eingegeben wurde, bleibt
  erhalten."

Dies ist die am häufigsten vorkommende dissoziative Störung; sie
kann bei vielen unterschiedlichen psychischen Störungen auftreten, ist z.B. zentrales Element der akuten Belastungsreaktion.
Das Gefühl des Losgelöstseins oder der Entfremdung vom eigenen
Selbst ist der Kern der Diagnose. Im ICD-10 ist die Störung einer eigenständigen Störungsgruppe zugeordnet, im DSM-IV den
dissoziativen Störungen, dies mit dem Argument, dass mit dem
Gefühl der eigenen Realität ein wichtiger Bestandteil der Identität
verloren geht. Im ICD-10 wird zwischen Depersonalisation und
Derealisation unterschieden, im DSM-IV wird nur von Deperso-

nalisation gesprochen. Man sollte beachten, dass das Gefühl der Depersonalisation zu den alltäglichen Erfahrungen gehört, wobei dieses Gefühl gewöhnlich nur kurz anhält. Wenn beim Pkw-Fahren eine brenzlige Situation passiert ist, kann neben einer deutlichen Erregung auch das Gefühl entstehen, etwas neben sich zu stehen. Dies ist prinzipiell keine pathologische Entwicklung, sondern, wie bereits beschrieben, eine normale menschliche Reaktion. Eine pathologische Entwicklung sollte nur dann angenommen werden, wenn diese Phänomene andauernd oder ständig wiederkehrend auftreten und wenn ein Leidensdruck oder eine Beeinträchtigung in wichtigen Lebensbereichen besteht.

2.6.2 Differenzialdiagnostische und therapeutische Aspekte

Neben der Abgrenzung zu somatoformen Störungen, einer PTBS, einer akuten Belastungsreaktion, einer Schizophrenie, einer schweren affektiven Störung mit Halluzinationen, bei der dissoziative Symptome vorkommen können, muss im Vorfeld der Diagnosestellung eine organische Abklärung der beklagten Beschwerden erfolgen. Um eine psychische Diagnose zu stellen, ist die Herausarbeitung eines zugrunde liegenden Konflikts, einer Traumatisierung oder einer sonstigen psychischen Belastungssituation notwendig, was allerdings in der Praxis mitunter schwierig sein kann, da dem Patienten in der Regel der Zusammenhang seiner Symptome mit einer psychischen Belastungssituation nicht bewusst ist.

Eine dissoziative Störung kann in einfache und komplexe Störungsformen unterteilt werden (vgl. Gast 2003), wobei unter einer einfachen dissoziativen Störung verstanden wird, dass Funktionsstörungen im Bereich des Gedächtnisses und der Wahrnehmung auftreten (z. B. Depersonalisierung). Bei den komplexen dissoziativen Störungen ist zusätzlich noch das Selbsterleben beeinträchtigt (z. B. dissoziative Identitätsstörung). Für die einfachen dissoziativen Störungen gilt, dass neben anderen gängigen therapeutischen Strategien vor allem an den auslösenden belastenden Situationen gearbeitet wird. Bei den komplexeren Störungsformen muss versucht werden, eine Integration der abgespaltenen Selbstzustände zu einem kohärenten Selbst zu erreichen. Bei dieser Störungsgruppe kommt es sehr häufig vor, dass die auslösende belastende Situation traumatischer Art ist, so dass hierauf in der Therapie ein Schwerpunkt gesetzt werden sollte. Zu bedenken ist, dass dissoziative Symptome häufig im Rahmen einer anderen Störung auftreten, so dass ein Behandlungsplan an diese Grundstörung angepasst sein muss.

2.7 Depression (F 32)

Depressive Anpassungsstörungen sind nach Unfällen keine Seltenheit, auch tatsächliche depressive Störungen finden sich in der Folge von Unfallereignissen. Diese depressiven Störungen unterscheiden sich von Anpassungsschwierigkeiten deutlich durch Schwere und Anzahl der Symptome sowie durch Dauer und Durchgängigkeit der Symptompersistenz. Zur Ätiologie ist anzumerken, dass Umweltfaktoren, genetische Komponenten sowie organisch-körperliche Faktoren die Entstehung bei fast allen Depressionen in unterschiedlicher Gewichtung erklären. Eine Einteilung der Depression nach deren Verursachung in endogen, psychogen und somatogen wurde aufgegeben, da Studien die multifaktorielle Verursachung immer wieder bestätigen. Diese Überlegungen helfen zu verdeutlichen, dass es sich bei einer Depression nicht um eine klassisch psychoreaktive Störung handelt, sondern dass reaktive Komponenten lediglich einen möglichen Einflussfaktor darstellen. Der Terminus reaktive Depression findet sich somit nicht mehr als Diagnosebeschreibung, sondern lediglich noch in dem Begleittext des ICD-10 unter dem Kapitel „dazugehörige Begriffe"; die korrekte Bezeichnung lautet „depressive Episode" (ICD-10) oder „Episode einer Major Depression" (DSM-IV). Vorab festzuhalten ist darüber hinaus die große allgemeine Verbreitung von depressiven Störungen. Etwa 8 bis 20 % der Gesamtbevölkerung erkranken im Laufe ihres Lebens an einer Depression, etwa 5 bis 10 %, also fast jeder Zehnte, leidet aktuell an einer depressiven Störung (vgl. Möller et al. 2009). Frauen haben ein höheres Risiko, eine Depression zu erleiden, als Männer. Das durchschnittliche Ersterkrankungsalter liegt zwischen 30 und 45 Jahren, also in einer Altersgruppe, in der auch die meisten Arbeitsunfälle passieren (Arbeitsunfallstatistik im öffentlichen Dienst 2004), so dass die Kausalitätsbeurteilung mitunter schwierig sein kann. Eine depressive Störung kann wiederholt auftreten (vgl. rezidivierende depressive Störung), kann subsyndromal über einen längeren Zeitraum bestehen (vgl. Dysthymia), kann verkürzt, aber sehr intensiv auftreten (kurze rezidivierende Störung) oder kann zusammen mit einer teilweise gehobenen, getrieben wirkenden Stimmung (bipolare Störungen) auftreten. Darüber hinaus kann eine Depression auch Folge einer körperlichen Erkrankung (z. B. der Schilddrüse) sein. Die depressive Störung gibt es nicht – im Folgenden wird die singulär auftretende depressive Störung beschrieben.

2.7.1 Klinisches Bild

Um eine depressive Episode zu diagnostizieren, müssen nach ICD-10 die Symptome über mindestens zwei Wochen bestehen, sie dürfen nicht durch eine organische Erkrankung oder einen Substanzmissbrauch erklärbar sein. Folgende Kriterien müssen darüber hinaus vorliegen.

Depressive Episode nach ICD-10 (F 32):
„Mindestens zwei der folgenden drei Symptome liegen vor:
- (1) depressive Stimmung, in einem für die Betroffenen deutlich ungewöhnlichen Ausmaß, die meiste Zeit des Tages, fast jeden Tag, im Wesentlichen unbeeinflusst von den Umständen und mindestens zwei Wochen anhaltend;
- (2) Interessen- oder Freudeverlust an Aktivitäten, die normalerweise angenehm waren;
- (3) verminderter Antrieb oder gesteigerte Ermüdbarkeit.“

„Mindestens eins der nachfolgenden Symptome liegt vor:
- (1) Verlust des Selbstvertrauens oder des Selbstwertgefühls;
- (2) unbegründete Selbstvorwürfe oder ausgeprägte, unangemessene Schuldgefühle;
- (3) wiederkehrende Gedanken an den Tod oder Suizid oder suizidales Verhalten;

- (4) Klagen über oder Nachweis eines verminderten Denk- oder Konzentrationsvermögens, Unschlüssigkeit oder Unentschlossenheit;
- (5) psychomotorische Agitiertheit oder Hemmung (subjektiv oder objektiv);
- (6) Schlafstörungen jeder Art;
- (7) Appetitverlust oder gesteigerter Appetit mit entsprechender Gewichtsveränderung."

Um eine leichte depressive Episode (F 32.0) zu diagnostizieren, müssen insgesamt vier der beschriebenen Symptome bestehen, um eine mittelgradige depressive Episode (F 32.1) zu diagnostizieren, mindestens sechs Symptome und für eine schwere depressive Episode (F 32.2) sollten mindestens acht Symptome vorliegen. Bei einer schweren depressiven Symptomatik können zusätzlich auch psychotische Symptome vorhanden sein (z. B. Schuldwahn). Der Kern einer depressiven Erkrankung ist eine depressive Stimmung, die weitgehend unbeeinflussbar von äußeren Umständen ist. Zusätzlich zu der depressiven Symptomatik kann ein somatisches Syndrom vorliegen, dies sollte dann an der zweiten Stelle des F-Codes mit einer 1 diagnostiziert werden (z. B. F 32.01 bei einer leichten depressiven Episode). Dieses Syndrom liegt vor, wenn vier der nachstehenden Symptome auftreten: Interessen-/Freudeverlust, mangelnde emotionale Reaktion, frühes Erwachen am Morgen, Morgentief, psychomotorische Hemmung oder eine starke Anspannung, deutlicher Appetitverlust, Gewichtsverlust (mind. 5 % des Körpergewichts), deutlicher Libidoverlust. Im DSM-IV ist eine ähnliche Beschreibung zu finden, wobei partiell andere Gewichtungen vorhanden sind.

2.7.2 Differenzialdiagnostische und therapeutische Aspekte

Der Unterschied zu einer Anpassungsstörung besteht darin, dass mehr Symptome vorhanden sind und diese über einen längeren Zeitraum weitgehend unbeeinflusst von äußeren Umständen bestehen. Die Abgrenzung zu einer PTBS kann schwierig sein, da bei einer depressiven Erkrankung gehäuft Albträume mit Katastrophenszenarien vorhanden sind, besonders wenn Suizidalität besteht. Darüber hinaus ist eine Ängstlichkeit bei einer depressiven Störung nichts Ungewöhnliches. Weitere Überschneidungen sind bei Konzentrationsstörungen, Schlafstörungen, erhöhter Anspannung und emotionalen Veränderungen feststellbar. Falls eine PTBS vorliegt, muss ein auslösendes Ereignis erheblicher Stärke vorliegen, es muss ein Wiedererleben des belastenden Ereignisses und ein Vermeidungsverhalten bestehen. Katastrophenträume eines depressiv erkrankten Menschen unterscheiden sich von den Albträumen eines traumatisierten Menschen durch den Inhalt (Wiedererleben der Belastung), aber auch durch das bei einer PTBS zentrale Gefühl der fokussierten Angst. Eine depressive Störung stellt eine häufig komorbid zu einer PTBS auftretende Störung dar, so dass die Zuordnung einzelner Symptome zu der einen oder anderen Störung schwierig sein kann.

Therapeutisch gibt es bei einer depressiven Erkrankung eine Fülle von Therapieangeboten, wobei die pharmakologische Behandlung zusammen mit der klassischen Psychotherapie die beste Therapieoption bietet. Zentrale Elemente der Psychotherapie sind der Aktivitätsaufbau (Intensivierung sozialer Kontakte), die Anleitung zu sportlicher Betätigung, eine Veränderung von Denkmustern, die Verbesserung der Stressresistenz und vor allem die Rückfallprophylaxe. Tritt eine Depression zusätzlich zu einer PTBS auf, verkompliziert sich der Heilverlauf erheblich, und es kann dann die Notwendigkeit einer stationären Behandlung bestehen.

2.8 Psychoreaktive Syndrome, die nicht im ICD-10 oder DSM-IV klassifiziert sind

Ein häufiges Problem in der Praxis ist, dass Patienten über Symptome klagen, die nicht den in den Klassifikationssystemen beschriebenen Störungsbildern entsprechen. So wäre z.B. ein reines Wiedererleben eines belastenden Ereignisses im Sinne einer PTBS, welches seit über sechs Monaten besteht, ohne ein Vermeideverhalten nicht diagnostizierbar. Wenn der Patient einen Leidensdruck hat und es zu Funktionsbeeinträchtigungen in verschiedenen Lebensbereichen kommt, ist die Frage zu stellen, welche Diagnose vergibt man? Im DSM-IV und im ICD-10 gibt es für diese Fälle eine sogenannte Restkategorie, die es erlaubt, bestimmte Störungsbilder einer diagnostischen Kategorie zuzuordnen. Diese Kategorie ist in vier Fällen anwendbar, zwingende Voraussetzung ist aber stets, dass ein Leidensdruck und eine Funktionsbeeinträchtigung in wesentlichen Bereichen des Lebens sowie eine Normabweichung im Verhalten oder Erleben vorliegen:

1. Das klinische Bild passt in eine bestimmte Kategorie (z. B. Reaktionen auf schwere Belastungen und Anpassungs-störungen; F43), erfüllt jedoch nicht die Kriterien einer bestimmten Störung, z. B. fehlen bestimmte Symptome oder sie sind atypisch, treten also nicht in der Form auf, wie es von der jeweiligen Diagnose erwartet wird.
2. Es liegt ein klinisches Bild vor, das bislang nur in den Forschungskriterien einer Störung im Anhang der Klas-sifikationssysteme beschrieben ist (z. B. passiv-aggressive Persönlichkeitsstörung).
3. Es besteht Unsicherheit darüber, wie die Störung erklärbar ist, ob etwa eine medizinische Erkrankung vorliegt oder primär eine psychische Störung.
4. Eine vollständige oder widerspruchsfreie Datenerhebung ist nicht möglich (z. B. in Notfallsituationen), es liegen aber genügend Hinweise vor, um die Störung einer be-stimmten Kategorie zuzuordnen.

In dem oben geschilderten Fall des Patienten, der unter dem Wie-dererleben nach einem stark belastenden Ereignis leidet, aber kein Vermeideverhalten zeigt, hätte man in den ersten sechs Monaten eine Anpassungsstörung (F43.2) diagnostizieren können. Dauerte das Symptom aber an, wäre diese Diagnose verfehlt und eine Ein-ordnung als „sonstige Reaktion auf eine schwere Belastung" (F43.8) angezeigt. Sämtliche Formen einer subsyndromalen Posttraumati-schen Belastungsstörung werden gewöhnlich als Anpassungsstö-rung diagnostiziert, wobei dies auf Grund der Zeitkriterien nicht immer möglich ist, so dass die Restkategorie „sonstige Reaktion auf eine schwere Belastung" nach Unfällen unter diesem Aspekt häufiger Anwendung findet.

Eine genaue Beschreibung der vorliegenden Beeinträchtigung, des übergeordneten Syndrombildes, der ätiologischen Annahmen und die Durchführung einer umfassenden differenzialdiagnostischen Abklärung sowie die Klärung der Plausibilität der Störungsannahme erscheinen bei Vergabe der Restkategorie wesentlich. Nicht verwendet werden sollte diese Restkategorie bei Symptomschilderungen, die unplausibel sind und nicht zu dem allgemein bekannten Störungswissen passen.

3. Fazit: Diagnostische Aspekte

Es gibt vielfältige Syndrombilder, die nach einem belastenden Ereignis auftreten können, wobei die Posttraumatische Belastungsreaktion im Fokus der öffentlichen Diskussion steht, allerdings keineswegs am häufigsten vorkommt.

Psychische Langzeitstörungen können auftreten, wenn die Symptomatik einer PTBS chronifiziert, die Belastung, die zu der psychischen Störung führte, weiterhin anhält (z.B. bei Amputation einer Extremität), eine Persönlichkeitsveränderung nach Extrembelastung eingetreten ist oder noch eine restphobische Symptomatik vorhanden ist, die sowohl offen als auch in Form von konversionsneurotischen Beschwerden manifest werden kann. Andere Konstellationen, wie eine längerfristige depressive Erkrankung nach einem belastenden Ereignis, ohne dass parallel eine PTBS vorliegt, oder dass die Belastung (z.B. bei chronischen Schmerzen) weiterhin anhält, sind eher untypisch und stellen gutachterlich eine große Herausforderung dar.

Die Diagnose einer PTBS wird häufig zu schnell vergeben. Als Gründe für den inflationären Gebrauch der Diagnose wird angeführt, dass die Symptomkriterien der PTBS zu unspezifisch seien (viele der Kriterien kommen auch bei anderen Störungen vor) und dass es die Definition des Eingangskriteriums an Klarheit fehlen lasse. So zeigen Studien, dass eine PTBS auch bei häufig vorkommenden, wenig belastenden Ereignissen (Breslau/Kessler 2001), nach Hundebissen (Peters et al. 2004) oder nach schwierigen Entbindungen (Baiham/Joseph 2003) diagnostiziert wurde. Gelegentlich wird auf den mit dieser Diagnose verbundenen ökonomischen Aspekt verwiesen (Summerfield 2001: „wahre Trauma-industrie"). Eine valide Diagnosestellung ist unter Beachtung der Schwere eines belastenden Ereignisses und der ausführlichen Auseinandersetzung mit differenzialdiagnostischen Aspekten die Grundlage für eine adäquate Therapie.

Damit keine PTBS übersehen wird, sollte bei Substanzabhän-gigkeiten infolge einer schweren Belastung oder bei psychischen Beschwerden nach schwer belastenden Ereignissen immer eine fachgerechte Abklärung einer Traumafolgestörung erfolgen, wei-terhin sollte gezielt nach Symptomen gefragt werden, da durch das Vermeidungsverhalten bei einer PTBS Patienten häufig nicht offen und vollständig über Beschwerden berichten.

Literatur

ADLER A B et al. (2008) A2 diagnostic criterion for combat-related posttraumatic stress disorder. In: Journal of Traumatic Stress 21: 301-308.

ANDREWS G et al. (1999) Classification in psychiatry: ICD-10 versus DSM-IV. In: British Journal of Psychiatry 174: 3-5.

BAILHAM D; JOSEPH S (2003) Post-traumatic stress following childbirth: a review of the emerging literature and directions for research and practice. In: Psychology, Health and Medicine 8: 159-168.

BALTES P B; SCHMITH J (1990) Weisheit und Weisheitsentwicklung: Prolegomena zu einer psychologischen Weisheitstheorie. In: Zeitschrift für Entwicklungspsychologie und Pädagogische Psychologie 22: 95-135.

BOELEN P A; BOUT J van den (2005) Complicated Grief, Depression, and Anxiety as Distinct Postloss Syndromes: A Confirmatory Factor Analysis Study. In: American Journal of Psychiatry 162: 2175-2177.

BOELEN P A et al. (2008) The factor structure of posttraumatic stress disorder symptoms among bereaved individuals: A confirmatory factor analysis study. In: Journal of Anxiety Disorders 22: 1377-1383.

BRESLAU N; KESSLER R C (2001) The stressor criterion in DSM-IV posttraumatic stress disorder: an empirical investigation. In: Biological Psychiatry 50: 699-704.

BREWIN C R et al. (2000) Fear, helplessness, and horror in posttraumatic stress disorder: investigating DSM-IV criterion A2 in victims of violent crime. In: Journal of Traumatic Stress 13: 499-509.

BREWIN C R et al. (2000) Meta-analysis of risk factors for Posttraumatic Stress Disorder in trauma-exposed adults. In: J Consult Clin Psycholog 68: 748-766.

BREWIN C R (2003) Posttraumatic Stress Disorder: Malady or myth? New Haven.

BRYANT R A (2005) Predicting posttraumatic stress disorder from acute reactions. In: Journal of Traumatic Dissociation 6: 5-15.

DILLING H; FREYBERGER H J (2010) Taschenführer zur ICD-10-Klassifikation psychischer Störungen, Bern.

EHLERS A; CLARK D M (2000) A cognitive model of posttraumatic stress disorder. In: Behavior research & Therapy 38: 319-345.

EHLERS A; STEIL R (1995) Maintenance of intrusive memories in posttraumatic stress disorder: a cognitive approach. In: Behavioral and Cognitive Psychotherapy 23: 217-249.

FIEDLER P (2001) Dissoziative Störungen und Konversion, Weinheim.

FIEDLER P (2002) Dissoziative Störungen, Göttingen.

FLATTEN G et al. (2004) Posttraumatische Belastungsstörung, Stuttgart.

GAST U (2003) Das Konzept der komplexen Dissoziativen Störung. In: Psychodynamische Psychotherapie: 79-90.

HERMAN J (1992) Complex Ptsd: A syndrome in survivors of prolonged and repeated trauma. In: Journal of Traumatic Stress 5: 377-391.

KESSLER R C (1995) Posttraumatic stress disorder in the national co morbidity survey. In: Arch Gen Psychiatry 52: 1048-60.

LIEBEREI B (2008) Diagnostische Kriterien und Entwicklung eines diagnostischen Interviews für die Posttraumatische Verbitterungsstörung, Berlin.

LIEBEREI B; LINDEN M (2007) Die posttraumatische Verbitterungsstörung (PTED) – eine spezielle Form einer Anpassungsstörung. In: Der medizinische Sachverständige 103: 157-159.

LINDEN M et al. (2004) Die posttraumatische Verbitterungsstörung (PTED). Abgrenzung einer spezifischen Form der Anpassungsstörungen. In: Nervenarzt 75: 51-57.

MAERCKER A (2003) Therapie der posttraumatischen Belastungsstörung, Berlin.

MAERCKER A (2009) Therapie der posttraumatischen Belastungsstörung, Berlin.

MAERCKER A et al. (2007) Adjustment disorders as stress response syndromes: A new diagnostic concept and its exploration in a medical sample. In: Psychopathology 40: 135-146.

MCHUGH P R; TREISMANN G (2007) PTSD: A problematic diagnostic category. In: Journal of Anxiety Disorders 21: 211-222.

MITTE K et al. (2005) Eine Meta-Analyse unter Einsatz des Random Effects-Modells zur Effektivität kurzfristiger psychologischer Interventionen nach akuter Traumatisierung. In: Zeitschrift für Klinische Psychologie und Psychotherapie 34: 1-9.

MÖLLER H J et al. (2009) Psychiatrie und Psychotherapie, Stuttgart.

MORSCHITZKY H (2009) Angststörungen, Diagnostik; Konzepte, Therapie, Selbsthilfe, Wien.

PETERS V et al. (2004) Posttraumatic stress disorder after dog bites in children. In: Journal of Pediatrics 144: 121-122.

PRIGERSON H G et al. (1997) Traumatic grief as a risk factor for mental and physical morbidity. In: American Journal of Psychiatry 154: 616-623.

ROSE S et al. (2006) Psychological debriefing for preventing posttraumatic stress disorder (PTSD). In: Cochrane Database of Systematic Reviews 4.

SAß H et al. (2003) Diagnostisches und Statistisches Manual Psychischer Störungen (DSM-IV-TR), Göttingen.

SCHMAHL C (2009) Neurobiologie. In: Maercker (Hg.): Posttraumatische Belastungsstörungen, Berlin: 52-61.

SHAY J (1995) Achilles in Vietnam: Combat Trauma and the Undoing of Character, New York.

STANDKE W (2005) Arbeitsunfallstatistik im öffentlichen Dienst 2004, München.

STOFFES H (2004) Pseudoerinnerungen oder Pseudologien? In: Vollmöller (Hg.): Grenzwertige psychische Störungen, Stuttgart: 33-45.

SUMMERFIELD D (2001) The intervention of post-traumatic stress disorder and the social usefulness of a psychiatric category. In: British Medical Journal 322: 95-98.

TÄGERT J (2010) Zur gutachterlichen Bewertung von psychischen Symptomen. In: Der medizinische Sachverständige 106: 158-161.

TAUBMANN-BEN-ARI O et al. (2001) Post-traumatic stress disorder in primary care settings: Prevalence and physicians' detection. In: Psychological Medicine 31: 555-560.

TERR L C (1989) Treating psychic trauma in children. In: J Trauma Stress 2: 3-20.

ZIMMERMANN M; MATTIA J I (1999) Is posttraumatic stress underdiagnosed in routine clinical settings? In: Journal of Nervous and Mental Disease 187: 420-428.

CHRISTINA KRAHL

Therapie der Posttraumatischen
Belastungsstörung: Eine kurze
Einführung aus verhaltens-
therapeutischer Perspektive

Psychische Unfallfolgen sind in den letzten Jahren im berufsgenossenschaftlichen Kontext immer stärker in den Fokus gerückt. Um die Behandlung psychisch erkrankter Menschen nach Arbeitsunfällen sicher zu stellen, wurde von der gesetzlichen Unfallversicherung ein „Modellverfahren" (cf. Kapitel *Einführung in die Rehabilitation bei psychischen Störungen aus Sicht der gesetzlichen Unfallversicherung in diesem Band)* entwickelt. Dieses sieht eine Behandlung durch qualifizierte Psychotherapeuten vor, die Verträge mit der gesetzlichen Unfallversicherung abgeschlossen haben. Darüber hinaus wurden bis heute fast flächendeckend psychotraumatologische Kompetenzzentren an Berufsgenossenschaftlichen Unfallkliniken etabliert.

Die Behandlung traumatisierter Menschen geschieht nach Arbeitsunfällen in der überwiegenden Zahl der Fälle in Form einer ambulanten, meist konfrontativ ausgerichteten Therapie. Die Therapiedauer liegt gewöhnlich unterhalb der Stundenzahl einer Kurzzeittherapie der gesetzlichen Krankenkasse (< 25 Behandlungsstunden). Zusätzlich zu den üblichen Zielen einer Behandlung psychisch erkrankter Menschen ist in diesem Kontext die Wiederherstellung der Arbeitsfähigkeit ein wesentlicher Faktor. Vorrangig handelt es sich um monotraumatisierte Menschen, die nicht die Kriterien einer schweren Persönlichkeitsänderung nach Extrembelastung oder einer komplexen Traumastörung erfüllen. Das Vollbild einer Posttraumatischen Belastungsstörung kommt hierbei im Vergleich zu anderen psychischen Störungen (z. B. Anpassungsstörung) deutlich seltener vor. In diesem Kapitel soll aus verhaltenstherapeutischer Sicht das therapeutische Vorgehen bei einer Posttraumatischen Belastungsstörung überblicksartig dargestellt werden. Eine umfangreiche Übersicht anderer Verfahren findet sich bei Maercker (2009).

1 Vorbemerkungen

Zur Behandlung einer Posttraumatischen Belastungsstörung gibt es eine Fülle von Konzepten. Geht man von einer monokausalen Traumatisierung im Erwachsenenalter ohne stärkergradige Komorbiditäten aus, ist es zunächst wichtig, dass der Patient stabilisiert wird und mit ihm zusammen ein Erklärungsmodell für seine Beschwerden gefunden wird. Das traumatische Wiedererleben sollte verringert werden, der Patient sollte das belastende Erlebnis in seine Biographie einordnen können und kein wesentliches Vermeideverhalten mehr aufweisen. Zwei Therapieformen haben sich dabei besonders bewährt: Die Verhaltenstherapie (cognitive-behavioral) sowie das schulenunabhängige Verfahren EMDR erwiesen sich verschiedenen Studien zufolge als unterschiedslos hoch effizient bei der Behandlung einer PTBS (Bisson et al. 2007; cf. u. a.). Andere Therapiekonzepte, z. T. auch stationäre Behandlungen, können notwendig werden, wenn komplexere Traumatisierungen, eine noch bestehende reale Gefahrensituation, traumaunabhängige psychische Störungen und Zielkonflikte (Renten- bzw. Entlastungswünsche) vorhanden sind.

EMDR:
Bevor etwas ausführlicher auf die kognitive Verhaltenstherapie eingegangen wird, soll das Verfahren EMDR kurz erläutert werden. EMDR bedeutet „Eye movement Desensitization and Reprocessing" und wurde 1989 von Francine Shapiro (Shapiro 1995) in den USA entwickelt. Als Wirkmechanismus wird angenommen, dass durch bilaterale Reize die Informationsverarbeitung angeregt wird. Praktisch funktioniert dieses Verfahren so, dass sich der Patient eine Szene aus dem traumatischen Erlebnis vorstellt und sich dann auf die damit in Verbindung stehenden Kognitionen und Erregungen konzentriert. Während sich der Patient auf diese Szene konzent-

riert, wird er gebeten, schnellen horizontalen Fingerbewegungen, die der Therapeut vor seinen Augen ausführt, zu folgen. Bezüglich des Wirkmechanismus wird allerdings aktuell unter anderem diskutiert, ob die Fingerbewegungen notwendig seien oder ob das Erinnern an die Gedanken und Emotionen im Moment der traumatisierenden Erfahrung nicht ausreiche, um eine Angstreduktion zu erreichen (McNally 1999). Unstrittig ist die Wirksamkeit des Verfahrens (Shepherd et al. 2000). Die Konfrontation mit dem belastenden Ereignis geschieht in kurzen Sequenzen und wird so lange wiederholt, bis eine Reduktion der Angst eingetreten ist. Ergänzt wird dieses Vorgehen durch kognitive Therapieelemente, um dysfunktionale Gedanken, die mit dem traumatischen Erlebnis in Verbindung stehen, zu verändern. Die bilaterale Hirnstimulation ist nicht ausschließlich auf die Fingerbewegung beschränkt, es können alternativ auch akustische oder taktile Reize eingesetzt werden. Eingebettet ist das Verfahren in ein therapeutisches Rahmenprogramm, welches noch edukative Elemente, Stabilisierungsphasen, Distanzierungsübungen und supportive Gesprächsphasen enthält.

Pharmakologische Behandlung:
Ergänzend zu den psychologischen Verfahren kann in einigen Fällen eine Pharmakotherapie in Erwägung gezogen werden. Dies ist insbesondere dann anzuraten, wenn es sich um eine besonders ausgeprägte klinische Symptomatik handelt. Sie kann entweder als vorbereitende Maßnahme auf eine psychologische Behandlung eingesetzt werden oder begleitend zu einer bereits begonnenen Therapie. Ferner kann eine pharmakologische Behandlung dann in Erwägung gezogen werden, wenn ein Patient psychologische Interventionen ablehnt oder wenn durch eine bereits durchgeführte psychologische Intervention kein hinreichender Erfolg erzielt werden konnte. Ziel einer Pharmakotherapie ist in erster Linie eine positive Beeinflussung von Intrusionen, von Übererregung sowie von emotionaler Taubheit. Liegt bereits eine komorbide Störung wie z. B. eine Depression vor, so kann es ratsam sein, diese zumindest in der Initialphase unterstützend pharmakologisch zu behandeln. Zur Behandlung der Posttraumatischen Belastungsstörung ist bislang in Deutschland das Präparat Paroxetin zugelassen (Leopold et al. 2009). Alternativ besteht jedoch die Möglichkeit, andere Präparate

aus der Klasse der selektiven Serotonin-Wiederaufnahme-Hemmer (SSRI) einzusetzen (Stein et al. 2006), welche insbesondere bei Unverträglichkeit von Paroxetin eine gute Alternative bieten können. Unter Anwendung solcher Antidepressiva kann jedoch oftmals erst nach acht bis zwölf Wochen beurteilt werden, ob ein Therapieerfolg vorliegt, wobei die medikamentöse Behandlung, sofern sie denn erfolgreich verläuft, mindestens für ein Jahr fortgeführt werden sollte (Davidson 2006). Es kann empfohlen werden, die Behandlung einer Posttraumatischen Belastungsstörung als Monotherapie zu beginnen, nicht empfehlenswert ist die gleichzeitige Behandlung mit anderen Medikamenten (Leopold et al. 2009). Sofern Schlafstörungen medikamentös behandelt werden sollen, so sollte bei dem Einsatz von Benzodiazepinen aufgrund der erhöhten Suchtgefahr darauf geachtet werden, diese nicht länger als vier bis acht Wochen zu verordnen. Patienten, die bereits in ihrer Vorgeschichte eine Suchtstörung aufweisen, sollten nicht mit diesen Präparaten behandelt werden; hier empfiehlt es sich, andere Behandlungsoptionen aufzuzeigen (ebd.).

2 Kognitive Verhaltenstherapie

Die kognitive Verhaltenstherapie stellt einen Oberbegriff für verschiedene dieser therapeutischen Schule zugeordnete Behandlungsprogramme dar. Bislang stellt die Kombination aus konfrontativen und kognitiven Ansätzen bei einer Posttraumatischen Belastungsstörung die erfolgreichste Behandlungsoption dar (Bryant et al. 2008). Im Folgenden wird die Durchführung einer solchen Therapie anhand eines konkreten Behandlungsfalls exemplarisch erläutert.

Welche Probleme schildert ein Patient üblicherweise, wenn er zur Therapie kommt?

Oft schildern Patienten ein Wiedererleben des Unfallereignisses in Form von Albträumen und Flashbacks, wobei als besonders problematisch beschrieben wird, dass hierüber keine Kontrollmöglichkeit besteht. Die Patienten erleben sich als hilflos und verunsichert, und die Bewältigungsstrategie besteht häufig darin, den Auslösern der Flashbacks und der Albträume aus dem Weg zu gehen, d.h.

hier liegt ein Vermeidungsverhalten vor. Durch das Vermeidungs-verhalten werden die Symptome jedoch erfahrungsgemäß stärker, und der Patient erlebt sich als noch hilfloser. Oft denken Patienten auch, dass sie „verrückt werden", was wiederum die Angst ver-stärkt. Patienten schildern Flashbacks häufig so, als passiere das Unfallereignis gerade in dem Moment noch einmal, d. h. es wird nicht als bloße Erinnerung erlebt. Diese Art des Wiedererlebens führt zu vermehrter Anspannung und letztlich zu der Annahme, ständig in Gefahr zu sein. Die Folge können u. a. Schlafstörungen, Konzentrationsstörungen, Unruhe und Schreckhaftigkeit sein.

> ➤ Frau X: Eine 33-jährige Bankangestellte wurde an ihrem Arbeitsplatz Opfer eines sehr brutalen Überfalls. Die beiden Täter bedrohten die Patientin und ihre drei Kolleginnen mit Schusswaffen, fesselten sie und richteten eine Waffe auf ihren Kopf, um sie zu zwingen, den Tresorschlüssel herauszugeben. Eine Kollegin konnte den Tresorschlüssel nicht sofort finden, da sie zu verängstigt war, was die Anspannung der Täter noch erhöhte. Letztlich ge-lang es, den Tresor zu öffnen, und die Täter entwendeten mehr als 20.000 Euro. Sie nahmen den Bankangestellten ihre Ausweise ab, gaben an, dass sie nun wüssten, wo sie wohnten, sollten sie Schwierigkeiten machen. Nach dieser Drohung flüchteten die Täter. Bis zum Abschluss der Therapie gelang es der Polizei nicht, sie zu verhaften. Die Patientin stellte sich etwa eine Woche nach dem Überfall in unserer psychotraumatologischen Sprechstunde vor, wobei sie angab, kaum noch schlafen zu können, ständig erlebe sie das Überfallereignis wieder und wieder. Sie traue sich kaum, nachts die Augen zu schließen. Tagsüber gehe sie kaum aus dem Haus, da sie Angst habe, die Täter könnten sie erkennen oder, für sie noch schlimmer, sie könne die Täter erkennen und diese es merken. Als sie kurze Passagen des Überfallereignisses schilderte, zitterte sie, stockte beim Sprechen, erzählte den Hergang weder chronologisch noch vollständig. Immer wieder brach sie in Tränen aus, wenn sie von ihrer derzeitigen Situation sprach. Die Patientin gab an, dass sie versuche, sich zu Hause abzulenken, an etwas anderes zu denken, was ihr aber nicht gelinge. Immer wieder komme der Gedanke an das Überfallereignis auf, und sie habe manchmal sogar das Gefühl, dass der Täter wieder hinter ihr stehe, dieses Gefühl sei besonders belastend.

2.1 Edukation

Aus dem bisher Erläuterten ergibt sich, dass Kontrolle für Patien-ten mit der Diagnose einer PTBS von hoher Bedeutung ist, da sie durch die Unkontrollierbarkeit der Situation häufig eine generelle Unsicherheit entwickeln und diese nicht selten auf verschiedene Lebensbereiche übertragen. Aus diesem Grund erscheint es not-wendig, noch in der ersten Phase, d. h. nachdem der Patient seine Beschwerden schilderte, diesem zu vermitteln, dass seine Symp-tome „eine normale Reaktion auf eine abnorme Situation" sind

(Ehlers 1999). Zusammen mit dem Patienten wird ein Störungs-modell erarbeitet, und in diesem Rahmen werden auch die betei-ligten hirnphysiologischen Prozesse erläutert. Es wird ausführlich über die Eigenschaften des Traumagedächtnisses gesprochen und insbesondere das nicht kontrollierbare Wiedererleben (Flashbacks, Albträume) als Folge einer mangelnden Einordnung des trauma-tischen Ereignisses in das biographische Gedächtnis dargestellt (Fragmentierung des Gedächtnisses). Nachfolgend werden die Strategien des Patienten im Umgang mit dem Wiedererleben besprochen und im Wesentlichen wird das Vermeideverhalten herausgearbeitet. Es wird einerseits Verständnis für die Strategie des Patienten geäußert, da er extrem belastenden Erfahrungen ausgesetzt ist, andererseits wird thematisiert, dass durch das Vermeideverhalten eine angemessene emotionale Verarbeitung verhindert wird, da sich der Patient mit wesentlichen Aspekten des Traumas nicht auseinandersetzt. Dieser Zusammenhang wird in einem Störungsmodell als aufrechterhaltender Faktor bezüglich des Wiedererlebens von Teilen des belastenden Ereignisses dar-gestellt. Ergänzt werden kann der Aufbau eines Störungsmodells durch Verhaltensexperimente, so kann z.B. das Unvermögen, Gedanken zu unterdrücken, dadurch demonstriert werden, dass der Patient aufgefordert wird, eine Minute lang nicht an ein rosa Kaninchen zu denken, das dem Untersucher auf der Schulter sitzt, dies ist naturgemäß unmöglich. Ziel dieser Maßnahmen ist es, dem Patienten deutlich zu machen, dass Teile seines Verhaltens langfristig die Symptomatik aufrechterhalten.

Als Hausaufgabe in dieser ersten Therapiephase soll der Patient versuchen, eigenständig das Vermeideverhalten abzubauen, indem er das Wiedererleben zulässt und feststellt, dass es nach einer ge-wissen Zeit nachlässt. In vielen Fällen kann es für Patienten an-fangs notwendig sein, die Kontrollierbarkeit des Wiedererlebens zu erhöhen, um eine ausreichende Stabilität für die weitere Therapie zu erreichen. Hierzu können unter anderem Distanzierungsübun-gen (z.B. Tresortechnik[1]) sowie Ablenkungsstrategien[2] besprochen

---

1   Versuch, das sensorische Wiedererleben in einen imaginären Tresor zu schließen (Sachsse 2004).

2   Z.B. Lösen komplizierter Mathematikaufgaben im Kopf, um sich von belas-tenden Gedanken abzulenken.

und eingeübt werden. Diese Übungen sind zwar grundsätzlich Vermeidestrategien, können aber zu Beginn der Therapie für die notwendige Stabilisierung des Patienten sehr hilfreich sein. Häufig werden Techniken zur Verbesserung der Schlafqualität (Schlafhygieneregeln), zum Abbau des erhöhten Erregungsniveaus (z.B. Progressive Muskelentspannung, die Sichere-Ort-Übung[3]) oder zum Aktivitätsaufbau (bei starken Rückzugstendenzen des Patienten) durchgeführt. Wenn Patienten anfangs eine ausgeprägte dissoziative Tendenz zeigen, das heißt die Flashbacks sehr ausgeprägt sind, können auch Techniken zur Orientierung[4] vermittelt werden.

> ➤ Frau X (Edukationsphase): Die Phase der Stabilisierung begann mit einem Vertrauensaufbau und der Möglichkeit, das Erlebte zu schildern. Es schloss sich eine ausführliche edukative Maßnahme an. Daran anschließend wurden auftretende Schuldgefühle und deren Genese besprochen, was unmittelbar zu ihrer Reduktion führte. Frau X litt darunter, dass sie nicht eingriff, als ihre Kollegin den Tresorschlüssel nicht fand und sie dadurch aus ihrer Sicht die Kollegin und alle anderen zusätzlich gefährdete. Nachdem besprochen wurde, dass sie weder für solche Situationen ausgebildet wurde, noch die Möglichkeit bestand, der Kollegin zu helfen, da auch auf sie direkt eine Waffe gerichtet wurde, konnte die Patientin einräumen, dass sie keine Chance hatte zu helfen. Darüber hinaus wurde thematisiert, dass die Täter die Verantwortlichen für das Leid der Kollegin waren, nicht aber die Patientin, dass die Patientin sich sogar nach dem Ereignis noch liebevoll um die Kollegin gekümmert habe, obwohl es ihr selbst sehr schlecht ging. Weiter folgte das Erlernen der Übung „Der sichere Ort", welches mittels Biofeedback (physiologische Parameter werden abgeleitet und über einen Bildschirm kontrolliert) vermittelt wurde (Jacobs/De Jong 2007). In Erweiterung der bisherigen Maßnahmen folgte nun das Erlernen weiterer Distanzierungsübungen[5] zum besseren Umgang mit auftretenden Flashbacks. Hierzu wurde die Übung „TV-Technik"[6] (Sachsse 2004) durchgeführt. Nach kurzer Übungsphase ließen die Flashbacks dann nach, die Albträume ebenfalls. Ein weiterer Schwerpunkt in dieser Phase wurde darauf gesetzt, das direkte Vermeideverhalten abzubauen, d.h. Frau X wurde angeleitet, wieder in Begleitung ihres Ehemannes und nicht nur zur Therapie außer Haus zu gehen, kurze Spaziergänge zu unternehmen, Besuche von Freunden und Ähnliches wieder aufzunehmen. Die Auseinandersetzung mit als gefährlich besetzten Situationen (z.B. das Betreten von Banken) wurde hiervon ausgenommen.

---

3   Vorstellungsübung: Der Patient wird aufgefordert, sich in Gedanken an einen für ihn sicheren Ort zu begeben.

4   Z.B. lernt der Patient, sich bei auftretenden dissoziativen Momenten gezielt umzuschauen, sich selbst zu beruhigen und sich zu sagen, wo er gerade ist, was er gerade macht und dass er sich nicht mehr in dem belastenden Ereignis befindet, sondern dies lediglich wiedererlebt und es vorübergeht.

5   Der Patient soll hier Strategien lernen, um sich besser von den Intrusionen distanzieren zu können.

6   Der Patient lernt, Vorstellungsbilder imaginativ zu verändern.

2.2 Kognitive Interventionen

Die kognitiven Interventionen schließen sich an die erste Stabilisierungsphase an und leiten die erste längere Auseinandersetzung mit dem belastenden Ereignis ein. Inhaltlich werden in dieser Therapiephase die Auslöser der intrusiven Symptomatik erarbeitet unter Einbeziehung der damit verbundenen Emotionen und Kognitionen. Es erfolgt eine ausführliche Aufarbeitung des belastenden Ereignisses mit der Benennung der initialen Gedanken, Emotionen, Verhaltensweisen und körperlichen bzw. physiologischen Reaktionen. Je mehr Informationen erfasst werden können, desto besser wird die Lücke des autobiographischen Gedächtnisses geschlossen, und das Gehirn kann die traumatische Erfahrung als abgeschlossen verarbeiten. Dieser Teil der Therapie ist naturgemäß sehr belastend für Patienten. Sie äußern häufig Befürchtungen, in Auseinandersetzung mit so starker Belastung verrückt zu werden, einen Herzinfarkt zu erleiden oder ähnliches. Solche Befürchtungen müssen unbedingt ernst genommen werden und können in das erarbeitete Störungsmodell eingeordnet werden. Hierauf basierend können dann Argumente für oder gegen diese Befürchtungen gefunden werden, Verhaltensexperimente exemplarisch durchgeführt werden, um zu zeigen, dass die Befürchtungen nicht eintreten, und sie so zu entkräften respektive die Patienten zu entlasten.

Nach der Rekonstruktion des Ereignisablaufs, der Erfassung initialer Gedanken, physiologischer Reaktionen sowie Emotionen und anschließend an die Erfassung von Flashbacks auslösender Reize wird mit dem Patienten nach Verhaltensweisen gesucht, die symptomaufrechterhaltend wirken könnten. Ein Hauptaugenmerk wird auf die detailliertere Erfassung der Vermeidestrategien gelegt, und dysfunktionale Strategien, wie z.B. Gedankenunterdrücken, vermehrtes Grübeln, aber auch Strategien zur Reduktion physiologischer Zustände, wie z.B. vermehrter Konsum von Alkohol, werden erfasst. Danach sollten diese Strategien zusammen mit dem Patienten bewertet und in das Störungsmodell eingeordnet werden. Hilfreich kann der Einsatz eines Tagebuches sein, in welches der Patient die in Verbindung mit Intrusionen auftretenden Gedanken, Gefühle und Verhaltensweisen einträgt, aber auch die emotionale Belastung und seine Reaktion auf diese Belastung. Dieses Tagebuch kann dann wiederum zur Analyse der auslösenden Reize, der Belastungsfaktoren und aufrechterhaltenden Faktoren herangezogen werden. Ferner bietet es dem Patienten die Möglichkeit, sich auch außerhalb der Therapie mit dem Ereignis auseinanderzusetzen und hierdurch eine Habituierung (Gewöhnung) an die belastenden Situationen zu erlangen. Ergänzend zu dem Tagebuch kann dem Patienten auch eine Tonbandaufzeichnung der letzten Besprechung des belastenden Ereignisses mitgegeben werden, und er kann gebeten werden, diese zu Hause immer wieder anzuhören, sich Notizen zu machen und diese dann zur nächsten Sitzung mitzubringen, um sie gemeinsam zu analysieren und hieraus eventuell neue Therapieoptionen abzuleiten. Auch bei diesem Vorgehen wäre eine Habituationsreaktion zu erwarten. Es sei aber betont, dass der Patient für diese Maßnahmen stabil genug sein muss. Wenn es ihm noch nicht gelingt, von dem Ereignis zu sprechen, ohne dissoziative Momente zu erleben, ist dieses Vorgehen kontraindiziert, und es müsste erst eine längere Stabilisierungsphase oder ggf. die Vermittlung weiterer Distanzierungsübungen und eine vorsichtige Exploration der Gründe für die dissoziative Tendenz erfolgen.

Diese Therapiephase ist gekennzeichnet durch eine auf verschiedenen Ebenen stattfindende intensive Auseinandersetzung mit dem belastenden Ereignis. Indem der Patient sich mit seinem Verhalten, den Gedanken, Emotionen sowie den physiologischen Reaktionen auseinandersetzt, konfrontiert er sich mit dem belastenden Ereignis. Bereits zu diesem Zeitpunkt reduziert sich die Angstreaktion. Ferner können durch die vermehrte Auseinandersetzung negative Interpretationen sichtbar und abgeleitet werden. Ein Beispiel für eine solche negative Bewertung könnte sein, dass ein Patient, der von einem roten Lkw angefahren wurde, davon überzeugt ist, dass alle roten Lkws gefährlich sind. Diese dysfunktionalen Kognitionen sowie das Vermeideverhalten werden dann mittels kognitiver Techniken in der Therapie näher betrachtet.

Exemplarische Darstellung ausgewählter kognitiver Techniken:
- Diskrimination von Auslösern (Ehlers 1999): Primär soll der Patient lernen, anstelle von Gemeinsamkeiten angstauslösender Reize mit dem belastenden Ereignis nun auf Unterschiede zu achten. Das bedeutet, dass nun die

Frage gestellt wird, worin der Unterschied zwischen einem Mann, den man zufällig auf der Straße sieht und der eine rote Mütze trägt, und dem tatsächlichen Täter, der auch eine rote Mütze trug, bestehe. Als Unterschiede könnten z.B. herausgearbeitet werden, dass der Passant mit der roten Mütze eine andere Körperstatur hat, eine andere Kopfform, das Rot der Mütze heller ist etc.

- Realitätstesten (z.B. Hautzinger 2005): Hier geht es um das Herausarbeiten von Wahrscheinlichkeiten, d.h. wie wahrscheinlich es ist, dass alle Männer mit roten Mützen auch tatsächlich einen Überfall begehen? Aus den dysfunktionalen Gedanken des Patienten werden nun Hypothesen abgeleitet und mit Hilfe von Wahrscheinlichkeitsüberlegungen oder auch durch Verhaltensexperimente überprüft[7].
- Weitere angewandte Strategien sind Sokratischer Dialog, Pro- und Kontra-Listen, Erarbeiten hilfreicher Gedanken, eine Umfrage durchführen, Imaginationen mit veränderten Kognitionen, u.a.

2.3 Expositionsverfahren

Expositionsverfahren sind konfrontative Verfahren, die eine Ergänzung der kognitiven Behandlungsmethoden darstellen. Bereits das wiederholte Besprechen eines Traumas kann als konfrontatives Vorgehen im Rahmen einer Traumatherapie bezeichnet werden. Auch die bereits beschriebene EMDR-Methode stellt ein konfrontatives Verfahren dar. Mit der Durchführung einer Expositionsbehandlung soll eine Habituation an solche Reize erreicht werden, die eine belastende Intrusion auslösen können. Durch die Habituation an angstauslösende Reize soll die enge Assoziierung des Reizes mit Gefahr sowie Angst gelockert und im besten Falle sogar aufgelöst werden.

---

7   Der Patient würde in unserem Beispiel mit der roten Mütze befragt, wie viele Männer er mit roten Mützen in seinem Leben gesehen habe und wie oft diese Gewalttaten ausübten.

Unterschiedliche Arten einer Expositionsbehandlung:

- Graduiert/massiert: Mit graduierter Konfrontationsbehandlung ist gemeint, dass der Patient unterschiedliche angstauslösende Reize hierarchisch nach deren subjektiver Belastung einordnet, um dann mit der Konfrontation bei einer leichten bis mittleren Belastung zu beginnen. Wenn eine Habituation eingetreten ist, wird das Belastungsniveau langsam gesteigert. Unter einer massierten Konfrontationsbehandlung wird im Gegensatz dazu verstanden, dass sich der Patient bereits zu Beginn mit dem am stärksten belastenden Reiz konfrontiert, bis die Angst bzw. die Belastung nachlässt.
- In vivo/in sensu: Eine Konfrontation in vivo bedeutet, dass die Behandlung in der Realität stattfindet, d.h. es wird die angstauslösende Situation aufgesucht. Dies kann beispielsweise bei Überfallopfern der Tatort sein. In sensu bedeutet, dass die Konfrontation in der Vorstellung stattfindet, d.h. es erfolgt ein imaginäres Konfrontieren mit angstauslösenden Reizen.

Die graduierte Konfrontation wird in der Praxis häufiger angewendet als die massierte, die Konfrontation in sensu häufiger als die Konfrontation in vivo. Die Phase des Konfrontationstrainings und die kognitiven Therapieelemente laufen in der Regel nicht sequentiell ab, sondern ineinander verzahnt. So kann das Ergebnis einer Konfrontationseinheit darin bestehen, dass dem Patienten bestimmte dysfunktionale Gedanken bewusst werden und somit in einer kognitiven Therapieeinheit besprochen werden können.

Nachfolgend sollen kurz die Prinzipien einer Konfrontationsbehandlung dargestellt werden:

- Aufklärung des Patienten vor der Durchführung von Konfrontationsbehandlungen über mögliche physiologische Reaktionen, die Dauer der Behandlung u.a.
- Zeitdauer: Der Patient muss vor der Konfrontation darüber informiert werden, dass eine solche Behandlung von wenigen Minuten bis Stunden andauern kann und erst dann

beendet werden sollte, wenn der Patient spürt, dass die Angst nachlässt.

- Unterbinden von Vermeideverhalten: Ein wichtiges Prinzip der Konfrontation ist es, sich mit der Situation auseinanderzusetzen, die Angst auszuhalten und zu spüren, dass sie auch ohne Vermeidestrategien nachlässt.
- Vermeidung von Dissoziationen durch unkontrollierbare Intrusionen.
- Der Therapeut unterstützt den Patienten anfangs persönlich.
- Nachbesprechung des Erlebten zur Festigung des Erlernten.
- Hausaufgabenstellung: Der Patient soll nach der Konfrontation damit fortfahren, sich den angstauslösenden Reizen zu stellen, um den Behandlungserfolg zu festigen und die Selbstwirksamkeit zu stärken.
- Achtung: Immer darauf achten, dass nicht mit einer realen Gefahr konfrontiert wird, sondern lediglich mit angstauslösenden Reizen, die keine Gefahr mehr darstellen. Dies bedeutet, man habituiert nicht an einen Banküberfall, sondern an eine Bank.
- Beachtung der Sicherheit: Liegen Ängste beim Autofahren vor, so sollte eine Fahrschule hinzugezogen werden. Bei Konfrontationen am Arbeitsplatz sollte die Sicherheit des Patienten und des Therapeuten Priorität haben, das Eingehen von größeren Risiken ist nicht Sinn einer Konfrontationsbehandlung.
- Die Grenzen des Therapeuten sollten bedacht werden (z.B. sollte der Therapeut, der Höhenangsttraining mit einem Patienten macht, nicht selbst Probleme mit dem Aufenthalt in großer Höhe haben).
- Vor einer Konfrontation am Arbeitsplatz sollte in Absprache mit der Berufsgenossenschaft und dem Arbeitgeber das Konfrontationstraining geplant werden.
- Beachtung von Kontraindikationen: Dissoziationsneigung, reale Gefahrensituationen, starke komorbide Störungen, körperliche Erkrankungen, z.B. starke Herzprobleme, ethische Bedenken.

➤ Frau X (Konfrontationsphase): Zuerst wurde mit Frau X das Ereignis nochmals detailliert durchgesprochen, wobei hier vor allem die Kognitionen und die Emotionen herausgearbeitet wurden. Als Hausaufgabe bekam die Patientin dann auf, das Ereignis, welches zuvor auf Tonband aufgenommen wurde, zu Hause mehrmals anzuhören und ggf. Ergänzungen zu notieren. Sie arbeitete für sich heraus, dass sie den Umständen entsprechend ruhig und überlegt reagiert hat und alles getan hat, um ihre Sicherheit und die Sicherheit der Kolleginnen zu gewährleisten. Darüber hinaus traf Frau X. die Entscheidung, wieder an ihrem alten Arbeitsplatz arbeiten zu wollen, nachdem dort nach dem Überfallereignis die Sicherheitseinrichtungen deutlich verbessert wurden. Nachfolgend wurde ein gestuftes Konfrontationstraining in vivo geplant. Begonnen wurde mit dem Aufenthalt vor der Bank, nachfolgend dann der Aufenthalt in der Bank und zuletzt der Aufenthalt in der Bank zu Öffnungs- und Schließzeiten[8]. Während des Konfrontationstrainings, was sich insgesamt über zwei Wochen erstreckte, zeigte Frau X eine sukzessive Abnahme ihrer physiologischen Angstreaktion, zum Abschluss gab sie an, nur noch vorsichtig, nicht aber ängstlich zu sein. Nach dieser Phase wurde sie angehalten, ohne therapeutische Unterstützung noch eine Woche weiter zu üben, nachfolgend wurde die stufenweise Rückkehr in ihren Beruf durchgeführt. Am Ende der Therapie wurde ein Notfallplan erarbeitet für das Vorgehen bei einem erneuten Überfall. Frau X stellte sich im Rahmen einer Nachuntersuchung etwa ein halbes Jahr später in unserer Ambulanz vor, wobei sie nicht mehr über psychoreaktive Beschwerden klagte.

2.4   Rückfallprophylaxe

Für die Rückfallprophylaxe ist es wichtig, dass mit dem Patienten zusammen ein Notfallplan besprochen bzw. erarbeitet wird, der beinhaltet, wie damit umgegangen werden kann, wenn Symptome erneut auftreten sollten. Ferner ist es wichtig, dass bei einer geplanten beruflichen Wiedereingliederung die psychologische Betreuung so lange fortgeführt wird, bis ein stabiles Arbeiten an dem Arbeitsplatz möglich ist. Hier können auftretende Probleme zeitnah bearbeitet werden und somit einem Rückfall bzw. einer Chronifizierung der Symptomatik vorgebeugt werden.

---

8   Momente des größten subjektiven Risikos eines erneuten Überfalls.

3 Therapiekomplikationen

Es kann zu vielfältigen Therapiekomplikationen kommen, die es notwendig erscheinen lassen, die beschriebenen therapeutischen Elemente zu modifizieren oder gänzlich andere Therapieverfahren zum Einsatz zu bringen. Sollte z. B. eine schwerste Traumatisierung (Typ-II-Traumata) vorliegen, so kann die Behandlung in einer speziellen stationären Einrichtung notwendig sein, um die Voraussetzungen für eine ambulante Behandlung zu schaffen. Dasselbe gilt für das Vorliegen körperlicher Erkrankungen, schwerer komorbider psychischer Störungen, wie etwa Persönlichkeitsstörungen, Suchterkrankungen, schwere Depressionen, Schizophrenie oder Ähnlichem. Ebenfalls kann eine stationäre Therapie dann indiziert sein, wenn phobisch besetzte Situationen vorliegen (z. B. Angst vor Höhe bei Dachdeckern), die in einer ambulanten Therapie nur schlecht oder meist gar nicht nachgestellt werden können. Im Rahmen von stationären Einrichtungen, die sich auf bestimmte Berufsgruppen eingestellt haben, kann dann gezielt an den Phobien gearbeitet werden, und es können die entsprechenden Arbeitsmaterialien einbezogen werden. Im Anschluss an eine solche Maßnahme kann dann im Bedarfsfall die Fortführung der Therapie über eine ambulante Behandlung in die Wege geleitet werden.

Ferner muss damit gerechnet werden, dass in einigen Fällen auch gänzlich auf den Einsatz von konfrontativen Techniken verzichtet werden muss. Dazu zählen sehr frühe traumatische Erfahrungen (z. B. Vergewaltigung in der Kindheit), die möglicherweise eine selbstwertstützende, tiefenpsychologisch orientierte Herangehensweise indizieren. Bei Retraumatisierungen oder bei noch bestehenden realen Gefahrensituationen ist der Einsatz von Konfrontationsverfahren gelegentlich erschwert und teilweise sogar kontraindiziert. So wäre die allgemeine Gefährlichkeit des Pkw-Fahrens sicherlich akzeptabel, aber die konkrete Gefährlichkeit, in einer Firma als Dachdecker zu arbeiten, die die Sicherheitsvorschriften nicht einhält, erscheint nicht akzeptabel. Schwierige soziale Situationen, Sprachprobleme bei Patienten mit Migrationshintergrund, Zielkonflikte (Entlastungswünsche im Rahmen von Rentenverfahren), starke Schuldgefühle, Verbitterungsreaktionen sowie Trauerreaktionen können ebenfalls zu erheblichen Komplikationen führen. In manchen Fällen ist eine vollständige Remission der Beschwerden nicht zu erreichen, so dass als Therapieziel eine Akzeptanz möglicher Restsymptome und ein verbessertes Umgehen damit formuliert werden sollte. Gelingt dies nicht in ausreichendem Maße, so muss über eine Umschulungsmaßnahme, ggf. über eine Berentung nachgedacht werden.

Bei eintretenden Komplikationen bietet das berufsgenossenschaftliche System den Vorteil, dass notwendige therapeutische Maßnahmen (z.B. Konfrontation mit einem Bagger), aber auch berufliche Maßnahmen (z.B. Versetzung an einen anderen Arbeitsplatz), direkt mit dem Kostenträger abgesprochen werden können und daher die Therapie z.T. erheblich praxisnäher gestaltet werden kann als zu Lasten eines anderen Kostenträgers. Das System birgt allerdings auch die Gefahr, dass Komplikationen daraus entstehen, dass fraglich ist, welcher Kostenträger zuständig für eine Therapie sein kann, wenn neben unfallabhängigen psychischen Störungen auch noch unfallunabhängige Einflussfaktoren oder Störungen bestehen. Hier muss darauf geachtet werden, dass keine therapeutische Unterversorgung des Patienten entsteht, bis die Zuständigkeit geklärt ist.

4 Literaturempfehlungen

Einen guten Überblick über die therapeutischen Möglichkeiten bietet das Buch „Posttraumatische Belastungsstörung" von A. Maercker (2009). Angaben zu den Leitlinien findet sich in dem Buch „Posttraumatische Belastungsstörung" von G. Flatten et al. (2004). Eine gute Anleitung für ein verhaltenstherapeutisches Vorgehen findet sich in dem Buch „Posttraumatische Belastungsstörung" von A. Ehlers (1999). Als Patienteninformation und therapiebegleitend kann das Buch „Traumatische Ereignisse bewältigen" von A. Boos (2007) empfohlen werden. In Ergänzung zu dem Überblicksbuch von Maercker kann das Buch „Psychotherapie der posttraumatischen Belastungsstörungen" von A. Maercker und R. Rosner (2006) empfohlen werden, hier werden z.T. ergänzende therapeutische Strategien vorgestellt sowie der Umgang mit einer Verbitterungsstörung.

Literatur

BISSON J I et al. (2007) Psychological treatments for chronic post-traumatic stress disorder. Systematic review and metaanalysis. In: British Journal of Psychiatry 190: 97-104.

BOOS A (2007) Traumatische Ereignisse bewältigen, Göttingen.

BRYANT R et al. (2008) A randomized controlled trial of exposure therapy and cognitive restructuring for posttraumatic stress disorder. In: Journal of Consulting and Clinical Psychology 76: 695-703.

DAVIDSON J (2006) Pharmacologic treatment of acute and chronic stress following trauma. In: Journal of Clinical Psychiatry 67, 2: 34-39.

EBBINGHAUS R et al. (1996) Behandlung der Posttraumatischen Belastungsstörung. In: Fortschr Neurol Psychiat 64: 433-443.

EHLERS A (1999) Posttraumatische Belastungsstörung, Göttingen.

FLATTEN G et al. (2004) Posttraumatische Belastungsstörung, 2. Auflage Stuttgart.

FOA E B; MEADOWS E A (1997) Psychosocial Treatments for Posttraumatic Stress Disorder: A Critical Review. In: Annual Review of Psychology 48: 449-480.

GERRITY E T; SOLOMON S D (1996) The treatment of PTSD and related stress disorders. Current research and clinical knowledge. In: Marsella AJ et al. (Hg.): Ethnocultural Aspects of Posttraumatic Stress Disorder, Washington DC: 87-102.

JACOBS S; DE JONG A (2007) EMDR und Biofeedback in der Behandlung von posttraumatischen Belastungsstörungen, Göttingen.

LEOPOLD K et al. (2009) Psychopharmakotherapie der posttraumatischen Belastungsstörungen. In: Maercker (Hg.): Posttraumatische Belastungsstörungen, Berlin: 275-284.

MAERCKER A (2009) Therapie der posttraumatischen Belastungsstörung, 3. Auflage, Berlin.

MAERCKER A; ROSNER R (2006) Psychotherapie der posttraumatischen Belastungsstörungen, Stuttgart.

MCNALLY R J (1999) Research on eye movement desensitization and reprocessing (EMDR) as treatment for PTSD. In: PTSD Res Q 10: 1-7.

SACHSSE U (2004) Traumazentrierte Psychotherapie, Stuttgart.

SHAPIRO F (1995) Eye Movement Desensitization and Reprocessing: Basic principles, protocols, and procedures, New York.

SHEPHERD J et al. (2000) Eye movement desensitization and reprocessing in the treatment of post traumatic stress disorder: a review of an emerging therapy. In: Psychol Med 30: 863-871.

STEIN D J et al. (2006) Pharmacotherapy for post traumatic stress disorder (PTSD). Cochrane database of systematic reviews1, Art. No.: CD002795.

SOLOMON S et al. (1992) Efficacy of treatments for posttraumatic stress disorder: An empirical review. In: Journal of the American Medical Association 268: 633-638.

VAN ETTEN M L; TAYLOR S (1998) Comparative efficacy of treatments for post traumatic stress disorder: A meta-analysis. In: Clinical Psychology & Psychotherapy 5: 126-144.

CLAUDIA DRECHSEL-SCHLUND,
CHRISTINA KRAHL

Einführung in die Rehabilitation bei psychischen Störungen aus Sicht der gesetzlichen Unfallversicherung

Die Rahmenbedingungen der gesetzlichen Unfallversicherung für die Psychotherapie und Rehabilitation bei psychischen Störungen unterscheiden sich von denen anderer Bereiche des Sozialsystems, vor allem von denen der gesetzlichen Krankenversicherung. Insbesondere solche Psychotherapeuten, die noch wenig Erfahrung mit Berufsgenossenschaften und Unfallkassen haben, erhalten in diesem Kapitel einen Einblick in die Modalitäten der Zusammenarbeit von Kostenträger, Patient bzw. Versichertem und Behandler. Darüber hinaus werden exemplarisch Problemfelder des psychologischen Alltags beleuchtet, ausgewählte Interaktionsprobleme dargestellt und Lösungsmöglichkeiten beschrieben. Das Kapitel richtet sich somit an ärztliche und psychologische Psychotherapeuten, Gutachter sowie an Sachbearbeiter der gesetzlichen Unfallversicherung und der Krankenkassen.

1 Besondere Rahmenbedingungen

1.1 Auftrag der Unfallversicherungsträger

Die Unfallversicherungsträger haben den gesetzlichen Auftrag, den Rehabilitationsprozess nach einem Versicherungsfall zu steuern. Es sind alle Maßnahmen zu treffen, durch die eine möglichst frühzeitig einsetzende, sachgemäße und nahtlose Versorgung der Betroffenen gewährleistet wird (§ 34 Abs. 1 SGB VII). Dabei reicht das Leistungsspektrum von der Akutversorgung, über die

medizinische Rehabilitation, bis hin zur beruflichen Wiedereingliederung. Dafür haben die Berufsgenossenschaften und Unfallkassen ein Reha-Management[1] etabliert, das insbesondere folgende
Aufgaben umfasst:

- Frühzeitige persönliche und professionelle Beratung und
  Betreuung,
- Planung des Rehabilitationsprozesses und der zeitnahen
  beruflichen Wiedereingliederung gemeinsam mit Versicherten und Angehörigen, Ärzten und Therapeuten sowie
  den Arbeitgebern,
- zielgerichtete Steuerung eines nahtlosen Rehabilitationsprozesses bis zur erfolgreichen Wiederaufnahme der beruflichen Tätigkeit und
- Qualitätssicherung der medizinischen Rehabilitation.

Verantwortlich für die Steuerung des Rehabilitationsprozesses ist
die Reha-Managerin bzw. der Reha-Manager, je nach Unfallversicherungsträger und Fallkonstellation kann auch der Berufshelfer
oder der Sachbearbeiter zuständiger Ansprechpartner und Lotse
sein.

1.2 Spezifische Fallsteuerung und Reha-Management

Eine spezifische Fallsteuerung bzw. das Reha-Management greift
immer dann, wenn eine psychisch belastende Extremsituation vorliegt oder eine sonstige Konstellation mit psychischer Komponente
erkennbar wird. Die Fallsteuerung bzw. das Reha-Management
stellen sicher, dass alle notwendigen und geeigneten Maßnahmen
der gesundheitlichen Wiederherstellung ergriffen werden, um eine
Chronifizierung von sich entwickelnden psychischen Störungen
zu vermeiden. Erst mit dem Eintritt der Arbeitsfähigkeit und der
erfolgreichen beruflichen Wiedereingliederung, d. h. mit dem Wie-

---

1 Handlungsleitfaden „Reha-Management", DGUV-Rundschreiben 0159/2010
  vom 26.10.2010.

dererreichen der vollen Leistungsfähigkeit im zuletzt ausgeübten Beruf, endet das Reha-Management.

Die Reha-Managerin bzw. der Reha-Manager wird zunächst einen persönlichen Erstkontakt herstellen, um ein vollständiges Bild vom jeweiligen Bedarf sowie den individuellen Verhältnissen gewinnen zu können. Den Versicherten, die professionelle Hilfe benötigen, werden psychologische Beratungs- und Betreuungsgespräche oder eine Psychotherapie angeboten (als Stabilisierungsmaßnahme). In der Praxis der Unfallversicherungsträger genügen bei den typischen singulären Traumen meistens niederschwellige Unterstützungsangebote – in Form von Beratungsgesprächen oder von probatorischen Sitzungen. Bei fortbestehenden Störungen, in einer weit kleineren Zahl der Fälle, ist durch das Reha-Management eine störungsspezifische Kurzzeit-Psychotherapie zu veranlassen.

Nach den jeweiligen branchenspezifischen Konzepten (Drechsel-Schlund 2010: 33ff.), zum Beispiel für Beschäftigte im Handel bei Raubüberfällen oder für Fahrpersonal in Verkehrsunternehmen bei Personenschäden, werden auch externe, professionelle Leistungspartner für telefonische Beratungsgespräche beteiligt. Ziel ist eine vorbeugende Erstbetreuung und die frühzeitige Identifikation von Betroffenen, die einer weitergehenden Unterstützung bedürfen.

Eine besondere Schwierigkeit bei Arbeitsunfällen ist, dass ein eng mit dem Arbeitsplatz assoziiertes, psychisch traumatisierendes Ereignis ein kritisches Moment für den Reintegrationsprozess bzw. die Wiederaufnahme der beruflichen Tätigkeit darstellt. Daher wird hier eine weit intensivere Begleitung und Unterstützung als nach anderen Unfallgeschehen notwendig. Versicherte müssen nach Übergriffen und/oder bei einer Gewaltanwendung am Arbeitsplatz von der Reha-Managerin bzw. vom Reha-Manager intensiv auf die Wiedereingliederung vorbereitet werden. Idealerweise geschieht dies im Rahmen einer Belastungserprobung mit stufenweiser Wiederaufnahme der bisher ausgeübten Tätigkeit. Dies erfordert eine enge Zusammenarbeit auch mit dem Arbeitgeber und den Behandlern. Unter Umständen bedarf es auch einer persönlichen professionellen Begleitung der beruflichen Wiedereingliederung durch den Psychotherapeuten, Betriebsarzt oder psychologischen Dienst.

In Problemfällen kann die berufliche Wiedereingliederung bei psychischen Störungen scheitern, insbesondere wenn das Trauma am Arbeitsplatz immer wieder in Erinnerung gerufen wird und eine Vermeidungshaltung andauert. Dann sind vom Unfallversicherungsträger Leistungen zur Teilhabe am Arbeitsleben zu erbringen, um eine berufliche Neuorientierung zur wirtschaftlichen Existenzsicherung zu erreichen.

Verbleiben nach Abschluss der Psychotherapie und Rehabilitation psychische Unfallfolgen in rentenberechtigendem Ausmaß, ist vom Unfallversicherungsträger Entschädigung in Form einer Unfallrente zu leisten.

1.3 Identifikation von besonders belasteten Versicherten

Voraussetzungen für die bedarfsgerechte Versorgung von Betroffenen sind gut funktionierende Meldewege und frühzeitige, qualifizierte Informationen über Versicherte, die besonders gefährdet sind, psychische Störungen zu entwickeln. Hier besteht noch Verbesserungsbedarf. Einerseits ist von einer hohen Dunkelziffer nicht gemeldeter Unfallereignisse auszugehen. Andererseits ist die Identifikation von Risikopersonen mit Screening-Verfahren (Angenendt et al. 2010: 49ff.) noch nicht etabliert.

Wenn Meldungen von traumatisierenden Unfallereignissen, von psychisch belastenden Extremsituationen, wie Überfällen, Übergriffen, Überfahrtraumen und Androhungen von Gewalt, bei den Berufsgenossenschaften und Unfallkassen eingehen, werden diese besonders registriert. Aufgrund der in den vergangenen Jahren gewonnenen Erfahrungen wird dieses Kollektiv von potentiell betroffenen Versicherten inzwischen relativ zuverlässig identifiziert.

Anders sieht es aus für den Bereich der psychoreaktiven Störungen, wenn kein „augenfällig" traumatisierendes Unfallereignis vorgelegen hat. Hier können die Unfallversicherungsträger nur dann tätig werden, wenn sich aus nachgehenden Informationen in den Arztberichten oder unmittelbar durch den Versicherten Hinweise auf eine psychische Symptomatik ergeben. Als Signale für die mögliche Entwicklung einer psychischen Komponente im

Krankheitsverlauf gelten unter anderem Schlafstörungen, Angst-zustände, anhaltende Schmerzen und Schmerzmitteleinnahme, Depressionen und Erschöpfungszustände, aber auch Probleme bei der Wiederaufnahme der Berufstätigkeit.

1.4 Modellverfahren Psychotherapeuten

Die Unfallversicherungsträger sind bei den Leistungen zur Prä-vention möglicher psychischer Störungen bzw. zur medizinischen Rehabilitation auf qualifizierte Experten und Psychotherapeuten angewiesen, die profunde und aktuelle Fachkenntnisse und Er-fahrungen in der Psychotraumatologie einschließlich der Diag-nostik und der Therapie traumabedingter psychischer Störungen einbringen. Für den Bereich der gesetzlichen Unfallversicherung wurde für die Besonderheiten psychischer Störungen nach Versi-cherungsfällen das „Modellverfahren Psychotherapeuten"[2] (siehe Abbildung 1; cf. Drechsel-Schlund et al. 2005: 134ff.; Wirthl: 123ff.) entwickelt.

Das Modellverfahren regelt die persönlichen und fachli-chen Anforderungen für die Zulassung von Psychotherapeuten, Vorgaben für ein gestuftes Vorgehen mit fünf probatorischen Sitzungen und einer nach Genehmigung durch den Unfallversi-cherungsträger sich ggf. anschließenden Kurzzeittherapie. Mit der Zulassung im Modellverfahren werden die Behandler verpflichtet, zu bestimmten Zeitpunkten über die Befunde, den Verlauf und die Behandlung zu berichten.

Hervorzuheben ist, dass nach dem Modellverfahren proba-torische Sitzungen im Interesse einer frühzeitigen Intervention und der Vermeidung von Chronifizierungen ohne Prüfung der Kausalitätsfrage durchzuführen sind. Diese Regelung trägt dem Grundgedanken der Gesetzgebung zur Rehabilitation und Teilhabe Rechnung (SGB IX). An der wichtigen Weichenstellung zwischen Ende der probatorischen Sitzungen und der Fortführung der Psychotherapie werden die Betroffenen häufig zur persönlichen

---

2   http://www.dguv.de/landesverbaende/de/rundschreiben/lv1_west/archiv_
    d05/pdf_archiv_d05/lv1_d06_05.pdf

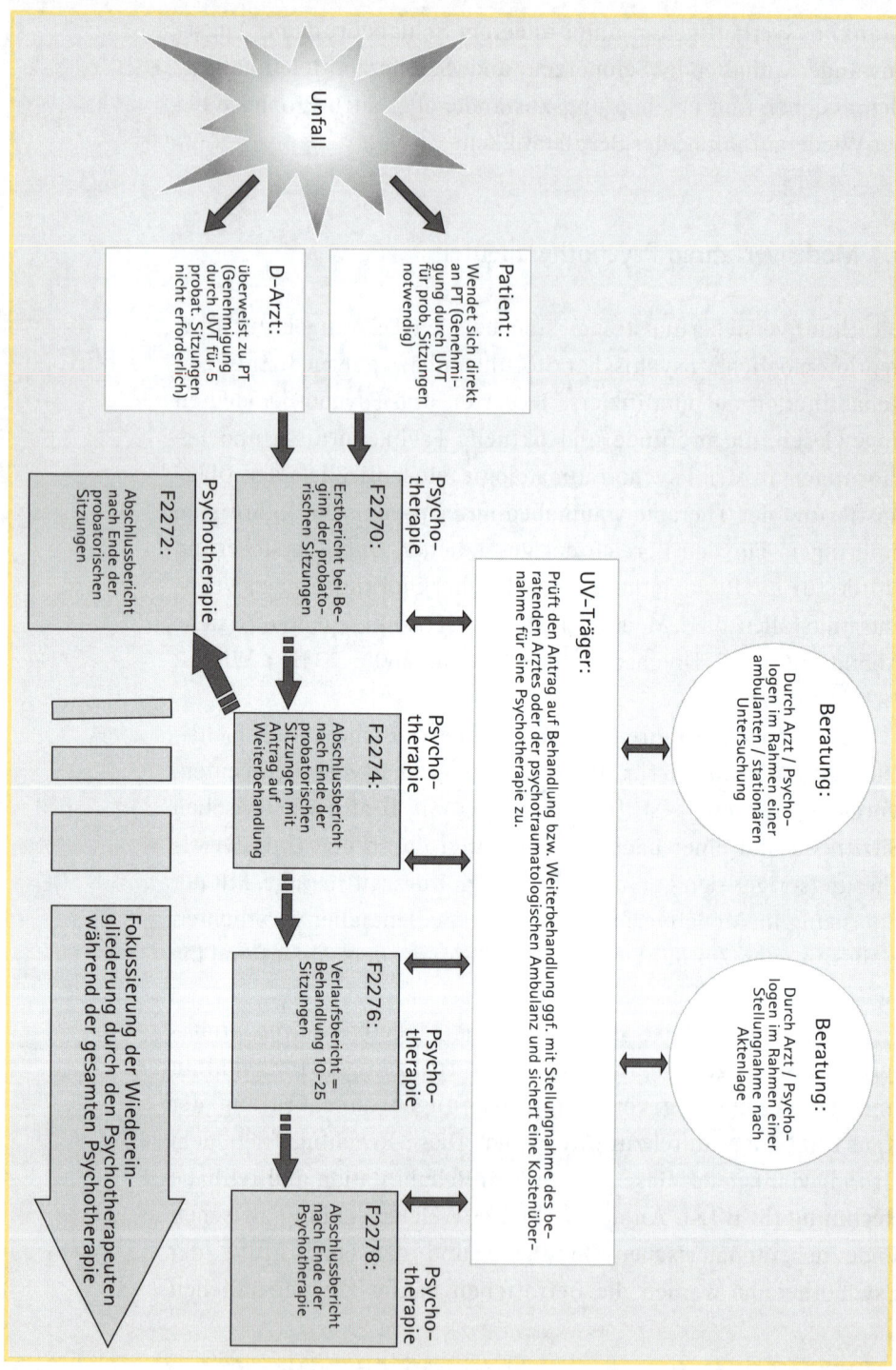

Abbildung 1

Untersuchung bzw. Exploration in der Psychotraumatologischen Ambulanz einer Berufsgenossenschaftlichen Unfallklinik vorgestellt. Mit der Expertenmeinung kann die Diagnosestellung validiert und sichergestellt werden, dass die weitere Therapie nach störungsspezifischen Behandlungsverfahren durchgeführt wird (bei entsprechender Indikation auch stationär) und auf die berufliche Wiedereingliederung ausgerichtet ist. Auch über den Zeitpunkt des Erreichens der Arbeitsfähigkeit hinaus kann psychotherapeutische Behandlung notwendig sein.

1.5 Psychologische Berichterstattung

Grundlage der Steuerung des Rehabilitationsprozesses sind besondere Auskunfts- und Dokumentationspflichten der Leistungserbringer und damit auch der Psychotherapeuten, die am Modellverfahren der Unfallversicherungsträger beteiligt sind. Durch die Informations- und Meldewege wird erreicht, dass der Unfallversicherungsträger unverzüglich Kenntnis über einen eingetretenen Arbeitsunfall (Ärztliche Unfallmeldung) und qualifizierte Auskünfte über die Art und Weise der Erstbehandlung (Arztberichte) erhält. Durch die fortgesetzte Berichterstattung ist sichergestellt, dass zu den wichtigen Meilensteinen auch Angaben über den weiteren Krankheitsverlauf vorliegen. Unfallmeldungen sowie Behandlungs- und Befundberichte werden von der Unfall-Sachbearbeitung bzw. den Reha-Managerinnen und Reha-Managern ausgewertet. Sie prüfen, ob die Versorgung des Versicherten „mit allen geeigneten Mitteln" (§ 26 Abs.2 SGB VII) durchgeführt wird und den jeweiligen besonderen (unfallmedizinischen) Anforderungen entspricht. Andernfalls wird das Reha-Management steuernd eingreifen und zum Beispiel eine psychotherapeutische Behandlung oder eine Verlegung in eine für die Unfalldiagnose speziell zugelassene Klinik initiieren.

Das Berichtswesen ist daher für eine gute Kommunikation zwischen Behandlern und Unfallversicherungsträgern ganz wesentlich. Wenn der Sachbearbeiter des Unfallversicherungsträgers die Angaben in den medizinischen und psychologischen Berichten nicht versteht und er keine Erkenntnisse für seine Arbeit daraus ableiten kann, bedeutet dies einen Bruch in der Kommunikation. Daher ist es von hoher Bedeutung, dass der Sachbearbeiter aktiv nachfragt, wenn ein Sachverhalt in einem Bericht nicht klar ist. Zu einem beiderseitigen Verständnis gehört aber auch, dass die Beschäftigten der Unfallversicherungsträger kontinuierlich fortgebildet werden und somit genügend Kenntnisse in den jeweils aktuellen medizinischen und psychologischen Fragen erlangen.

Die Übermittlung von Patienten- bzw. Versichertendaten im Rahmen der Auskunfts- und Dokumentationspflichten ist für Ärzte gesetzlich normiert (§§ 201, 203 SGB VII). Für den Bereich der gesetzlichen Unfallversicherung ist damit die Aufhebung der Schweigepflicht legitimiert. Die Auskunfts- und Dokumentationspflichten werden durch den mit der Kassenärztlichen Bundesvereinigung geschlossenen Vertrag „Ärzte/Unfallversicherungsträger" weiter konkretisiert.[3] Da für psychologische Psychotherapeuten die genannten gesetzlichen Vorschriften nicht unmittelbar gelten, bedarf es einer gesonderten Einwilligung des Patienten für die Übermittlung von Behandlungs- und Befundberichten. In der Praxis der Unfallversicherungsträger wird der Behandlungsauftrag an psychologische Psychotherapeuten deswegen mit einer Entbindung von der Schweigepflicht verknüpft (nach Zustimmung des Versicherten).

Bei psychischen Gesundheitsstörungen haben die Auskunfts- und Dokumentationspflichten eine wichtige Funktion. Bei (reinen) psychischen Traumen ohne körperliche Verletzung greifen die „klassischen" unfallmedizinischen Versorgungsstrukturen oft nicht, weil es mangels körperlicher Schädigung nicht zu einer Vorstellung beim Durchgangsarzt (Unfallchirurg) kommt. Hier sind die Unfallversicherungsträger auf eine Unfallmeldung durch den Arbeitgeber (Meldepflicht nach § 193 SGB VII), den Versicherten oder Dritte angewiesen, um überhaupt Kenntnis von einem Versicherungsfall zu erlangen und tätig werden zu können. Auch wenn nach körperlicher Erstschädigung im späteren Krankheitsverlauf erstmals psychische bzw. psychoreaktive Symptome auftreten, müssen solche Informationen den Unfallversicherungsträger erreichen, damit Psychotherapeuten für die Intervention, Diagno-

---

3   www.dguv.de/inhalt/rehabilitation/verguetung/documents/aerzte.pdf

sesicherung und ggf. eine Psychotherapie hinzugezogen werden können. Im standardisierten Zwischenbericht (F 2100) wird der Durchgangsarzt ausdrücklich danach gefragt, ob es Hinweise für die Entwicklung eines psychischen Gesundheitsschadens gibt.

Für die Berichterstattung der Psychotherapeuten stehen spezielle Formularberichte (F 2270, F 2272, F 2274, F 2276, F 2278 – www.dguv.de/formtexte/aerzte) zur Verfügung. Gefordert ist eine zeitnahe und kontinuierliche Berichterstattung, wie im Vertrag Ärzte/UV-Träger geregelt: innerhalb von acht Werktagen (§ 49 Abs. 1). In der Praxis werden die Berichte häufig unzureichend vervollständigt. Für die Fallsteuerung ist aber notwendig, dass über die Beschwerden nachvollziehbar berichtet wird und belastbare Befunde vorliegen. Erforderlich ist darüber hinaus, dass Angaben zu den durchgeführten therapeutischen Maßnahmen vorhanden sind und Ziele der Therapie beschrieben werden. Selbstverständlich sollten Fortschritte der Behandlung bzw. in deren Verlauf aus den Berichten hervorgehen. Psychotherapeuten sind häufig mit dem Procedere der Antragstellung, dem Berichtswesen sowie der Therapiedurchführung für die gesetzliche Unfallversicherung nicht ausreichend vertraut, so dass manche Lücken in der Berichterstattung und Missverständnisse in der Kommunikation mit dem Sachbearbeiter auf dieses Wissensdefizit zurückführbar sind. Auch für Beschäftigte der Unfallversicherungsträger ist es vorteilhaft, den Wissensstand eines Psychologischen Psychotherapeuten zu kennen, der überwiegend für die gesetzliche oder private Krankenversicherung tätig ist, um im Falle von administrativen Problemen entsprechende Wissenslücken schließen zu können und somit weiteren Missverständnissen vorzubeugen (Tabelle 1). Vor allem der Umgang mit der Berichterstattung, die im Rahmen einer Behandlung für die gesetzliche Unfallversicherung regelmäßig geleistet werden muss, stellt für viele Therapeuten ein Problem dar, da für die gesetzliche Krankenkasse nach einmaliger Beantragung der Psychotherapie erst wieder frühestens nach 25 Behandlungsstunden ein Bericht erstattet werden muss.

Um für die gesetzliche Krankenkasse tätig zu werden, ist eine fundierte Ausbildung zum Psychologischen Psychotherapeuten erforderlich. Zunächst einmal dürfen sich nur diejenigen Personen „Psychologe" nennen, die ein Hochschulstudium im

Fach Psychologie abgeschlossen, ein Diplom und damit den Titel „Diplom-Psychologe" erworben haben. Nach dem Studium schließt sich dann eine mindestens dreijährige psychotherapeutische Vollzeitausbildung an, da ausschließlich ein approbierter Psychotherapeut Psychotherapie ausüben darf. Seit dem 1. Januar 1999 ist der Beruf des Psychologischen Psychotherapeuten durch das Psychotherapeutengesetz geregelt und somit geschützt, d.h. es hat strafrechtliche Konsequenzen, wenn jemand die Bezeichnung Psychologischer Psychotherapeut ohne eine Approbation gemäß des Psychotherapeutengesetzes oder als Arzt mit entsprechender Zusatzausbildung trägt.

Dies kann ein Psychologe sein, der dann als „Psychologischer Psychotherapeut" bezeichnet wird, oder ein Mediziner, der dann als „Ärztlicher Psychotherapeut" bezeichnet wird (Facharzt für psychosomatische Medizin und Psychotherapie oder Facharzt für Psychiatrie und Psychotherapie sowie Facharzt mit fachbezogener Zusatzbezeichnung Psychotherapie). Kinder, Jugendliche und Erwachsene können von beiden behandelt werden. Approbierte Kinder- und Jugendlichenpsychotherapeuten und Fachärzte für Kinder- und Jugendlichenpsychiatrie und Psychotherapie behandeln Kinder und Jugendliche. Alle drei verfügen jedoch über eine abgeschlossene psychotherapeutische Zusatzausbildung.

Geschützt ist nur der Titel „Psychologischer Psychotherapeut" oder die Kurzform „Psychotherapeut". Andere Personen, die psychotherapeutische Behandlung oder Beratung anbieten (z.B. nach dem Heilpraktikergesetz [HPG]), verfügen in der Regel nicht über ein Hochschulstudium der Psychologie oder Medizin mit anschließender Zusatzqualifikation – wie oben ausgeführt. Es kann angeraten werden, sich nach qualifizierten Behandlern z.B. bei den Krankenkassen oder über die Vermittlung des Psychotherapie-Informations-Dienstes (PID) zu erkundigen. Im Zweifelsfall wäre ein Therapeut auch direkt nach seiner fachlichen Qualifikation zu fragen. Unter der Homepage des Psychotherapie-Informations-Dienstes (www.psychotherapiesuche.de) können fachlich qualifizierte Therapeuten gesucht werden, ebenso können die im Modellverfahren tätigen Psychotherapeuten über die Landesverbände der DGUV erfragt werden (http://www.dguv.de/inhalt/BGuUK/lv/index.jsp).

Weitere Informationen über Psychologie, Psychotherapie und Qualifikationen erteilt der Berufsverband Deutscher Psychologinnen und Psychologen (BDP www.bdp-verband.org.).

Nachfolgend findet sich eine überblicksartige Beschreibung, die das Antragsverfahren der gesetzlichen Krankenversicherung einerseits und der gesetzlichen Unfallversicherung andererseits gegenüberstellt und die wichtigsten Unterschiede in der Handhabung deutlich macht:

	Antragsverfahren der Krankenkasse:	Antragsverfahren der gesetzlichen Unfallversicherung:
Erstkontakt:	Zunächst Genehmigung von sechs Sitzungen (fünf probatorisch / eine biographisch).	Zunächst Genehmigung von fünf probatorischen Sitzungen.
Antragsverfahren:	Abfassung eines Gutachtens, welches in *anonymisierter* Form in einem verschlossenen Umschlag zusammen mit dem Antrag auf Psychotherapie an die Krankenkasse versendet wird. Durch Krankenkasse *Weiterleitung* des Umschlages an den *Gutachter*.	Verfassung eines psychologischen Berichtes, welcher *nicht anonymisiert*, sondern gezielt und offen an den *Mitarbeiter* der *GUV* versendet wird.
Genehmigung der Therapie:	Der *Gutachter* nimmt zur Schlüssigkeit der Diagnose, zur Therapienotwendigkeit und zur Eignung des Therapieplanes Stellung und *genehmigt* die Therapie oder lehnt sie ab. Bei Therapeuten, die bereits viele Patienten behandelt haben, entfällt diese Prüfung. Bei Genehmigung der Therapie kann dann eine Kurzzeittherapie (25 Std.) oder eine Langzeittherapie (45 Std.) durchgeführt werden.	Die Therapie wird direkt von dem *Sachbearbeiter genehmigt*, welcher sich eventuell durch einen vertraglich an den Unfallversicherungsträger gebundenen *Arzt* oder *Psychologen beraten* lässt. Sofern die Schwere der Störung dies rechtfertigt, kann auch hier bereits ein Kontingent von bis zu 25 Sitzungen beantragt werden, wobei in der Regel mit Genehmigung von zehn Stunden begonnen wird.
Berichterstattung:	Nach Genehmigung der Therapie erfolgt *keine* weitere Berichterstattung mehr. Auf Wunsch des Patienten kann am Jahresende ein *Kurzbericht* an den *Hausarzt* versendet werden.	Eine Berichterstattung wird, je nach Unfallversicherungträger, z. T. alle *zehn Behandlungsstunden* gefordert, wobei dann erneut geprüft und über die weitere Therapie entschieden wird. Selbst bei Beantragung von 25 Sitzungen entbindet dies den Therapeuten in der Regel nicht von der zwischenzeitlichen Berichterstattung.

Tabelle 1

	Antragsverfahren der Kranken-kasse:	Antragsverfahren der gesetzlichen Unfallversicherung:
Verlängerungs-antrag:	Stellt der Therapeut *vor Ablauf der Therapie* fest, dass eine Kurzzeit-therapie nicht ausreicht, so kann ein Verlängerungsantrag gestellt werden. Gleiches gilt auch für die Langzeittherapie. Für eine Verhal-tenstherapie können somit bis zu *80 Behandlungsstunden* genehmigt werden. Zu keinem Zeitpunkt findet ein fachlicher Austausch mit einem Mitarbeiter der gesetzlichen Kran-kenkasse statt.	Ein Verlängerungsantrag kann immer *vor Ablauf des genehmig-ten Stundenkontingentes* gestellt werden. Hierauf folgt häufig eine *beratende Untersuchung* durch ein Traumazentrum der Berufsgenos-senschaften oder aber die *Einholung* einer *beratenden Stellungnahme* durch entsprechende Ärzte oder Psychologen.
Behandlungsziel:	Die *Reduktion der Symptome* steht im Vordergrund der Behandlung. Generell richtet sich jedoch das Behandlungsziel ganz nach den Wünschen des Patienten zu Beginn der Behandlung. Liegen mehrere Problemfelder bzw. Störungen vor, muss hier sinnvoll gewichtet wer-den, was immer zusammen mit dem Patienten stattfinden sollte.	Neben der *Reduktion der Symp-tome* steht hier die *Erreichung der Arbeitsfähigkeit* im Vordergrund. Von dem behandelnden Psycho-therapeuten wird erwartet, dass er möglichst effizient und praxisnah, „mit allen geeigneten Mitteln" (§ 26 Abs. 2 SGB VII) dieses Ziel verfolgt. Sollte dies nicht gegeben sein, so sind Reha-Manager oder Sach-bearbeiter angehalten, „steuernd einzugreifen und zum Beispiel eine psychotherapeutische Behandlung oder eine Verlegung in eine für die Unfalldiagnose speziell zugelassene Klinik zu initiieren".

Tabelle 1

Dies sind deutliche Unterschiede, die einem Psychotherapeuten, sofern er noch nicht im Auftrag der gesetzlichen Unfallversiche-rung tätig war, anfänglich Schwierigkeiten bereiten können. Vor allem die häufige und zeitnahe Berichterstattung sowie der teil-weise persönliche Kontakt zu den Sachbearbeitern sind für viele Therapeuten ungewohnt.

2 Praxisorientierte Problemfelder

Immer wiederkehrend stellt sich im Rahmen der Rehabilitation die Frage, was den Unterschied zwischen einer erfolgreichen und einer nicht erfolgreichen Rehabilitationsbehandlung ausmacht. Naturgemäß ist diese Frage schwer zu beantworten, da viele Faktoren determinierend wirken. Dennoch gibt es einige von besonders großer Bedeutung. Zur Verdeutlichung: Arbeitnehmer sind so versichert, wie sie zur Arbeit erscheinen, d.h. mit all ihren individuellen psychischen und körperlichen Gegebenheiten, ihrer Persönlichkeit, ihrer Arbeitstätigkeit, deren sozialen und strukturellen Rahmenbedingungen, ihrer sozio-ökonomischen Situation etc. Je negativer diese Kontextfaktoren sind, desto schwerer hat es ein Mensch, mit den Folgen eines Unfallereignisses umzugehen. Aber auch das Unfallereignis selbst, d.h. die Art und Schwere des Ereignisses sowie die daraus resultierenden körperlichen und psychischen Folgen, ist ein wichtiger und hinweisgebender Faktor im Kontext erfolgreicher Rehabilitation. Und nicht zuletzt stellen die Koordination und Effektivität der medizinischen Behandlung,

Individuelle Faktoren, z. B.:	Soziale Faktoren, z. B.:	Arbeitsplatz, z. B.:
• Persönlichkeit • Alter • Geschlecht • Soziale Fertigkeiten • Nationalität (bzw. Migrationshintergrund) • etc.	• Familie/Partnerschaft/ Freunde • Soziales Ansehen • Hobbies • Belastungen (z. B. Pflege eines Familienangehörigen) • etc.	• Sicherheitsmaßnahmen (Prävention, Überfallgefährdung …) • Stress (z. B. hoher Druck) • Anerkennung / Ansehen • Mobbing • Unterstützung • etc.
Gesundheit, z. B.:	**Ökonomische Faktoren, z. B.:**	
• Schädigungsfremde körperliche Erkrankungen • Schädigungsfremde psychische Störungen • Körperliche Fitness • Mobilität • etc.	• Ausbildungsstatus • Beruf • Einkommen • Wohnverhältnisse • Berentung (MdE/GdB) • Vermögen • etc.	

Abbildung 2 (Teil1)
Schädigungsunabhängige Kontextfaktoren

Abbildung 2 (Teil 2)
Schädigungsabhängige Folgen und Reaktionen

Gesundheit, z. B.:	Psychosoziale Folgen, z. B.:	Problematische Reaktionen, z. B.:
• Körperliche Schäden (z. B. Fraktur) • Psychische Schäden (z. B. Ängste) • Verschlimmerung vorbestehender Erkrankungen / Störungen (z. B. Intensivierung von Ängsten) • Arzt-/Therapeutentermine • Häufige Behandlungen • Funktionelle Beeinträchtigungen (z. B. nicht mehr schwer heben) • Körperliche Veränderungen (z. B. Amputationen) • Komplikationen (z. B. CRPS[4]) • etc.	• Jobverlust • Umschulung • Gefährdung des Finanzstatus • Entzug der Fahrerlaubnis (z. B. bei SHT) • Berentung • Wegfall von Hobbies • Veränderung der Wohnverhältnisse (z. B. Rollstuhlfahrer) • Versorgungswunsch (z. B. Rente) • etc.	• Arbeitgeber (z. B. mangelnde Unterstützung) • Ärzte („die nehmen mich nicht ernst") • Unfallversicherung (mangelnde Unterstützung) • Fehlende familiäre Unterstützung • Gerichtliche Auseinandersetzungen • Diskussion von Aggravation/Simulation • Kausalitätsdiskussionen („das habe ich erst seit dem Unfall") • Freunde („du hast dich verändert") • etc.

die Reaktion des Arbeitsumfeldes auf das Unfallereignis, die Interaktion der Ärzte sowohl untereinander als auch mit dem Patienten wichtige einflussnehmende Faktoren dar. Auch die Reaktionen des gesetzlichen Unfallversicherungsträgers, der Familienangehörigen, des Unfallgegners sowie der Freunde sind in unterschiedlicher Gewichtung am Erfolg einer Rehabilitation beteiligt und bilden Bausteine, die die Entstehung oder Aufrechterhaltung einer psychischen Erkrankung zusätzlich erklären können (Abbildung 2).

Nachfolgend werden Fallbeispiele aufgeführt, die in unterschiedlicher Gewichtung den Einfluss dieser Faktoren auf den Rehabilitationsverlauf aufzeigen, darüber hinaus werden kritische Momente der jeweiligen Behandlung genauer betrachtet und analysiert.

---

4   CRPS = complex regional pain syndrom

2.1 Fallbeispiel 1 (Der Zielkonflikt)

> Ein 59-jähriger Lkw-Fahrer erlitt einen Verkehrsunfall, als er bei Glatteis mit seinem Lkw von der Straße abkam. Er hatte sich dabei verschiedene körperliche Verletzungen zugezogen, die innerhalb eines halben Jahres, bis auf geringe Schmerzen im Rückenbereich, rückläufig waren. Neben den körperlichen Verletzungen bestanden anfänglich Ängste vor dem Führen eines Pkws oder Lkws, die psychotherapeutisch mittels einer Konfrontationstherapie behandelt wurden. Unter Zuhilfenahme einer Fahrschule konnten die Ängste vor dem Fahren eines Pkws schnell abgebaut werden, im Rahmen einer Wiedereingliederung sollten nun auch die Ängste vor dem Führen eines Lkws beurteilt und therapiert werden. Im Unterschied zu vorherigen Therapieeinheiten zeigte sich allerdings nun, dass diese Ängste sehr resistent waren und es dem Patienten trotz eines Fahrtrainings, einer längeren Vorbereitungs- und Edukationsphase und der Unterstützung seiner Firma nicht gelang, diese Ängste abzubauen. Einhergehend mit dieser Stagnation wurde der Patient immer unruhiger und seine Stimmung destabilisierte sich zusehends. Im Laufe der folgenden Therapiestunden wurden nun die Kontextfaktoren stärker betrachtet und auch eine Fremdanamnese mit der Ehefrau erhoben (im Rahmen einer Vorstellung zur Heilverfahrenskontrolle). Hierbei konnte herausgearbeitet werden, dass es in der Ehe kriselte, da der Patient über viele Jahre auf Grund seiner Tätigkeit als Lkw-Fahrer im innereuropäischen Raum oft tage- bzw. wochenlang nicht zu Hause war und sich die Ehefrau hierdurch vernachlässigt fühlte. Als dies mit dem Patienten besprochen wurde, gab er an, dass er zwar durch die Arbeitsunfähigkeit eine deutliche Belastung erfahren habe und er möglichst schnell wieder arbeiten gehen wolle, er aber auch die gemeinsame Zeit mit seiner Ehefrau, die er nun während der Krankschreibung gehabt habe, als positiv empfinde, was insgesamt der Ehe sehr gutgetan habe. Im Gespräch mit dem Paar konnte die Ehefrau klar aussprechen, dass sie nicht möchte, dass ihr Ehemann seinen Beruf weiter ausübe und dass er lieber die Tätigkeit im Lager annehmen solle, die ihm sein Chef bereits vor zwei Jahren angeboten habe. Der Patient führte an, dass er seine Tätigkeit als Lkw-Fahrer liebe und sich nicht vorstellen könne, im Lager tätig zu sein. Das Ehepaar gab an, über diese differente Einschätzung der aktuellen Situation nicht explizit gesprochen zu haben, aber dem Patienten sei klar gewesen, dass seine Ehefrau Probleme mit seinem Job habe.
> Im Laufe der nächsten Psychotherapiesitzung wurde diese unterschiedliche Sichtweise thematisiert, und es zeigte sich, dass seine Angst vor dem Lkw-Fahren mit einer Angst um den Fortbestand seiner Ehe verbunden war. Das Ehepaar fand in weiteren Gesprächen einen Kompromiss, der darin bestand, dass der Patient seine Tätigkeit als Lkw-Fahrer um besonders lange Fahrten reduzieren und stattdessen zeitweise im Lager seiner Firma tätig werden wolle. Nachdem dies beschlossen war, verlief eine erneute Wiedereingliederungsmaßnahme problemlos, die Ängste gingen schnell zurück.

Einer der häufigsten Gründe für Stagnationen im Therapieprozess sind sogenannte Zielkonflikte. Bei einem Zielkonflikt beeinträchtigt die Erreichung des einen Ziels die Erreichung eines anderen. Für den Begriff Zielkonflikt werden alternativ auch Begriffe wie Ambivalenzkonflikt oder Interessenkonflikt verwendet, wobei alle inhaltlich dasselbe beschreiben.

Im obigen Beispiel stand das Ziel des Patienten, wieder Lkw zu fahren, dem Ziel entgegen, eine weitere Destabilisierung seiner

Ehe zu verhindern. Die phobische Symptomatik stellte für diesen Zielkonflikt eine Lösung dar. Solange die Angst bestand, brauchte er weder seine Tätigkeit aufzugeben, noch seine Ehefrau durch längere Lkw-Fahrten zu vernachlässigen. Dass diese Lösung sehr instabil und auch für den Patienten wenig befriedigend war, zeigt sich an der zunehmenden Unruhe und der Verschlechterung der Stimmungslage in dieser Zeit, allerdings brauchte er bei anhaltender Symptomatik keine Entscheidung zwischen der weiteren Tätigkeit als Lkw-Fahrer (Ziel 1) und der Stabilisierung der Ehe (Ziel 2) zu treffen. Im vorliegenden Fall ist anzunehmen, dass dieser Zielkonflikt dem Patienten nicht vollständig bewusst war, da das Ehepaar zuvor nicht explizit über diesen Konflikt gesprochen hatte und der Patient auch etwas Zeit brauchte, um den Zusammenhang seiner Ängste mit dieser Konfliktsituation zu verstehen. Nach der Bewusstwerdung des Konfliktes, der erfolgreichen Suche nach Kompromissen bzw. weiteren Lösungsmöglichkeiten, ließ die Angstsymptomatik schnell nach.

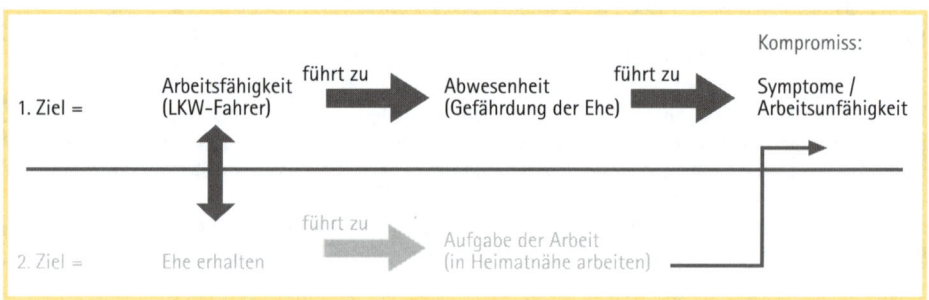

Einer der *häufigsten Zielkonflikte* ist der *Wunsch nach finanzieller Absicherung* (z. B. Rente) bei gleichzeitigem Wunsch nach Reduktion psychischer oder körperlicher Beschwerden. Um eine hohe Rente zu erhalten, muss eine möglichst hohe Funktionsbeeinträchtigung im Rahmen einer körperlichen Erkrankung oder psychischen Störung vorliegen, so dass die Motivation, eine erfolgversprechende Therapie durchzuführen, hierdurch beeinträchtigt sein kann. Die Symptomreduktion aber setzt ein motiviertes Mitarbeiten im Rahmen therapeutischer Maßnahmen voraus. Falls Patienten dieser Konflikt nur partiell bewusst ist, hat dies oft eine schwankende Therapiemotivation zur Folge und birgt letztlich eine erhöhte

Chronifizierungsgefahr. Sollten dem Patienten beide Ziele bewusst sein, so besteht die Gefahr einer Aggravation oder Simulation einzelner Symptome, um beide Ziele miteinander zu vereinbaren.

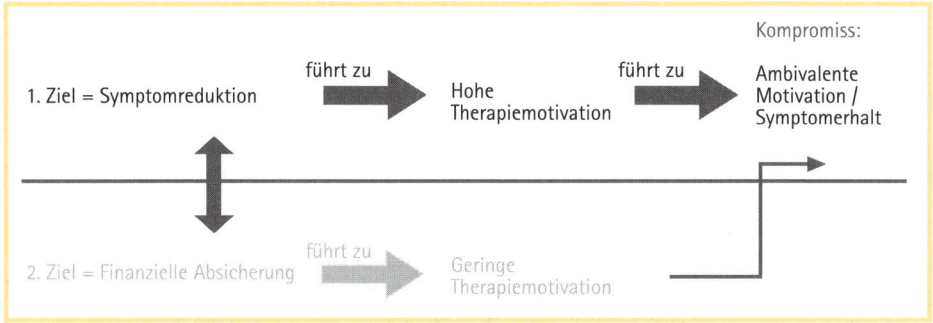

Therapeutisch erscheint es wesentlich, dass bei Stagnation in der Therapie die Möglichkeit von Zielkonflikten abgeklärt wird. Hierbei kann es hilfreich sein, die therapeutische Situation diagnostisch neu einzuschätzen, frühere Diagnosen kritisch zu hinterfragen und ggf. zu revidieren. Gerade die Einbeziehung der sogenannten Kontextfaktoren spielt hierbei eine große Rolle. Die Einstellung der Familie zu dem Unfall, der Beruf des Patienten, die Arbeitsplatz-situation, die Gefühle gegenüber dem Unfallgegner, die Wünsche nach Entschädigung usw. sollten behutsam erfragt und dann diagnostisch gewürdigt werden. Sollte ein Zielkonflikt vorhanden sein, ist es ratsam, diesen auch anzusprechen und zusammen mit dem Patienten nach Lösungsmöglichkeiten zu suchen. Wichtig ist hierbei, dass eine wertschätzende Grundhaltung des Therapeuten vorhanden ist, selbst wenn aggravative oder simulative Tendenzen vermutet werden. Sollte eine Klärung der vermuteten Zielkonflikte therapeutisch nicht möglich sein, kann die Vorstellung der Betroffenen in einer Psychotraumatologischen Ambulanz, in einer Berufsgenossenschaftlichen Unfallklinik oder eine gutachterliche Klärung erwogen werden.

2.2 Fallbeispiel 2 (Verbitterung/Enttäuschung)

➤ Ein 30-jähriger Dachdecker stürzte von einem Gerüst ab und blieb zunächst regungslos am Boden liegen. Zwei seiner Kollegen eilten zu ihm, um Erste Hilfe zu leisten. Der Patient war wach und bewusstseinsklar, war sich der Situation durchaus bewusst. Als er vom Boden liegend aus nach oben schaute, traute er seinen Augen jedoch kaum, da er dort zwei seiner Vorgesetzten dabei beobachtete, wie diese das notwendige und vorgeschriebene Geländer am Gerüst anbrachten. Auch auf das Bitten der Kollegen, doch herunter zu kommen und ebenfalls Erste Hilfe zu leisten, haben diese nicht reagiert und fuhren mit dem Anbringen des Geländers fort, um rechtzeitig bei Eintreffen der Berufsgenossenschaft damit fertig zu sein. Der Patient erlitt bei diesem Unfallereignis multiple Frakturen, die eine längere stationäre Behandlung notwendig machten. Im Anschluss an diese Behandlung begab er sich in ambulante psychotherapeutische Behandlung, da er mit dem Unfallereignis nicht zurechtkam. Der Patient klagte über Albträume (er sehe das Unfallereignis häufiger vor sich), unkontrollierte Gefühlslagen mit häufigen Wutausbrüchen, Schlafstörungen, depressive Beschwerden, Schmerzen, Ängste vor Baustellen und Konzentrationsstörungen.

Der behandelnde Psychotherapeut diagnostizierte eine Posttraumatische Belastungsstörung, führte zuerst Stabilisierungsmaßnahmen durch und plante dann eine konfrontative Behandlung. In den ersten Therapieberichten wurde über eine außergewöhnlich deutliche physiologische und emotionale Reaktion während des Durchsprechens der Unfallsituation berichtet. Nach mehreren Versuchen wurde dann die Konfrontationseinheit abgebrochen, da die psychoreaktive Störung als zu stark eingeschätzt wurde, und es wurde eine stationäre Behandlung zur Stabilisierung empfohlen. In dieser Situation wurde der Patient zur beratenden Untersuchung in einer Berufsgenossenschaftlichen Unfallklinik vorgestellt. Hier war bei der Exploration der Unfallsituation die deutliche Reaktion des Patienten gut beobachtbar, allerdings dominierte nicht die Angstsymptomatik, sondern eher *Wut, Enttäuschung und Verzweiflung*. Der Patient gab an, dass er sich niemals zuvor in seinem Leben so wertlos und hilflos gefühlt habe wie in der Unfallsituation. Zu den Albträumen führte er aus, dass er immer wieder die Unfallsituation vor sich sehe, besonders belastend sei die Szene, in der seine Vorgesetzten die Unfallstelle veränderten. Einen Großteil des diagnostischen Gesprächs nahm dann die Wut und Verbitterung über das Geschehene ein, die Angst vor Baustellen wurde erst auf mehrfaches Nachfragen geäußert, spielte aber letztlich eine untergeordnete Rolle.

Mit dem Patienten wurden dann weitere therapeutische Möglichkeiten, insbesondere eine *Veränderung des Schwerpunktes in der Therapie*, besprochen. Es wurde eine *Verbitterungsstörung* im Sinne einer Anpassungsstörung (F43.2) diagnostiziert und in Bezug auf die Posttraumatische Belastungsstörung lediglich eine Teilsymptomatik angenommen. Mit dem behandelnden Therapeuten wurde dann über die veränderte Strategie gesprochen. Da der Therapeut wenig Erfahrung in der Behandlung einer Verbitterungsstörung hatte, der Patient aber ein gutes Vertrauensverhältnis zu ihm aufgebaut hatte und er sich auch zutraute, die Therapie fortzuführen, wurde ihm einschlägige Literatur zu Verbitterungsstörungen und deren Behandlungsmöglichkeiten zugesandt. Im Anschluss wurde eine Therapieeinheit zur Emotionsregulation, zur Perspektivenübernahme und zur Veränderung dysfunktionaler Gedanken durchgeführt. Dies hatte zur Folge, dass der Patient lernte, seine Gefühle besser zu verstehen und sie vor allem auch zu regulieren. Darüber hinaus wurde es ihm möglich, zu entscheiden, den Arbeitsplatz zu wechseln, da er kein Vertrauen mehr zu seinen Vorgesetzten hatte. Auf einen Rechtsstreit gegen seinen ehemaligen Chef verzichtete er, da er zum einen wenig Aussicht auf Erfolg sah, zum anderen aber auch befürchtete, bei einem längeren Rechtsstreit schlechter aus der verbitterten Grundhaltung herauszukommen. Nach dieser Phase wurde dann erneut eine Konfrontationseinheit zum Abbau der Ängste vor Baustellen durchgeführt, diese verlief nun erfolgreich. Im Anschluss an die Therapie konnte der Patient seine Tätigkeit als Dachdecker wieder ausüben.

Auch in diesem Fallbeispiel findet sich ein *Zielkonflikt*. Das Ziel, die Angstsymptome zu reduzieren (Ziel 1), steht dem Ziel Bedürfnis nach Gerechtigkeit (Ziel 2) entgegen. Um einen bleibenden psychischen Schaden nachweisen und so die Forderung nach emotionaler Entschädigung („der soll sehen, was er mir angetan hat") rechtfertigen zu können, benötigte der Patient die Symptome. Die erste diagnostische Einschätzung des behandelnden Psychotherapeuten war im vorliegenden Fall bestimmend für den weiteren Krankheitsverlauf; sie führte zu einer therapeutisch wirkungslosen Schwerpunktsetzung.

Die *Klassifikationssysteme DSM-IV und ICD-10* sind so aufgebaut, dass zur Diagnosestellung bestimmte Kriterien, wie z. B. Albträume, vorliegen müssen. **Vorteilhaft** an dieser Art der Klassifikation psychischer Störungen ist, dass die Einschätzungen der Untersucher damit vergleichbar sind, d. h. bei Vorliegen bestimmter definierter Kriterien spricht man im Allgemeinen von einer Posttraumatischen Belastungsstörung. *Ungünstig* ist allerdings, dass allein das Beklagen von bestimmten Beschwerden in vielen Fällen bereits zu einer Diagnose führt, unabhängig von der Plausibilität. Klagt etwa ein Patient über Schlafstörungen, Unruhe, Konzentrationsstörungen oder Albträume, die ihn an das Unfallereignis erinnern, und gibt er zudem an, dass er Situationen, die ihn an das Unfallereignis (z. B. Unfallstelle) erinnern, vermeidet und dies alles nach einem schwereren Unfall passiert, dann könnte man annehmen, dass rein formal die Kriterien für eine Posttraumatische Belastungsreaktion gegeben sind. *Hilfreich* kann sich die Einordnung der Symptomatik nach ICF erweisen, da hier eine Einschätzung der Funktionsfähigkeit des Patienten erfolgt, was die Gewichtung der Symptomatik und damit die Zielfindung in der Therapie erleichtern kann. Gerade im Rahmen von ambulanten beratenden Untersuchungen zur Optimierung des Behandlungsverlaufes ist mit einer gewissen Regelmäßigkeit zu beobachten, dass bei Vorliegen einer entsprechenden Anzahl an Symptomen, die zur Stellung der Diagnose einer PTBS ausreichen, mancher Therapeut in solchen Fällen keine weiteren Differenzialdiagnosen in Erwägung zieht, da er glaubt, die richtige Diagnose gefunden zu haben. Häufig wird die Diagnose PTBS dann durch entsprechende Fragebögen abgesichert, die nicht selten auch auf eine hohe Belastung hinweisen und somit vermeintlich auf eine starke Traumatisierung. Die Therapieplanung sieht dann in der Regel eine Konfrontation mittels eines geeigneten Therapieverfahrens vor, z. B. EMDR oder Konfrontation in vivo[5]. Verbessert sich die beklagte Symptomatik – wie im oben geschilderten Fall – unter einer solchen Behandlung nicht, wird oft geschlussfolgert, dass die Traumatisierung zu stark sei. Stellt aber eine Verbitterung das führende Symptom dar, wird der Patient als Folge eines solchen Vorgehens durch Konfrontation mit dem belastenden Reiz in seiner Wut und dem Ärger verstärkt, da eine Habituation[6], wie sie zur Angstbewältigung eingesetzt wird, nicht ohne Weiteres möglich ist. Ärger und Verbitterung können wirkungsvoller mit kognitiven und emotionsregulierenden Methoden therapeutisch abgebaut werden und erfahren in der Regel keine Rückläufigkeit durch Gewöhnung.

Im vorliegenden Fall hatte der Therapeut zwar registriert, dass der Patient wütend war und sich ungerecht behandelt fühlte, hat hier in der Behandlung allerdings keinen Schwerpunkt gesetzt, sondern eine strikt an Konfrontationselementen orientierte Therapie der vermeintlichen Posttraumatischen Belastungsstörung gewählt. Ob diese nun anfangs im Vollbild vorgelegen hat oder ob von Anfang an lediglich eine Teilsymptomatik vorhanden war, spielt keine große Rolle. Klar ist, dass die Enttäuschung und Verbitterung durch Reize, die an das Unfallereignis erinnern, verstärkt wurden. Im Vordergrund des Leidensbildes stand demnach nicht die Angst vor Baustellen.

Eine *Verbitterungsstörung* (Linden et al. 2007) weist viele *Überschneidungen* zu den diagnostischen Kriterien einer Posttraumatischen Belastungsstörung auf; ebenso können hier auch unfallassoziierte Albträume, Ängste, Intrusionen etc. auftreten. Der Hauptunterschied liegt darin, dass das primäre Gefühl nicht Angst, sondern Verbitterung ist. Mit *Verbitterung ist nicht die adäquate Reaktion auf eine als ungerecht erlebte Situation* gemeint, sondern ein resistent über längere Zeit bestehender Gefühlszustand, dem sich der Patient ausgeliefert sieht und dem gegenüber er auch tat-

---

5   In der Realität

6   Gewöhnung

sächlich hilflos ist. Im vorliegenden Fall hätte dem Therapeuten auffallen müssen, dass der Patient kaum ängstlich, jedoch nahezu unkontrolliert wütend und verbittert war.

Wichtig ist es folglich, bei diagnostischen Einschätzungen immer *differenzialdiagnostische Überlegungen* anzustellen. Im vorliegenden Fall wäre die Frage zu klären gewesen, wie die Wut und das Gefühl, ungerecht behandelt worden zu sein, zu bewerten ist, und welche Symptome im Vordergrund des Leidensbildes stehen (dies gibt der Patient meist an), in welchem Kontext das Unfallereignis geschah (mangelnde Sicherheitszustände) und wie die Therapieziele des Patienten aussehen (Entschädigungsvorstellungen gegenüber dem Chef). Diese Faktoren hätten in die Diagnose und den Therapieplan einfließen müssen. Die einfache Schlussfolgerung, ein ausbleibender Therapieerfolg hänge mit einer zu starken Beschwerdesymptomatik zusammen, wird der jeweiligen Situation nicht immer gerecht, da dies außer Acht lässt, dass die Diagnose auch falsch oder ergänzenswert sein kann.

Zu beachten bleibt dabei ebenfalls, dass sich manche Störungsbilder erst im Verlauf einer Therapie eindeutig diagnostizieren lassen. Ein Therapeut sollte also keine Scheu haben, seine anfangs getroffene diagnostische Einschätzung zu revidieren oder zu ergänzen. Dies ist kein Anzeichen für fachliche Mängel, sondern eher ein Zeichen für eine hohe Kompetenz. Gerade Zielkonflikte fallen häufig erst im längeren Therapieprozess auf. Eine diagnostische Einschätzung ohne eine ausreichende Diskussion der Kontextfaktoren, ohne differenzialdiagnostische Überlegungen unter Zugrundelegung aller zur Verfügung stehender Informationen (auch der biographischen Angaben, Persönlichkeitseigenschaften etc.) ist lückenhaft und birgt das Risiko von unnötig langen, im schlechtesten Fall erfolglosen Behandlungen.

2.3 Fallbeispiel 3 (Abgrenzung vorbestehender unfallunabhängiger psychischer Störungen)

➤ Eine 40-jährige Patientin wurde als Verkäuferin in einem Supermarkt von zwei Jugendlichen überfallen und dabei mit dem Messer bedroht, wobei alles sehr schnell ablief. Die Patientin fuhr, nachdem sie ihre Aussage bei der Polizei machte, nach Hause und ging am nächsten Tag wieder zur Arbeit. Erst etwa drei Wochen später merkte sie eine Ängstlichkeit an der Arbeitsstelle, dies vor allem dann, wenn jüngere Menschen den Supermarkt betraten, nachts schlief sie unruhiger, teilweise konnte sie längere Zeit nicht einschlafen und sie wurde gereizter. Die Patientin begab sich deshalb in psychotherapeutische Behandlung, wobei sie die Therapeutin bereits aus einer früheren psychotherapeutischen Maßnahme kannte. Die Therapeutin diagnostizierte eine Posttraumatische Belastungsstörung. In weiteren Berichten der Therapeutin wird auf Nachfrage der zuständigen Berufsgenossenschaft ausgeführt, dass die Patientin bis etwa ein Jahr vor dem Unfallereignis bei ihr in psychotherapeutischer Behandlung war. Grundlage der Behandlung war die Diagnose einer rezidivierenden depressiven Episode und einer generalisierten Angststörung; diese Vorerkrankungen seien allerdings vor dem Unfallereignis vollständig ausgeheilt gewesen. Etwa vier Monate nach dem Unfallereignis verschlechterte sich der Zustand der Patientin so sehr, dass sie nicht mehr in der Lage war, ihre Erwerbstätigkeit fortzuführen, und sie wurde durch den D-Arzt krankgeschrieben. Sie litt nun nicht nur unter einer Ängstlichkeit am Arbeitsplatz, sondern unter einem Angstgefühl in vielen Situationen. Sie habe Angst davor, erneut überfallen zu werden, die Schlafstörungen hätten sich verstärkt, und sie ziehe sich immer mehr aus dem sozialen Leben zurück. Zusätzlich zur Psychotherapie verordnete der Hausarzt nun ein Antidepressivum.

Trotz einer Intensivierung der Psychotherapie (mit dem Verfahren EMDR) auf eine Frequenz von zweimal pro Woche konnte auch nach weiteren zwei Monaten keine Arbeitsfähigkeit erreicht werden. Aufgrund einer beratungsärztlichen Stellungnahme wurde eine Zusammenhangsbegutachtung initiiert, wobei die Patientin eine Gutachterauswahl bekam. Die behandelnde Therapeutin bot in einem Schreiben an, das Gutachten selbst zu erstatten, da sie die Patientin am besten kenne und auch beurteilen könne, wie sie sich nach dem Unfallereignis verändert habe. Die Berufsgenossenschaft lehnte eine Begutachtung durch die behandelnde Therapeutin mit der Begründung ab, dass Begutachtung und Therapie grundsätzlich zu trennen seien. In dem sich anschließenden längeren Briefwechsel zwischen der Therapeutin und der Berufsgenossenschaft argumentierte die Therapeutin, dass es der Patientin nicht zumutbar sei, von einer fremden Person begutachtet zu werden, denn dies würde zu einer Verschlimmerung der Beschwerden führen. Während der Zeit, in der die Gutachterwahl strittig diskutiert wurde, ging es der Patientin immer schlechter. Schließlich stimmte die Patientin zu, sich von einer fremden Person begutachten zu lassen.

Im Rahmen der Begutachtung gab die Patientin an, dass sie zwar Ängste vor Jugendlichen habe, sie aber schon immer sehr ängstlich gewesen sei. Im Vordergrund der Beschwerden standen massive depressive Symptome: Ihr falle es schwer, morgens aufzustehen, sie sei lust- und antriebslos, fühle sich schnell überfordert. Diese Symptomentwicklung wird vor dem Hintergrund einer Ehekrise geschildert, welche bereits seit vielen Jahren bestehe und in der Vergangenheit schon zu depressiven Entwicklungen geführt habe. Hauptproblem sei der zwölfjährige Sohn der Familie, bei dem ADHS[6] diagnostiziert worden war. Die damit einhergehende Belastung sei so groß, dass sie mit ihrem Ehemann immer wieder in Streit gerate und sie auch als Paar wenig Zeit zusammen hätten. Nach der letzten depressiven

---

7   Aufmerksamkeitsdefizit-Hyperaktivitätssyndrom

Krise etwa zwei Jahre zuvor habe sie beschlossen, etwas für sich zu tun. Sie habe sich nach einer beruflichen Tätigkeit umgesehen und mit Gymnastik begonnen. Diese Ablenkung von den häuslichen Problemen habe zu einer Stabilisierung geführt. Nach dem Unfallereignis wollte sie dann auf keinen Fall ihre Tätigkeit verlieren, so dass sie ohne Unterbrechung weiter gearbeitet habe. Sie sei kurz vor dem Unfall zur stellvertretenden Marktleiterin aufgestiegen (habe ihre Arbeitszeit von halbtags auf ganztags ausgedehnt), daher wolle sie nicht längerfristig krank sein. Dies sei ihr auch weiterhin möglich erschienen, hätte sie nicht gemerkt, dass sich einige Wochen nach dem Unfallereignis Ängste einstellten. Sie habe Angst vor Jugendlichen gehabt, vor einem erneuten Überfall, aber auch vor einer weiteren Destabilisierung ihrer Ehe (der Ehemann wurde zwei Monate vor dem Unfallereignis arbeitslos) und vor einer Überforderung durch die neue Arbeitsaufgabe. Sie sei nach und nach depressiver geworden, so dass sie schließlich ihre Arbeit nicht mehr erledigen konnte. Seit dieser Zeit sei sie krankgeschrieben.

Im Rahmen der Begutachtung wurden eine rezidivierende depressive Störung sowie eine generalisierte Ängstlichkeit diagnostiziert. Als unfallabhängig wurden phobische Beschwerden am Arbeitsplatz diskutiert, die allerdings im Hintergrund des Beschwerdebildes standen, im Vordergrund standen die depressive Störung sowie die generalisierte Ängstlichkeit. Beides wurde durch das Unfallereignis lediglich vorübergehend verschlimmert, aktuell aber wesentlich durch unfallunabhängige Faktoren aufrechterhalten. Es wurde empfohlen, dass die Patientin eine Therapie zu Lasten der zuständigen Krankenkasse durchführt, dies möglichst zuerst stationär, um vor allem einer weiteren depressiven Entwicklung vorzubeugen. Anschließend sollte eine ambulante, schwerpunktmäßig auf die depressive Störung abhebende Therapie durchgeführt werden, dies ebenfalls zu Lasten der Krankenkasse. Nach erfolgreicher Stabilisierung sollte eine nochmalige gutachterliche Vorstellung erfolgen, um zu klären, ob phobische Beschwerden in Bezug auf die Arbeitstätigkeit noch vorhanden oder mit Rückläufigkeit der unfallunabhängigen Probleme ebenfalls zurückgegangen seien. Eine rentenberechtigende MdE wurde nicht gesehen.

Etwa ein halbes Jahr später erfolgte eine erneute gutachterliche Untersuchung, hier war die Patientin in deutlich stabilisiertem Zustand zu sehen. Sie habe eine längere stationäre Behandlung absolviert, ihr Ehemann habe wieder Arbeit gefunden, sie habe den Posten der stellvertretenden Marktleiterin aufgegeben und arbeite aktuell wieder halbtags als Verkäuferin. Nach der stationären Therapie habe sie die ambulante Therapie nicht fortgesetzt, dies sei auch aktuell nicht notwendig. Stärkere Ängste habe sie keine mehr.

Neben körperlich und psychisch gesunden Menschen, die in geordneten sozialen Verhältnissen leben, erleiden auch Menschen Arbeitsunfälle, die bereits körperlich oder psychisch erkrankt sind, die sich in schwierigen sozialen Lebensumständen befinden und die z. T. erhebliche ökonomische Probleme haben. Dass diese Faktoren den Verlauf und die Entwicklung einer psychischen Störung infolge eines Unfallereignisses deutlich beeinflussen, ist durchaus nachvollziehbar.

Diagnostische Probleme: Im vorliegenden Fall traf das Unfallereignis eine Frau, die bereits durch eine neue Aufgabe und veränderte Arbeitszeiten beruflich überfordert war, die zuvor rezidivierend depressiv erkrankt war, bei der eine chronische familiäre Belastungssituation vorlag und die unfallvorbestehend unter einer erhöhten Ängstlichkeit litt. Dass das Unfallereignis hier nicht zu einer Posttraumatischen Belastungsstörung führte, ist erstaunlich, denn psychisch vorbelastete Menschen haben eine erhöhte Vulnerabilität[8] zur Ausbildung einer Posttraumatischen Belastungsstörung (Brewin et al. 2000). Aus den ersten Berichten der behandelnden Therapeutin und aus den Angaben der Probandin im Rahmen der Begutachtung ist allerdings gut nachzuvollziehen, dass keine Posttraumatische Belastungsstörung vorlag. Es fand weder ein Wiedererleben des Überfallereignisses noch ein ausgeprägtes Vermeideverhalten statt, auch die Initialreaktion der Patientin, die zum Unfallzeitpunkt ruhig und gelassen war, spricht gegen die Entstehung einer PTBS (nach den Kriterien des DSM-IV). Dass die Therapeutin dennoch eine PTBS diagnostizierte und ihre Therapie auch konsequent auf diese Diagnose ausrichtete, ist nicht nachzuvollziehen. Betrachtet man sich den Störungsverlauf, so zeigte sich keine Verbesserung, sondern eher eine Verschlechterung des psychischen Befindens. Selbst bei dieser ungünstigen Entwicklung war die Therapeutin nicht bereit, die Diagnose oder ihr Vorgehen kritisch zu hinterfragen.

Problematisch erscheint in diesem Fall, dass vorbestehende psychische Beschwerden und persönlichkeitsimmanente Faktoren nicht in ihrem Einfluss auf die Symptomatik bedacht wurden, sondern dass monokausal lediglich das Unfallereignis als verursachend für die derzeitige Beschwerdelage angenommen wurde. Diese recht einfache Sichtweise der komplexen Situation der Patientin hat dann dazu geführt, dass nicht versucht wurde, einer weiteren Verschlechterung der depressiven Entwicklung vorzubeugen und Überlastungsmomente abzubauen oder in Frage zu stellen. Vielmehr wurde mit der Patientin eine belastende Konfrontationseinheit durchgeführt, die zum einen keine Besserung der Symptomatik hervorbringen konnte, da keine PTBS vorlag, zum anderen für die Patientin eine Belastung darstellte, da sie wiederholt über diese negativen Momente reden musste.

Der Therapeut als Gutachter: Das Angebot der *Therapeutin, als Gutachterin* tätig zu werden, stellt ebenfalls einen kritischen

---

8   Verletzbarkeit

Punkt in der Patient-Therapeut-Beziehung dar. Es ist prinzipiell erfreulich, dass sich viele Psychotherapeuten außerordentlich für ihre Patienten engagieren. Dieses Engagement ist oft eingebunden in eine hohe Qualifikation der Therapeuten und bietet dem Patienten eine Fülle von Möglichkeiten, rasch eine effektive Behandlung seiner Beschwerden zu erreichen. In einigen wenigen Fällen ist das Engagement allerdings so hoch, dass die professionelle Distanz gefährdet ist und letztlich auch das Wohl des Patienten.

Es erscheint aus verschiedenen Gründen nicht günstig, dass der behandelnde Therapeut gleichzeitig der Gutachter ist: Der behandelnde Therapeut kann nicht objektiv sein und auch nicht unvoreingenommen, was aber Grundvoraussetzungen für die gutachterliche Tätigkeit sind. Er würde als Gutachter gleichzeitig auch das Ergebnis seiner Arbeit begutachten, was einen Interessenkonflikt darstellt. Es ist wichtig, dass sich Therapeuten für ihre Patienten engagieren, allerdings sollte hierbei die notwendige professionelle Distanz eingehalten und abgewogen werden, ob der Patient tatsächlich einen Vorteil durch die therapeutische Einflussnahme hat. Das Gefühl, für einen Patienten kämpfen zu müssen, ohne ihn zu fragen, ob er dies überhaupt möchte, stellt kein positives Engagement dar und ist unter Umständen eher kontraproduktiv.

Die Argumentation der Therapeutin, dass sie die Veränderungen am besten beurteilen könne und eine Untersuchung durch sie am schonendsten sei, da sie die Patientin kenne und bereits ein Vertrauensverhältnis bestehe, ist nicht nachzuvollziehen. Im konkreten Fall führte die Einstellung der Therapeutin und das konsequente Beharren auf ihrem Standpunkt dazu, dass sich die Patientin ungerecht behandelt fühlte, als ihr die zuständige Berufsgenossenschaft mitteilte, dass die behandelnde Therapeutin nicht als Gutachterin in Frage komme. Dies sind denkbar ungünstige Voraussetzungen für eine schonende und objektive Begutachtung. Zielführend wäre es gewesen, die Patientin in ihrem Vertrauen gegenüber einem möglichen anderen Gutachter zu stärken, stattdessen bestärkte die Therapeutin die Patientin jedoch in der Auffassung, dass ihr ein Unrecht widerfährt. Letztlich konnte die Patientin zwar von einem neutralen Gutachter begutachtet werden, aber es vergingen einige Wochen, in denen sich die Patientin weiter destabilisierte.

Wenn die Behandlerin der Patientin den Ablauf einer Begutachtung erklärt hätte und sie ihr somit die entsprechenden Modalitäten näher gebracht hätte, wäre dies für die Patientin sicherlich weniger belastend gewesen. Dann wäre die Zustimmung zu der Zusammenhangsbegutachtung möglicherweise früher erfolgt und somit auch der notwendige Wechsel des Kostenträgers, um die im Vordergrund stehenden unfallunabhängigen Beschwerden zu behandeln. Was bei einem Wechsel des Kostenträgers zu beachten ist, ist nachfolgend aufgeführt.

Wechsel des Kostenträgers: Generell ist es für den Fall eines *Wechsels des Kostenträgers* von hoher Bedeutung, die Entstehung von Versorgungslücken zu vermeiden. Im günstigsten Fall kann der Patient bei dem behandelnden Therapeuten bleiben, und es entstehen keine Versorgungsprobleme, da lediglich ein Wechsel des zuständigen Kostenträgers vorgenommen wird. Ist dies nicht möglich, weil der behandelnde Therapeut z. B. keine Kassenzulassung besitzt, so sollte mit dem Patienten zusammen ein geeigneter Therapeut gesucht werden. Im besten Falle wird die Therapie so lange fortgeführt und der Patient stabilisiert, bis eine Anschlusstherapie gefunden wurde.

In manchen Fällen zeichnet sich schon sehr früh ab, dass eine *Trennung* zwischen unfallabhängiger und unfallunabhängiger, d. h. vorbestehender, psychischer Störung erfolgen muss, was häufig, wie auch im obigen Fallbeispiel, nur über eine Zusammenhangsbegutachtung erfolgen kann. Sobald der Therapeut dies feststellt, kann er den Patienten hierüber informieren und ihn behutsam auf eine solche Untersuchung vorbereiten. Bei diesem Vorgehen können dem Patienten dann mögliche Ängste oder Vorbehalte genommen werden, indem der Therapeut mögliche Überschneidungen aufzeigt und somit das Heilverfahren bzw. die bevorstehende Zusammenhangsbegutachtung für den Patienten transparent macht.

Zusammenfassend lässt sich sagen, dass – wie auch in diesem Fall – eine diagnostische Einschätzung ohne Betrachtung der Kontextfaktoren nicht zielführend ist und dem Patienten im ungünstigsten Fall sogar schaden kann. Es sollte eine kritische Würdigung der vorbestehenden psychischen Störungen erfolgen und diese von denjenigen Beschwerden, die nach dem Unfallereignis entstanden sind, abgegrenzt werden. Wenn die Klärung des Kostenträgers z. B.

durch eine Begutachtung vorgenommen wird und der Gutachter feststellt, dass zwar eine unfallabhängige psychische Störung bestand, diese aber so weit in den Hintergrund getreten ist, dass aktuell klar unfallunabhängige Faktoren im Vordergrund stehen und eine weitere Behandlung deshalb zu Lasten der zuständigen Krankenkasse erfolgen solle, wäre es wünschenswert, dass der Therapeut mit dem Patienten zusammen den Übergang in eine Therapie zu Lasten der Krankenkasse organisiert. Wenig hilfreich erscheint es in diesem Moment, wenn der Therapeut die Meinung des Gutachters in Frage stellt, ohne dass der Patient dies tut.

Tipp: In solchen Fällen, wo unfallunabhängige Beschwerden eindeutig im Vordergrund stehen, aber noch immer unfallabhängige Beschwerden vorhanden sind, kann unter Umständen eine Unterbrechung des berufsgenossenschaftlichen Heilverfahrens hilfreich sein, wobei dann zunächst eine Behandlung über einen anderen Kostenträger zwischengeschaltet wird, um im Anschluss daran die Restbeschwerden erneut über die gesetzliche Unfallversicherung behandeln zu lassen. Somit schafft man die notwendigen Voraussetzungen, die unfallabhängigen Beschwerden überhaupt behandeln zu können, und dem Leiden des Patienten wird man vollumfänglich gerecht.

3 Fazit

Psychotherapie zu Lasten der Unfallversicherungsträger führt meist mit probatorischen Sitzungen und wenigen (Kurzzeit-)Behandlungseinheiten zum Erfolg. Bei komplexen Heilverfahren und Stagnationen sollten die Kontextfaktoren allerdings bedacht und diagnostisch sowie therapeutisch gewürdigt werden. Vor allem die Erfassung möglicher Zielkonflikte erscheint in vielen Fällen wichtig, um eine zeitnahe Rehabilitation erreichen zu können. Schließlich sollten bei auftretenden Problemen, insbesondere bei protrahierten Verläufen, verstärkt Kompetenzzentren konsultiert werden. Alles in allem: Vorrang haben in der gesetzlichen Unfallversicherung die frühzeitige professionelle Intervention und die Vermeidung von Chronifizierungen, um Betroffene schnell wieder beruflich eingliedern bzw. im Erwerbsleben halten zu können.

Literatur

ANGENENDT J et al. (2010) Die Freiburger Arbeitsunfallstudien I und II (FAUST-I und II). In: Zeitschrift für Psychotraumatologie Psychotherapiewissenschaft Psychologische Medizin 8, 3: 49-63.

BREWIN C R et al. (2000) Fear, helplessness, and horror in posttraumatic stress disorder: investigating DSM-IV criterion A2 in victims of violent crime. In: Journal of Traumatic Stress 13: 499-509.

DILLING H; FREYBERGER H J (2010) Taschenführer zur ICD-10-Klassifikation psychischer Störungen, Bern.

DRECHSEL-SCHLUND C et al. (2010) Reha-Management bei Traumatisierungen nach Arbeitsunfällen. In: Zeitschrift für Psychotraumatologie Psychotherapiewissenschaft Psychologische Medizin 8,3: 33-48.

DRECHSEL-SCHLUND C et al.(2005) Modellverfahren der Landesverbände der gewerblichen Berufsgenossenschaften „Einbindung von ärztlichen und psychologischen Psychotherapeuten in das berufsgenossenschaftliche Heilverfahren bei psychischen Gesundheitsschäden" – Daten, Fakten und eine erste Bilanz. In: Trauma und Berufskrankheit 7,2: 134-140.

LIEBEREI B; LINDEN M (2007) Die posttraumatische Verbitterungsstörung (PTED) – eine spezielle Form einer Anpassungsstörung. In: Der medizinische Sachverständige 103: 157-159.

LINDEN M et al. (2007) Posttraumatic Embitterment Disorder, Cambridge.

SAß H et al. (2003) Diagnostisches und Statistisches Manual Psychischer Störungen (DSM-IV-TR), Göttingen.

SCHUNTERMANN M F (2007) Einführung in die ICF, 2. überarbeitete Auflage, Landsberg.

WIRTHL H J (2002) Modellverfahren „Einbindung von ärztlichen und psychologischen Psychotherapeuten in das berufsgenossenschaftliche Heilverfahren" aus der Sicht der Verwaltung. In: Bericht über die Unfallmedizinische Tagung in Mainz am 9./10. November 2002 (= Schriftenreihe des Hauptverbandes der gewerblichen Berufsgenossenschaften (HVBG) 105): 123-130.

Teil 3:
Psychiatrische und psychologische Begutachtung

KLAUS-DIETER THOMANN,
MICHAEL RAUSCHMANN

Psychotraumatologische Begutachtung: Historische Dimension und aktuelle Bedeutung

1 Gemeinsamkeiten und Unterschiede der Begutachtung bei organischen Verletzungen und seelischen Störungen nach Unfällen

Der Arzt, der einen Probanden nach einem Bruch des Unterarms untersucht und begutachtet, wird die Anamnese sorgfältig erheben, schriftliche Unterlagen auswerten, den Verletzten eingehend untersuchen und die Befunde dokumentieren. Er beschreibt die Folgen der Schädigung und die sich daraus ergebenden funktionellen Einschränkungen. Diese werden mit den für das jeweilige Rechtsgebiet gültigen Beurteilungsrichtlinien verglichen und eingeordnet. Es kann sich zum Beispiel um MdE- oder Invaliditätstabellen der gesetzlichen oder privaten Unfallversicherung oder um eine Einschätzung nach dem Schwerbehindertenrecht handeln. Andere Institutionen, wie die gesetzliche Rentenversicherung oder die Arbeitslosenversicherung, haben ihre eigenen Richtlinien. Bei sorgfältiger Untersuchung und Auswertung der Befunde sollten unterschiedliche Gutachter zu mehr oder wenig deckungsgleichen Einschätzungen kommen. Wer je vor Gericht als Sachverständiger geladen war, wird bestätigen können, dass sich die Beurteilungen verschiedener Ärzte zum Teil diametral widersprechen: So schätzt ein Gutachter die Gebrauchsminderung eines Armes nach einer komplizierten Unterarmfraktur mit einem Siebtel (10 %) ein, während ein zweiter Untersucher zu einem Wert von 2/7 gelangt und ein dritter Sachverständiger die Ansicht vertritt, dass die Gebrauchsfähigkeit des Armes um 3/7 (30 %) herabgesetzt ist. In einer mehrstündigen Gerichtsverhandlung tragen alle Beteiligten ihre Interpretationen vor. Am Ende wird das Gericht eine Entscheidung treffen, bei der auch nichtmedizinische Erwägungen eine Rolle spielen.

Wenn bei einem *eindeutig objektivierbaren Befund* Abweichungen in der Beurteilung von 100% und mehr nicht selten sind, um wie viel schwieriger sind dann Einschätzungen bei Störungen, denen kein organisches Korrelat zugrunde liegt. Der Psychiater oder Psychologe befindet sich nicht nur bei der Untersuchung und Exploration auf einem viel unsichereren Grund als der Chirurg. Die psychische Beschwerdenausgestaltung, die Selbsteinschätzung des Probanden und die Interpretation durch den Gutachter unterliegen viel stärker historischen und gesellschaftlichen Interpretationsmustern. Eine Pseudarthrose des Unterarms nach einer Fraktur wurde im Kaiserreich, der Weimarer Republik, der NS-Zeit und in den frühen 50er Jahren des 20. Jahrhunderts ähnlich wie in der Gegenwart beurteilt.

Für traumatische Erfahrungen gilt dies nicht in gleicher Weise. Die seelischen Folgen traumatischer Ereignisse unterliegen einer sich rasch wandelnden, historisch und gesellschaftlich bedingten Bewertung. Der medizinische und psychologische Gutachter, der seelische Reaktionen zu bewerten hat, ist noch weniger zeitunabhängig objektiv und neutral als der chirurgische Sachverständige. Auch bei sorgfältiger Abwägung hat sein Urteil nur für die Gegenwart Bestand und wird von dieser Gegenwart beeinflusst.

Die historische Betrachtung macht deutlich, unter welchen Bedingungen lebensbedrohliche Ereignisse seelische Krankheiten begünstigen, erzeugen oder verhindern können und wodurch sie sich von subjektiv dargestellten Beschwerden nach Bagatellunfällen unterscheiden (Merskey 1995; Porter 1995; Brown 1995; Micale 2001).

Ungefähr seit 1860 wird die psychische Traumatisierung intensiv und kontrovers diskutiert. Ausgangspunkt war die Möglichkeit, Haftpflichtschäden zivilrechtlich geltend zu machen. Führte ein fremdverschuldeter Unfall zu einer seelischen Beeinträchtigung, dann konnte der Geschädigte dafür eine materielle Wiedergutmachung beanspruchen. Je weiter das Versicherungswesen ausgedehnt wurde, desto größere Bedeutung erlangten psychoreaktive

Störungen. Da sich seelische Beschwerden im Gegensatz zu offensichtlichen körperlichen Verletzungen, zum Beispiel dem Verlust einer Hand, nur schwer objektivieren ließen, wurde von Anfang an darüber gestritten, was zu entschädigen sei – und in welcher Höhe. Aber auch andere Fragen wurden kontrovers diskutiert:

- Was ist ein psychisches Trauma?
- Was ist dem Einzelnen an psychischer Belastung zuzumuten?
- Wie schwer muss die seelische Verletzung sein?
- Welche Behinderungen müssen sich aus ihr ergeben?

2 Seelische Störungen nach Eisenbahnunfällen

2.1 „Railway spine" – eine neue Krankheit?

Der Ausbau der Eisenbahn und die unweigerlich damit verbundenen Unfälle konfrontierten die englischen Chirurgen mit einer neuen Krankheit, die sich nur schwer zuordnen ließ. Im Frühjahr 1866 hielt der Londoner Chirurg John Eric Erichsen am University College Hospital eine Vorlesungsreihe über „Railway and other injuries of the nervous system" (Erichsen 1867), in der er eine größere Anzahl Fälle vorstellte, bei denen er ähnliche Symptome feststellte. Die meisten der Betroffenen waren in Eisenbahnunfälle verwickelt.

Erichsen war ein außerordentlich genauer Beobachter, verantwortungsvoller und vorsichtiger Arzt. Verletzungen der Wirbelsäule konnten nur klinisch diagnostiziert werden. Das Röntgenverfahren wurde erst 40 Jahre später eingeführt, die neurologische Diagnostik musste ohne differenzierte elektrophysiologische Untersuchungen auskommen. Bestand nur der geringste Verdacht einer strukturellen Verletzung, so war der Patient zu immobilisieren. Erichsen forderte eine strikte und vollständige Bettruhe für die Verletzten. Ein zu frühes Aufstehen konnte bei instabilen Frakturen Lähmungen nach sich ziehen. Da bei einem Teil der Wirbelsäulenverletzungen der äußere Befund uncharakteristisch war, kam den subjektiven Beschwerden besondere Bedeutung zu. Nicht immer gelang es, die organischen Verletzungsfolgen von den psychogenen Beschwerden abzugrenzen. Die Beobachtungen Erichsens waren der Ausgangspunkt einer intensiven Auseinandersetzung mit dem Phänomen psychischer Beschwerden nach Unfällen (vgl. Literatur, u. a. Fischer-Homberger 1970, 1972, 1975, 1999; Trimble 1981; Caplan 1995; Harrington 1995; Hausotter 1997).

Da die Eisenbahn vergleichsweise hohe Geschwindigkeiten erreichte, waren bei Unfällen besonders schwere Verletzungen zu erwarten. Der später noch ausführlich zu Wort kommende Berliner Neurologe Hermann Oppenheim (Oppenheim 1888: 391) beschrieb das auslösende Ereignis: „Was den Unfall selbst anlangt, so handelt es sich gewöhnlich um Entgleisung oder Zusammenstoß, sei es, daß zwei im Fahren begriffene Züge aufeinanderstoßen oder der fahrende gegen den stillstehenden einen Wagen, einen Prellbock u. dergl. mit mehr oder weniger heftiger Gewalt anprallt. Die betroffene Person ist vom Sitze empor geschleudert oder zurückgeworfen worden, bald auch mit Rücken oder Kopf heftig gegen die Wand, gegen den Kessel etc., eventuell auch wiederholentlich hin- und hergeschleudert worden. Bei Zusammenstößen leichter Art kommt es gewöhnlich nicht zu ernsten chirurgischen Verletzungen, während es bei den heftigeren zu Zertrümmerung der Fahrzeuge und damit zu den verschiedenartigen schweren äußeren Verwundungen kommen kann."

Die „railway spine" definierten die Zeitgenossen zum einen durch das Unfallereignis selbst, zum anderen durch das Fehlen äußerer organischer Verletzungen des Rückens und der knöchernen Wirbelsäule.[1] In den von Erichsen geschilderten Fällen war der Krankheitsverlauf progredient (Erichsen 1872: 447-457). Innerhalb weniger Monate wurden aus erfahrenen geschäftüchtigen Männern und lebensfrohen Frauen bemitleidenswerte Schwerkranke. Direkt nach dem Unfallereignis waren die Patienten noch zuversichtlich, ihre alte Gesundheit wieder zu erlangen, aber nach einigen Wochen bis Monaten verschlechterte sich das Befinden

---

1   Allerdings sind diese Kriterien nicht bei allen von Erichsen publizierten Fällen erfüllt. Im Fall 13, einer 28-jährigen „Miss", bestand offensichtlich nach dem Unfall eine inkomplette Plexusläsion. Im Abschnitt über die Therapie erwähnte er auch Verletzungen, die an ein querschnittartiges Schädigungsbild denken lassen (S. 27).

zusehends. Der Umgebung fiel ein Persönlichkeitswandel auf, der mit einem Verlust an körperlicher Spannkraft, geistiger Aktivität und Arbeitskraft einherging. Die Betroffenen sahen kränklich aus, wurden reizbar und wirkten erschöpft. Nach drei bis sechs Monaten verschlechterte sich der Gesundheitszustand weiter, die Kranken waren nun vorgealtert, ihre Gedanken wurden konfus, sie erschienen unkonzentriert und konnten nicht mehr zusammenhängend argumentieren. Die Patienten waren nicht mehr in der Lage, ihre beruflichen Aufgaben zu bewältigen, sie konnten nicht mehr länger als einige Minuten lesen. Die emotionalen Auswirkungen der „railway spine" waren unübersehbar, die Gefühlsstimmung wurde reizbar und ängstlich, der Schlaf gestört und durch Albträume belastet. Die Betroffenen klagten über diffuse Schmerzen, Spannungsgefühle und ungewohnte Sinneswahrnehmungen, sie waren geräusch- und lichtempfindlich, litten unter Ohrgeräuschen („roaring, rushing, ringing, singing, sawing, rumling, or thundering") und Doppelbildern. Als quälend beschrieben wurden Veränderungen der Sensibilität, in die Extremitäten einschießende Schmerzen, „wie Nadeln oder Elektroschocks", Hyperpathien, brennende Sensationen in den Beinen, „eingeschlafene Gefühle", Kribbeln des Rückens und der Nerven, Taubheit, Kältegefühle, Veränderung der Muskelspannung, Gewichtsverlust und Blasenreizungen. Das sexuelle Verlangen schwand ebenso wie die Potenz, oft ging sie vollständig verloren. Erichsen wählte die Bezeichnung „railway spine", da die Wirbelsäule am stärksten betroffen war. Bei dem Betasten oder Beklopfen von Hals-, Brust- und Lendenwirbelsäule wurden starke Schmerzen angegeben. Die Beweglichkeit war eingeschränkt. Die Patienten bewegten sich steif, so als wäre ihre Wirbelsäule aus „einem festen Stück". Der Gang wurde mühsam und unsicher, die Beine versagten ihren Dienst, längere Wegstrecken konnten nicht zurückgelegt werden, eine halbe Meile war schon das höchste.

Ohne Zweifel hätten allein die gesundheitlichen Folgen der Eisenbahnunfälle ausgereicht, um bei den Ärzten auf Interesse zu stoßen. Aber es kam ein weiterer Aspekt hinzu: Die Betreiber der Eisenbahnen hafteten für Schäden, die den Reisenden entstanden. Damit hatten die Verunfallten die Möglichkeit, erlittene Vermögenseinbußen geltend zu machen. Bereits in den Vorlesungen betonte Erichsen die Bedeutung der Prognose unter „medicolegalen"

Gesichtspunkten. Bei schlechter Prognose war nicht mehr damit zu rechnen, dass die Kranken ihre Arbeit wieder aufnehmen würden, die Eisenbahnunternehmen hatten somit für den künftigen Lebensunterhalt aufzukommen. In manchen Fällen wurden 6.000 Pfund Entschädigung gezahlt, eine für damalige Verhältnisse unvorstellbar große Summe.

2.2 Die „railway spine" in Deutschland – Ergebnis einer neuen Haftpflichtgesetzgebung?

Die „railway spine" blieb für einige Jahre eine englische Erkrankung, allerdings breitete sie sich wie eine übertragbare Krankheit aus. 1871 schaffte sie den Sprung auf den Kontinent. Am 7. Juni desselben Jahres wurde in Deutschland das Reichsgesetz zur Haftpflichtentschädigung verabschiedet. Ab diesem Zeitpunkt mussten die Eisenbahnbetreiber für Vermögensschäden nach Bahnunfällen aufkommen. Dem bereits erwähnten Neurologen Oppenheim war der direkte Zusammenhang zwischen der Gesetzgebung und der danach feststellbaren Zunahme der „railway spine" in Deutschland nicht entgangen: „Nun häuften sich die Fälle, in denen der Arzt zwischen Simulation und Krankheit gutachterlich zu entscheiden und die Entschädigungsansprüche zu motiviren genöthigt war" (Oppenheim 1888: 385). Die „railway spine" wurde auch eine deutsche Erkrankung.

Schon 1879 legte der Bahnarzt Johannes Rigler eine erste Monographie über die Folgen der Verletzungen im Eisenbahnverkehr vor. Er verwies auf die immense praktische Bedeutung der Begutachtung von Anspruchstellern nach der Verabschiedung des Haftpflichtgesetzes. Das „Verlangen des Publikums" sei es, „wenn irgend möglich die Vortheile des neuen Gesetzes in Anspruch zu nehmen" (Rigler 1879: 2). Die veränderte Gesetzgebung wirkte sich unmittelbar auf die Zahl der Entschädigungsansprüche aus. Rigler konnte aus eigener Erfahrung sprechen, er verglich die Folgen der Eisenbahnunfälle in der von ihm betreuten Gesellschaft vor und nach der Einführung des Haftpflichtgesetzes. Hatten bis zum Juni 1871 nur sechs Personen bei insgesamt 34 Unfällen bleibende Schäden reklamiert, so meldeten während der anschließenden fünf Jahre bei 19 Unfällen 30 Personen Ansprüche an. Die Schwere der Unfälle habe dabei keine Rolle gespielt, sie sei in der früheren Zeit eher heftiger gewesen. Rigler folgerte, dass sich die Zahl der Unfallopfer mit der Verabschiedung des Haftpflichtgesetzes somit verneunfacht habe. Er zweifelte nicht daran, dass die veränderte Gesetzeslage und das Wissen um die Möglichkeit der Entschädigung die krankhaften Reaktionen auslöse, die Simulation begünstige und die Beschwerden chronifiziere: „In früherer Zeit nun, wo die Verpflichtung der Eisenbahn-Unternehmer zur Entschädigung bei Körperverletzungen im Bahnbetrieb [...] eine beschränktere, auch keineswegs eine so allgemein bekannte war, zwang die Sorge um die Existenz den mit Siderodromophobie Behafteten, mit Aufgebot aller Kraft, die psychische Verstimmung zu überwinden und trotz heftigsten Widerstrebens die gewohnte Tätigkeit wieder aufzunehmen. Gerade hierdurch aber erstarkte er auf's Neue und überwand auch die durch den Shock momentan gesteigerte spinale Irritation, während die veränderte Gesetzeslage jetzt vielfach, anstatt dem wirklich Geschädigten sich hilfreich zu erweisen, den keineswegs schon Arbeitsunfähigen in Unthätigkeit, demnächst aber auch in immer tiefere körperliche und geistige Verstimmung versinken lässt" (Rigler 1879: 122).

Die Veröffentlichung Riglers stand in grundlegendem Gegensatz zu der Erichsens. Hatte dieser die „railway spine" als Gutachter vor Gericht stets organisch gedeutet und damit vielfach zu hohen Entschädigungszahlungen beigetragen, so stellte Rigler eine organische Ursache für die allermeisten Fälle in Frage. Mit dem Haftpflichtgesetz sei die „zweckbewußte Simulation [...] ausnehmend häufig geworden". Er forderte, der „mißbräuchlichen Inanspruchnahme des Gesetzes" „im Interesse der Humanität, wie auch des allgemeinen Wohls" entgegenzutreten, und gab damit der Diskussion um die „railway spine" in Deutschland eine neue Richtung.

1881 äußerte der Berliner Psychiater C. Moeli die Ansicht, dass es sich um ein seelisches Leiden handele, für das die Bezeichnung „railway spine" nicht mehr zutreffe (Moeli 1881). In den folgenden Jahren sollte sich in Deutschland vor allem die Auffassung Oppenheims durchsetzen, der die Ursache der „railway spine" auf die molekulare Ebene des Gehirns verlegte.

2.3 „Psychischer Shock" – Verstimmung, Reizbarkeit, Schreckhaftigkeit, Angstzustände

Wie sah nun das Krankheitsbild aus, das durch „Erschütterung im Allgemeinen und den psychischen Shock insbesondere hervorgerufen" wurde? Lassen wir Oppenheim (1888: 390f.) zu Wort kommen. Er schilderte anschaulich die erste Phase der Krankheit direkt nach dem Unfall: „Die unmittelbare Folge des Unfalls kann ein ausgeprägter Shock von mehrstündiger oder selbst mehrtägiger Dauer sein [...]. Weit aus häufiger kommt es nur zu einem kurzwährenden Stadium der Bewußtlosigkeit oder Benommenheit [...] Der Kranke empfindet Schmerz, und zwar besonders häufig in der Rückengegend. Dieser Schmerz wird als dumpf, drückend, lähmend geschildert, durch alle Bewegungen gesteigert und zwingt den Kranken beim Stehen, Gehen, Sichaufrichten die Wirbelsäule zu fixieren. Frühzeitig wird auch über Kopfschmerzen oder Eingenommenheit des Kopfes und Schwindelgefühl geklagt. Schon in den ersten Nächten nach dem Unfalle hat sich Schlaflosigkeit eingestellt. Der Kranke gibt an, vor Aufregung, Angst, Unruhe nicht einschlafen zu können oder aus dem Schlafe durch wilde, beängstigende Träume, in denen das erlebte Unglück mit seinem Schrecken ihm wieder vor die Seele tritt, geweckt zu werden. Verstimmung, Reizbarkeit, Schreckhaftigkeit, Angstzustände, Rührseligkeit – alle dies psychischen Anomalien stellen sich allmählich in wachsender Intensität ein."

Schmerzen in der Wirbelsäule	Bewegungseinschränkung der Wirbelsäule
Kopfschmerzen	Schwindel
Schlaflosigkeit	Aufregung
Angst	Ängstlich-verwirrtes Aussehen
Unruhe	Verstimmung
Reizbarkeit	Depression
Zittern	Gefühlsstörungen
Impotenz	Blasenbeschwerden
Hypochondrie	steife Körperhaltung

Tabelle 1:
Typische Symptome der verzögerten Rückenmarkserschütterung

3 Interpretationen

3.1 „Selbstsüchtiges Ichmotiv" und „defektes Gesundheitsgewissen"

Je mehr Betroffene Ansprüche anmeldeten, desto dringender war die Klärung der Genese des Leidens. Nach 1880 suchten die Ärzte zunehmend nach einer nicht organischen Ursache. Wichtige Impulse erhielt die wissenschaftliche Diskussion der „railway spine" durch den französischen Nervenarzt Jean-Martin Charcot. Dieser sah die „railway spine" als eine „hysterische Psychose" an, die sich mit einer „melancholischen Verstimmung" (Charcot 1886) verbinde. 1885 verbrachte Sigmund Freud drei Monate in der Pariser Klinik für Nervenleiden, der Salpêtrière, die von Charcot geleitet wurde. Freud war von den diagnostischen Konzepten und der Therapie Charcots beeindruckt, er übersetzte ein von ihm verfasstes Werk zur traumatischen Neurose. Die Pariser Lehrzeit gab dem Wiener Neurologen wichtige Anregungen für die Ausarbeitung der psychoanalytischen Theorie. Freud übernahm den „chirurgischen Traumabegriff" und räumte ihm eine zentrale Stellung ein. Für Freud war die „traumatische Neurose" – zum Beispiel nach „Eisenbahnzusammenstößen und anderen schreckhaften Lebensgefahren" – ein Sonderfall der allgemeinen Neurose (Freud 1969: 273f.). Neurotisch Kranke machten auf ihn den Eindruck, „als wären sie an ein bestimmtes Stück ihrer Vergangenheit fixiert, verständen nicht davon freizukommen und seien deshalb der Gegenwart und Zukunft entfremdet. Sie stecken nun in ihrer Krankheit, wie man sich in früheren Zeiten in ein Kloster zurückzuziehen pflegte, um dort ein schweres Lebensschicksal auszutragen". Bei der Entstehung der traumatischen Neurose standen nach Ansicht Freuds Zeitpunkt und Auslöser der seelischen Fixierung fest: „Die traumatischen Neurosen geben deutliche Anzeichen dafür, daß ihnen eine Fixierung an den Moment des traumatischen Unfalles zugrunde liegt. In ihren Träumen wiederholen diese Kranken regelmäßig die traumatische Situation; wo hysterische Anfälle vorkommen, die eine Analyse zulassen, erfährt man, daß der Anfall einer vollen Versetzung in diese Situation entspricht. Es ist so, als ob diese Kranken mit der traumatischen Situation nicht fertig geworden wären, als ob diese noch als unbezwungene aktuelle Aufgabe vor ihnen stände." Dabei stand der Psychoanalytiker der traumatischen Neurose durchaus nicht indifferent gegenüber. Er vermied es, ihr eine bewusstseinsnahe Komponente zuzuordnen und sie so an die Seite der Simulation zu stellen, hielt sich mit der Bewertung jedoch nicht zurück: Im Kern der traumatischen Neurose stehe „ein selbstsüchtiges, nach Schutz und Nutzen strebendes Ichmotiv [...] welches die Krankheit nicht etwa allein schaffen kann, aber seine Zustimmung zu ihr gibt und sie erhält, wenn sie einmal zustande gekommen ist. Dieses Motiv will das Ich vor den Gefahren bewahren, deren Drohung der Anlaß der Erkrankung ward, und wird die Genesung nicht eher zulassen, als bis die Wiederholung dieser Gefahren ausgeschlossen scheint, oder erst nachdem eine Entschädigung für die ausgestandene Gefahr erreicht ist". Ähnlich wie Freud interpretierte später der Königsteiner Neurologe Oskar Kohnstamm (1927: 182f.) die Unfallneurose, er sprach von einem „defekten Gesundheitsgewissen".

3.2. Neurasthenie, Hysterie, Hypochondrie oder traumatische Neurose?

Mit der Einführung der gesetzlichen Unfallversicherung 1884 nahm die Bedeutung der traumatischen Neurose weiter zu. Nach Ansicht des Versicherungsmediziners Leonhard Veilchenfeld (1927: 273) stand die Unfallversicherung „die ersten 40 Jahre hindurch [...] unter dem Eindruck der sogenannten ‚traumatischen Neurosen'". Dieser scheinbar wissenschaftlich fundierte Begriff bürgerte sich schnell ein. Die Veröffentlichungen Oppenheims erweckten innerhalb der Ärzteschaft den Eindruck, „es gebe eine *nur nach Trauma* auftretende, also in Aetiologie und Symptomen und speciell in der Prognose specifische Neurose, die *traumatische Neurose im Singular*". Nach Ansicht des Hannoveraner Nervenarztes Ludwig Bruns (1901: 12f.) sei es „recht bequem" gewesen, „ein sonst schwer zu beurtheilendes Krankheitsbild" mit diesem Namen zu etikettieren. Nachdem das Leiden „die widerspruchslose Anerkennung der Unfallschiedsgerichte fand", blieb den Berufsgenossenschaften nichts anderes übrig, als die Anspruchsteller zu entschädigen. Aber schon

1890 stellten einige Ärzte die Besonderheit der traumatischen Neurose in Frage, sie vertraten die Ansicht, „es handele sich um die alten längst bekannten Neurosen, also um Neurasthenie, Hysterie, Hypochondrie, echte Psychosen und um ihre Mischformen" (Bruns 1901: 12). Damit verlor die traumatische Neurose den Charakter einer spezifischen Erkrankung.

Die Auseinandersetzung um die traumatische Neurose wurde bis 1914 mit einer außerordentlichen Heftigkeit geführt (Moser 1991). Bis Mitte der 90er Jahre des 19. Jahrhunderts hatte die „Nichtspezifität der traumatischen Neurosen" allgemeine Anerkennung gefunden. Die mit der Begutachtung befassten Ärzte gewannen den Eindruck, dass die erwartete Entschädigung aus der gesetzlichen Unfallversicherung den Krankheitsverlauf bestimme. Schon 1891 hatte Albin Hoffmann die Ansicht vertreten, „daß die Unfallgesetzgebung und ihre Handhabung geradezu traumatische Neurosen heranzüchte". Der Internist Adolf Strümpell führte den Terminus „Begehrensvorstellungen" in die Diskussion ein, er wurde dabei von Emil von Leyden unterstützt. Diese „Begehrensvorstellungen" seien für die Ausbildung und das Beharren auf den Symptomen der Unfallneurosen von zentraler Bedeutung.

Ludwig Bruns beschäftigte sich intensiv mit den seelischen Folgen traumatischer Ereignisse. Seine 1901 erschienene Monographie über die traumatische Neurose zeichnet sich durch große Sachkenntnis und ein differenziertes Urteil aus. Die Erfahrungen, die er seit Einführung der gesetzlichen Unfallversicherung gewonnen hatte, bewogen ihn dazu, die psychischen Reaktionen nach versicherten Unfällen gesondert zu betrachten. Er bezeichnete sie als „Unfallneurosen". Der „besondere Sinn" dieser Unterscheidung ergebe sich daraus, dass die „Gesetze selbst und ihre Ausführung" mit Recht „für die Entstehung eines Theiles der Symptome dieser Unfallsneurosen, wie ganz besonders für ihre Hartnäckigkeit" verantwortlich seien (S. 4).

3.3 „Rentenhysterie und Rentenneurasthenie"

Franz Winscheid, außerordentlicher Professor an der Universität Leipzig und Leiter der Unfallnervenklinik der Sächsischen Baugewerks-Berufsgenossenschaft in Stötteritz, sah eine „Hochflut von allgemein nervösen Störungen", die sich „durch das Recht des Arbeiters auf Rente" seit der Unfallgesetzgebung entwickelt habe. Die Gesetze hätten „eine ungeheure Zahl von willenschwachen, nervenkranken Arbeitern" produziert (Winscheid 1905: 173). Der Freiburger Psychiater Alfred E. Hoche (1910: 27) ging noch weiter, er sprach von einer „nervösen Epidemie", der „großen Volkskrankheit der traumatischen Neurose": „Vor 30 Jahren noch ein unbekannter Begriff, heute eine Krankheit, die als ein tatsächlicher Krebsschaden am Organismus unserer ganzen Arbeiterschaft mit Recht Gegenstand schwerer Besorgnis ist. Diese Volksseuche ist nicht nur zeitlich nach dem Inkrafttreten der Unfallgesetzgebung entstanden, sondern auch in direkter Abhängigkeit von ihr. Das Gesetz hat, daran ist kein Zweifel, die Krankheit erzeugt."

Mit Sorge betrachteten die Ärzte die Verbreitung der traumatischen Neurose, da sie den Wirtschaftsprozess belaste und die Existenz des Sozialsystems in Frage stelle. In den Fachpublikationen zur Begutachtung spiegelte sich das ganze Dilemma der traumatischen Neurose. Winscheid (1905: V) betonte die hohe Bedeutung der „Unfallnervenkrankheiten", „drohen wir doch allmählich unter den traumatischen Neurosen zu ersticken". An anderer Stelle (S. 160) bezeichnete er sie als „das Schmerzenskind der Unfallnervenheilkunde", sie sei den Ärzten „über den Kopf gewachsen". Winscheid machte darauf aufmerksam, dass die Unfallneurosen von einer larvierten oder offenen Depression begleitet würden: „Die [...] fortdauernde Selbstbeobachtung bringt es mit sich, daß die Patienten unausgesetzt sich mit ihren Leiden und Empfindungen beschäftigen und dadurch zur hypochondrischen Grübelei gelangen."

Die „Uebertreibung" sei geradezu das Hauptsymptom der traumatischen Neurose: Der Unfallchirurg Carl Thiem, Herausgeber des seinerzeit maßgeblichen Handbuches der Unfallerkrankungen, notierte mit Genugtuung, dass sich das Reichsversicherungsamt nach 1900 wiederholt gegen eine Entschädigung der traumatischen Neurose gewandt hatte. In einem Rekursentscheid des Amtes vom 20.10.1902 war zu lesen: „Nicht der Unfall als solcher wird in den Gutachten als wesentliches Moment für die Entstehung der Hysterie erachtet, sondern vielmehr der Kampf des Klägers um eine Rente. Ist aber danach im Wesentlichen nur der eingebildete, einer rechtlichen Grundlage entbehrende Anspruch des Klägers auf eine Rente die Ursache für die Entstehung und Entwicklung der Hysterie, so liegt ein ursächlicher Zusammenhang mit dem Unfall nicht vor" (Thiem 1910: 484).

Ein Mitarbeiter Thiems, W. Kühne, unterschied 1920 zwischen „seelischen Unfallfolgen" im eigentlichen Sinne und „durch unbeabsichtigte Nebenwirkungen der Unfallgesetze eintretende Schädigungen (Rentenhysterie und Rentenneurasthenie)". Während der letztgenannte Begriff dem der traumatischen Neurose entsprach, lag bei den seelischen Unfallfolgen ein gravierendes „psychisches Trauma", ein „Shock", vor, bei dem die physiologische Wirkung von „Schreck, Furcht, Angst, Zorn, Scham und ähnlichen seelischen Erregungszuständen" den sofortigen Tod herbeiführen könnte. Vom Reichsversicherungsamt wurde zum Beispiel „die Herzlähmung" eines Kutschers anerkannt, der einen von einer Ladung Kies getöteten und verschütteten Arbeiter mit bloßen Händen freischaufelte und dabei starb. Thiem hob die außerordentliche Seltenheit derartiger Ereignisse hervor, 1901 sei in der Land- und Forstwirtschaft unter mehr als 55.000 Unfällen nur ein Mal „Schreck" als Unfallursache angeführt worden.

4 „Eine fürchterliche Angst vor dem Unentrinnbaren ..." Schreck- und Panikreaktionen nach lebensbedrohlichen Katastrophen

Die breite Ablehnung, auf die das Oppenheimsche Konzept der organischen Genese der traumatischen Neurose nach 1900 stieß, hielt den Berliner Neurologen nicht davon ab, trotz „aller Anerkennung der akzidentiellen Momente, die zu der Bezeichnung Rentenhysterie geführt" hätten, „an der Existenz der von diesen Momenten ganz unabhängigen echten traumatischen Neurose" festzuhalten (Oppenheim 1913: 1551). Zur Untermauerung seiner Ansicht zitierte er den Züricher Arzt Eduard Stierlin, der sich intensiv mit den Folgen schwerer Katastrophen beschäftigt hatte und durch den er sich bestätigt sah:„Die Erfahrungen, die ich über die chronisch-nervösen Folgezustände bei den großen

Katastrophen von Courrières und Valparaiso zu machen Gelegenheit hatte, brachten mich jedenfalls zur Überzeugung, daß bei einer gebildeten, erwerbstätigen, intelligenten und durch keine Begehrungsvorstellungen beeinflußten Bevölkerung dieselben Neurosen mit derselben Hartnäckigkeit auftreten können als Folge einer großen Katastrophe wie bei einer ungebildeten unfallversicherten Bevölkerung" (Stierlin 1909). Die Beobachtungen Stierlins hoben die Sonderrolle der Schreck- und Panikreaktionen nach Katastrophen hervor und grenzten diese von den verbreiteten traumatischen Neurosen ab. Stierlin befragte und untersuchte in den Jahren 1907 und 1908 eine größere Anzahl von Bergleuten in Courrières, einem kleinen Ort im französischen Departement Pas-de-Calais, die am 10. März 1906 von einer Grubenexplosion betroffen waren, bei der 1.100 Menschen starben. Neben den vorübergehenden Symptomen beobachtete Stierlin dauerhafte „Störungen psycho-neuropathischer Natur", die er den „Schreckpsychosen" als Unterform der traumatischen Neurose zurechnete. Am gravierendsten war die Situation derjenigen Bergleute, die erst 21 Tage nach der Explosion gerettet wurden. Bei ihnen wirkte die „Auswahl schrecklichster Eindrücke" zusammen, „ungeheure körperliche Anstrengung, rasender Hunger, der bis zum Genuss von faulem Pferdefleisch, Mäusen, Hafer etc. führte, giftige Gase, vor allem Kohlenoxyd, Schreck, Ekel, Angst, hochgespannte Hoffnung und bitterste Enttäuschung" (S. 88).

Stierlin ließ das Interesse an den seelischen Reaktionen auf Katastrophen nicht los. Nachdem 1906 bei einem Erdbeben in der nordchilenischen Hafenstadt Valparaiso 3.000 Menschen umgekommen waren, reiste er dorthin. Er registrierte eine Vielfalt pathologischer seelischer Reaktionen (S. 75). Als am 28.12.1908 ein schweres Erdbeben Messina in Süditalien erschütterte und dabei über 80.000 Opfer forderte, bereiste Stierlin auch diese Region. Im Rückblick sei den Beteiligten und Beobachtern „der eigentümliche, stuporöse, lähmungsartige Zustand" aufgefallen, „der jedes vernünftige Handeln und zielbewußte Vorgehen, jede ruhige Überlegung unmöglich" gemacht habe: „Die Menge lief wie eine Herde kopflos gewordener Schafe in Gruppen auf den Straßen umher, ohne sich zu einem Urteil und zweckmäßiger Abwehr der eigenen Lebensgefahr aufraffen zu können" (S. 81).

Stierlin zog Parallelen zwischen den Ereignissen von Courrières und Valparaiso: „Die große Ähnlichkeit der Psychopathologie bei diesen beiden gewaltigen Katastrophen ist in aetiologischer Hinsicht begreiflich. Die Fälle von akuten Psychosen kamen in Valparaiso wohl ausnahmslos durch einen gewaltigen Schreck zustande; in Courrières kam aetiologisch noch CO in Betracht. Für die anderen psychopathischen Zustände ist in gleichem Masse eine fürchterliche Angst vor dem Unentrinnbaren, Inkommensurablen, Drohenden; ferner Schmerz, Sorge, Verzweiflung, in Courrières auch CO aetiologisch geltend zu machen. Die besondere Natur der beiden Katastrophen scheint speziell diese unaussprechliche Angst zu bedingen: das Gefühl, daß der Boden unter den Füßen schwanke, – im eigentlichen Sinn des Wortes und zugleich auch bildlich" (S. 78f.).

Die Schilderungen Stierlins deckten sich nur zum Teil mit denen der vor Ort arbeitenden Ärzte: Der Leiter eines großen Krankenhauses in Neapel versicherte Stierlin, dass sich unter 500 Patienten niemand befunden habe, der an einer traumatischen Neurose gelitten hätte. Der italienische Neurologe Augusto Murri (1913: 60) sah das süditalienische Erdbeben im Gegensatz zu Stierlin als Beweis dafür an, dass selbst „das heftigste der physischen und psychischen Traumen kaum imstande" sei, eine spezifische Nervenerkrankung hervorzurufen. Die seelischen Erschütterungen hätten anfänglich die ganze Bevölkerung betroffen, „aber schon nach wenigen Tagen war die Zahl der Gesunden sehr groß, nach 1, 2 oder 3 Monaten waren kaum noch einige Individuen vorhanden, die an Neurosen litten, und diese repräsentierten die zu neurotischen Störungen disponierten Organismen; nach 5 oder 6 Monaten war kein einziger an Erdbebenneurose Erkrankter mehr vorhanden".

Stierlin und Murri beobachteten das gleiche Ereignis und zogen dennoch diametral unterschiedliche Schlüsse hieraus. Offensichtlich wurde der Eindruck weniger vom Gesehenen und Gehörten als vielmehr von den Vorerfahrungen, persönlichen Einstellungen und Werten bestimmt.

Die breite Diskussion um die traumatische Neurose lässt bis zum Ersten Weltkrieg zwei gegensätzliche Pole erkennen:

- einerseits einen Beschwerdekomplex, bei dem sich im Anschluss an ein Trauma ohne organische Schädigung unter dem Eindruck von Begehrensvorstellungen eine Neurose entwickelt,
- andererseits seelische Reaktionen von kürzerer oder längerer Dauer nach der Einwirkung extremer unmittelbar lebensbedrohlicher Katastrophen im Sinne einer „Schreck- oder Panikreaktion".

Die erste Kategorie wurde als Regelfall angenommen, die zweite Kategorie galt als seltene Ausnahme.

5   Seelische Reaktionen bei Soldaten des Ersten Weltkrieges

Den Begriff „Kriegsneurose" prägte der Wiesbadener Internist und spätere Gießener Medizinhistoriker Georg Honigmann knapp zehn Jahre vor Beginn des Weltkrieges. Er behandelte in den Jahren 1905 und 1906 53 russische Offiziere, die während des russisch-japanischen Krieges erkrankten. Neben organischen Verletzungen beobachtete Honigmann bei fast der Hälfte dieser Patienten neurotische Reaktionen. Bedeutsam sollten die Kriegsneurosen mit der zunehmenden Dauer des Ersten Weltkrieges werden. Ein nicht unerheblicher Teil der Soldaten war den nervlichen Belastungen des Stellungskrieges nicht gewachsen. In großer Zahl wurden vor allem Frontsoldaten dienstunfähig in die Heimat entlassen. Ihnen galt das Mitgefühl der Bevölkerung. Das „Publikum" habe „anfangs den 'Nervenschock durch Verschüttung' für die schrecklichste Kriegskrankheit und die zappelnden, taubstummen und scheinbar gelähmten 'Kriegsbeschädigten' für diejenigen" gehalten, „die am meisten Mitleid und Fürsorge der Allgemeinheit verdienten" (Stier 1919: 350). Auch unter den Militärpsychiatern (Lengwiler 2000) und bei den für die Feststellung einer Dienstbeschädigung zuständigen Stellen bestand in den Jahren 1914 und 1915 eine gewisse Unsicherheit, wie die Erkrankungen zu deuten seien. Einer nicht unerheblichen Zahl von Soldaten wurde eine Dienstbeschädigung zugestanden und eine Rente gewährt. Je häufiger die seelischen Störungen auftraten, desto deutlicher wurde, dass es sich um die

Folge psychischer Einwirkungen handelte. Mit der traumatischen Neurose stand ein Modell zur Verfügung, mit dem die Erscheinungen gedeutet werden konnten. So sah es der Wiener Psychiater Erwin Stransky (1918) für gesichert an, „dass selbst das gewaltige, exogene Moment des Krieges ausserstande ist, psychische Veränderungen besonderer Art und Gattung zu schaffen". Eine „besondere Kriegspsychose" habe der Krieg nicht erzeugt, die psychischen Störungen, die während des Krieges auftraten, seien bereits aus der Friedenszeit bekannt gewesen. Die lange Dauer des Krieges und insbesondere der Stellungskrieg habe „die minderwertigen Nervensysteme einer Belastungsprobe ausgesetzt [...], welcher sie denn doch nicht gewachsen waren" (S. 45).

Der Psychiater Otto Binswanger (1922) systematisierte die verschiedenen Ausprägungen der Kriegshysterie, er unterschied verschiedene Anfallsformen, bei denen Dämmerzustände, körperliche Starre, Konvulsionen, Schüttellähmungen, Gehstörungen, schlaffe Lähmungen oder Muskelkrämpfe, erhöhte Schmerzempfindlichkeit, Sprachlosigkeit, Stottern und eine Vielzahl weiterer funktioneller Beeinträchtigungen im Vordergrund standen.

Die Klärung der Ursache und der wirksamsten Behandlung wurde zu einer kriegswichtigen Frage, da die große Zahl der Kriegsneurotiker die Kampfkraft der Truppe schwächte und die Gefahr bestand, dass ihr Beispiel anderen disponierten Soldaten – bewusst oder unbewusst – als Vorbild diente. Die Antwort wurde im September 1916 auf der Kriegstagung des „Deutschen Vereins für Psychiatrie" (Verhandlungen 1917) gegeben. Der Direktor der Nervenklinik der Charité, Karl Bonhoeffer[2], betonte die Vergleichbarkeit der traumatischen Neurose mit den „Kriegsneurosen". Anlass für ihren Ausbruch seien weniger die Eindrücke und Entbehrungen des Krieges als vielmehr der mangelnde Kampfwille und der Wunsch, aus dem Kriegsdienst entlassen zu werden. Die anderen Referenten unterstützten die Ansicht Bonhoeffers und betonten die Bedeutung der psychopathischen Anlage. Die Tagung festigte die kompromisslose Einstellung der Psychiater gegenüber der traumatischen Neurose und der mit ihr verwandten Kriegs-

---

2   K. Bonhoeffer war der Vater des Theologen Dietrich Bonhoeffer, der am 9.4.1945 von der SS im KZ Flossenbürg gehenkt wurde.

neurose. Es bildete sich eine „einheitliche Front in der Auffassung dieser Reaktionen" heraus. Dabei spielte neben wissenschaftlichen Erwägungen vor allem der Wunsch, dem „Vaterland zu dienen", die entscheidende Rolle. P. Lerner (1996) skizzierte plastisch die zunehmend rigoroser werdende Einstellung der Kriegspsychiater. Die anfangs schonende Behandlung wurde nach und nach rücksichtsloser. In allen Armeecorps wurden „Nervenlazarette" eingerichtet, die mit den Methoden der Suggestion, mit Elektroschock- und Psychotherapie einschließlich des Zwangs arbeiteten. Die Erfolge übertrafen die Erwartungen (Verhandlungen 1917: 233).

Als Erichsen mit der „railway spine" die Diskussion um die traumatische Neurose eröffnete, standen die somatischen Folgen von Unfallereignissen im Vordergrund. Mit der Zeit verschoben sich die Schwerpunkte auf die psychische Verursachung und die sozialen Folgen. Nicht zu Unrecht zog E. Fischer-Homberger die Verbindungslinie „vom somatischen zum sozialen Leiden". P. Riedesser und A. Verderber (1996) wiesen in ihrer kritischen Analyse der psychiatrischen Diskussion um die Kriegsneurotiker darauf hin, dass diese nun in den Rang einer „politisch-soziologischen Kategorie" erhoben worden seien. Der Konsens, der sich während des Ersten Weltkrieges bei der großen Mehrheit der Ärzte zu den seelischen Belastungsreaktionen herausgebildet hatte, sollte über den Zweiten Weltkrieg hinaus Gültigkeit behalten und selbst die Entwicklung der Bundesrepublik bis in die 60er Jahre prägen.

6 Viktor von Weizsäcker: „Rechtsneurose", ein sozialpolitisches Problem

In der Friedenszeit gewannen die seelischen Reaktionen nach Unfällen wieder zunehmend an Bedeutung. Nun ging es nicht mehr nur um die groben traumatisierenden Erlebnisse des Krieges, sondern auch um Bagatellunfälle. Im Zentrum der Begutachtung stand die Abgrenzung der organischen gegenüber den funktionellen Störungen. Für Rudolf Finkelnburg, Dozent für innere Medizin und Versicherungsmedizin an der Universität Bonn, und „der wohl einstimmigen Ansicht aller kompetenten Neurologen" (Finkelnburg 1920: 506) nach galt die Oppenheimsche These von der molekularen Veränderung als Ursache für psychische Symptome im Jahre 1920 als überholt (Finkelnburg 1920: 506). Die privaten Unfallversicherungsgesellschaften reagierten und schlossen psychische Unfallfolgen Anfang der 20er Jahre ausdrücklich vom Versicherungsschutz aus: „Psychische oder nervöse Störungen, durch welche im Anschluß an einen Unfall die Arbeitsfähigkeit beeinträchtigt ist, wenn nicht diese Störungen auf eine durch den Unfall verursachte organische Erkrankung des Nervensystems oder auf eine im Anschluß an den Unfall neu entstandene Epilepsie zurückzuführen sind" (Koenigsfeld 1925: 47)[3], waren demnach nicht versichert.

Für die gesetzliche Unfallversicherung zog das Reichsversicherungsamt mit einem grundsätzlichen Urteil am 24. September 1926 die Konsequenz. Der Kernsatz der Entscheidung ließ keine Zweifel an der Intention aufkommen: Die „traumatische Neurose" sollte künftig aus den Gerichtssälen der Republik verbannt werden: „Hat die Erwerbsunfähigkeit eines Versicherten ihren Grund lediglich in seiner Vorstellung, krank zu sein, oder in mehr oder minder bewußten Wünschen, so ist ein vorangegangener Unfall auch dann nicht eine wesentliche Ursache der Erwerbsunfähigkeit, wenn der Versicherte sich aus Anlaß des Unfalls in den Gedanken, krank zu sein, hineingelebt hat, oder wenn die sein Vorstellungsleben beherrschenden Wünsche auf eine Unfallentschädigung abzielen oder die schädigenden Vorstellungen durch ungünstige Einflüsse des Entschädigungsverfahrens verschärft worden sind" (Arbeit und Gesundheit 1929: 132). Mit dieser Entscheidung folgte das Reichsversicherungsamt der theoretischen Auffassung Bonhoeffers und den daraus folgenden Leitsätzen des Berliner Psychiaters Ewald Stier. Nur in besonders gelagerten Grenzfällen, z. B. bei besonders schwerer Erschütterung durch den Unfall und längere Krankheit, wollte das Reichsversicherungsamt eine Neurose als Unfallfolge akzeptieren. Das Urteil wurde von der Ärzteschaft, insbesondere von vielen Psychiatern, mit Genugtuung aufgenommen. Endlich hatten sich Reichsversicherungsamt und Reichsversorgungsgericht die Argumentation der Gegner des Begriffes „traumatische

---

3   Eine vergleichbare Ausschlussklausel ist bis heute in allen privaten Unfallversicherungsverträgen enthalten.

Neurose" zu eigen gemacht. Damit wurde dem als unberechtigt empfundenen Ausufern der mit Verweis auf die gesetzliche Grundlage erhobenen Ansprüche an die Sozialversicherung der Boden entzogen.

Die Entscheidung des Reichsversicherungsamtes wurde innerhalb der Ärzteschaft nur vereinzelt kritisiert. Der Frankfurter Privatdozent Walther Riese, ein Nervenarzt, veröffentlichte zwei Schriften (1929, 1930), in denen er sich gegen die restriktive Anerkennung seelischer Störungen wandte. Die Rentenneurose wurde von ihm und dem Psychoanalytiker Karl Landauer (1929) als ein gesellschaftliches Problem, gleichwohl als entschädigungsfähig angesehen. Landauer erhielt Schützenhilfe durch einen der Begründer der Psychosomatik, Viktor von Weizsäcker. Dieser griff die Argumentation Landauers auf, er bestätigte den „psychologischen Motivbau" von Kläger und Gesellschaft. Den „Neurosen der Entschädigungs- und Versorgungsberechtigten", die in Deutschland „die Bedeutung einer Volksseuche" angenommen hätten, billigte er Krankheitswert zu. Nicht in dem Sinne, in dem die Rentenneurotiker sie verstünden, sondern als „soziale Krankheit" (Weizsäcker 1929: 569). Der Neurotiker fühle „das Recht" und „seinen persönlichen Wert" beeinträchtigt, hiergegen kämpfe er. Weizsäcker bezeichnete die traumatische Neurose deshalb als „Rechtsneurose". Er scheute sich nicht, die Nervenkranken zu behandeln, allerdings ging er dabei nicht psychoanalytisch, sondern pragmatisch vor. Letztlich dürfte er sich in seinem Verhalten kaum von der Mehrheit der Psychiater unterschieden haben, die in einem zivilrechtlichen Konfliktfall (Haftpflicht) eine Einigung anstrebten. Im ersten Schritt versuchte er das Vertrauen des Neurotikers zu gewinnen, im Anschluss daran erläuterte er seinem Patienten die Erfolglosigkeit des Begehrens. Zeigte dieser sich einsichtig, dann lud er „sämtliche Instanzen", die an dem Rechtsstreit beteiligt waren, ein, zog sich selbst zurück und „ließ den endgültigen Vergleich" abschließen: „Gelingt dieses, so sind oft in derselben Minute die Restsymptome verschwunden" (S. 574).

Das pragmatische Vorgehen Weizsäckers deckte sich mit der Empfehlung gutachterlich erfahrener Ärzte, derartige Fälle mit einer einmaligen Entschädigung anstelle einer lebenslangen Rente abzufinden. Während sich Weizsäcker somit in seiner Praxis kaum von den gängigen Vorstellungen unterschied, bewertete er die „Rechtsneurose" als ein „rein" sozialpolitisches Problem. Für ihn handelte es sich nicht um „eine psychologische oder medizinische Frage", letztlich wurde das Ergebnis des Rechtsstreits von den Beteiligten ausgehandelt.

7 Immun durch Propaganda und Entbehrung? Seelische Störungen bei deutschen Soldaten und Zivilisten während des Zweiten Weltkrieges

Der vom Nationalsozialismus planmäßig vorbereitete Zweite Weltkrieg war die größte Katastrophe des 20. Jahrhunderts. Er betraf die Zivilbevölkerung ebenso wie die Soldaten der involvierten Länder. Der mit brutaler Konsequenz und von deutscher Seite bis zum eigenen Untergang geführte Krieg traumatisierte die Beteiligten körperlich und seelisch. Die Auswirkungen des Schreckens waren von vielfältigen Faktoren abhängig. Hierzu gehörte neben dem objektiven Ausmaß der Bedrohung und Schädigung die Vorbereitung und soziale Einbettung in das Geschehen, die Zugehörigkeit zu den Opfern oder Tätern, biographische Besonderheiten und die Vorbereitung auf den Krieg. Die Psychotraumatologie des Zweiten Weltkrieges mit all seinen Folgen ist bisher nur in Ansätzen erforscht, wenngleich in den letzten Jahren vermehrt posttraumatische Störungen bei Menschen, die den Krieg überlebt hatten, beschrieben wurden. Nicht zu Unrecht thematisierte Seidler (2009) die „fehlende Diskussion um die deutschen Kriegstraumatisierten nach dem 2. Weltkrieg". Ein Wandel deutet sich mit der von Svenja Goltermann verfassten Studie „Die Gesellschaft der Überlebenden" an, in der das Schicksal der Kriegsheimkehrer im Mittelpunkt steht. Ihre Untersuchung ist für das Verständnis der Interpretation seelischer Störungen nach traumatischen Ereignissen zwischen 1945 und 1970 grundlegend (Goltermann 2009).

Angesichts der Erfahrungen mit der traumatischen Neurose und den Kriegsneurosen des Ersten Weltkrieges hätte eine unvorstellbar große Welle psychischer Störungen die beteiligten Völker erschüttern müssen. Unter den in vielfältiger Weise betroffenen Gruppen soll im folgenden ein kurzer Blick auf die Angehörigen der

Wehrmacht, auf einige Beispiele, auf die Bewohner durch Bomben zerstörter deutscher Städte und die Opfer nationalsozialistischen Terrors gerichtet werden.

7.1 Der Gestaltwandel der Kriegsneurosen

Nach einhelliger Meinung aller Psychiater traten ausgeprägte hysterische Reaktionen, die für den Ersten Weltkrieg so typisch waren, bei den Kombattanten des Zweiten Weltkrieges kaum mehr auf. Bonhoeffer sprach ebenso wie Richard Jung nach dem Krieg von einem „Gestaltwandel der Kriegsneurosen", die „grob-hysterischen und demonstrativen Reaktionen" hätten sich in Richtung der „Organneurosen" (Bonhoeffer 1967; Jung 1961) verschoben. Die Veränderung des seelischen Krankheitsbildes wurde aus den veränderten Rahmenbedingungen abgeleitet. Der Münchener Psychiater Kurt Kolle sah den Grund in der völligen Unterwerfung des deutschen Volkes unter die Hitler-Diktatur, die den Einzelnen auch Extremsituationen äußerlich scheinbar ruhig ertragen ließ: „gehärtet, auf das Unmöglichste vorbereitet, die ständige Bedrohung des nackten Lebens mit eingezogenem Kopf erwartend, fraßen die Deutschen ihren Schmerz, ihren Kummer in sich hinein – zeigen durften sie ihre Verzweiflung, ihren Ekel, ihr Grauen nicht" (Kolle 1961).

Entschädigung für erlittenes Leid war nicht zu erwarten. Damit fehlte nach Ansicht des Psychiaters Hans-Werner Janz der „pathogene Stoff", aus dem sich „der Anreiz zu einem zweckbestimmten Verhalten" (moral hazard) hätte ergeben können: „Der Wegfall ausreichender wirtschaftlicher Versorgungsmöglichkeiten durch den Staat, der Zwang zum radikalen Daseinskampf, die Scheu vor einer geringeren Lebensmittelzuteilung bei Arbeitsunfähigkeit, vielleicht auch eine zunehmende Skepsis gegenüber der Wirksamkeit einer primitiv-demonstrativen Motorik" (Janz 1949: 272).

Ohne Zweifel hatte die intensive Diskussion über die traumatische Neurose innerhalb der Ärzteschaft und der Öffentlichkeit Folgen hinterlassen. Patienten mit „klassischen hysterischen Reaktionen" konnten weder auf Sympathie noch auf eine Entschädigung rechnen, dazu waren psychische Reaktionen zu sehr in Misskredit geraten. Soldaten, die sich darauf hätten berufen wollen, hätten sich leicht dem Vorwurf der Minderwertigkeit oder gar der Simulation ausgesetzt. Eine Rolle dürfte auch die schonungslose psychiatrische Therapie der Kriegsneurotiker gespielt haben, die sich vor allem auf physiologische Überrumpelung und „Schockmethoden" mittels Strom oder pharmazeutischer Präparate stützte. Karl Heinz Roth (1987) sprach sogar von einer „Folterpraxis".

7.2 Die Zerstörung der deutschen Städte: „Wünsche, sich in Krankheit zu flüchten [haben] keinen Sinn" (K. Bonhoeffer)

Haben die Kriegsneurosen der Soldaten des Zweiten Weltkrieges nur ein relativ geringes Interesse gefunden, so gilt dies in noch stärkerem Maße für die seelischen Reaktionen der Zivilbevölkerung, die Flächenbombardements ausgesetzt war. Im Herbst 1997 bezeichnete der deutsch-englische Schriftsteller W. G. Sebald die Ausradierung der deutschen Städte als „einzigartige Vernichtungsaktion", diese habe im kollektiven Gedächtnis „kaum eine Schmerzensspur" hinterlassen, sie sei aus „der retrospektiven Selbsterfahrung der Betroffenen weitgehend ausgeschlossen geblieben". Nehmen wir die Frage nach den „Selbsterfahrungen" der Bombenopfer auf, dann dürften die Schrecken, denen die Bewohner von Hamburg, Dresden oder Köln ausgesetzt waren, denen von Frontsoldaten vergleichbar gewesen sein.

Die Bevölkerung wurde ab Mitte der 30er Jahre systematisch auf einen Luftkrieg vorbereitet. Schon 1938 hatte der Reichsluftschutzbund 12.300.000 Mitglieder, darunter 5.900.000 ausgebildete Selbstschutzkräfte. Man darf wohl annehmen, dass die langjährige nazistische Propaganda und die ungeschminkte Vorbereitung der Bevölkerung auf den Ernstfall „Luftangriff" zu einer „psychischen Immunisierung" beitrugen.

Nachdem 1939 Deutsche und Engländer kleinere Ziele im jeweiligen Feindesland angegriffen hatten, begannen die deutschen Truppen am 10. Mai 1940 ihre Offensive im Westen. Es gelang ihnen, die Luftwaffe der Alliierten in Frankreich, die belgische und niederländische Luftwaffe bereits am Boden zu vernichten. Im Juli

1940 flog die deutsche Luftwaffe erste Angriffe gegen England, im August 1940 begann die „Schlacht um England". Vom 7. September bis 13. November griffen jede Nacht 150 bis 200 Flugzeuge London an. In der Nacht vom 14. zum 15.11.1940 wurde das Stadtgebiet von Coventry ausgelöscht, 60.000 von 75.000 Gebäuden wurden zerstört und 568 Menschen getötet. Ein letzter Angriff auf London erfolgte vom 10. auf den 11. Mai 1941. Danach wurde die Luftoffensive abgebrochen. Die von den Militärs erwartete Panik der englischen Bevölkerung blieb aus.

1940 begannen die ersten englischen Luftangriffe auf Deutschland. Obwohl im Laufe des Jahres 1941 35.000 Tonnen Bomben auf Deutschland abgeworfen wurden, waren die Luftangriffe nach englischer Ansicht „praktisch ohne lohnenden Erfolg" (Hampe 1963). Dies änderte sich erst, als Arthur T. Harris am 23.2.1943 den Befehl über das Kommando der Bombenflieger der RAF übernahm. Er wurde als „ebenso fähiger wie energischer Offizier" beschrieben. In der Nacht vom 28. zum 29. März 1942 griffen mehr als 200 britische Bomber Lübeck an, dabei starben 300 Menschen. Die folgenden Angriffe auf Rostock und Köln forderten ebenfalls viele Opfer. Bis zum 1.9.1942 waren 25 deutsche Städte mit jeweils mehr als 100 Bombern angegriffen worden. Angesichts dieser dauernden Bedrohung hätte man erwarten können, dass die Bevölkerung in Angst und Schrecken gestürzt worden wäre. Aber, nach übereinstimmender Ansicht deutscher und internationaler Beobachter ertrugen die Menschen ihr Schicksal mit Fassung: Die „Spekulation über die Demoralisierung der Bevölkerung erwies sich als eine Fehlrechnung. Das Gegenteil wurde erreicht. Der Widerstandswille wurde versteift und daneben entstanden bisher nicht vorhandene Haßgefühle, die natürlich von der Propaganda entsprechend geschürt wurden" (Hampe 1963: 122f.). Selbst die schwersten Angriffe auf Hamburg, die vom 25. Juli bis zum 3. August 1943 erfolgten, und nach denen insgesamt 55.000 Menschenleben zu beklagen waren, erzeugten keine Panik. Innerhalb von 48 Stunden befanden sich 800.000 Menschen auf der Flucht. 50 % der Wohngebäude waren vernichtet, nur 20 % blieben unbeschädigt. Das Leid der Bevölkerung lässt sich heute kaum noch ermessen, aber krankhafte psychische Reaktionen traten, abgesehen von wenigen Ausnahmen, nicht auf. Dokumente, die kurz nach dem Angriff verfasst wurden, erwecken den Eindruck, dass die Betroffenen sich so verhielten, wie die Propaganda es von ihnen verlangte: „Das Leben geht weiter" (Schmidt 1989: 124). Die offiziösen Publikationen und Zeitungsberichte waren Teil der NS-Propaganda und müssen mit Zurückhaltung bewertet werden. In der Zusammenschau mit persönlichen Aufzeichnungen lässt sich erahnen, dass der Überlebenswille bestimmend war und die Menschen trotz der Katastrophe rational handelten. Schwedische Zeitungen bestätigten diesen Eindruck: „Die Bevölkerung ist allgemein ruhig. Fatalismus mischt sich mit Apathie. Dabei ist aber die große gegenseitige Hilfsbereitschaft festzuhalten" (Bundesministerium 1962: 314). Das Überleben in den Luftschutzkellern wird gefeiert. Tagebuchaufzeichnungen und Berichte der Zeitgenossen unterscheiden sich nur im Konkreten, übereinstimmend verneinen sie psychische Reaktionen, die als „neurotisch" anzusehen gewesen wären. Obwohl die Bombenangriffe 570.000 zivile Opfer forderten und ein „ganzes Volk buchstäblich vor dem nichts stand" (Hampe 1963: 130), erzeugte das Grauen keine „Bombenneurosen".

Die Psychiater, die sich in den Jahren zuvor intensiv mit der „traumatischen Neurose" beschäftigt hatten, betonten immer wieder die scheinbar grenzenlose psychische Belastbarkeit der Bombenopfer. Bonhoeffer beobachtete lediglich einen „vasomotorischen Symptomenkomplex" als Folge von „Schock und Schreck". Die fehlende Entschädigung verhinderte nach seiner Meinung anhaltende Störungen: „Bei der Schreckwirkung der Bombeneinschläge auf die Zivilbevölkerung haben Wünsche, sich in Krankheit zu flüchten, keinen Sinn" (Bonhoeffer 1947: 3). Der Leiter der Leipziger Universitätsnervenklinik Hans-Werner Janz (1949: 265, 281) leitete aus seinen Erfahrungen das „Schwinden der Aufwühlbarkeit durch das Leid", eine „gemütlich emotionale Unempfindlichkeit" ab. Letztlich stellte Janz schon zwei Jahrzehnte vor Alexander Mitscherlich eine „Unfähigkeit zu trauern" fest, bei der die Nivellierung und Verarmung der Gefühlsäußerungen zum Verschwinden der traumatischen Neurose beitrug.

Psychisch gefährdeter als die bis zuletzt in fest gefügten sozialen Strukturen lebenden Bombengeschädigten waren die Vertriebenen. Ihre Entwurzelung, Tötung der Männer nach Ende der Kriegshandlungen vor den Augen der Familien und ungezählte

Vergewaltigungen der Frauen brachten auch in der Terminologie der Psychiater „pathologische" Reaktionen hervor: „Verbitterung und Depression mit oder ohne Verfolgungs- und Beeinträchtigungserlebnisse sind die unmittelbarsten und häufigsten Folgen, die in das Blickfeld des Psychiaters kommen" (Kranz 1949: 352). In den Internierungslagern seien „Angstzustände, Depressionen, psychogene Verfolgungsideen und Triebexzesse, ferner aktive Asozialität und endlich völlige Apathie und Resignation" beobachtet worden.

Die umfangreichste Auswertung der Folgen von „Angst und Schreck" durch die Bombenangriffe liegt von dem Bonner Nervenarzt Friedrich Panse vor. Der Autor wollte die „Massenerfahrungen über schwerste emotionelle Traumen" der „wissenschaftlichen Auswertung" zuführen. Er veröffentlichte 1952 eine Monographie, in der er die Ergebnisse von Interviews festhielt, die er von Mai bis Juli 1945 mit Menschen führte, die „alle schwere Luftangriffe mitgemacht" hatten. Er befragte sie „über ihre Erlebnisse, Gefühle und Empfindungen"; 95 dieser Gespräche wurden von ihm protokolliert. Panse schilderte, „wie die Probanden in der Regel affektiv stark aufgewühlt" waren, „lebhaft und in sich überstürzender Weise" berichteten. Panse bagatellisierte die Gefühle der Befragten nicht, er registrierte sie sorgfältig und ergänzte die Protokolle durch eigene Erfahrungen. Direkt nach den Angriffen beobachtete er einen „emotionalen Stupor", der Menschen befiel, die ihre toten Angehörigen aus den Trümmern bargen. Tage nach dem Angriff fiel ihm die „stumpfe Apathie, die müde Teilnahmslosigkeit, geradezu Traumverlorenheit der Flüchtlinge" (S.14) auf. Trotz der schwersten Traumatisierung registrierte er unerwartete krankhafte Reaktionen nur in seltensten Fällen. In dem vom ihm von 1939 bis 1944 geleiteten Kölner Lazarett hätten unter 8.000 Aufnahmen nur drei Patienten wegen akuter psychischer Reaktionen auf einen Luftangriff behandelt werden müssen.

Panse kam zu dem Ergebnis (S. 183-185), dass durchaus zeitnahe psychopathologische Reaktionen, wie zum Beispiel reaktive Depressionen, Schlafstörungen, Dämmerzustände und verschiedene vegetative Symptome hervorgerufen wurden, die jedoch nach relativ kurzer Zeit wieder abklangen. Panse leitete aus den Untersuchungen ab, „daß wir" – auch in versorgungsärztlicher Hinsicht – „keinen Anlaß haben, unsere psychiatrische Einstellung gegenüber den nach Angst und Schreck sich einstellenden abnormen Erlebnisreaktionen zu ändern". Selbst die schwersten emotionalen Belastungen seien „grundsätzlich reversibel" und hinterließen „keine Dauererscheinungen". Auch wenn Panse am Ende seiner Arbeit anerkannte, dass Angst und Schreck „Sensibilisierungen" hervorrufen könnten, die ein pathologisches Ausmaß erreichten, wollte er so Betroffenen keine Ansprüche einräumen. Ausdrücklich betonte der Autor: „Versorgungsärztliche Bedeutung haben diese Sensibilisierungen [und bedingten Reaktion] nicht, da sie abklingen, sobald die auslösenden, unterhaltenden und steigernden Angsterlebnisse aufgehört haben. Dies ist nach einem Kriege alsbald der Fall."

7.3 Keine Entschädigung kriegsbedingter psychischer Traumatisierungen

Panse zielte darauf, mögliche Entschädigungsansprüche von Menschen, die während des Krieges psychischen Traumatisierungen ausgesetzt waren, zurückzuweisen. Es konnte sich hier um Bombengeschädigte, Vertriebene oder Soldaten handeln. Letztlich waren damit auch mögliche Ansprüche von rassisch oder politisch Verfolgten abzulehnen. Zumindest für Kriegsbeschädigte, Vertriebene und Bombenopfer sollte es bei der Regelung bleiben, die Ende der 20er Jahre als „herrschende Lehrmeinung" galt. Trotz anderweitiger internationaler Forschungsergebnisse (Fischer-Homberger 1975) fand die von Panse formulierte Position wieder Eingang in die Gutachtenliteratur.

In dem verbreiteten Standardwerk von Georg Schönberg „Die ärztliche Beurteilung Beschädigter", das 1952 erstmals erschien, verfasste der Berliner Nervenarzt W. Schellworth das Kapitel „Psychogene Dauerreaktionen (sog. Neurosen)". Hierin hieß es apodiktisch, dass es „Krankheit nur im Bereich des Körperlichen gibt [...] Zustände, die nur in der Vorstellung bestehen oder (sonst) seelisch bedingt sind, gelten nicht als Gesundheitsschädigung. Die Abgrenzung ist nicht willkürlich auf die Absichten des Gesetzgebers zugeschnitten, sondern entspricht vollkommen der Begriffsbestimmung der Gesundheitsschädigung, die jeder wissenschaftlichen (einschließlich erkenntniskritischen) Analyse standzuhalten vermag" (Schellworth 1952: 115). Die Aussage Schellworths galt gleichermaßen für die Kriegsbeschädigten, Spätheimkehrer, die von Krieg betroffene Zivilbevölkerung und die Vertriebenen. Die Frage des Umgangs mit psychischen Störungen war sowohl vom wissenschaftlichen als auch dem praktisch politischen Standpunkt von größter Bedeutung. Das zerstörte Deutschland musste mit den Menschen wieder aufgebaut werden, die zu einem großen Teil schwersten psychischen Traumatisierungen ausgesetzt waren. Wäre ein Teil der Bevölkerung nach der Anerkennung psychischer Leistungsbeeinträchtigungen für den Aufbau ausgefallen, dann hätte die Last des Aufbaus auf weniger Schultern verteilt werden müssen. Angesichts von über 4,36 Millionen Kriegsbeschädigten und Kriegshinterbliebenen hätte eine materielle Entschädigung psychischer Folgen darüber hinaus ruinöse finanzielle Konsequenzen gehabt. Ziel des Bundesversorgungsgesetzes (BVG) war vor allem die Sicherung des Existenzminimums für die vollständig Arbeitsunfähigen und die Hilfe bei der beruflichen Rehabilitation. Trotz der eingeschränkten Aufgabe mussten 1952 dafür bereits 3,342 Milliarden Mark in den Bundeshaushalt eingestellt werden. Diese Summe machte den Löwenanteil der Ausgaben des Bundes aus und stand an erster Stelle hinter den Besatzungskosten (Storch 1952)!

Schellworth, Panse und die Versorgungsbehörden hatten für die einseitige Betrachtung auch „erzieherische Gründe", die dem Menschen innewohnenden Schwächen und neurotischen Persönlichkeitsstrukturen sollten „unter Kontrolle gehalten" werden. Neurotisches Verhalten durfte nicht durch einen „sekundären Krankheitsgewinn" belohnt werden, man hoffte den Fluchtweg in die Krankheit abzuschneiden. Die kompromisslose Haltung der Psychiater und der zuständigen Ministerien hatte neben den erwünschten ökonomischen Auswirkungen auch positive psychische Effekte. Von Baeyer machte 1959 darauf aufmerksam, dass „die überraschende Widerstandskraft des Menschen unserer Zeit gegenüber schwersten Lebensbedrohungen, Entbehrungen und Verlusten" historisch bedingt sei, sie werde „nur aus dem Erlebnisstil einer Epoche" verständlich (S. 672).

8 Der „erlebnisbedingte Persönlichkeitswandel" – ein Ergebnis von Folter und KZ-Haft

Die sich nach 1945 herausbildende Konfrontation zwischen den Westmächten und der Sowjetunion begünstigte eine relativ rasche Wiederaufnahme der beiden deutschen Teilstaaten in die westliche und östliche Staatengemeinschaft. Eine der Voraussetzungen dafür war die Anerkennung der deutschen Verantwortung für die nationalsozialistischen Verbrechen. 1951 und 1953 verpflichteten sich die Bundesregierung und der Bundestag einstimmig zur „Wiedergutmachung" des nationalsozialistischen Unrechts. Der damit markierte Bruch zur nationalsozialistischen Diktatur war von einer personellen Kontinuität von „entnazifizierten" Funktionseliten begleitet. Dies sollte sich auf die Beurteilung gesundheitlicher Schäden bei Verfolgten auswirken. Die körperlichen Schäden der Opfer, ihr Eigentumsverlust und der verhinderte berufliche Aufstieg ließen sich definieren.

Aber was war mit den seelischen Folgen der KZ-Haft, dem fassungslosen Grauen der diesem Terror Entkommenen? Traf auf sie die bisherige Interpretation der „traumatischen Neurose" oder der „Kriegsneurose" zu? Handelte es sich bei den seelischen Störungen nur um die Manifestation einer pathologischen Primärpersönlichkeit anlässlich der KZ-Haft?

Seit 1949 bestanden Landesregelungen für die Entschädigung von Vermögens- oder Gesundheitsschäden von NS-Verfolgten. Nach der Verabschiedung der Bundesentschädigungsgesetze vom 29.6.1956 und 1.7.1957 schien der Weg für eine Anerkennung von Gesundheitsstörungen bundesweit frei zu sein. Der Verfolgte hatte Anspruch auf finanziellen Ausgleich, wenn er an seinem Körper oder seiner Gesundheit geschädigt worden war. Der Zusammenhang zwischen Schaden und der Verfolgung musste „wahrscheinlich" sein. Dies bedeutete gemäß der Rechtsprechung des Bundesgerichtshofes, dass ebenso viel für wie gegen die Annahme sprach, dass ein ursächlicher Zusammenhang bestand. Unter Gesundheitsschäden wurden primär körperliche Beeinträchtigungen verstanden. An eine psychische Beeinträchtigung durch KZ-Haft war nicht gedacht worden. Im Hinblick auf seelische Störungen orientierten sich die Gutachter und die Entschädigungsbehörden an der Entscheidung des

Reichsversicherungsamtes aus dem Jahre 1926. Der Anerkennung von psychischen Verfolgungsschäden waren somit Grenzen gesetzt.

Entgegen der in Deutschland „herrschenden Lehre" von der endogenen Neuroseentstehung, die „einen ursprünglich nicht intendierten Schematismus" (Baeyer 1959) erzeugte, konnten sich einzelne aufgeschlossene Psychiater schon in den 50er Jahren nicht den internationalen Forschungsergebnissen und seelischen Leiden der KZ-Überlebenden verschließen. Bonhoeffer (1947: 3) vermutete trotz der von ihm in den Vordergrund gestellten hohen Belastbarkeit des Menschen „eine Grenze der psychischen Tragfähigkeit", die „bei einem Übermaß künstlich herbeigeführter körperlich quälender, die Persönlichkeit entwürdigender Prozeduren" überschritten werde. Als Beispiel führte er die Folterung insbesondere von KZ-Insassen an. Kranz (1949: 345) beobachtete bei politisch Verfolgten häufiger „paranoide Depressionen". Auch er sah die KZ-Insassen als eine besondere Gruppe an, die von „dem Erlebnis des ausweichlosen kollektiven Todes" geprägt worden sei. Einige Psychiater suchten nach Wegen, neurotische Reaktionen als Krankheit zu definieren, um die Betroffenen vor dem Vorwurf der Begehrensvorstellung in Schutz zu nehmen. Um ihr Ziel zu erreichen, argumentierten sie unterschiedlich. Der Mainzer Psychiater Erich Kluge deutete 1958 seelische Störungen in „Krankheit" um: „Die meisten der tatsächlich geschädigten Verfolgten sind keine „Neurotiker", sondern wirkliche Kranke" (S. 465). Der Münchener Ordinarius für Psychiatrie, Kurt Kolle, der bereits von 1953-1956 216 Gutachten für Entschädigungsbehörden erstattete, erkannte in über 80% einen Zusammenhang zwischen Gesundheitsschaden und Verfolgung an. Die Mehrheit der Fälle interpretierte er hirnorganisch, ohne allerdings die psychodynamische Seite auszuschließen Die organische Interpretation sollte dem Begutachteten die Entschädigung erleichtern. Das Gespräch und die Untersuchung von KZ-Opfern hatten ihn emotional ergriffen. Das Spektrum der bisherigen Diagnosen reichte nach seiner Ansicht nicht mehr aus: „Die Sprache der Psychiatrie ist zu arm, um alles das, was der Sachverständige bei der Begutachtung der Verfolgten erfährt, in Begriffe zu fassen." Der Begriff der Neurose sei nicht zutreffend, die Besonderheit der psychiatrischen Folgeschäden sei „das unübersehbare Faktum des vollständigen Bruches der Lebenslinie" (Kolle 1958: 156).

In der Konfrontation mit den Leiden der Verfolgten setzt sich bei Psychiatern, die sich schwerpunktmäßig mit dieser Problematik befassten, die Auffassung durch, dass die Erfahrungen des Ersten Weltkrieges nicht geeignet waren, um die psychischen Leiden der KZ-Opfer zu erklären. Helmut Paul und Hans-Joachim Herberg, die Herausgeber eines Sammelbandes über die psychischen Spätschäden nach Verfolgung, betonten das außergewöhnliche Schicksal der Betroffenen. Die Überlebenden seien eine Auswahl von Menschen, die oft lange Zeit in einem Grenzbereich zwischen Sein und Nichtsein zugebracht hätten, diese Todesnähe habe sich „in der Charakterentwicklung niedergeschlagen" und „dort ihre Kerben hinterlassen"(Paul / Herberg 1963: 5). Man habe den Menschen für unbegrenzt leidensfähig gehalten, die erlebnisbedingte Neurose klinge ab, der betroffene Mensch kehre nach einiger Zeit der schmerzhaften Erinnerung wieder in das „normale Fahrwasser" zurück. Aber diese Annahme gehe fehl (Bensheim 1960).

Als Kennzeichen des nationalsozialistischen Terrors wurde die „Anihilierung als Sinn- und Wertberaubung der persönlichen und sozialen Existenz" angesehen. Die psychiatrische Traumatologie erhob „übereinstimmend ein relativ einheitliches Kern-Syndrom mit chronischer Angst, Depressivität und Asthenie" (Baeyer 1964: 369).

Der Psychiater Ulrich Venzlaff definierte das Krankheitsbild 1958 als „erlebnisbedingten Persönlichkeitswandel". Andere Autoren beschrieben den gleichen Symptomenkomplex als "adäquate erlebnisreaktive Entwicklungen nach extremer Erlebniskonstellation" (Mende 1963). Die formulierten Positionen markieren die Frontlinie in einem Gutachterstreit, in dem sich die Grenzen der Beurteilung zugunsten der KZ-Opfer verschoben. Die wissenschaftlichen Veröffentlichungen und die internationalen Diskussionen blieben nicht ohne Auswirkungen. In einem Grundsatzurteil vom 18.5.1960 stellte der Bundesgerichtshof fest: „Auch für psychische Störungen, die durch Verfolgungsmaßnahmen adäquat verursacht sind, kann der Verfolgte Entschädigung verlangen." Mit den grundlegenden Veröffentlichungen von Venzlaff[4] im Jahre 1958 und

4　Die Arbeiten Venzlaffs beeinflussten die psychiatrische Begutachtung zu posttraumatischen Störungen der letzten Jahrzehnte. Das führende

dem sechs Jahre später erscheinenden Standardwerk „Psychiatrie der Verfolgten" von Walter Ritter von Baeyer, Heinz Häfner und Karl Peter Kisker wurde eine Wende in der Beurteilung psychischer Verfolgungsschäden vollzogen. Die von den Autoren vorgeschlagene Diagnose „erlebnisbedingter Persönlichkeitswandel" brachte den Durchbruch. Jede Gemeinsamkeit mit dem anrüchigen Begriff der „Unfallneurose" war vermieden worden. Im Gegenteil: Die Persönlichkeit war vor dem KZ intakt, *die Erlebnisse* veränderten die Persönlichkeit. Die von außen kommende Gewalt hatte den Mensch gebrochen. Nachdem die Psychiater belegen konnten, dass die Folgen schwerer psychischer Traumatisierung mit einer körperlichen Verletzung vergleichbar waren, rückte eine Entschädigung der Verfolgten in greifbare Nähe.

9 Anerkennung und Definition der Posttraumatischen Belastungsstörung

Der Kalte Krieg und die Veränderung der weltpolitischen Situation brachten es mit sich, dass sich der geographische Schwerpunkt der Diskussion um die traumatische Neurose in die Vereinigten Staaten verschob. Die neurotischen Reaktionen der amerikanischen Soldaten im Koreakrieg wurden als „combat exhaustion" gewertet. Wie schon im Zweiten Weltkrieg traten akute Angst- und Depressionszustände auf, die durch Erlebnisse realer Lebensbedrohung und Verlust nahe stehender Kameraden und Vorgesetzter ausgelöst wurden. Den Soldaten wurde ihre Reaktion mit einer verständlichen Erschöpfung erklärt, nach kurzer roborierender und psychotherapeutischer Therapie wurden die meisten von ihnen wieder einsatzfähig.

Besondere Aktualität gewannen die „Kriegsneurosen" im Vietnamkrieg, hierbei spielte neben der Traumatisierung auch die Frage nach der politischen und ethischen Berechtigung des militärischen Einsatzes und die spätere Niederlage eine Rolle (Young 1995; Scurfield 1993). Die Beobachtungen, die an den Vietnam-Veteranen

---

Handbuch der psychiatrischen Begutachtung trägt seinen Namen: Venzlaff; Foerster: Psychiatrische Begutachtung. Ein praktisches Handbuch für Ärzte und Juristen. Das Werk wird von K. Foerster und H. Dreßing herausgegeben. Vgl. den Beitrag von H. Dreßing im vorliegenden Band S. 315-332.

gemacht wurden, gaben Anlass zur Beschreibung eines „neuen" Beschwerde- und Krankheitsbildes, der „posttraumatic stress disorder", abgekürzt PTSD (posttraumatisches Stress-Syndrom, posttraumatische Belastungsstörung), das in die diagnostischen Manuale eingehen sollte. Der Begriff selbst ist älter, Fischer-Homberger wies darauf hin, dass der Psychoanalytiker Abraham Kardiner bereits 1941 von einer „posttraumatic stress disorder" sprach. Auf Druck der Veteranenvereinigungen und der Öffentlichkeit wurde der PTSD der Status einer eigenständigen Krankheit verliehen. Die Anerkennung kam nicht nur den Wünschen der Vietnamveteranen entgegen, die nun auf Entschädigungszahlungen hoffen konnten, sie entsprach auch den Interessen der Nervenärzte und Psychologen, die damit ihr potentielles Patientenklientel vergrößerten.

1980 wurde die PTSD in den amerikanischen „Diagnostic and Statistical Manual of Mental Disorders" (DSM-III) aufgenommen. Damit eine seelische Störung anerkannt werden konnte, musste die betroffene oder eine andere Person mit einem oder mehreren Ereignissen konfrontiert gewesen sein, in denen sie vom Tod bedroht oder ernsthaft verletzt wurde, sie musste intensive Furcht, Hilflosigkeit oder Entsetzen durchlebt haben.

Mit zwölfjähriger Verspätung, im Jahre 1992, wurde die seelische Störung in die „International Classification of Diseases, Injuries and Causes of Death" (ICD-10) der Weltgesundheitsorganisation aufgenommen. Die WHO unterscheidet je nach Schweregrad zwischen der „akuten Belastungsreaktion" (F43.0) und der „posttraumatischen Belastungsstörung" (F43.1). Als Auslöser für seelische Reaktionen von Krankheitswert werden ausdrücklich nur schwerste traumatische Ereignisse definiert. Die Tendenz, nach Bagatellunfällen und mittelschweren Unfallereignissen eine posttraumatische Belastungsstörung anzunehmen, widerspricht der Intention der WHO.

Definitionen
Akute Belastungsreaktion (F 43.0) s. S. 154
Posttraumatische Belastungsstörung (F 43.1): s. S. 137
Definitionen nach dem DSM-IV und ICD-10 s. S. 137–160, 331

Mit der „Kanonisierung" der PTBS weitete sich der Blick auf andere Opfergruppen. Thematisiert wurde die Gewalt gegen Frauen und Kinder im familialen und außerhäuslichen Bereich. Vor allem im angelsächsischen Sprachbereich entstanden Fachzeitschriften, die sich der Psychotraumatologie widmen. 1990 wurde in den USA auf Beschluss des Kongresses das „National Center for Post-Traumatic Stress Disorder" gegründet. Dieser zentralen Einrichtung (http://.www.ncptsd) wurde die Aufgabe zugewiesen, „to advance the clinical care and social welfare of America's veterans through research, education, and training in the science, diagnosis and treatment of PTSD and stress-related disorders". Das Arbeitsgebiet der Einrichtung ging im Laufe der Jahre über die Betreuung von Soldaten und Veteranen hinaus, die elektronische Datenbank weist mehrere Zehntausend wissenschaftliche Aufsätze und Monographien aus.

Knapp 150 Jahre nachdem J. E. Erichsen die „railway spine" erstmalig beschrieb, stehen posttraumatische Störungen im Zentrum der wissenschaftlichen Psychiatrie und Psychologie. Die Wahrscheinlichkeit, eine Posttraumatische Belastungsstörung im Laufe des Lebens zu entwickeln („Lebenszeitprävalenz"), wird, je nach kulturellem Umfeld, mit 1 bis 10% beziffert (Kessler 1995). Es dürfte kaum ein aktuelles Thema im Bereich der Nervenheilkunde geben, das sich international einer größeren Aufmerksamkeit erfreute. Deutsche Autoren halten sich gegenüber den angelsächsischen Psychiatern deutlich zurück, wenngleich das Erscheinen umfangreicher Grundlagenwerke und Sonderhefte verschiedener Fachzeitschriften auch ein gestiegenes Interesse im deutschen Sprachraum beweist.

Der Aufstieg der Psychotraumatologie hat auch seine Kehrseite. Dem einzelnen Menschen wird eine immer geringere seelische Belastungsgrenze zugestanden. Nicht selten wird bereits die gelungene Bewältigung eines psychischen Traumas als inadäquate Verdrängung und pathologische Reaktion bewertet. In nur einem halben Jahrhundert vollzog sich damit ein Paradigmenwechsel. Zu Beginn dieses Zeitabschnittes wurde der Mensch von der wissenschaftlichen Psychiatrie für fast unbegrenzt belastbar gehalten, in den folgenden Jahrzehnten wurde die zumutbare seelische Belastungsgrenze immer weiter herabgesetzt, so dass in der Gegenwart bereits unvermeidbare Lebenskonflikte und relativ geringfügige Unfallereignisse von Psychologen und Nervenärzten als pathologische Traumata (fehl-)gedeutet werden.

Die veränderte Bewertung seelischer Traumata schlug sich auch in der vom Bundesministerium für Arbeit und Soziales herausgegebenen Versorgungsmedizin-Verordnung (VersMedV) nieder. Die Verordnung ist die offizielle Richtlinie für die Bewertung von gesundheitlichen Beeinträchtigungen und Verletzungsfolgen im sozialen Entschädigungsrecht. Waren noch nach dem Zweiten Weltkrieg seelische Leiden von einer Entschädigung ausgeschlossen, so billigt die VersMedV nun „Neurosen, Persönlichkeitsstörungen, [und] Folgen psychischer Traumen" Krankheitswert zu. Für „leichtere psychovegetative oder psychische Störungen" sehen sie einen Grad der Schädigungsfolgen bzw. Behinderung (GdS, GdB) von bis zu 20% vor, bei „schweren Störungen (z.B. schwere Zwangskrankheit) [...] mit schweren sozialen Anpassungsschwierigkeiten" kann der GdS 80-100% erreichen (VersMedV 2009: 42).

10 Das Schleudertrauma der HWS nach leichten Unfällen: Eine somatoforme Störung?

Die Geschichte der „railway spine" und der traumatischen Neurose wirkt bis heute nach. Am 2. Juni 1953 hielten James R. Gay und Kenneth H. Abott auf der 102. Jahrestagung der American Medical Association ein Referat mit dem wenig spektakulären Titel: „Common whiplash injuries of the neck". Der Zusatz common – gewöhnlich – sollte darauf hinweisen, dass es sich nicht um schwere Verletzungen handelte, waren doch weder die Autoren noch die Zuhörer Orthopäden oder Unfallchirurgen. Das Thema stand auf der Tagesordnung der „Section on Nervous and Mental Diseases" und wurde wenig später in dem „Journal of the American Medical Association" (JAMA) publiziert. Der Aufsatz beschäftigte sich mit den Folgen scheinbar harmloser Halswirbelsäulenverletzungen, er wurde zum Ausgangspunkt vielfältiger Forschungsprojekte, umfangreicher gutachterlicher Untersuchungen und einer Diskussion, die bis heute noch ebenso engagiert wie kontrovers geführt wird. Die Autoren wählten für ihre Untersuchung 50 Personen aus, die zwischen 1948 und 1952 ein „Schleudertrauma" erlitten hatten. Probanden, bei denen Kopf oder Nacken direkt aufprallten, wurden ausgeschlossen. Von besonderem Interesse war die Zusammensetzung der Gruppe: Den größten Anteil stellen die Hausfrauen mit 35% und Angehörige höher qualifizierter Berufe. Erstaunt stellten die Autoren fest: „Auffällig war, dass Farmer und ungelernte Arbeiter in dieser Serie fehlten, obwohl die 50 Patienten in oder in der Nähe einer Industriestadt wohnten, die von einer großen landwirtschaftlich genutzten Region umgeben ist."

Das „whiplash injury" zeichnete sich durch folgende Symptome aus: „Alle Patienten hatten die Symptome und typischen Befunde einer Verstauchung des Nackens. Im Fall der einfachen Verstauchung bestanden die Symptome in Schmerzen der unteren Halswirbelsäule, einer Bewegungseinschränkung, Spasmen und Verspannung der Halswirbelsäulenmuskulatur. Bewegung oder Erschütterung des Nackens verschlechterten die Symptome und in einem akuten Fall war es charakteristisch, dass der Patient den Kopf und Nacken mit seinen Händen abstützte. Lag die Verletzung länger zurück, so berichteten einige, sie hätten Schwierigkeiten, ihren Kopf zu halten. In den seltenen Fällen, in denen ein zweites Schleudertrauma eintrat, verschlechterten sich alle Symptome sofort. Verspannungen und Verhärtungen waren oft in der angrenzenden Muskulatur vorhanden, betroffen waren auch die Muskeln der oberen Brustwirbelsäule und des Schultergürtels. An den Extremitäten ließen sich weder Reflexdifferenzen noch Sensibilitätsstörungen nachweisen. Auch ohne die Komplikation einer Gehirnerschütterung oder stärkerer Schmerzen des Nackens zeigten die Patienten mit einer Verstauchung eine Tonuserhöhung des neuromuskulären Systems und allgemeine nervöse Symptome" (Gay et al. 1953). Der Verletzungsmechanismus wurde als eine plötzliche und kraftvolle alleinige Beugung oder Beugung und Überstreckung des Nackens interpretiert. Das anatomische Substrat der Verletzung wurde in einem „mechanischen Trauma" der Halswirbelsäulenligamente gesehen. Die zur Illustration beigefügte Abbildung war falsch (Schröter 1995; 2010), die Autoren nahmen an, dass der Kopf bei einem Unfall anfänglich nach hinten überstreckt wurde, obwohl das Gegenteil der Fall war. Wenngleich kaum relevante organische Verletzungsfolgen festgestellt werden konnten, erwiesen sich die

seelischen Begleiterscheinungen als bestimmend: „Die Komplikation, die sich als besonders belastend für beide, Patient und Arzt,
erwies, war die anhaltende psychoneurotische Reaktion. Mehr als
die Hälfte der Patienten des Kollektivs, 26 Fälle oder 52%, waren
in diesem Sinne ernsthaft beeinträchtigt. Nach unserer Meinung
begünstigen die dem Schleudertrauma innewohnenden Umstände
die Neigung aller Personen, eine störende emotionale Reaktion zu
entwickeln" (Gay et al. 1953). Die Entwicklung der Psychoneurose
war der bedeutendste Faktor in der verzögerten Heilung. Bei manchen Patienten, die sich in juristischen Auseinandersetzungen mit
dem Haftpflichtversicherer befanden, wurde eine Aggravation als
bedeutsam eingeschätzt, aber selbst nach Abschluss des Verfahrens
seien diese Patienten teilweise durch wiederkehrende nervöse Beschwerden behindert gewesen.

Die deutschsprachigen Unfallchirurgen hatten die „neue"
Verletzung bis Ende der 50er Jahre nicht beobachtet. Patienten
mit Beschwerden in der Halswirbelsäule wurden nach Verkehrsunfällen nur dann intensiver behandelt, wenn diese nachweisbare
organische Folgen, z.B. Brüche oder Luxationen, hinterlassen
hatten. Von den Distorsionen der Halswirbelsäule konnte der
Bochumer Chirurg H. Bürkle de la Camp noch 1959 sagen, dass
man diese Verletzungsart „so gut wie nie" erwähne. Der bekannte Unfallchirurg folgte damit Lorenz Böhler, dem die Distorsion
der Halswirbelsäule in seiner „Technik der Knochenbruchbe-
handlung" nicht einmal einen Halbsatz wert war. Die Situation
sollte sich innerhalb weniger Jahre grundsätzlich ändern: Das
„whiplash injury" wurde zum Spitzenreiter in der automobilen
Verletzungsstatistik. Obwohl Gay und Abott den psychoneuro-
tischen Anteil des „Schleudertraumas" betont hatten, wurde die
Verletzung in Deutschland ausschließlich organisch interpretiert.
Aufmerksame Beobachter kritisierten schon Ende der 50er Jahre
die flächenbrandartige Ausbreitung des Begriffs „whiplash". Um
eine neu aufgetretene organische Verletzung konnte es sich kaum
handeln, denn seit mehr als drei Jahrzehnten war das Automobil
ein verbreitetes Verkehrsmittel. D. M. Bosworth (1959) sprach sich
gegen die Verwendung des Begriffes aus, dieser beschreibe nicht
einmal den Unfallmechanismus zutreffend. Die Halswirbelsäule
sei keine Peitsche. Die Bezeichnung „whiplash injury" diskreditiere

Schwerverletzte und begünstige Personen, die ungerechtfertigte Ansprüche gegenüber Versicherungen durchsetzen wollten. Er sei durch und durch unwissenschaftlich, beweise das Unwissen des Arztes, der diese „Verletzung" attestiere, und mache ihn damit zum Komplizen unberechtigter Ansprüche. Obwohl mehrere Chirurgengenerationen intensiv über die „traumatische Neurose" diskutiert hatten, wurde keine Parallele gezogen. So erörterten Chirurgen und Orthopäden das Thema auf ihren Jahreskongressen 1966 und 1967 ausschließlich unter organischen Aspekten. Zum Kern des Problems „Schleudertrauma", den versicherungsrechtlichen und psychosomatischen Aspekten, drangen weder die Orthopäden noch die Chirurgen vor. Die Erfahrungen und Publikationen von Paul Sudeck, Carl Thiem und anderen waren in Vergessenheit geraten.

In den letzten Jahren wurde das Schleudertrauma intensiv wissenschaftlich erforscht. Weltweit erschienen zwischen 1980 und 1994 mehr als 10.000 wissenschaftliche Arbeiten zu dieser Problematik (Quebec Task Force 1995). Das Verständnis für die psychosomatischen Zusammenhänge ist gewachsen. Ob Personen, die in einen Unfall verwickelt werden, Ansprüche wegen eines Schleudertraumas stellen, hängt im Wesentlichen vom kulturellen Umfeld ab (Ferrari 2001). Obwohl die Kraftfahrzeuge in der ehemaligen DDR im Hinblick auf die passive Sicherheit kaum besser als die westdeutschen gewesen sein dürften, wurde das Schleudertrauma als verbreitetes Phänomen erst nach der Wiedervereinigung beobachtet. Es blieb einer Arbeitsgruppe um William H. Castro aus Münster vorbehalten, den Beweis zu führen, dass die Ansprüche nicht wegen organischer Verletzungen, sondern einer neurotischen Reaktion erfolgten: „Ungefähr 20 Prozent aller Probanden, die einem simulierten Heckaufprall ohne mechanische Einwirkung ausgesetzt waren, entwickelten die klassischen Symptome des Schleudertraumas" (Castro 2001). Man wird fragen können, ob es sich tatsächlich um eine psychische Reaktion auf einen Plazebounfall handelt oder ob die Betroffenen ohnehin vorhandene Beschwerden dem „Unfall" zuordneten.

Rückenschmerzen sind weit verbreitet, sie sind ein Kardinalsymptom unfallunabhängiger somatoformer Störungen und Depressionen. Schmerzen in Hals- und Lendenwirbelsäule können auch vorgebracht werden, um Ansprüche gegenüber Dritten durchzusetzen (Carragee 2008; Merten 2010). Schmerzen der Hals- und Lendenwirbelsäule gehören damit zu den am weitesten verbreiteten „Volkskrankheiten". Da unspezifische Rückenschmerzen eine hohe ökonomische Bedeutung haben, werden im Rahmen der Gesundheitsberichterstattung des Bundes (Robert Koch-Institut 2006) durch das Robert Koch-Institut umfangreiche Daten zur Epidemiologie des Rückenschmerzes erhoben. Nach repräsentativen Erhebungen, die regelmäßig in einer Bevölkerungsstichprobe durchgeführt werden, gaben zwischen *21 %* und *32 % aller Frauen* und zwischen *10 % und 24 % aller Männer* an, *am Tag vor der Befragung* Rückenschmerzen gehabt zu haben. Etwa jede(r) Fünfte litt während des vorausgegangenen Jahres unter chronischen Rückenschmerzen (tägliche Schmerzen während eines Zeitraums von mindestens drei Monaten). Wenn etwa 20% aller Menschen unter täglichen Rückenschmerzen leiden, so ist zu erwarten, dass ein ungefähr gleich großer Anteil derjenigen, die einem Scheinunfall ausgesetzt waren, entsprechende Beschwerden vorträgt. Geringfügige Unfälle hinterlassen im Allgemeinen weder organische noch psychische Verletzungen, sie können bei dem Betroffenen allerdings den Eindruck erwecken, geschädigt worden zu sein. Die jeweils individuelle biographische Situation kann das Gefühl, verletzt worden zu sein, begünstigen. In Einzelfällen wird eine orthopädisch-unfallchirurgische und psychiatrisch-psychologische Begutachtung erforderlich sein.

11 Seelische Störungen nach Unfällen und Katastrophen: Zwischen Persönlichkeitsveränderung und „moral hazard"

Das Spektrum psychoreaktiver Störungen nach Traumata ist ebenso vielfältig wie das menschliche Seelenleben. Ob eine psychische Reaktion als pathologisch oder normal gewertet wird, hängt weniger von der Äußerung an sich als mehr von dem kulturellen und historischen Umfeld ab.

Die Entstehung seelischer Beschwerden wird stark von den materiellen und immateriellen Lebensbedingungen beeinflusst. Die Bewohner der bombardierten Städte im Zweiten Weltkrieg bewiesen, dass selbst der Tod naher Angehöriger und der Verlust von Haus und Hof ohne offensichtliche seelische Krankheiten bewältigt werden konnten. Wo angesichts von Not und Elend keine Entschädigung zu erwarten war und bei der allgegenwärtigen Zerstörung selbst das Mitleid fehlte, wurde das Individuum gezwungen, selbst, ohne Unterstützung alle körperlichen und geistigen Reserven zu mobilisieren, um zu überleben.

Sieht man von der Ausnahmesituation der ausgebombten Bevölkerung ab, so legen die historischen Erfahrungen nahe, dass es eine Grenze für schwerste seelische Belastungen gibt. Wird diese überschritten, dann werden kurzfristige oder anhaltende seelische Störungen begünstigt oder hervorgerufen. Die dafür gängigen Bezeichnungen waren im Laufe der Zeit einem Wandel unterworfen. Während Anfang des 20. Jahrhunderts von Schreck- und Panikreaktionen gesprochen wurde, bürgerte sich in den letzten zwei Jahrzehnten die Bezeichnung Posttraumatische Belastungsstörung ein. Da in Ländern mit stabilen geoklimatischen, politischen und sozialen Verhältnissen nur relativ wenige Menschen einer Todesgefahr durch katastrophenartige Ereignisse mit erlebter Todesgefahr ausgesetzt sind (WHO-Definition), ist die Zahl der potentiell von einer Posttraumatischen Belastungsstörung betroffenen Menschen begrenzt.

Weitaus mehr Menschen machen jedoch nach geringfügigen Unfallereignissen oder Traumata Ansprüche an Versicherungen oder staatliche Institutionen geltend. Ein nicht zu vernachlässigender Kofaktor für die Entwicklung seelischer Beschwerden ist der Versichertenstatus (die Möglichkeit, eine Entschädigung zu erhalten). Die Absicherung verändert das Verhalten in Richtung einer unbewussten oder bewusstseinsnahen Erwartung einer Entschädigung oder Versorgung („moral hazard"). Das Ereignis selbst ist dabei von untergeordneter Bedeutung, eine organische Verletzung kann fehlen. Das gemeinsame Charakteristikum von „railway spine" und Schleudertrauma sind hartnäckige subjektive Beschwerden ohne einen gravierenden organischen Verletzungsbefund. Demgegenüber heilen Frakturen, Luxationen und traumatische Bandscheibenzerreißungen mit nur geringen funktionellen Folgen ab. Bei lebensnaher Betrachtung wird man Bagatellunfällen und leichteren Unfällen keine ursächliche Funktion zubilligen können.

Die Zusammenschau der seelischen Reaktionen nach Traumata könnte nahe legen, dass sich dahinter ein relativ geschlossenes Krankheitsbild verbirgt. Angesichts des langen Untersuchungszeitraumes, der wechselnden historischen Rahmenbedingungen und der unterschiedlichen Schwere der auslösenden Ereignisse wird man dieser Annahme nicht folgen können. Die diagnostischen Manuale stellen bewusst auf die Reaktionen nach lebensbedrohlichen Ereignissen ab, die durch ein katastrophenartiges Ausmaß gekennzeichnet sind. Im extremsten Fall kann das Trauma die Persönlichkeit zerstören. Der Psychiater U. Venzlaff, der mit dem Schicksal vieler KZ-Häftlinge konfrontiert war, prägte hierfür Ende der 50er Jahre den Begriff „erlebnisbedingter Persönlichkeitswandel".

Nicht vergleichbar mit diesen schwerwiegenden, reaktiv erzeugten psychiatrischen Krankheiten sind seelische Reaktionen nach geringfügigen Anlässen, bei denen der sekundäre Krankheitsgewinn eine wesentliche, wenn nicht die entscheidende Rolle spielt. Ob es zu derartigen Beschwerdebildern kommt, hängt von der gesellschaftlichen Akzeptanz des auslösenden Traumas ab. Schon 1929 hatte Victor von Weizsäcker darauf hingewiesen, dass der Schlüssel für das Verständnis und die Bewertung der „traumatischen Neurose" weder in der Medizin noch in der Naturwissenschaft zu finden sei, er liege im jeweils konkreten historischen Umfeld, den Werten, politischen Zielvorstellungen und nicht zuletzt in dem davon abgeleiteten Rechtssystem: „Nicht kausaltheoretische Erwägungen, nicht pathologisch-wissenschaftliche Erfahrungsreihen sind es, […] sondern bald mehr politische, weltanschauliche oder moralische Einstellung ist hier im Spiel, und ich meine, dies ganz klar zu erkennen, klärt die Situation doch besser als der Versuch, hier überhaupt aus angeblich feststehenden medizin-wissenschaftlichen oder rechtlichen Voraussetzungen definitorisch etwas zu deduzieren. Wissenschaftlicher wird es jedenfalls sein, diese unwissenschaftlichen Einstellungen zu analysieren, als sie zu ignorieren" (Weizsäcker 1929: 579).

Ob die in der Gegenwart erreichte allgemeine Akzeptanz posttraumatischer seelischer Belastungsstörung Bestand haben wird, muss die Zukunft zeigen. Die inflationsartige Ausweitung des Begriffes und die Belegung aller möglichen traumatisierenden

Ereignisse mit einer ursprünglich relativ scharfen diagnostischen Kategorie, die das Kriterium der *selbst erlebten realen Todesgefahr* beinhaltet, birgt Nachteile für diejenigen, die wirklich schwersten seelischen Belastungen ausgesetzt waren oder sind. Erinnert sei an die Opfer ethnischer Verfolgung.

Literatur

BAEYER W (1959) Neurose, Psychotherapie und Gesetzgebung. In: Frankl I et al. (Hg.) Handbuch der Neurosenlehre und Psychotherapie, Bd. 1, München, Berlin.

BAEYER W et al.(1964) Psychiatrie der Verfolgten, Berlin, Göttingen, Heidelberg.

BENSHEIM H (1960) Die K-Z-Neurose rassisch Verfolgter. Ein Beitrag zur Psychopathologie der Neurosen. In: Der Nervenarzt 31: 362-368.

BERRIOS GE; PORTER R (1995) (Hg.) A History of Clinical Psychiatry: The Origins and History of Psychiatric Disorder, London.

BINSWANGER O (1922) Die Kriegshysterie. In: Bonhoeffer K (Hg.) Handbuch der ärztlichen Erfahrungen im Weltkriege 1914-1918, Bd. 4: Geistes und Nervenkrankheiten, Leipzig: 45-67.

BLASSNECK K (2000) Militärpsychiatrie im Nationalsozialismus, Würzburg.

BONHOEFFER K (1947) Vergleichende psychopathologische Erfahrungen aus den beiden Weltkriegen. In: Der Nervenarzt 18: 1-4.

BOSWORTH DM (1959) Whiplash – an unacceptable medical term. In: Bone Joint Sur. 41 A: 16.

BROWN E M (1995) Post Traumatic Stress Disorders and Shell Shock. Clinical Section. In: Berrios GE, Porter R (Hg.) A History: 501-508.

BRUNS L (1901) Die Traumatischen Neurosen. Unfallneurosen, Wien.

Bundesministerium für Arbeit und Soziales (2009) Versorgungsmedizin-Verordnung – Versorgungsmedizinische Grundsätze, Bonn.

Bundesministerium für Vertriebene, Flüchtlinge und Kriegsgeschädigte (Hg.) (1962) Dokumente deutscher Kriegsschäden ... 2. Beiheft. Der Luftkrieg im Spiegel der neutralen Presse, Bonn.

BÜRKLE DE LA CAMP H (1959) Wirbelsäulenverletzungen beim Kraftfahrer. In: Klin. Med. 14: 509.

CAPLAN EM (1995) Trains, Brains and Sprains. Railway Spine and the Origins of Psychoneuroses. In: Bull Hist. Med.: 387-419.

CAPLAN EM (2001) Trains and Trauma in the American Gilded Age. In: Micale M S; Lerner P (Hg.): Traumatic Pasts: 57-77.

CARRAGEE E J (2008) Validity of self-reported history in patients with acute back or neck pain after motor vehicle accidents. In: Spine J, 8: 311-319.

CASTRO W H et al.(2001) No stress – no whiplash? Prevalence of „whiplash" symptom following exposure to a placebo rear-end collision. In: Int. J. Legal Med. 114: 316-322.

CHARCOT J M (1886) Neue Vorlesungen über die Krankheiten des Nervensystems (übersetzt von S. Freud), Leipzig, Wien.

ERICHSEN J E (1867) On railway and other injuries of the nervous system 1866. Als Quelle stand die 1867 in Philadelphia herausgegebene 2. Auflage zur Verfügung. Eine erweiterte Fassung erschien 1882: On concussion of the spine. Nervous shock and other obscure injuries of the nervous system in their clinical and medico-legal aspects, London. Die Übersetzung erfolgte durch die Verfasser.

FEILCHENFELD L (1927) Lehrbuch der praktischen Versicherungsmedizin, Berlin.

FERRARI R et al. (2001) Epidemiologie der HWS-Beschleunigungsverletzung. In: Orthopäde 30: 551-558.

FINKELNBURG R (1920) Lehrbuch der Unfallbegutachtung der inneren und Nervenkrankheiten, Bonn.

FISCHER-HOMBERGER E (1970) Railway Spine und traumatische Neurose – Seele und Rückenmark. In: Gesnerus 27: 96-111.

FISCHER-HOMBERGER E (1971) Der Begriff des freien Willens in der Geschichte der traumatischen Neurose. In: Clio Medica 6: 121-137.

FISCHER-HOMBERGER E (1972) Die Büchse der Pandora: Der mythische Hintergrund der Eisenbahnkrankheiten des 19. Jahrhunderts. In: Sudhoffs Archiv 56: 197-317.

FISCHER-HOMBERGER E (1975) Die traumatische Neurose. Vom somatischen zum sozialen Leiden, Bern, Stuttgart, Wien.

FISCHER-HOMBERGER E (1999) Zur Medizingeschichte des Traumas. In: Gesnerus 56: 260-294.

FREUD S (1969) Die Vorlesungen zur Einführung in die Psychoanalyse. Fixierung an das Trauma, das Unbewußte. Freud-Studienausgabe. Bd. 1, 2. Auflage, Frankfurt a.M.

FREUD S (1969) Die Vorlesungen zur Einführung in die Psycho-analyse. Die gemeine Nervosität. In: Freud-Studienausgabe. Bd. 1, 2. Auflage, Frankfurt a. M.

GAUPP R (1917) Schlußwort. In: Verhandlungen: S. 233.

GAY JR; Abott KH (1953) Common Whiplash Injuries of the Neck. In: JAMA 152: 1698-1704. Die Zitate wurden durch die Verfasser übersetzt.

GRUHLE HW et al. (1961) Psychiatrie der Gegenwart, Bd. 3., Berlin, Göttingen, Heidelberg.

HAMPE E (Bearb.) (1963) Der Zivile Luftschutz im Zweiten Welt-krieg, Frankfurt a. M.

HARRINGTON R (2001) The Railway Accident: Train, Trauma, and Technological Crises in Nineteenth-Century Britain. In: Micale, M. S.; Lerner, P. (Hg.): Traumatic Pasts: 31-56.

HAUSOTTER W (1997) Begutachtung somatoformer und funktio-neller Störungen, 2. Auflage, München, Jena 2002.

HAUSOTTER, W (1997) Verkehrsunfälle aus medizinischer Sicht – Ein medizinhistorischer Brückenschlag. In: Swiss Surgery 3: 142-148.

HOCHE A (1919) Geisteskrankheit und Kultur, Freiburg i.B., Leip-zig.

HOFFMANN A (1891) Die traumatische Neurose und das Unfall-versicherungsgesetz (= Volkmanns Samml. Klin. Vorträge N. F. Nr. 17).

HONIGMANN G (1929) Arzt und Unfall. In: Riese W (Hg.): Die Unfallneurose als Problem der Gegenwartsmedizin, Stuttgart, Leipzig, Zürich.

JANZ HW (1949) Psychopathologische Reaktionen der Kriegs- und Nachkriegszeit. In: Fortschr. Neurol Psych. 17: 264-293.

JUNG R (1961) Einleitung zur Kriegspsychiatrie. In: Gruhle HW et al. (Hg.): Psychiatrie Bd. 3: 568-573.

KARDINER A (1941) The traumatic neuroses of war, New York.

KAUFMANN F (1916) Die planmäßige Heilung komplizierter psy-chogener Bewegungsstörungen bei Soldaten in einer Sitzung. In: Feldärztl. Beil. Münch med. Wschr. 63: 802-804.

KESSLER RC et al. (1995) Posttraumatic stress disorders in the National Comorbidity Survey. In: Arch. Gen. Psychiatry 52: 1048-1060.

KLUGE E (1958) Über die Folge schwerer Haftzeiten. In: Der Nervenarzt 29: 465.

KOENIGSFELD H (1925) Versicherungsmedizin, Leipzig.

KOHNSTAMM O (1927) System der Neurosen vom psychobiologischen Standpunkte. In: Ders. Erscheinungsformen der Seele (hrsg. von R. Heyer), München: 182ff.

KOLLE K (1958) Die Opfer der nationalsozialistischen Verfolgung in psychiatrischer Sicht. In: Der Nervenarzt 29: 148-159.

KOLLE K (1961) Bemerkungen zur deutschen Kriegspsychiatrie. In: Gruhle HW et al. (Hg.) Psychiatrie Bd. 3: 619-623.

KRANZ H (1949) Zeitbedingte abnorme Erlebnisreaktionen. In: Allg. Zschr. Psychiat. Grenzgeb., 124: 352.

KÜHNE W (1910) Die funktionellen Neurosen, Neurasthenie, Hysterie. In: Thiem C Handbuch Bd. 2, 1: 469-522.

LANDAUER K (1930) Die Unfallneurose im Lichte der Psychoanalyse. In: Riese W (Hg.) Die Unfallneurose: 65-85.

LENGWILER M (2000) Zwischen Klinik und Kaserne. Die Geschichte der Militärpsychiatrie in Deutschland und in der Schweiz 1870-1914, Zürich.

LERNER P (1996) „Ein Sieg deutschen Willens": Wille und Gemeinschaft in der deutschen Kriegspsychiatrie. In: Eckhardt W U; Gradmann C Die Medizin und der Erste Weltkrieg, Pfaffenweiler: 85-107.

MENDE E (1963) Gutachterliche Probleme bei der Beurteilung erlebnisreaktiver Schädigungen. In: Paul H; Herberg H J (Hg.) Psychische Spätschäden: 288.

MERSKEY H (1995) Post Traumatic Stress Disorders and Shell Shock. Clinical Section. In: Berrios GE; Porter R (Hg.): A History: 490-500.

MERTEN T (2010) Negative Antwortverzerrungen und die Untersuchung unkooperativen Verhaltens in der Begutachtung. In: Orthopäde 39: 329-334.

MEYER C; STEIL R (1998) Die posttraumatische Belastungsstörung nach Verkehrsunfällen. In: Unfallchirurg 101: 878-893.

MICALE M S; LERNER P (2001) (Hg.) Traumatic Pasts. History, Psychiatry and Trauma in the Modern Age, 1870-1930. (= Cambridge Studies in the History of Medicine), Cambridge.

MOELI C (1881) Über psychische Störungen nach Eisenbahnunfällen. In: Berl. Klin. Wschr. 18: 73-75.

MOSER G (1991) Der Arzt im Kampf gegen Begehrlichkeit und Rentensucht im deutschen Kaiserreich und in der Weimarer Republik. In: Jahrbuch f. Kritische Medizin 16: 161-183.

MURRI A (1913) Über die traumatischen Neurosen, Jena.

National Center for Post-Traumatic Stress Disorder, Department for Veterans Affairs. http: //www.ncptsd.org

OPPENHEIM H (1888) Railway-spine. In: Eulenburg A: Real-Encyclopädie der gesammten Heilkunde, 2. Auflage, Wien, Leipzig, Bd. 16: 384-405.

OPPENHEIM H (1913) Lehrbuch der Nervenkrankheiten, 6. Auflage, Berlin.

PANSE F (1952) Angst und Schreck. (= Arbeit und Gesundheit, hrsg. von M. Bauer und F. Paetzold, NF H. 47), Stuttgart.

PAUL H; HERBERG H J (1963) Psychische Spätschäden nach politischer Verfolgung, Basel, New York.

PROSS C (1988) Wiedergutmachung. Der Kleinkrieg gegen die Opfer, Frankfurt a.M.

Quebec Task Force on Whiplash-Associated Disorders (1995) Redefining „whiplash" and its management. In: Spine 20 [Suppl]: 1-74.

RADKAU J (1998) Das Zeitalter der Nervosität. Deutschland zwischen Bismarck und Hitler, München, Wien 1998.

Reichsarbeitsministerium (1929) Die „Unfall-(Kriegs-)Neurose". Vorträge und Erörterungen gelegentlich eines Lehrganges für Versorgungsärzte im Reichsarbeitsministerium vom 6.-8. März 1929 (= Arbeit und Gesundheit. Schriftenreihe zum Reichsarbeitsblatt 13), Berlin.

RIEDESSER P; VERDERBER A (1996) Maschinengewehre hinter der Front. Zur Geschichte der deutschen Militärpsychiatrie, Frankfurt a.M.

RIESE W (Hg.) (1929) Die Unfallneurose als Problem der Gegenwartsmedizin, Stuttgart, Leipzig, Zürich.

RIESE W (Hg.) (1930) Die Unfallneurose und das Reichsgericht, Stuttgart, Leipzig.

RIGLER J (1879) Ueber die Folgen der Verletzungen auf Eisenbahnen, insbesondere der Verletzungen des Rückenmarks. Mit Hinblick auf das Haftpflichtgesetz dargestellt, Berlin.

Robert Koch-Institut (Hg.) (2007) Gesundheitsberichterstattung des Bundes: Gesundheit in Deutschland 2006, Berlin.

ROTH KH (1987) Die Modernisierung der Folter in den beiden Weltkriegen. In: Zeitschrift 1999 3: 8-75.

SCHELLWORTH W (1952) Psychogene Dauerreaktionen (sog. Neurosen). In: Schöneberg G (Hg.) Die ärztliche Beurteilung Beschädigter, Darmstadt:115-124.

SCHMIDT W (1989) Leben an Grenzen, Zürich.

SCHRÖTER F (1995) Bedeutung und Anwendung verschiedener Einteilungsschemata der HWS Verletzungen. In: Kügelgen B (Hg.): Neuroorthopädie 6. Distorsion der Halswirbelsäule, Berlin, Heidelberg, New York: 23-44.

SCHRÖTER F (2010) „HWS-Schleudertrauma" nach geringfügigen Unfällen. Konstrukt oder ernstzunehmende Erkrankung. In: Orthopäde 39: 276-284.

SCURFIELD RM (1993) Posttraumatic Stress Disorder in Vietnam Veterans. In: Wilson P; Raphael B (Hg.): International Handbook of Traumatic Stress Syndromes, New York, London: 285-296.

SEBALD WG (1999) Luftkrieg und Literatur, Frankfurt a. M.

SEIDLER GH (2009) Geschichte der Psychotraumatologie. In: Maerker A (Hg.): Posttraumatische Belastungsstörungen, 3. Auflage, Heidelberg: 4-12.

STANSKY E (1918) Krieg und Geistesstörung, Wiesbaden.

STIER E (1919) Zur Frage der militärischen Rentenversorgung der Psychopathen und Neurotiker. In: Adam C (Hg.) Dienstbeschädigung und Rentenversorgung, Jena.

STIERLIN E (1909) Ueber die medizinischen Folgezustände der Katastrophe von Courrières (10.6.06), Berlin 1909.

STORCH A [Bundesarbeitsminister](1952) Das Bundesversorgungsgesetz, Bonn.

THIEM C (1910) Handbuch der Unfallerkrankungen (= 67. Lieferung, 2. Hälfte, 1. Teil, 2. Auflage der Deutschen Chirurgie, hrsg. v. P. Bruns) Stuttgart.

TRIMBLE MR (1981) Post-traumatic neurosis. From railway spine to the whiplash, Chicester, New York, Brisbane, Toronto.

VENZLAFF U (1958) Die psychoreaktiven Störungen nach entschädigungspflichtigen Ereignissen (die sogenannten Unfallneurosen), Berlin, Göttingen, Heidelberg.

VENZLAFF U; FOERSTER K. In: Foerster K; Dreßing H (Hg.) (2009) Psychiatrische Begutachtung. Ein praktisches Handbuch für Ärzte und Juristen, München, Jena.

Verhandlungen (1917) Verhandlungen des Deutschen Vereins für Psychiatrie zu München am 21. und 22. September 1916. In: Allg. Zschr. Psychiatr. 73: 162-233.

WEIZSÄCKER V (1929) Über Rechtsneurosen. In: Nervenarzt 2: 569-581.

Weltgesundheitsorganisation (Hg.) (2003) Diagnostisches und Statistisches Manual Psychischer Störungen – Textrevision-DSM – IV-TR, 2. Auflage, Deutsche Bearbeitung Saß H et al., Göttingen, Bern, Toronto, Seattle.

Weltgesundheitsorganisation (2010) Internationale Klassifikation psychischer Störungen ICD-10 Kapitel V(F). Klinisch-diagnostische Leitlinien. Hrsg. von H. Dilling et al., 7. Auflage, Bern.

WINDSCHEID F (1905) Der Arzt als Begutachter auf dem Gebiete der Unfall- und Invalidenversicherung. 1. Abt. Innere Erkrankungen mit besonderer Berücksichtigung der Unfallnervenkrankheiten (=Handbuch der Sozialen Medizin Bd. 8, hrsg. von Fürst M; Windscheid F), Jena.

YOUNG A (1995) The Harmony of Illusions: Inventing Post-Traumatic Stress Disorder, Princeton.

HOLGER FREYTAG

Begutachtung psychischer Störungen nach Unfällen: Rahmenbedingungen

Eine qualifizierte Begutachtung von Menschen, die ein seelisches Trauma erlitten haben, ist nur möglich, wenn verschiedene Voraussetzungen erfüllt sind. Der Gutachter sollte über eine ausreichende Qualifikation verfügen und sich an definierte Mindeststandards halten. An dieser Stelle sei auf die Leitlinien der Arbeitsgemeinschaft der Wissenschaftlichen Medizinischen Fachgesellschaften (AWMF) hingewiesen (s. S. 525-537). Der Auftraggeber muss dem Gutachter alle diejenigen Dokumente zur Verfügung stellen, die eine Beurteilung des auslösenden Traumas und der anschließenden Diagnostik und Behandlung ermöglichen („umfassende Aktenlage"). Dabei ist darauf zu achten, dass es sich tatsächlich um Primärunterlagen handelt, Atteste oder nachträglich erstellte Berichte sind nur von begrenztem Wert. Die vom Gutachter zu beantwortenden Fragen sind verständlich und eindeutig zu formulieren. Der Proband sollte optimal mitarbeiten. Diese Voraussetzungen sind gelegentlich nicht oder nur unzureichend erfüllt. Auf den folgenden Seiten werden Aspekte hervorgehoben, die für die psychiatrische und psychologische Begutachtung einen besonderen Stellenwert besitzen.

1 Die Rolle des Gutachters

Das Rollenverständnis eines psychiatrischen oder psychologischen Gutachters sollte durch Unparteilichkeit sowie Unvoreingenommenheit geprägt sein, und seine Beurteilungen sollten nach bestem

Wissen und Gewissen erfolgen. Die Rolle des medizinischen Sachverständigen unterscheidet sich von der eines kurativ tätigen medizinischen oder psychologischen Behandlers. Der therapeutische Arzt und Psychologe ist der Anwalt seines Patienten oder Klienten. Als Therapeut zieht er die Aussagen und Beschwerdeangaben nur selten in Zweifel. Im Vordergrund steht das Vertrauensverhältnis zum Patienten. Diesem soll eine optimale Betreuung zuteil werden. Wegen der sich aus unterschiedlichen Rollen ergebenden Konflikte sollte der kurativ tätige Behandler nicht zugleich als neutraler Gutachter für seinen Patienten tätig werden. Für den Patienten könnten hieraus erhebliche Nachteile erwachsen. Der größere emotionale Abstand zu dem Probanden könnte die therapeutische Beziehung erheblich gefährden. Die Objektivierung bestimmter Beschwerden würde von einem Gutachter verlangen, die Schilderungen des Probanden, soweit möglich, auf Grund von Untersuchungsbefunden zu verifizieren oder zu falsifizieren. Demgegenüber stellt der Behandler die vom Patienten vorgetragenen Beschwerden primär nicht in Frage. Der kurativ tätige Psychiater oder Psychologe kann auf Grund einer Verdachtsdiagnose behandeln. Für die Diagnosestellung im gutachterlichen Kontext hingegen ist die gesundheitliche Störung im Vollbeweis zu sichern. Dies ist erst dann der Fall, wenn ein Grad an Gewissheit erreicht ist, der restlichen Zweifeln Schweigen gebietet, ohne diese ganz auszuschließen. Der Gutachter muss sich seiner Rolle bewusst sein, um fehlerhafte Beurteilungen zu vermeiden.

Nach dem Neutralitätsgebot (§ 410 Abs. 2 ZPO) darf der Gutachter weder Interessensvertreter des Probanden noch des Auftraggebers sein. Er soll auf Grund seines medizinischen-psychologischen Fachwissens dem Auftraggeber / Gericht in der Funktion eines „Gehilfen" bestimmte Fragen beantworten. Keinesfalls darf sich der Gutachter als Entscheidungsträger in einer bestimmten Frage (z.B. Zahlung einer Rente) sehen, sondern lediglich als wissenschaftlicher Untersucher, der bemüht ist, einen bestimmten Sachverhalt aufzuklären. Die Unparteilichkeit gebietet, dass sich der Gutachter nicht im Sinne eines konkreten Zieles oder eines übergeordneten Zieles anderer Parteien funktionalisieren lässt. Einstellungen wie „im Zweifelsfall für den Patienten" oder „es gehen zu viele Menschen zu früh in Rente" entwerten ein Gutachten. Der Gutachter muss seine Unparteilichkeit auch gegen äußere Widerstände bewahren. Wenn z. B. in den Medien über versicherungsfreundliche Gutachter berichtet wird, darf dies keinen Einfluss auf die Ergebnisse einer qualifizierten gutachterlichen Expertise haben. Der Gutachter tritt dem Probanden unvoreingenommen und empathisch gegenüber. Er muss bereit sein und den Willen besitzen, die Vorstellungen und Krankheitskonzepte des Probanden zu verstehen. Andererseits gehört zu der Unvoreingenommenheit auch, Widersprüche in den Aussagen sowie Aggravations- oder Simulationstendenzen zu erkennen. Auch in diesen Fällen darf der Gutachter seine Empathie gegenüber dem Probanden nicht verlieren oder gar zynisch und abwehrend auf einen vermeintlichen Täuschungsversuch reagieren. Gerade in diesen Situationen ist ein gutes Einfühlungsvermögen wichtig, um den Sachverhalt qualifiziert zu bewerten.

Dass ein Gutachten nach bestem Wissen und Gewissen erstellt wird, bedeutet nicht nur, dass der Gutachter über ein fundiertes Basiswissen seines Fachgebietes verfügen muss, er muss sich darüber hinaus auch über die aktuelle Literatur informieren, sich ständig weiterbilden und auch bezüglich der neuesten Rechtsprechung auf dem aktuellen Kenntnisstand sein. Er sollte Grundkenntnisse der betroffenen Rechtsgebiete (Haftpflichtrecht, rechtliche Grundlagen der gesetzlichen Versicherung etc.) haben und sollte gelegentlich auch über den „Tellerrand" seines Fachgebietes hinausschauen können und sich bewusst sein, dass bestimmte Störungen besser auf anderen Fachgebieten abgeklärt werden können. Die Angaben und Befunde sind auf Plausibilität zu überprüfen. Vom Gutachter ist ein hohes Maß an persönlicher Integrität und Vertrauenswürdigkeit zu fordern. Offene Fragen sind als solche zu kennzeichnen. Spekulative Erwägungen haben in einem Gutachten, das auf wissenschaftlichen Erkenntnissen beruht, keinen Platz.

Spezifische psychiatrische Fragestellungen können ohne eine unterstützende psychologische Expertise nicht beantwortet werden. Dies gilt vor allem dann, wenn kognitive Defizite in Form von Konzentrations- oder Merkfähigkeitsstörungen beklagt werden. In diesen Fällen ist eine adäquate Beurteilung unerlässlich. Eine solche Abklärung ist über den psychopathologischen Befund in der Regel nicht ausreichend sicher möglich. Daneben bietet die psychologische Expertise die Möglichkeit, negative Antwortverzerrungen zu erkennen. Diese können einen Hinweis für das Vorliegen von Aggravations- oder Simulationstendenzen geben. Eine ausschließlich auf dem psychopathologischen Befund basierte Abklärung derartiger Tendenzen erbringt keine verlässlichen Ergebnisse. In diesem Zusammenhang sei auf die Ausführungen von G. Krahl und T. Merten im vorliegenden Band verwiesen (S. 373 ff.).

2 Die Rolle des Auftraggebers

Wesentlich für die Erstellung eines qualifizierten Gutachtens ist die Vollständigkeit derjenigen Dokumente, die zum Verständnis des medizinischen Verlaufes notwendig sind. Der Auftraggeber sollte eine möglichst vollständige Akte, in der alle medizinischen Primärdokumente, die über den Krankheitsverlauf Auskunft geben, zur Verfügung stellen. Je nach Fragestellung sollten hierin auch das Vorerkrankungsverzeichnis der Krankenkasse, polizeiliche Ermittlungsberichte und ggf. recherchierte Zeitungsartikel, die über den jeweiligen Unfall Auskunft geben, enthalten sein. Eine präzise Fragestellung – möglichst ein ausführlicher Fragenkatalog – unter Hinweis auf die rechtlichen Voraussetzungen (Haftpflichtrecht, gesetzliche Unfallversicherung, etc.) ist Teil des Auftrages. Bei der Erstellung der Fragen ist auf eine neutrale Formulierung zu achten. Die Fragen sollten dem Gutachter die Untersuchungsinstrumente nicht vorschreiben. Gelegentlich werden konkrete testdiagnostische Verfahren verlangt, die wenig aussagefähig und nur bedingt geeignet sind. Besser ist der Hinweis, dass bestimmte Aspekte (z. B. negative Antwortverzerrungen) mit geeigneten psychometrischen oder neuropsychologischen Verfahren abgeklärt werden sollten. Die Auswahl der Verfahren obliegt dann dem Gutachter. Die Fragen sollten eine wissenschaftlich fundierte Beantwortung zulassen.

3 Die Untersuchungssituation

Räumliche Gegebenheiten und zeitlicher Rahmen: Gerade bei Probanden, die eine traumatisierende Erfahrung gemacht haben, ist genügend Zeit für die Befragung und Untersuchung einzuplanen.

Eine qualifizierte Untersuchung innerhalb einer Stunde ist nicht möglich. Unserer Erfahrung nach muss je nach Fragestellung mit drei bis fünf Untersuchungsstunden gerechnet werden, wobei für einzelne Fälle auch eine Begutachtung über mehrere Tage und unter stationären Bedingungen sinnvoll sein kann. Der Proband sollte nicht das Gefühl bekommen, gehetzt zu sein und seine Beschwerden schnell vortragen zu müssen, d.h. er sollte sich nicht unter Druck gesetzt fühlen. Bei längeren Untersuchungszeiträumen sollten Pausen eingeplant werden sowie Getränke zur Verfügung gestellt werden. Die Befragung und Untersuchung darf nicht von außen gestört werden. Der Gutachter sollte keine Telefonate annehmen oder Gespräche mit dritten Personen führen, die die Untersuchungssituation unterbrechen bzw. stören. Diese grundlegende Voraussetzung, die prinzipiell für jede Begutachtung gilt, ist bei Menschen mit einer zu vermutenden Traumatisierung noch bedeutsamer.

Das Sicherheitsbedürfnis des Probanden: Bei Menschen mit einer vermuteten Traumatisierung kann es notwendig sein, besondere Sicherheitsbedürfnisse zu beachten. So kann es für einen Probanden leichter sein, auf der Seite zu sitzen, die der Tür zugewandt ist, da er so mehr Kontrolle in der Situation erlebt und nicht von Personen, die unerwartet den Untersuchungsraum betreten, überrascht bzw. erschreckt wird. Gerade bei Probanden, die Opfer eines Überfalls wurden, kommt dies häufiger vor. Bei bestimmten Fragestellungen kann der Proband darauf bestehen, dass die Untersuchung durch einen weiblichen oder männlichen Gutachter durchgeführt wird. Vorstellbar ist dies z.B. bei einer berichteten Vergewaltigung. Es ist verständlich, dass eine Probandin unter diesen Umständen den Wunsch äußert, lieber von einer Frau begutachtet zu werden. Zum Sicherheitsbedürfnis gehört es auch, dass der Proband vollständig über das Procedere der Begutachtung, seine Rechte und seine Pflichten aufgeklärt ist. Die Einhaltung dieser Kriterien erhöht die subjektive Kontrolle des Probanden in der Begutachtungssituation.

Aufklärung des Probanden: Nach Feststellung der Identität (Personalausweis) ist der Proband über Sinn und Zweck der Begutachtung aufzuklären. Er ist darauf hinzuweisen, dass keine Schweigepflicht, sondern eine Auskunftspflicht gegenüber dem Auftraggeber besteht. Sollte der Proband den Untersucher dennoch an die Schweigepflicht binden, so kann diese Situation im Einzelfall dazu führen, dass der Gutachtenauftrag zurückgegeben werden muss. Die Entbindung von der Schweigepflicht ist an die Fragen des Gutachtenauftrages gebunden und gilt für alle Informationen, die zur Beantwortung der Fragen notwendig sind. Informationen, die im Rahmen der Untersuchung gewonnen wurden, z.B. dass der Proband von einer weiteren Person begleitet wurde, können im Gutachten erwähnt werden. Informationen, die außerhalb des Untersuchungskontexts erhoben wurden (z.B. Beobachtungen auf dem Weg zum Klinikparkplatz), werden hingegen strittig diskutiert, auf die Verwendung dieser Daten sollte verzichtet werden.

Der Proband ist darüber zu informieren, dass die Fragen des Gutachtenauftrages nur beantwortet werden können, wenn dieser motiviert mitarbeitet und offen auf die gestellten Fragen antwortet. Es sollte auch darüber aufgeklärt werden, dass die Motivation Gegenstand der Untersuchung ist (S. 359 in diesem Band). Nach unserer Erfahrung ist eine schriftliche Form der Aufklärung des Probanden sinnvoll. Mit der Unterschrift wird bestätigt, umfassend über Sinn und Zweck der Untersuchung informiert worden zu sein.

Anwesenheit dritter Personen: Grundsätzlich ist die Anwesenheit dritter Personen kritisch zu beurteilen (Hausotter 2007). Auf Wunsch und mit Einverständnis des Patienten kann ein Dreiergespräch, vor oder nach der Untersuchung des Probanden, insbesondere auch zur Erhebung der Fremdanamnese, vorgeschlagen werden. Wenn der Proband auf die Anwesenheit eines Angehörigen besteht, wird diesem Wunsch in der Regel Rechnung getragen.

Dolmetscher: Bei der Untersuchung von Probanden, deren Muttersprache nicht Deutsch ist, ist die Hinzuziehung eines professionellen vereidigten Dolmetschers notwendig. Die Inanspruchnahme von Familienangehörigen zur Übersetzung ist nicht sinnvoll. Der zeitliche Aufwand ist bei der Einschaltung eines Dolmetschers erhöht. Hierbei spielen verschiedene Aspekte eine Rolle: die Vorbereitung des Untersuchungsgespräches mit dem Dolmetscher, das direkte Ansprechen des Probanden, das Formulieren einfacher, für den Probanden verständlicher Fragen und genügend Zeit und Geduld, bis der Proband geantwortet und der Dolmetscher übersetzt hat. Manchmal ist eine Nachbesprechung mit dem Dolmetscher erforderlich. Wesentlich erscheint, dass die Kommunikation nicht zwischen Untersucher und Dolmetscher, sondern zwischen Untersucher und Proband stattfindet, d. h. der Proband wird durch den Untersucher direkt angesprochen und bei der Antwort des Probanden sollte der Gutachter nicht den Dolmetscher beobachten, sondern den Probanden. Ein guter und erfahrener Dolmetscher übersetzt wörtlich und nicht sinngemäß.

Fremdanamnese: Bei bestimmten Fragestellungen kann die Einholung einer Fremdanamnese sinnvoll sein, da wesentliche Informationen vom Probanden nicht mitgeteilt werden (können). Beispielhaft erwähnt sei ein Schädel-Hirn-Trauma mit einer Agnosie (mangelnde Krankheitseinsicht) oder ein Vermeideverhalten im Rahmen einer Posttraumatischen Belastungsstörung. Vor Einholung einer Fremdanamnese müssen der Proband und die Auskunft gebende Person ihr Einverständnis erklären.

Inhalte der Untersuchung: Eine vollständige Kenntnis der in der Akte befindlichen Dokumente ist Grundvoraussetzung für eine hypothesengeleitete Untersuchung. Der Gutachter sollte – falls dies notwendig ist – fehlende Akteninhalte nachfordern. Bereits bei Einbestellung ist auf die mehrstündige Dauer der Untersuchung hinzuweisen, ggf. sind Lesebrille oder Hörgerät mitzubringen. Sofern Veränderungen der Leistungsfähigkeit vor und nach einem Unfall beurteilt werden müssen, sollte der Proband gebeten werden Schul- oder Arbeitszeugnisse mitzubringen, um den vor dem Unfallereignis bestehenden Leistungsstand zu dokumentieren und Veränderungen der Leistungsfähigkeit adäquat einordnen zu können.

Das Gespräch ist in einen unstrukturierten und einen strukturierteren Teil zu unterteilen. Üblicherweise beginnt das Gespräch mit einer freien Schilderung der biographischen Anamnese oder der aktuellen Situation, danach wird über das Unfallereignis, den Krankheitsverlauf, die vegetative Anamnese sowie die Behandlungen gesprochen. Zur biographischen Anamnese gehört die psychosoziale Situation der Familie, Geschwister, die Stellung innerhalb der Geschwister, Familienatmosphäre, familiäre Belastungen, psychische und somatische Erkrankungen, die Schwangerschaft/ Geburt, frühkindliche Entwicklung, schulische Entwicklung, Pubertät, das frühe Erwachsenenalter, die Sexualanamnese, die berufliche Entwicklung, Partnerschaften, Ehe, Kinder, Konfliktsituationen, sozioökonomische Verhältnisse, stattgehabte psychische oder körperliche Erkrankungen, Konsum psychotroper Substanzen, Freizeitgestaltung, aktuelle familiäre Situation, die aktuelle ökonomische Situation, das aktuelle soziale Umfeld sowie der aktuelle Tagesablauf.

Nach dem unstrukturierteren Teil des Gesprächs sollte gezielt nach einzelnen Symptomen gefragt werden. Insbesondere Probanden, die an einer Posttraumatischen Belastungsstörung leiden, vermeiden die Schilderung einzelner Symptome. Fragen dürfen nicht suggestiv gestellt werden, sie sind offen zu formulieren. Ein Beispiel: Statt der Frage „Träumen Sie von dem Unfallereignis" sollte danach gefragt werden, „welche Inhalte haben Ihre Träume". Die Fragen sind hypothesengestützt an den vermuteten Störungsbildern zu orientieren. Die gängigen Klassifikationssysteme „Diagnostisches und Statistisches Manual Psychischer Störungen" (DSM-IV-TR) und „Internationale Klassifikation Psychischer Störungen" (ICD-10) geben entsprechende Kriterien vor. Das DSM-IV bietet im Unterschied zum ICD-10 den Vorteil der besseren Operationalisierung einzelner Störungsbilder, wobei die Forschungskriterien des ICD-10 (grünes oder rotes Buch) ebenfalls gut strukturiert sind. Diese Bände sind den Leitlinien (blaues Buch) vorzuziehen. Am Ende ist danach zu fragen, ob alles angesprochen und mitgeteilt wurde. Der Proband kann gebeten werden, seine Wünsche, insbesondere zur weiteren Behandlung, zu formulieren.

Die körperliche Untersuchung ist Bestandteil einer psychiatrischen Begutachtung. Sie dient zum einen dem Ausschluss konkurrierender Erkrankungen, zum anderen der Objektivierung bestimmter beklagter psychotraumatologischer Symptome. Bei einer Posttraumatischen Belastungsstörung könnten z.B. der Blutdruck, der Puls sowie weitere Anzeichen einer erhöhten Anspannung wie Tremor und Hyperhidrose untersucht werden, darüber hinaus kann ein umfassender neurologischer Befund bei Angabe von Konzentrations- und Merkfähigkeitsstörungen hilfreich sein. Bei somatoformen Beschwerdebildern ist eine ausführliche körperliche Untersuchung unverzichtbar.

Kernstück einer psychotraumatologischen Untersuchung ist der psychische Querschnittsbefund. Er umfasst die Verhaltensbeobachtung, psychopathologische Ausdruckssymptome des Probanden und Gegenübertragungsphänomene. Keinesfalls darf der Befundteil ausschließlich die subjektiven Angaben des Probanden enthalten, dies stellt keine objektive, also unabhängig von dem Probanden geleistete Befundung dar. Es ist auf eine strikte Trennung von anamnestischen Angaben des Probanden und Befunden des Sachverständigen zu achten. Wichtige Fragen im psychopathologischen Befund sind der Bewusstseinszustand, die Orientierung, Konzentrations- und Merkfähigkeitsstörungen, formale Denkstörungen (z.B. Ideenflucht), inhaltliches Denken (z.B. überwertige Ideen), Sinnestäuschungen, Halluzinationen, Illusionen, Ich-Störungen (z.B. Gedankenentzug), die Affektivität (z.B. ängstlich), Selbstbeschädigungstendenzen, das äußere Erscheinungsbild (z.B. verunreinigte Kleidung), Gestik, Mimik, wie geht der Proband mit der Untersuchungssituation um, ist er kooperativ, emotional erreichbar, auskunftswillig etc. Eine Orientierung für den psychopathologischen Befund bieten die Leitlinien der „Arbeitsgemeinschaft für Methodik und Dokumentation in der Psychiatrie" (AMDP). In diesen Leitlinien wird ein umfassender Überblick über eine vollständige Befunderhebung gegeben.

Bei psychotraumatologischen Fragestellungen sollte immer eine umfassende psychometrische und neuropsychologische Untersuchung durchgeführt werden, die Verfahren zur Beschwerdenvalidierung beinhalten sollte. Diese erlauben es, die Authentizität einzelner beklagter Beschwerden anhand standardisierter Verfahren zu überprüfen (S. 349 in diesem Band). Keinesfalls sollte die psychologische Untersuchung lediglich Selbstbeurteilungsskalen enthalten, da diese nicht sicher gegen Verfälschungstendenzen sind. Die Zusammenarbeit zwischen einem psychiatrischen und einem psychologischen Gutachter vergrößert die Datenbasis und ermöglicht einen Meinungsaustausch zwischen beiden Fachrichtungen.

Am Ende der Untersuchung wird die Diagnose gestellt. Diese sollte sich an den gängigen Klassifikationssystemen (DSM-IV und ICD-10) orientieren. Die Diagnosestellung sollte dem aktuellen wissenschaftlichen Kenntnisstand gerecht werden und spekulative Konzepte vermeiden. Die Diagnose beruht auf einer umfassenden Konsistenz- und Plausibilitätsprüfung, die sowohl die Aktenlage (Krankheitsverlauf, Vorbefunde, Erstbefunde etc.), die körperliche und psychische Untersuchung, die Angaben des Probanden, die wissenschaftlichen Erkenntnisse, die Ergebnisse der psychometrischen und neuropsychologischen Diagnostik als auch die Erkenntnisse zur Beschwerdenvalidität beinhaltet. Es kann dann festgelegt werden, ob eine Diagnose mit der notwendigen Sicherheit – mit einem Grad an Gewissheit, der restlichen Zweifeln Schweigen gebietet – gestellt werden kann oder auch nicht.

Anschließend sollte das Funktionsniveau beschrieben werden. Aus den festgestellten Defiziten wird – sofern gefordert – die MdE (GdB/GdS) abgeleitet. Hierbei kommt es nicht auf die Diagnose, sondern die unfallbedingten Funktionsbeeinträchtigungen an, diese sind für die MdE-Einschätzung von entscheidender Bedeutung.

Beurteilung der Kausalität: Psychisch reaktive Verhaltensweisen auf ein äußeres Geschehen sind in zweifacher Hinsicht zu unterscheiden:

- Der auslösende Vorgang kann eine Körperverletzung oder ein rein psychisch wirkendes Ereignis sein.
- Die Befindensstörung kann unmittelbar mit dem Primärgeschehen und ihrer emotionalen Verarbeitung verknüpft sein oder aus späteren Wirkungen bzw. neuen Traumatisierungen folgen (= mittelbare Unfallfolge – Folgeunfall).

Die psychische Reaktion auf einen äußeren Vorgang ist rechtlich der haftungsauslösenden Kausalität zuzuordnen. Der Unfall mit psychischen oder körperlichen Schädigungen stellt dann den Primärschaden dar. Nach ständiger Rechtsprechung wird als Gesundheitsschaden auch eine Beeinträchtigung in rein psychischem Bereich bezeichnet. Voraussetzung hierfür ist der Krankheitswert des Leidens. Hierbei sind die Behandlungsbedürftigkeit und soziale Auffälligkeiten zu berücksichtigen, zur Überwindung der Störung muss ein nicht unerheblicher Energieaufwand erforderlich sein. Die Störung darf nicht nur durch einen kurzfristigen Erlebnisvorgang gekennzeichnet sein. Insbesondere seelische Belastungen, die zum täglichen Leben gehören, erfüllen die Kriterien nicht (Mehrhoff et al. 2010).

4 Begutachtung berufsgenossenschaftlich versicherter Unfallschäden

Eine zentrale Bedeutung in der Begutachtung im Rahmen der gesetzlichen Unfallversicherung hat der Kausalitätsbegriff der rechtlich wesentlichen Bedingungen (Relevanztheorie). Hierzu bedarf es einer genauen Analyse des angeschuldigten Ereignisses, der Persönlichkeitsstruktur des Verletzten, des allgemeinen Befundes, der aktuellen Lebensverhältnisse sowie eventueller Vorerkrankungen, die nur bei Vollbeweis zu berücksichtigen sind.

Die Prüfung der Kausalität hat in zwei Stufen zu erfolgen:

1. Stufe   Ist das Ereignis nach aktuell medizinisch-wissenschaftlicher Kenntnis sowie dem allgemeinen ärztlichen Erfahrungswissen generell geeignet, die psychische Störung zu verursachen?

2. Stufe   Es erfolgt eine wertende Abwägung mehrerer „natürlicher" Bedingungen hinsichtlich ihres kausalen Gewichts für die psychische Störung. Zu beachten ist, dass der Betroffene mit seiner Persönlichkeitsausprägung und seiner seelischen Verfassung geschützt ist. Die Kausalität kann deswegen nicht von vornherein mit der Begründung abgelehnt werden, dass eine bestimmte persönliche seelische Veranlagung oder einschlägige Vorerkrankung gesichert sind.
Die Kausalitätsbeurteilung erfordert neben der Feststellung der konkreten Gesundheitsstörung die eindeutige Feststellung des schädigenden Ereignisses: Absturz, Überfall, schwere Verletzung mit Behandlungskomplikation (Vollbeweis).
Für die Beurteilung der Kausalität des Ereignisses sind maßgebend die Art und Weise des Ereignisses oder des Verletzungserfolges, das unmittelbare Verhalten danach, spätere Reaktionen, frühere Verhaltensweisen in ähnlichen Situationen bis zur Beurteilung der allgemeinen Lebensverhältnisse.

Das normalerweise zu erwartende Verhalten oder die adäquate Verarbeitung stellen kein unmittelbares Beurteilungskriterium dar.

Eine Unfallkausalität ist grundsätzlich zu verneinen, wenn

1. ein bewusstes oder ein bewusstseinsnahes Verhalten vorliegt, wenn die psychische Reaktion im Wesentlichen auf Begehrenshaltung oder anderen zweckgerichteten Vorstellungen beruht;
2. die psychische Störung durch eine zumutbare Willensanstrengung überwunden werden kann.

Während für den Unfall oder das Ereignis der Vollbeweis gesichert sein muss, reicht für die Bejahung der Zusammenhangsfrage die einfache Wahrscheinlichkeit („es spricht mehr für als gegen den Zusammenhang").

5 Begutachtung privatversicherungsrechtlicher Unfallschäden

Im Zivilrecht gilt die die Adäquanztheorie. Jedes Ereignis ist dann als adäquat kausal anzunehmen, wenn es geeignet ist, den krankhaften körperlichen und geistigen Zustand herbeizuführen. Vorschäden und Schadenslagen werden im Zivilrecht in ihrem Einfluss auf die bestehenden Gesundheitsschäden prozentual berücksichtigt. Hier besteht also nicht das „Alles oder Nichts-Prinzip" wie im Sozialrecht. Aufgrund der Rechtsprechung ergeben sich in der gutachterlichen Praxis bei der Beurteilung der Kausalität in den beiden Rechtsgebieten kaum mehr wesentliche Unterschiede.

Private Unfallversicherung: Seelische Unfallfolgen sind im Allgemeinen von einer Entschädigung in der privaten Unfallversicherung ausgeschlossen.

Haftpflichtrecht: Auch hier gilt die Adäquanztheorie. Gemäß Vorgaben des BGH ist eine seelische Reaktion nur dann nicht als Unfallfolge anzusehen, wenn sie in einem groben Missverhältnis zum schädigenden Ereignis steht. Eine vorbestehende seelische Labilität stellt kein Kriterium für den Ausschluss eines Unfallzusammenhangs dar. Bewertet werden müssen die Beeinträchtigungen durch das schädigende Ereignis. Je nach Fragestellung kann eine MdE im ausgeübten Beruf oder auf dem allgemeinen Arbeitsmarkt einzuschätzen sein. Gelegentlich wird der Gutachter gebeten, zum Haushaltsführungsschaden Stellung zu nehmen.

Häufigste Fehler bei medizinischen Begutachtungen	
1. Mangelndes Rollenbewusstsein	Fehlende Neutralität, Gutachter als Anwalt des Patienten, Identifikation mit dem Auftraggeber
2. Verwechslung der Rechtsgebiete, z. B. Invaliditätsgrad statt MdE	
3. Sachliche Fehler	Unzureichende Anamneseerhebung Mangelhafte Auswertung von Vorbefunden Unvollständige Untersuchung Unzureichende Dokumentation Nicht gesicherte Diagnosen Beurteilung im Widerspruch zum Stand der Wissenschaft Fehlerhafte Gewichtung, z. B. Überbewertung des primären Schadens bei einer psychischen Traumatisierung Unterbewertung psychischer Einflüsse wie psychische Vorerkrankungen, rezidivierende depressive Episoden, somatoforme Störungen
Mangelnde Kenntnis, unzureichende Selbstkritik und fehlende Orientierung an wissenschaftlicher Referenzliteratur	
Außer Acht lassen der Bedeutung des Eingangskriteriums für die Beurteilung psychotraumatologischer Störungen, z. B. der Diagnose einer PTBS bei initialem Hirntrauma mit längerer amnestischer Lücke einschließlich Unfallamnesie	

Literatur

DILLING H; FREYBERGER H J (2010) Taschenführer zur ICD-10-Klassifikation psychischer Störungen, Bern.

DOHRENBUSCH R (2007) Begutachtung somatoformer Störungen und chronifizierter Schmerzen, Stuttgart.

FLATTEN G et al. (2004) Posttraumatische Belastungsstörung, Stuttgart.

FRITZE J; MEHRHOFF F (2008) Die ärztliche Begutachtung, 7. Auflage, Darmstadt.

FROMMBERGER U (2009) Begutachtung. In: Maercker A (Hg.) Posttraumatische Belastungsstörungen, 3. Auflage, Berlin, Heidelberg.

FOERSTER K; DRESSING H (2009) Venzlaff – Foerster: Psychiatrische Begutachtung, 5. Auflage, München.

HARTJE W (2004) Neuropsychologische Begutachtung, Göttingen.

HAUSOTTER W (2004) Begutachtung somatoformer und funktioneller Störungen, 2. Auflage, München, Jena.

HAUSOTTER W; SCHOULER-OCAK M (2007) Begutachtung bei Menschen mit Migrationshintergrund, München.

HOFFMANN-RICHTER U (2005) Die psychiatrische Begutachtung, Stuttgart.

LUDOLPH L et al. (Hg.) (1999-2011) Kursbuch der ärztlichen Begutachtung (Loseblattwerk), Landsberg.

MEHRHOFF F et al. (2010) Unfallbegutachtung, 12. Auflage, Berlin.

MERTEN T; DETTENBORN H (2009) Diagnostik der Beschwerdenvalidität, Berlin.

RAU E et al. (2008) Handbuch psychosomatische Begutachtung, München.

SAß H et al. (2003) Diagnostisches und Statistisches Manual Psychischer Störungen (DSM-IV-TR), Göttingen.

SCHNEIDER F et al. (2006) Begutachtung psychischer Störungen, 2. Auflage, Berlin, Heidelberg.

SCHNEIDER W et al. (2010) Berufliche Leistungsfähigkeit. In: Cierpka M et al. (Hg.) Psychotherapeut 55: 373-379.

SCHÖNBERGER A et al. (2010) Arbeitsunfall und Berufskrankheit, 8. Auflage, Berlin.

THOMANN KD (2008) Der Personenschaden. Medizinische Grundlagen der Schadensregulierung. Haftpflichtversicherung.
Private Unfallversicherung, Frankfurt a. M.

THOMANN KD et al. (2009) Handbuch der orthopädisch-unfall-
chirurgischen Begutachtung, München.

WESTHOFF K; KLUCK M (2008) Psychologische Gutachten, 5.
Auflage, Heidelberg.

WIDDER B; GAIDZIK P W (Hg.) (2007) Begutachtung in der Neurologie, Stuttgart.

HARALD DREßING

Die Begutachtung der somatoformen Schmerzstörung und der Posttraumatischen Belastungsstörung

1 Einleitung

Die Diagnosen einer Posttraumatischen Belastungsstörung sowie der somatoformen Schmerzstörung haben bei sozialmedizinischen Begutachtungen eine zunehmende Bedeutung erlangt. Das hängt damit zusammen, dass epidemiologische Untersuchungen eine weite Verbreitung dieser Störungen in der Bevölkerung aufzeigen. Hinzu kommt, dass die Begutachtungsergebnisse nicht selten kontrovers diskutiert werden. Die Begutachtung erfordert bei beiden Störungen eine hohe fachliche Kompetenz, da sowohl die Diagnostik als auch die Beurteilung der durch die Störung möglicherweise bedingten psychosozialen Funktionsbeeinträchtigungen eine umfassende und mehrdimensionale Erörterung der somatischen und psychopathologischen Befunde erfordert. Darüber hinaus muss, wie bei allen psychiatrischen Begutachtungen, zum Ausmaß möglicherweise vorhandener Verdeutlichungstendenzen Stellung genommen werden und Simulation und Aggravation müssen so weit wie möglich ausgeschlossen werden. Es gibt bisher aber keine empirischen Belege dafür, dass bei der Posttraumatischen Belastungsstörung und der somatoformen Schmerzstörung diese Phänomene häufiger auftreten als bei anderen psychischen Störungen (Dreßing et al. 2010).

2 Begutachtung der somatoformen Schmerzstörung

2.1 Erster Schritt: Anamnese

Die Diagnose allein ist in Hinblick auf die sozialmedizinische Leistungseinschätzung nur von untergeordneter Bedeutung. Wesentliche Aufgabe des Gutachters ist die Analyse der aus einer Störung resultierenden Beeinträchtigungen der beruflichen und alltäglichen Aktivitäten sowie der Möglichkeiten sozialer Partizipation. Die Anamnese muss deshalb ausführlich die folgenden Bereiche berücksichtigen (Widder et al. 2007: 334-346):

1. Allgemeine Anamnese, in der die Entwicklung der körperlichen und psychischen Erkrankungen erfasst wird.
2. Spezielle Schmerzanamnese, bei der Lokalisation, Häufigkeit und Schmerzcharakter erfragt werden und eine subjektive Einschätzung der Schmerzausprägung auf einer visuellen Analogskala (0= kein Schmerz bis 10= maximaler Schmerz) dokumentiert wird.
3. Behandlungsanamnese mit Erfassung aller bisherigen ambulanten und stationären Behandlungsmaßnahmen sowie von deren Umfang und Ergebnis.
4. Arbeits- und Sozialanamnese (Ausbildung, Beschäftigungsverhältnisse, familiäre Situation).
5. Tagesstruktur und soziale Partizipation: Hier sollte man sich detailliert einen typischen Tagesablauf schildern lassen und nach Aktivitäten fragen, die z.B. beim Kochen, Einkaufen, bei der Gartenarbeit usw. übernommen werden. Weiterhin ist nach sozialen Kontakten zu fragen sowie nach Hobbies, Urlaubsfahrten und z.B. der Fähigkeit, einen PKW zu führen.
6. Subjektive Selbsteinschätzung der eigenen Leistungsfähigkeit. Hierbei sollte der Proband auch mit möglichen Tätigkeiten außerhalb seines bisherigen Arbeitsumfeldes konfrontiert werden, die die Einschränkungen in Folge der subjektiv empfundenen Beschwerden berücksichtigen. Die hierbei vom Probanden vorgebrachten Argumente und Einstellungen sollten ausführlich dokumentiert werden.

2.2 Zweiter Schritt: Befunderhebung

Kernstück jeder psychiatrischen Begutachtung ist eine sorgfältige körperliche und psychopathologische Befunderhebung (Foerster und Dreßing 2009: 43-54). Da eine körperliche Untersuchung unverzichtbar ist, ist es erforderlich, dass ein Facharzt für Psychiatrie und Psychotherapie die Begutachtung durchführt, Diplompsychologinnen/Diplompsychologen können deshalb nur im Rahmen von Zusatzgutachten und unter ärztlicher Anleitung bei der Begutachtung der somatoformen Schmerzstörung sowie der Posttraumatischen Belastungsstörung tätig werden (Dreßing et al. 2009: 1398-1400).

Der psychopathologische Befund muss umfassend sein. In der Praxis häufiger anzutreffende Gutachten zur Beurteilung der somatoformen Schmerzstörung, die einen psychopathologischen Befund enthalten, der nur wenige Zeilen umfasst, genügen qualitativen Mindeststandards keinesfalls. Hinzuweisen ist weiterhin darauf, dass der psychopathologische Befund nicht mit der Wiedergabe der subjektiven Beschwerdenschilderung des Probanden zu verwechseln ist. Der psychopathologische Befund beinhaltet auch Verhaltensbeobachtungen des Probanden sowie psychopathologische Ausdruckssymptome. Einfließen darf in den Befund auch das Ergebnis von Verhaltensbeobachtungen in Situationen, in denen sich der Proband unbeobachtet fühlt oder die er nicht als Teil der Untersuchung interpretiert (z. B. gemeinsamer Gang mit dem Probanden zu einer EEG Untersuchung, die in einem anderen Raum stattfindet, oder gemeinsames Treppensteigen usw.). Es ist allerdings nicht statthaft, den Probanden nach Abschluss der Untersuchung noch „heimlich" zu beobachten und aus diesen Beobachtungen gutachtliche Rückschlüsse zu ziehen.

Sofern es sich um Probanden handelt, die mit der deutschen Sprache nicht hinreichend vertraut sind, ist ein vereidigter Dolmetscher beizuziehen. Hilfreich ist es, wenn dieser auch transkulturelle Aspekte berücksichtigen kann. Das Schmerzverständnis von Probanden, die z. B. aus dem ländlichen Mittelmeerraum oder aus dem islamischen Kulturkreis kommen, kann grundsätzlich anders sein als das etwa von Mitteleuropäern aus urbanen Zentren. Der Schmerz wird unter Umständen als ganzheitlicher ausgedrückt oder als eine Strafe Gottes verstanden. Depressionen können fast ausschließlich als körperliche Störung erlebt und ausgedrückt werden.

2.3 Dritter Schritt: Diagnostik

Gemäß der ICD-10 bestehen wesentliche diagnostische Charakteristika der anhaltenden somatoformen Schmerzstörung darin, dass die vorherrschende Beschwerde ein andauernder, schwerer und quälender Schmerz ist, der durch einen physiologischen Prozess oder eine körperliche Störung nicht vollständig erklärt werden kann. Emotionale Konflikte und psychosoziale Probleme werden als entscheidende ursächliche Faktoren angesehen (ICD F 45.4).

Differenzialdiagnostisch abzugrenzen sind Schmerzsyndrome, bei denen eine definierte organische Gewebeschädigung nachzuweisen ist, das Schmerzsyndrom aber durch psychologische und Verhaltensfaktoren wesentlich beeinflusst wird. Dieses in der Praxis häufig vorkommende Syndrom, das im klinischen Jargon oft mit einer „psychischen Überlagerung" beschrieben wird, ist im ICD-10 unter der Kategorie F 54 (Psychologische Faktoren oder Verhaltensweisen bei andernorts klassifizierten Erkrankungen) rubriziert.

Bei der Differenzialdiagnostik eines chronischen Schmerzsyndroms ist immer auch zu bedenken, dass Schmerzen im Kontext anderer psychischer Störungen, wie z. B. Depression oder Angsterkrankungen, vorkommen können.

Kernstück der Diagnostik ist der körperliche und psychopathologische Untersuchungsbefund. Der im klinischen Alltag verbreitete Einsatz von Selbsteinschätzungsskalen und Fragebögen ist im gutachtlichen Kontext wenig hilfreich, da sich darin ausschließlich die subjektive Selbsteinschätzung der Probanden abbildet.

2.4 Vierter Schritt: Quantifizierung der störungsspezifischen Beeinträchtigungen

Eine objektive Quantifizierung eines chronischen Schmerzsyndroms ist nicht möglich. Im Gutachten müssen deshalb die Kriterien für die sozialmedizinische Leistungseinschätzung nachvollziehbar dargelegt werden. Dabei kann auch auf den Umstand hingewiesen werden, dass solche gutachtlichen Bewertungsprozesse einen teilweise nicht unerheblichen Ermessensspielraum umfassen.

Wesentliche Aspekte, die hierbei zu beachten sind, umfassen die folgenden Beurteilungsebenen:

a) Wie verhalten sich subjektive Selbsteinschätzung und objektiv beobachtbares Leistungsverhalten?
Für die gutachtliche Quantifizierung der Auswirkungen einer chronischen Schmerzsymptomatik ist nicht die subjektive Selbsteinschätzung des Probanden maßgeblich (z. B.: „Ich kann mich wegen der Schmerzen überhaupt nicht mehr konzentrieren"), sondern das objektiv in der Untersuchungssituation zu beobachtende Leistungsverhalten (z. B. kann der Proband mehrere Stunden konzentriert der Exploration folgen und seine Standpunkte deutlich vertreten, so spricht dieser Befund gegen eine sozialmedizinisch relevante Schmerzsymptomatik). Dies verdeutlicht, dass die Begutachtung somatoformer Schmerzstörungen auch zeitlich umfassend sein muss. Günstig ist es z. B., den Probanden zwei bis drei Stunden am Vormittag zu untersuchen und auch am Nachmittag die Exploration fortzuführen. Dieser Untersuchungsablauf gibt einen realistischen Einblick über das Leistungsverhalten im Tagesverlauf. Eine möglicherweise nachlassende Leistungsfähigkeit am Nachmittag kann dann direkt beobachtet werden und stellt einen wichtigen Hinweis für die Einschätzung der Leistungsfähigkeit dar. Gutachtliche Untersuchungen von Probanden mit somatoformer Schmerzstörung, die eine Untersuchungszeit von nur einer Stunde umfassen – was in der Praxis häufiger vorkommt –, genügen den Mindeststandards einer professionellen Begutachtung nicht.

b) Ausmaß der psychopathologischen Symptomatik

Der Ausprägungsgrad psychopathologischer Symptome ist wesentlich für die Beurteilung der sozialmedizinischen Auswirkungen einer somatoformen Schmerzstörung. Eine die Leistungsfähigkeit einschränkende schwere und chronifizierte Schmerzsymptomatik geht fast immer mit ausgeprägten psychopathologischen Symptomen einher, wie z. B. Einschränkung der Konzentrationsfähigkeit, depressiv-ängstlicher Affekt, psychomotorische Auffälligkeiten, Verringerung des Durchhaltevermögens in der Untersuchungssituation. Wenn solche psychopathologischen Auffälligkeiten nicht vorhanden sind und der Proband über mehrere Stunden konzentriert, affektiv entspannt und ohne Ermüdungserscheinungen bei der Exploration mitarbeitet, spricht dies gegen eine relevante Beeinträchtigung der Leistungsfähigkeit durch die somatoforme Schmerzstörung.

c) Ausmaß des Hilfesuchverhaltens

Ausmaß und Erfolg bzw. Misserfolg stattgehabter ambulanter und gegebenenfalls auch stationärer Behandlungsmaßnahmen geben weitere Hinweise auf den Schweregrad der Störung und damit auch auf deren Auswirkungen auf die Leistungsfähigkeit des Probanden. Alle verfügbaren einschlägigen Behandlungsunterlagen sollten eingesehen werden, da sich in den Berichten auch oft Angaben über das Verhalten und die Therapiemotivation des Probanden finden. Werden massive Schmerzen und damit begründete Leistungseinschränkungen vorgetragen, ohne dass ernsthafte therapeutische Maßnahmen in Anspruch genommen werden, spricht dies eher gegen eine die Leistungsfähigkeit quantitativ beeinträchtigende Schmerzsymptomatik.

Sofern der Proband angibt, Analgetika oder Psychopharmaka einzunehmen, kann auch eine Bestimmung der Medikamentenspiegel erfolgen. Der Proband muss über den Zweck der Untersuchung informiert werden. Aufgrund individuell unterschiedlicher Verstoffwechslung können solche Untersuchungen zwar hinsichtlich der Quantifizierung der eingenommenen Dosis problematisch sein. Ein fehlender Medikamentennachweis bei behaupteter Einnahme ist aber ein gewichtiges Argument gegen die Annahme eines durch die Schmerzsymptomatik beeinträchtigten Leistungsvermögens.

d) Bewertung der sozialen Kompetenz und Partizipation
Wesentlich für die Beurteilung der sozialmedizinischen Relevanz einer somatoformen Schmerzstörung sind die Auswirkungen der Schmerzsymptomatik auf die Fähigkeit, den Alltag zu gestalten, einen strukturierten Tagesablauf zu bewältigen und soziale Kontakte zu pflegen. Zwar ist der Untersucher hierbei auf die Angaben des Probanden angewiesen. Eine detaillierte Anamnese kann in diesem Bereich aber entweder ein konsistentes Bild einer erheblichen Beeinträchtigung des psychosozialen Leistungsvermögens ergeben oder auch bedeutsame Hinweise dafür liefern, dass die Angaben inkonsistent und nicht plausibel sind (z.B. wenn einerseits angegeben wird, man habe sich sozial völlig zurückgezogen und es bestünden überhaupt keine Interessen mehr, an anderer Stelle aber z.B. über regelmäßige Urlaubsfahrten berichtet wird). Inkonsistenzen können sich auf dieser Ebene auch z.B. zu subjektiv empfundenen Beschwerden ergeben (z.B. wenn über erhebliche Konzentrationsstörungen geklagt wird, auf der anderen Seite aber keine Probleme beim Führen eines PKWs berichtet werden).
Foerster et al. (2007: 52-56) haben für den Bereich der Unfallversicherung die folgenden Vorschläge zur MdE-Einschätzung bei somatoformer Schmerzstörung gemacht:

* Schmerzzustand mit leicht- bis mäßig-gradiger körperlich-funktioneller Einschränkung: MdE bis 10 v.H.
* chronifizierter Schmerzzustand mit stärker-gradiger körperlich-funktioneller Einschränkung und psychisch-emotionaler Beeinträchtigung: MdE bis 30 v.H.
* chronifizierter Schmerzzustand mit schwerwiegender körperlich-funktioneller Einschränkung und erheblicher psychisch-emotionaler Beeinträchtigung: MdE bis 40 v.H.

2.5 Fünfter Schritt: Abgrenzung von Simulation und Aggravation

Es ist zu erwarten, dass ein Proband in der zeitlich begrenzten Begutachtungssituation versucht, seine Beschwerden dem Gutachter klar und deutlich darzustellen. Da abhängig vom Gutachtenergebnis unter Umständen auch materielle Vergünstigungen zu erwarten sind, ist es eine wichtige Aufgabe des Gutachters, auch auf Verdeutlichungstendenzen, Aggravation und Simulation zu achten und diese Phänomene gegebenenfalls begründet voneinander abzugrenzen.

Unter Simulation versteht man das bewusste Vortäuschen von körperlichen und/oder psychischen Symptomen. Wie häufig Simulation im Kontext von Begutachtungen tatsächlich ist, lässt sich nicht feststellen.

Als wesentlicher Orientierungsrahmen ist nach wie vor eine katamnestische Studie von Foerster anzusehen, die zeigte, dass die psychische Verfassung auch Jahre nach einem Rentenverfahren unabhängig vom Ausgang dieses Verfahrens ist. Neurotische Rentenbewerber zeigten weiterhin eine erhebliche Beeinträchtigung ihrer psychischen Gesundheit und sozialen Kompetenzen, weitgehend unabhängig davon, ob ihnen eine Rente gewährt oder versagt wurde. Dieses Ergebnis spricht gegen eine hohe Prävalenz von Simulation in der Begutachtung neurotischer Probanden. Es gibt keine empirischen Hinweise, dass sich diese Situation in Deutschland mittlerweile anders darstellt (Dreßing et al. 2010).

Von der Simulation abzugrenzen ist die Aggravation, bei der tatsächlich vorhandene Beschwerden bewusst in verstärkender Form vorgebracht werden. Hiervon abzugrenzen sind wiederum sogenannte Verdeutlichungstendenzen, die vom Probanden mehr oder weniger bewusst eingesetzt werden, um den Gutachter von seiner Symptomatik zu überzeugen. Während Verdeutlichungstendenzen bei der Begutachtung häufig anzutreffen sind, jedoch keine grundsätzlichen Zweifel an der Diagnose und deren sozialmedizinischen Auswirkungen begründen, sind simulierte oder massiv aggravierte Beschwerden sicherlich wesentlich seltener. Selbstverständlich sind simulierte oder aggravierte Symptome weder für eine Diagnose einer krankheitswertigen Störung noch für die sozialmedizinische Leistungseinschätzung relevant.

Können nach gründlicher Untersuchung simulierte bzw. aggravierte Beschwerden nicht sicher von somatoformen Symptomen abgegrenzt werden, entsteht eine Non-liquet-Situation. Der Gutachter sollte diese Problematik offen und deutlich im Gutachten diskutieren. In der Regel bedeutet ein solches Gutachtenergebnis, dass der Proband keine Leistungen erhält, da in der sozialmedizinischen Begutachtung die Störung und deren Auswirkungen zweifelsfrei nachgewiesen sein müssen. Im Sozialrecht gilt also nicht der im Strafrecht übliche Grundsatz „im Zweifel für den Antragsteller".

Die Beurteilung von simulierten bzw. aggravierten Symptomen kann immer nur in einem klinischen Gesamtkontext erfolgen. Unter Umständen kann der zusätzliche Einsatz von Beschwerdenvalidierungstests weitere Informationen liefern (siehe Kapitel 5).

Hinweise für eine simulierte bzw. massiv aggravierte Schmerzsymptomatik finden sich in der folgenden Übersicht (Dreßing und Foerster 2010: 109-120):

Hinweise auf Simulation bei somatoformer Schmerzstörung

- Zwischen den subjektiven und massiven Beschwerdeschilderungen und dem Verhalten des Probanden in der Untersuchungssituation besteht eine deutliche Diskrepanz (z. B. Schmerzen werden auf einer visuellen Analogskala 0= kein Schmerz→10= maximaler Schmerz bewertet, dabei sitzt der Proband entspannt und nimmt konzentriert an der Exploration teil).
- Die geschilderte Intensität der Beschwerden steht in einem Missverhältnis zur Vagheit der Schilderung einzelner Symptome.
- Angaben zum Krankheitsverlauf können nicht präzisiert werden.
- Schilderung maximaler Beschwerden, ohne dass um therapeutische Hilfe nachgesucht wurde. Heilverfahren wurden nicht durchgeführt.
- Exploration der Tagesstruktur ergibt eine gut erhaltene psychosoziale Leistungsfähigkeit und aufrechterhaltene Interessen (Hobbies, Urlaub, familiäre Verpflichtungen) trotz Angabe maximaler Beschwerden.

- Klagen werden appellativ und theatralisch vorgebracht.
- Angaben des Probanden weichen von objektiven Informationen in der Akte ab.

3 Begutachtung der Posttraumatischen Belastungsstörung

Die erstmals im DSM-III aufgeführte Diagnose der „posttraumatic stress disorder" (PTSD) zeichnet sich dadurch aus, dass eine spezifische und bekannte Ursache, nämlich ein traumatisches Erlebnis, feststellbar ist. Durch diese explizite Betonung der Kausalität unterscheidet sich diese Diagnose von allen anderen psychischen Störungen. In der ICD-10 findet sich für dieses Syndrom die Bezeichnung der Posttraumatischen Belastungsstörung (PTBS).

In einer deutschen epidemiologischen Studie findet sich eine altersabhängige Einmonatsprävalenz von 2,3 % für das Vollbild der PTBS und von 2,7 % für partielle PTBS-Syndrome (Maerker et al. 2008: 577-586). Epidemiologische Studien aus anderen kulturellen Kontexten belegen teilweise noch wesentlich höhere Prävalenzraten. Es ist also davon auszugehen, dass es sich bei der PTBS um eine Störung handelt, die auch im Kontext von Begutachtungen zunehmend an Bedeutung gewinnt. Dabei kommt dem Gutachter eine sehr hohe Verantwortung sowohl gegenüber dem Probanden als auch gegenüber möglichen Kostenträgern zu. Die Deutsche Gesellschaft für Psychiatrie, Psychotherapie und Nervenheilkunde (DGPPN) hat sich deshalb veranlasst gesehen, ein Positionspapier zur Begutachtung bei der PTBS zu publizieren (Dreßing et al. 2009: 1398-1400).

Die oben für die Begutachtung der somatoformen Schmerzstörung dargestellten Schritte gelten ebenso für die Beurteilung einer PTBS-Symptomatik.

Notwendig sind eine ausführliche Anamnese zu allen dargestellten Bereichen, eine ausführliche Befunderhebung, Diagnostik und Differenzialdiagnostik sowie eine Quantifizierung der sozialmedizinischen Auswirkungen der Symptomatik.

Bei der PTBS sind dabei die folgenden Besonderheiten zu beachten:

Bei der Diagnostik einer PTBS ist es nicht die Aufgabe des Gutachters, festzustellen, ob eine traumatische Situation überhaupt stattgefunden hat oder nicht. Solche Anknüpfungstatsachen müssen dem Gutachter vom Auftraggeber mitgeteilt werden. Sofern dies aus dem Gutachtenauftrag nicht hervorgeht, sollte sich der Gutachter vorab mit dem Auftraggeber in Verbindung setzen und in Erfahrung bringen, von welcher konkreten Ausgangssituation beim Gutachten auszugehen ist. Gutachtliche Aufgabe ist es dann, zu prüfen, ob die vorgegebene Situation die Traumakriterien der ICD-10 oder des DSM-IV erfüllt. Da sich diese erheblich unterscheiden, wie in der folgenden Übersicht ausgeführt, ist unbedingt festzuhalten, nach welchem Diagnosemanual vorgegangen wurde.

Traumadefinitionen
DSM-IV:
Ein Ereignis, bei dem die beiden folgenden Kriterien vorhanden sind:

1. Die Person erlebte, beobachtete, war einmal oder mehrfach mit Ereignissen konfrontiert, die den tatsächlichen oder drohenden Tod, ernsthafte Verletzungen oder eine Beeinträchtigung der körperlichen Unversehrtheit der eigenen Person oder anderer Personen beinhalten.
2. Die Reaktion der Person umfasste intensive Furcht, Hilflosigkeit oder Entsetzen.

ICD-10:
Ein belastendes Ereignis oder eine Situation außergewöhnlicher Bedrohung oder katastrophenartigen Ausmaßes lag vor, also Erfahrungen, die bei fast jedem eine tiefe Verstörung hervorrufen würden. Hierzu gehören durch Naturereignisse oder von Menschen verursachte Katastrophen, Kampfhandlungen, ein schwerer Unfall oder das Erleben des gewaltsamen Todes anderer oder die Erfahrung von Folterung, Terrorismus, Vergewaltigung oder anderer Verbrechen am eigenen Leib.

Da die DSM-IV Kriterien stärker operationalisiert sind, ist eine Diagnostik nach diesem Diagnosemanual zumindest bei schwierigen und umstrittenen Fragestellungen vorzuziehen, zumal dann auch die Anwendung des strukturierten klinischen Interviews (SKID I) möglich ist, das die PTBS Symptomatik und komorbide Störungen erfasst und eine sinnvolle Ergänzung zur freien Exploration darstellt. Bei diesem strukturierten Interview muss der Untersucher auch detailliert das traumatische Ereignis und die nachfolgende Symptomatik explorieren und kann dabei die psychophysiologischen Reaktionen während der Schilderung der Erlebnisse beobachten.

Der Einsatz von in der klinischen Praxis verbreiteten Selbstbeurteilungsskalen ist dagegen bei der Begutachtung kritisch zu sehen. Selbstbeurteilungsskalen bilden lediglich die subjektive Wirklichkeit und die eigenen Deutungen des Probanden ab. Sie sind damit Abbilder von Beschwerden, aber noch keine objektiven Befunde und für eine gutachtliche Diagnosestellung deshalb wenig hilfreich.

Für die Schweregradeinschätzung im Bereich der Unfallversicherung haben Foerster et al. die folgenden Vorschläge zur MdE-Feststellung bei PTBS gemacht (2007: 52-56):

- unvollständig ausgeprägtes Störungsbild (Teil- oder Restsymptomatik): MdE bis 20 v. H.
- üblicherweise zu beobachtendes Störungsbild mit wesentlicher Einschränkung der Erlebnis- und Gestaltungsfähigkeit: MdE bis 30 v. H.
- schwerer Fall mit massiven Schlafstörungen, Albträumen, Angstzuständen auch tagsüber, ausgeprägtes Vermeidungsverhalten: MdE bis 50 v. H.

4 Simulation, Aggravation und Verdeutlichungstendenzen bei PTBS

Obwohl von einigen wenigen Autoren der Eindruck erweckt wird, dass besonders häufig Symptome einer PTBS in Täuschungsabsicht beim Gutachter vorgebracht werden (Stevens und Merten 2009: 162-192), gibt es keine empirischen Belege dafür, dass Simulation und Aggravation bei der Begutachtung einer PTBS häufiger auftreten als bei anderen psychischen Störungen. Insofern gelten für die Begutachtung einer PTBS die gleichen Standards wie bei anderen psychischen Störungen.

Grundsätzlich sind bezüglich der Simulation einer posttraumatischen Belastungssymptomatik die folgenden Situationen zu bedenken (Dreßing/Meyer-Lindenberg 2008: 8-13): 1. Es kann eine überhaupt nicht vorhandene Symptomatik vorgetäuscht werden. 2. Es besteht zwar eine Posttraumatische Belastungsstörung, diese ist aber nicht durch das vom Probanden vorgebrachte Trauma verursacht, sondern durch eine andere traumatische Situation, für die kein Entschädigungsanspruch besteht. 3. Eine milde Symptomatik wird massiv und bewusst übertrieben. Befunde, die eher für eine simulierte PTBS-Symptomatik sprechen, sind in der folgenden Übersicht zusammengestellt. Keiner dieser Befunde ist aber spezifisch, und es muss eine verantwortungsvolle Gewichtung aller Befunde im Einzelfall erfolgen.

Befundkonstellationen, die eher für Simulation bei PTSD sprechen (Dreßing/Meyer-Lindenberg 2008: 8-13)

Simulation PTSD	PTSD
Symptome werden übertrieben und ausführlich berichtet	Bericht über Symptomatik wird eher vermieden
Symptome werden spontan und früh angesprochen	Symptome werden zögernd und erst auf gezielte Fragen berichtet
Flashbacks werden wenig plastisch beschrieben	Bei Flashbacks sind unterschiedliche Wahrnehmungsqualitäten involviert, Bericht eher im Präsens
Flashback wird ohne Zeichen vegetativer Erregung oder emotionaler Anspannung berichtet	Vegetative Erregung und emotionale Anspannung sind beim Bericht eines Flashbacks in der Untersuchungssituation direkt beobachtbar
Angabe einer kompletten Amnesie für die traumatische Situation	Es existieren Erinnerungsinseln, mit zunehmendem Abstand vom Ereignis weitet sich die Amnesie nicht aus
Albträume mit immer dem gleichen Inhalt und der gleichen Frequenz	Albträume mit unterschiedlicher Häufigkeit und ängstigenden, aber durchaus auch wechselnden Inhalten
Andere Personen oder äußere Umstände werden beschuldigt	Selbstvorwürfe

Simulation PTSD	PTSD
Vor dem Trauma wird ein völlig konfliktfreies Leben ohne Belastungen berichtet	Frühere Konflikte und Probleme werden als Ursachen für die Symptomatik erwogen
Behandlung wird in unmittelbarem Zusammenhang mit einer juristischen Auseinandersetzung begonnen, die erste Aktivität des Therapeuten ist die Ausstellung eines Attestes	Frühzeitige Therapiebemühungen
Symptome werden im Zeitverlauf als völlig stabil und unverändert dargestellt	Symptomatik fluktuiert, teilweise Besserungen, z. B. durch Therapie, werden berichtet
Obwohl bei der traumatischen Situation andere Menschen ums Leben gekommen sind, besteht keine „survivor guilt"	Ausgeprägte „survivor guilt"

5   Einsatz von Beschwerdenvalidierungstests

Der Einsatz neuropsychologischer Beschwerdenvalidierunsgtests wird sowohl bei der Begutachtung der somatoformen Schmerzstörung als auch bei der PTBS zunehmend diskutiert. Es gibt eine Vielzahl meist kommerziell angebotener Beschwerdenvalidierungstests (BVT). Die Mehrzahl dieser BVT prüft die Authentizität kognitiver Störungen, z. B. die kognitive Verarbeitungsgeschwindigkeit, die Konzentrationsleistung oder die Gedächtnisfunktionen. Die Anordnung des Testmaterials suggeriert dabei dem Probanden z. B. eine schwierige Gedächtnisaufgabe, tatsächlich können die Aufgaben aber problemlos gelöst werden, wenn nicht schwerwiegende hirnorganische Beeinträchtigungen vorliegen. Mit Hilfe dieser Tests kann aber nur ein suboptimales Leistungsverhalten bzw. eine negative Antwortverzerrung festgestellt werden. Die Tests erlauben aber keine Unterscheidung zwischen bewusster Simulation und unbewusst hervorgebrachten neurotischen Symptomen. Gerade solche Symptome können aber sowohl bei der somatoformen Schmerzstörung wie auch bei der Posttraumatischen Belastungsstörung auftreten, so dass die Ergebnisse der Beschwerdenvalidierungstests letztlich für die relevante Fragestellung wenig hilfreich sind. Für die gutachtliche Beurteilung können Beschwerdenvalidierungstests deshalb immer auch nur einen Mosaikstein in einer klinischen Gesamtbeurteilung darstellen. Solche Testergebnisse müssen kritisch und immer in einem klinischen Gesamtkontext interpretiert werden (Heilbronner et al. 2009: 1093-1129).

Beim derzeitigen Forschungsstand kann der Einsatz von Beschwerdenvalidierungstests keineswegs als obligatorisch oder als Standard in der Begutachtung einer somatoformen Schmerzstörung oder einer Posttraumatischen Belastungsstörung angesehen werden (Dreßing et al 2010). In begründeten Einzelfällen können die Ergebnisse von Beschwerdenvalidierungstests hilfreiche Zusatzinformationen liefern.

Literatur

DREßING H; MEYER-LINDENBERG A (2008) Simulation bei post-traumatischer Belastungsstörung. In: Versicherungsmedizin 60: 8-13.

DREßING H et al.(2009) Begutachtungsstandards bei posttraumatischer Belastungsstörung. In: Nervenarzt 80: 1398-1400.

DREßING H; FOERSTER K (2010) Forensik: Begutachtung in der Sozial- und Versicherungsmedizin. In: PsychiatrieUp2date 4: 109-120.

DREßING H et al. Eine kritische Bestandsaufnahme zum Einsatz von Beschwerdenvalidierungstests in der psychiatrischen Begutachtung. In: Versicherungsmedizin. 2010, 62: 163-67.

FOERSTER K et al. (2007) Vorschläge zur MdE-Einschätzung bei psychoreaktiven Störungen in der gesetzlichen Unfallversicherung. In: Der medizinische Sachverständige 103: 52-56.

FOERSTER K; DREßING H (2009) Die Erstattung des Gutachtens. In: Foerster K; Dreßing H (Hg.) Psychiatrische Begutachtung, München, Jena 43-54.

HEILBRONNER R et al. (2009) American Academy of Clinical Neuropsychology Consensus Conference, Statement On The Neuropsychological Assessment Of Effort, responseBias, And Malingering. In: The Clinical Neuropsychologist 23: 1093-1129.

MAERCKER A et al. (2008) Posttraumatische Belastungsstörungen in Deutschland. In: Nervenarzt 79: 577-586.

STEVENS A; MERTEN T (2009) Begutachtung der posttraumatischen Belastungsstörung: konzeptionelle Probleme, Diagnosestellung und negative Antwortverzerrungen. In: Merten T; Dettenborn H (Hg.) Diagnostik der Beschwerdenvalidität, Berlin: 162-192.

WIDDER B et al. (2007) Leitlinie für die Begutachtung von Schmerzen. In: Psychotherapeut 52: 334-346.

HOLGER W. FREYTAG, GORDON KRAHL

Begutachtung der Posttraumatischen Belastungsstörung aus multidisziplinärer Sicht

1 Warum multidisziplinär?

Die Symptome Angst, Vermeidung, Gedächtnis- und Schlafstörungen, Albträume sowie Nervosität sind lange bekannt. Erste Versuche, sie als Reaktion auf traumatische Ereignisse zusammenzufassen und ursächlich zuzuordnen, wurden bereits um die Mitte des 19. Jahrhunderts unternommen – und immer wieder in Frage gestellt. Bis heute hält die Diskussion um den Charakter psychischer Folgen bei schweren Traumatisierungen, um den Wahrheitsgehalt oder die Wahrhaftigkeit der Schilderungen von Betroffenen, deren Impetus und Motivation, sich einer Begutachtung zu unterziehen, nicht zuletzt um die Zuverlässigkeit einschlägiger Gutachten an.

Zum gesicherten Wissen über die sogenannte Posttraumatische Belastungsstörung gehört unterdessen, dass sie nicht messbar ist. Die zwar verbreitete, dennoch irreführende Rede von Messverfahren in diesem Zusammenhang hebt auf den Einsatz von Fragebogeninventaren oder neuropsychologischer Tests, kurz: auf Instrumente ab, die allesamt, werden sie allein ohne andere Befundungsmethoden angewendet, nicht geeignet sind, ein ebenso komplexes wie disparates Störungsbild in seiner Gesamtheit zu erfassen oder eine eindeutige Diagnose zu rechtfertigen. Der psychopathologische Befund, sofern er sich auf das beobachtbare Verhalten eines Probanden oder auf Aspekte der Gegenübertragung bezieht, ist ebenfalls nicht geeignet, allein hierauf begründet weitgehende Aussagen zur Diagnose gesichert zu tätigen. Dickmann und Broocks (2007) zeigten im Rahmen einer Studie, dass

„Psychiater offensichtlich weder in klinisch-diagnostischer noch sozialmedizinischer Hinsicht in der Lage sind, hinreichend übereinstimmende Beurteilungen zu erzielen" (zitiert nach Meins 2010: 153).

Viele Symptome einer PTBS sind weder beobachtbar, noch Prozessen der Gegenübertragung zugänglich. Sie lassen sich, wie beschrieben, auch nicht mit bestimmten psychometrischen Messverfahren objektivieren. So ist z.B. die Frage des Inhalts von Albträumen nicht überprüfbar. Dies gilt auch für eine Untersuchung mittels MRT oder die Bestimmung des Kortisolspiegels. Die auf diesen Wegen ermittelten Befunde sind unspezifisch und können auch bei anderen Störungen auftreten (Roosen/Lilienfeldt 2008).

In der Regel wird die Begutachtung einer PTBS von einem Facharzt für Psychiatrie und in geringerer Häufigkeit von Diplompsychologen durchgeführt. Die Begrenzung auf eine untersuchende Disziplin verschmälert die Basis der Entscheidungsfindung, da bestimmte Untersuchungsmethoden nicht zur Anwendung kommen. Es erscheint allerdings wesentlich, dass bei einer komplexen Diagnose wie der einer PTBS die Datenbasis, auf die die diagnostische Entscheidung gestützt wird, so breit wie möglich ist. Es können sowohl psychiatrische als auch psychologische Untersuchungsmethoden wesentliche Hinweise für das Vorliegen einzelner Symptome einer PTBS liefern, so dass in einer sich ergänzenden fachübergreifenden Untersuchung eine große Chance liegt.

In unserem psychotraumatologischen Zentrum mit mehreren Hundert psychotraumatologischen Gutachten im Jahr hat sich aus dieser Erkenntnis heraus eine multidisziplinäre Begutachtung etabliert und wird von den verschiedenen Kostenträgern (Berufsgenossenschaften, privaten Versicherungen, Stadtverwaltungen, Justizanstalten und anderen administrativen Einrichtungen sowie Sozialgerichten) durchweg gut angenommen. Die Probanden werden hierbei sowohl psychiatrisch als auch psychologisch ausführlich untersucht, und es wird dann ein zusammenfassendes Endergebnis im Dialog miteinander erarbeitet, wobei das psychiatrische Gutachten als Hauptgutachten, das psychologische Gutachten als Zusatzgutachten oder Zusatzuntersuchung angelegt ist.

Im Nachfolgenden soll die Befundung einer PTBS aus multiprofessioneller Perspektive näher betrachtet werden. Bezüglich der

Rahmenbedingungen, Inhalt und Aufbau der Begutachtung darf auf andere Kapitel dieses Buches verwiesen werden.

2 Wesentliche Aspekte bei der Begutachtung einer Posttraumatischen Belastungsstörung

Als Grundlage der Überprüfung empfiehlt sich das DSM-IV als Klassifikationssystem, das gegenüber dem ICD-10 den Vorteil aufweist, einzelne diagnostische Kriterien genauer zu operationalisieren. Es wird bei wissenschaftlichen Studien und auch international im forensisch-psychiatrischen Kontext häufiger eingesetzt (z.B. Trimble 2004). Zudem fordern die meisten berufsgenossenschaftlichen Auftraggeber psychotraumatologischer Gutachten die Zugrundelegung des Klassifikationssystems DSM-IV.

2.1 DSM-IV – Eingangskriterien

Das DSM-IV verlangt für die Begutachtung respektive die Feststellung einer Posttraumatischen Belastungsstörung die Überprüfung der Eingangskriterien A 1 und A 2.

A1: „Die Person erlebte, beobachtete oder war mit einem oder mehreren Ereignissen konfrontiert, die tatsächlichen oder drohenden Tod oder ernsthafte Verletzung oder eine Gefahr der körperlichen Unversehrtheit der eigenen Person oder anderer Personen beinhalteten."

Die Feststellung, ob ein Unfallereignis vorgelegen hat oder nicht, ist Aufgabe der den Gutachter beauftragenden Verwaltung. Dem Gutachter obliegt es, anhand der Akte, darin enthaltener Erstbefunde (z.B. D-Arztbericht) oder auch von Zeitungsartikeln zu beurteilen, inwieweit die im Kriterium A1 vorausgesetzte Schwere des Ereignisses erfüllt ist. Ist ein Ereignis, mit dem tatsächlich objektive Todesgefahr einhergeht, wie z.B. ein Pkw-Unfall mit erheblichen körperlichen Verletzungen, fraglos geeignet, eine Posttraumatische Belastungsstörung auszulösen, so wird der Schnitt in den Finger ohne gravierende Komplikationen in der Regel keine psychischen Beschwerden verursachen. Damit sind die Ränder eines breiten Spektrums von Ereignissen skizziert, deren Wahrnehmung und Verarbeitung so unterschiedlich ausfallen können, dass es häufig differente Auffassungen gibt, ob ein bestimmtes Ereignis geeignet ist, eine entsprechende psychoreaktive Störung nach sich zu ziehen oder nicht. Ein Gutachter hat im Wesentlichen die Schilderungen der betroffenen Personen und deren subjektive Wahrnehmung eines Ereignisses als mehr oder minder gravierend zu würdigen. Gegebenenfalls können aktenkundige Beobachtungen Dritter, von Zeugen, der Polizei oder der Staatsanwaltschaft, dazu beitragen, ein objektiveres Bild vom Ereignishergang zu gewinnen.

Die Bandbreite geeigneter Ereignisse zur Entstehung einer Traumatisierung ist zudem in den letzten Jahren sukzessive erweitert worden. Waren als Auslöser für eine PTBS ursprünglich allein außerhalb der menschlichen Vorstellungskraft liegende Vorfälle zu berücksichtigen, so ist gutachterliche Kompetenz unterdessen auch bei alltäglich anmutenden Vorkommnissen, z.B. bei Verkehrsunfällen, gefragt. Damit haben sich die subjektiven Ermessensspielräume ebenso vergrößert wie die Schwierigkeiten, diese gutachterlich zu erfassen.

A2: „Die Reaktion der Person umfasst intensive Furcht, Hilflosigkeit oder Entsetzen.“

Ob das A2-Kriterium erfüllt ist, kann ebenfalls weitgehend anhand der Aktenlage ermittelt werden. Mitteilungen des Durchgangsarztes, der Proband sei besonders aufgeregt gewesen, habe eine Beruhigungsmedikation benötigt, können ebenso wie Presseberichte oder Angaben in der Staatsanwaltsakte, der Betroffene sei nicht in der Lage, über das Unfallereignis zu reden oder auf konkrete Fragen zu antworten, auf eine entsprechende Initialreaktion verweisen. Dagegen sind Schilderungen des Probanden, da sie retrospektiv erfolgen, zum Teil wenig valide (z.B. Fabra 2002, 2003), so dass sie zwar in die Beurteilung einfließen sollten, aber stets der Interpretation im Kontext der aktenkundigen Berichte bedürfen.

Die Angabe eines Probanden etwa, er habe wie im Schock gehandelt, sollte den Gutachter veranlassen, um eine Konkretisierung dieser vermutlich eher umgangssprachlich gebrauchten Formulierung zu bitten. Auch wenn ein Proband während des belastenden Ereignisses nachweislich adäquat, besonnen und folgerichtig reagiert hat, so spricht dies nicht, wie häufig behauptet, in jedem Fall für eine Art Schock im Sinne eines dissoziativen Erlebens. Zum Nachweis eines Schocks im psychopathologischen Sinne braucht es einschlägige Symptome (cf. Kapitel „Psychische Beschwerdenbilder nach Unfallereignissen"). Die Feststellung einer besonnenen Reaktion allein vermag nicht zu überzeugen.[1]

2.2 DSM-IV – B-Kriterium

B-Kriterium: Wiedererleben

Das traumatische Ereignis wird beharrlich auf mindestens eine der folgenden Weisen wiedererlebt:

- (1) Wiederkehrende und eindringliche belastende Erinnerungen an das Ereignis, die Bilder, Gedanken oder Wahrnehmungen umfassen können.
- (2) Wiederkehrende, belastende Träume von dem Ereignis.
- (3) Handeln oder Fühlen, als ob das traumatische Ereignis wiederkehrt (beinhaltet das Gefühl, das Ereignis erneut zu erleben, Illusionen, Halluzinationen und dissoziative Flashback-Episoden, einschließlich solcher, die beim Aufwachen oder bei Intoxikationen auftreten).
- (4) Intensive psychische Belastung bei der Konfrontation mit internalen oder externalen Hinweisreizen, die einen Aspekt des traumatischen Ereignisses symbolisieren oder an Aspekte desselben erinnern.

---

1 Legt man bei der Beurteilung des Schweregrades des Unfallereignisses das Klassifikationssystem ICD-10 zugrunde, so entfällt die genaue Betrachtung des A2-Kriteriums, und es könnte demnach häufiger die Diagnose einer Posttraumatischen Belastungsstörung angenommen werden.

- (5) Körperliche Reaktionen bei der Konfrontation mit internalen oder externalen Hinweisreizen, die einen Aspekt des traumatischen Ereignisses symbolisieren oder an Aspekte desselben erinnern.

Einige dieser Kriterien können nicht direkt befundet werden. So können z. B. die Inhalte von Albträumen und von Gedanken, die der Proband äußert, nicht objektiv erfasst werden. Hier kommt es im Rahmen der Anamnese darauf an, dass gezielt nach dem Charakter und den Begleitumständen solcher Symptome gefragt wird. Im Falle von Albträumen könnte erfragt werden, in welcher Häufigkeit sie auftreten, welche Emotionen und Gedanken den Probanden nach dem Aufwachen bewegen, wie sein Umgehen mit den Albträumen ist, ob sich der Inhalt in Abhängigkeit von den Erlebnissen des Tages verändert, ob der Proband sofort nach dem Aufwachen orientiert ist, also weiß, dass dies nur ein Albtraum war, oder ob er Zeit zur Orientierung benötigt. Eine solche Nachexploration kann bei der Prüfung der Stimmigkeit eines Störungsmodells hilfreich sein. Schilderungen von Albträumen nach einem belastenden Ereignis geschehen selten in stereotyper Form (z. B. „ich träume jede Nacht vom Unfall"), dies ist ohne weitere inhaltliche Präzisierung für eine fundierte Bewertung wertlos.

Typisch für eine Posttraumatische Belastungsstörung ist, dass Sequenzen des Unfallereignisses in Albträumen wiedererlebt werden, wobei es im Einzelfall durchaus zu verzerrt wirkenden Szenen kommen kann, der Proband also von Dingen berichtet, die nicht genau dem Unfallablauf entsprechen. Wesentlich ist, dass deutlich wird, dass hier emotionale Teile des Unfallgeschehens verarbeitet werden und dieser Prozess stark phobisch erlebt wird. Albträume, die in keiner Form mit dem Unfallereignis assoziiert sind, sind in ihrer Bedeutung für die Diagnose einer PTBS kritisch zu sehen.

Zur Überprüfung des B-Kriteriums wird ebenfalls gefordert, dass bei der Konfrontation mit Reizen, die an das Ereignis erinnern, „eine intensive psychische Belastung" auftritt oder eine „körperliche Reaktion". Beides kann während der Schilderung des Geschehens manifest werden und sollte im psychopathologischen Befund dokumentiert sein: Wie wirkt der Proband, während er das Ereignis schildert; ist Angst erkennbar, Unruhe, Anspannung, verändert sich die Sprechgeschwindigkeit während der Schilderung usw. Weiterhin kann beobachtet werden, ob der Proband sich so verhält, als befinde er sich gerade in dem Unfallgeschehen oder als bestünde noch eine Bedrohungslage (z. B. Überfallopfer, die nicht mit dem Rücken zur Tür sitzen möchten). Schwierigkeiten, solche Beobachtungen einzuschätzen, ergeben sich unter Umständen daraus, dass Probanden bereits eine mehrmonatige, manchmal mehrjährige Therapie hinter sich haben, also schon häufiger über das Ereignis gesprochen und Routinen, aber auch Strategien entwickelt haben, um diese Gespräche meistern zu können, so dass unter Umständen kaum psychopathologische Auffälligkeiten beobachtet werden. In solchen Fällen ist sehr genau darauf zu achten, ob etwa bei der Erörterung der emotionalen Aspekte, die mit dem Geschehen assoziiert sind, geringere psychopathologische Auffälligkeiten auftreten. Dass ein Proband, der unter einer PTBS leidet, ruhig und gelassen sämtliche Nachfragen zu einer Traumatisierung beantworten kann, erscheint ungewöhnlich.

Sogenannte Flashbacks, ob durch Reize, die an das Ereignis erinnern, oder ohne konkret auslösendes Ereignis erlebt, versetzen den Probanden in einen Zustand, in welchem er glaubt, einen Teil des Geschehens aktuell erneut zu erleben. Flashbacks sind nicht nur eine belastende Erinnerung an ein Ereignis, sondern ein nicht minder belastender Zustand unmittelbaren Wiedererlebens; dies muss bei der Überprüfung des B-Kriteriums berücksichtigt werden. Die bloße Schilderung eines gerade stattfindenden belastenden Wiedererlebens mit vollständig unauffälliger bzw. nicht beobachtbarer Psychopathologie muss demnach als ungewöhnlich angesehen werden.

Den hier beschriebenen psychopathologischen Auffälligkeiten kommt kein absoluter Geltungsanspruch im Sinne eines stets eindeutigen Befundes zu. Das gelassene Betrachten von Unfallfotos etwa spricht zwar grundsätzlich gegen eine intensive emotionale Reaktion bei Konfrontation mit Reizen, die an das Ereignis erinnern, es kann aber auch mit der Untauglichkeit des vorgelegten Prüfmaterials, in diesem Fall eines Fotos, zusammenhängen, auf dem der eigentliche traumatische Aspekt, z. B. das Bild eines bei dem Unfallereignis ums Leben gekommenen Menschen, nicht zu sehen ist. Jeder der psychopathologischen Befunde muss daher im

Einzelfall kritisch und unter Hinzuziehung sämtlicher weiterer Fakten in ein umfassendes Störungsmodell eingeordnet und kontextabhängig neuerlich auf seine Plausibilität überprüft werden. Die obigen Ausführungen stellen also keine „Checkliste" dar, anhand derer sicher beurteilt werden kann, ob eine entsprechende Störung vorliegt oder nicht.

2.3 DSM-IV – C-Kriterium

C-Kriterium: Vermeidung

Anhaltende Vermeidung von Reizen, die mit dem Trauma verbunden sind, oder eine Abflachung der allgemeinen Reagibilität (vor dem Trauma nicht vorhanden). Mindestens drei der folgenden Symptome liegen vor:

- (1) Bewusstes Vermeiden von Gedanken, Gefühlen oder Gesprächen, die mit dem Trauma in Verbindung stehen.
- (2) Bewusstes Vermeiden von Aktivitäten, Orten oder Menschen, die Erinnerungen an das Trauma wachrufen.
- (3) Unfähigkeit, einen wichtigen Aspekt des Traumas zu erinnern.
- (4) Deutlich vermindertes Interesse oder verminderte Teilnahme an wichtigen Aktivitäten.
- (5) Gefühl der Losgelöstheit oder Entfremdung von anderen.
- (6) Eingeschränkte Bandbreite des Affekts (z.B. Unfähigkeit, zärtliche Gefühle zu empfinden).
- (7) Gefühl einer eingeschränkten Zukunft (z.B. erwartet nicht, Karriere, Ehe, Kinder oder normal langes Leben zu haben).

Das C-Kriterium verlangt den Nachweis eines bestimmten Vermeideverhaltens, der teilweise im Rahmen der Exploration erbracht werden kann. Während der Schilderung des Ereignisses ist zu prüfen, inwieweit der Proband flüssig und ohne erhöhte Anspannung oder Unbehagen berichtet, was gegen ein Vermeideverhalten sprechen kann. Anzeichen eines Vermeideverhaltens können sein: langsame bzw. leise Sprechweise bei der Schilderung des Unfallereignisses, Notwendigkeit des häufigen Nachfragens, da der Proband ausweichend, zögerlich oder stockend spricht, offensichtlich über bestimmte Aspekte des Unfalls nicht reden möchte. Gelegentlich legen Probanden Fotos vor, um dem Untersucher möglichst detailliert zu zeigen, wie das Ereignis abgelaufen ist. Andere stellen das belastende Ereignis szenisch nach. Gehen sie dabei ruhig und gelassen vor, spricht dies in der Regel eher gegen ein Vermeideverhalten im Sinne einer Posttraumatischen Belastungsstörung.

Anhand der Aktenlage oder Schilderung des Probanden kann darüber hinaus geprüft werden, ob nach Pkw-Unfällen noch weitere Autofahrten, etwa privater Natur, unternommen wurden – ebenfalls ein Anhaltspunkt, der gegen ein Vermeideverhalten sprechen kann. Es sollte auch gezielt nachgefragt werden, ob etwas, und wenn ja, was vermieden wird. Werden beispielsweise nach einem Pkw-Unfall Menschenmengen oder Aufzüge vermieden oder gibt ein Proband an, sein Haus nicht mehr zu verlassen, so handelt es sich um relativ unspezifische Symptome, die der phobischen Reaktion einer Posttraumatischen Belastungsstörung nicht eindeutig zuzuordnen sind. Hier muss also eine genaue und kritische Würdigung der Schilderungen erfolgen. Die Befürchtung, ein solches gezieltes Nachfragen führe bei einem traumatisierten Menschen zu einer Retraumatisierung, ist, wie neuere Forschungen ergeben (Orth/Maercker 2004), gegenstandslos.

Die einem Vermeideverhalten zugeordnete Fragmentierung des Gedächtnisses kann, das liegt in der Natur der Sache, nicht überprüft werden. Gleiches gilt für das verminderte Interesse an wichtigen Aktivitäten, das Gefühl der Losgelöstheit von anderen, die Zukunftsangst oder die eingeschränkte Bandbreite des Affekts. Man kann zwar versuchen, im psychopathologischen Befund einzelne Hinweise für die Symptome zu finden, z.B. bei der Beurteilung der affektiven Schwingungsfähigkeit, aber im Wesentlichen sind Anhaltspunkte für eine Einschätzung dieser Symptome den Schilderungen des Probanden zu entnehmen.

2.4 DSM-IV – D-Kriterium

D-Kriterium: Übererregung

Anhaltende Symptome erhöhten Arousals (vor dem Trauma nicht vorhanden). Mindestens zwei der folgenden Symptome liegen vor:

- (1) Schwierigkeiten, ein- oder durchzuschlafen
- (2) Reizbarkeit oder Wutausbrüche
- (3) Konzentrationsschwierigkeiten
- (4) Übermäßige Wachsamkeit (Hypervigilanz)
- (5) Übertriebene Schreckhaftigkeit

Das D-Kriterium erweist sich als nur bedingt geeignet, die Diagnose einer PTBS zu erhärten bzw. zu verwerfen, da es Symptome beinhaltet, die sehr unspezifisch sind und auch in Verbindung mit anderen psychischen Störungen auftreten können, z. B. Konzentrationsstörungen, so dass diese kaum zur differenzialdiagnostischen Diskussion beitragen.

Die Überprüfung einer allgemeinen Erregung könnte zum einen über den psychopathologischen Befund erfolgen, wobei zu erwarten ist, dass der Proband in der Untersuchungssituation generell angespannt und unruhig wirkt, zum anderen könnten im Rahmen einer körperlichen Untersuchung gezielt Anzeichen für eine erhöhte Erregung (z. B. erhöhter Puls) festgestellt werden. Eine erhöhte Reizbarkeit kann z. T. beobachtet werden, z. T. könnte sie auch fremdanamnestisch von Angehörigen angegeben werden. Ob eine erhöhte Schreckhaftigkeit vorliegt, lässt sich in einer Untersuchungssituation eventuell beobachten, wenn beispielsweise überraschend an die Tür geklopft wird. Konzentrations- oder Merkfähigkeitsstörungen können ebenfalls bereits bei der psychopathologischen Befunderhebung festgestellt werden. Einem Probanden, der in der Lage ist, über den Krankheitsverlauf ausführlich zu berichten, der eine komplette biographische Anamnese lückenlos schildern kann, ist eine weitgehend intakte Merkfähigkeit zuzusprechen. Das häufige Verlieren des sogenannten „roten Fadens", die Notwendigkeit, wiederholt nachzufragen, oder aber das Vergessen von Fragen lassen wiederum auf vorhandene Konzentrationsstörungen schließen. Über den psychopathologischen Befund hinaus sollten Konzentrations- und Merkfähigkeitsstörungen mit neuropsychologischen Verfahren überprüft werden, um auch eine Quantifizierung möglicher Beeinträchtigungen vornehmen zu können. Schlafstörungen können über Ermüdungszeichen im EEG oder die Feststellung von Müdigkeitsanzeichen in der Untersuchungssituation, häufiges Gähnen, rote Augen etc., befundet werden. Eine somnologische Untersuchung wird in der Regel nicht notwendig sein.

2.5 DSM-IV – Zeitkriterien

Grundsätzlich ist es eher ungewöhnlich, dass eine Posttraumatische Belastungsstörung erst sechs Monate nach dem Ereignis oder gar noch später auftritt. Werden Angaben über stark zeitversetzte Reaktionen gemacht, wird gleichwohl zu ermitteln sein, ob während des als störungsfrei wahrgenommenen Zeitraums sogenannte Brückensymptome, d. h. einzelne Symptome, die für eine Posttraumatische Belastungsstörung sprechen würden, vorgelegen haben. Zudem muss ausgeschlossen werden, dass eine Alkoholerkrankung oder eine verstärkte Medikamenteneinnahme Symptome einer Posttraumatischen Belastungsstörung vorübergehend gedämpft haben könnten.

3 Differenzialdiagnostische Überlegungen

Bei einer Posttraumatischen Belastungsstörung sind zahlreiche differenzialdiagnostische Überlegungen anzustellen (cf. Kapitel „Psychische Beschwerdenbilder nach Unfallereignissen"), wobei der einer *Anpassungsstörung* (ICD-10 F 43.2) die größte Bedeutung zukommt. Diese psychische Störung wird, wie auch eine Posttraumatische Belastungsstörung, durch ein oder mehrere Ereignisse ausgelöst. Üblicherweise ist der Schweregrad der auslösenden Ereignisse jedoch deutlich geringer als bei einer Posttraumatischen Belastungsstörung. Die Anpassungsstörung weist unter Umständen lediglich eine Teilsymptomatik der Posttraumatischen Belastungsstörung auf. Bei Anpassungsstörungen ist eine zeitliche

Vorgabe von einem halben Jahr Störungsdauer gegeben, die, bedingt durch eine längere depressive Reaktion, allerdings auch bis zu zwei Jahre andauern kann. Eine dauerhafte Belastung, z.B. die Amputation einer Gliedmaße, kann auch zur Chronifizierung einer Anpassungsstörung führen, so dass sie unter Umständen selbst über zwei Jahre hinaus diagnostizierbar ist. Die Symptome einer Anpassungsstörung im eigentlichen Sinne sind unspezifisch, d.h. diese sind eher anderen Störungsgruppen, wie depressiven oder phobischen Störungen, zuzuordnen, zeichnen sich jedoch durch eine vergleichsweise geringe Intensität aus.

Es gibt verschiedene Unterformen der Anpassungsstörung. Wenn die Trauer um eine bei dem Unfallereignis verstorbene Person im Vordergrund steht, muss an die Diagnose einer pathologischen Trauerreaktion gedacht werden, wobei dies von einer adäquaten Trauerreaktion unterschieden werden muss (cf. Kapitel „Psychische Beschwerdenbilder nach Unfallereignissen").

Immer häufiger wird die Diagnose einer sogenannten *Verbitterungsreaktion* (Linden et al. 2007) vergeben. Sie ist, wie die PTBS auch, Folge einer belastenden Situation; Albträume können bestehen, Angstgefühle oder Depressionen. Allerdings ist der Leitaffekt hier nicht wie bei der Posttraumatischen Belastungsstörung Angst, sondern Verbitterung bzw. Wut. In der psychopathologischen Befunderhebung wird also wesentlich darauf zu achten sein, ob der Proband verbittert über das ihm Zugestoßene ist und ob das Bedürfnis vorherrscht, darüber zu reden, um darzustellen, wie furchtbar und ungerecht er das Ereignis empfindet, während bei einer Posttraumatischen Belastungsstörung Angstgefühle und eine Vermeidetendenz im Vordergrund stehen. Man beobachtet bei Probanden mit einer Verbitterungsreaktion meist einen komplizierten Heilverlauf mit erheblichen Stagnationen im Therapieprozess, was in erster Linie mit der Einordnung des Geschehens als ungerecht zusammenhängt. Lieberei und Linden (2007) führen eine Verbitterungsreaktion auf persönlichkeitsimmanente Faktoren zurück, so dass die Einordnung als Folge eines Unfallereignisses kritisch gesehen werden muss. Das Konzept einer Verbitterungsstörung hat bislang keinen Eingang in die gängigen Klassifikationssysteme gefunden und wird in der Fachwelt kontrovers diskutiert. Als Diagnoseschlüssel kann hier entweder eine Anpassungsstörung

(ICD-10 F43.2) oder eine sonstige Reaktion auf ein belastendes Ereignis (ICD-10 F43.8) gewählt werden.

Entspricht eine Störung in der Symptomatik einer Teilsymptomatik der PTBS, ohne indes die für eine Anpassungsstörung einschlägigen Zeitkriterien zu erfüllen, ist die Diagnose einer *sonstigen Reaktion auf ein belastendes Ereignis* (ICD-10 F43.8) zu prüfen. Unerlässliche Voraussetzung wäre allerdings, dass tatsächlich eine nachvollziehbare Funktionsbeeinträchtigung und ein Leidensdruck vorliegen; die Existenz von Symptomen allein rechtfertigt keine Diagnosestellung.

Phobische Beschwerden nach einem belastenden Ereignis legen die Diagnose einer *spezifischen Phobie* nahe (ICD-10 F40.2) – vorausgesetzt ein Proband ordnet sie selbst als übertrieben oder unvernünftig ein: Dass ein Proband nach einem Verkehrsunfall ein ängstliches Gefühl hat, wenn er sich erneut hinter das Steuer setzt, leuchtet unmittelbar ein, ist für sich genommen aber noch keine pathologische Reaktion. Wenn eine starke phobische Reaktion bei Konfrontation mit dem Pkw-Fahren auftritt und daraus ein Vermeideverhalten resultiert, spricht dies für eine pathologische Entwicklung. Zu beachten bleibt, dass die Teilnahme am Straßenverkehr tatsächlich Risiken in sich birgt, so dass die Entscheidung, bestimmte Verkehrssituationen zu vermeiden, nicht zwingend pathologisch sein muss, sondern auch für eine freie Willensentscheidung sprechen kann. Im Unterschied zur PTBS bleibt bei einer spezifischen Phobie das Wiedererleben des belastenden Ereignisses aus.

Sofern ausschließlich über Albträume geklagt wird, sollte die Diagnose einer *Albtraumstörung* (ICD-10 F51.5) in Erwägung gezogen werden, allerdings sollte berücksichtigt werden, dass es sich hierbei um ein weit verbreitetes Phänomen handelt. Albträume, auch solche mit zum Teil dramatischen Inhalten, können auch im Rahmen einer *depressiven Entwicklung* auftreten, zumal bestimmte Medikamente, unter anderem Antidepressiva, gehäuft Albträume zur Folge haben können (Pagel / Helfter 2003).

Bei komplexen Traumatisierungen, wenn also bereits vor dem aktuellen Ereignis Traumatisierungen vorgelegen haben, sollte die Diagnose einer *Persönlichkeitsveränderung nach Extrembelastung* (ICD-10 F62.0) diskutiert werden.

Neben psychischen Erkrankungen gehören auch rein *körperbezogene Differenzialdiagnosen* zum Umfeld der PTBS, etwa Schilddrüsen- und sonstige Hormonerkrankungen, Schlaf-Apnoe-Syndrom oder eine erhöhte, organisch bedingte Ängstlichkeit in Folge eines Schädelhirntraumas.

Schließlich ist darauf hinzuweisen, dass im Gefolge einer Posttraumatischen Belastungsstörung häufig komorbide Störungen auftreten.

4 Ergänzende Bemerkungen zur Befunderhebung

Eine multiprofessionelle Untersuchung dauert in der Regel mehr als fünf Stunden, gelegentlich sind auch zwei bis drei Termine notwendig, um alle Befunde erheben zu können. Vor der Begutachtung sollte der Proband ausführlich über die Rahmenbedingungen einer Begutachtung aufgeklärt werden, insbesondere über seine Rechte und die Notwendigkeit einer motivierten Mitarbeit. In unserem Zentrum wird diese Aufklärung in schriftlicher Form vorgenommen, wobei sowohl der Gutachtenproband als auch der Untersucher die Rahmenbedingungen unterschreiben. Die psychologische Untersuchung sollte trotz einer möglichen Überschneidung mit dem psychiatrischen Fachgebiet einen verkürzten anamnestischen Teil enthalten. Damit wird gewährleistet, dass eine sinnvolle Planung der eingesetzten Testverfahren erfolgen kann. Wenn z. B. der Verdacht auf eine Verbitterungsstörung besteht, kann ggf. das Berner Verbitterungs-Inventar (Znoj 2008), ein Verfahren zur multidimensionalen Erfassung einer Verbitterungsstörung, eingesetzt werden. Auch die Leistungsuntersuchung kann nur dann sinnvoll geplant werden, wenn der Untersucher über die beklagten Beschwerden im Bilde ist. Nach der ausführlichen Testung sollte eine Nachexploration stattfinden. Gerade bei inkonsistenten Befunden führt eine entsprechende Befragung häufig zu einer Klärung. Auch wenn Fragebogenwerte auf weitere als die bereits aus der Anamneseschilderung abgeleiteten Diagnosen hinweisen, ist eine ausführliche Nachexploration sinnvoll.

In unserem Zentrum werden routinemäßig Verfahren zur Beschwerdenvalidierung (cf. Kapitel „Beschwerdenvalidierung in der Begutachtung") eingesetzt, wobei zu beachten ist, dass diese lediglich Hinweise auf eine mangelnde Authentizität einzelner Beschwerdeangaben oder -präsentationen erbringen können, jedoch nicht geeignet sind, Aggravation oder Simulation zu messen. Die Motivation, die zu einem auffälligen Ergebnis in einem solchen Test führt, ist nicht immer eindeutig zu klären. Man kommt in den seltensten Fällen zu dem Ergebnis, dass klare Aggravations- oder Simulationstendenzen vorliegen oder dass klar von unbewussten konversionsneurotischen Tendenzen auszugehen ist. Häufig finden sich nach unserer Erfahrung Hinweise auf sogenannte Zielkonflikte (cf. Kapitel Krahl Drechsel-Schlund). Diese können in Situationen entstehen, in denen der Proband unterschiedliche, sich oft widersprechende bewusste oder unbewusste Motivationen hat, die einer Heilung im Wege stehen können. So wäre im Ergebnis nicht davon auszugehen, dass der Proband aggraviert oder simuliert, sondern dass neben der Motivation zur Symptomreduktion auch eine Motivation vorhanden ist, die bewusst oder unbewusst zum Symptomerhalt beiträgt (z.B. durch den Wunsch nach finanzieller Absicherung). Wesentlich ist, dass im Gutachten herausgearbeitet wird, ob trotz des vermuteten Zielkonflikts, also einer nicht auszuschließenden Aggravationsneigung, der Nachweis der vom Probanden geltend gemachten psychischen Störung als erbracht angesehen werden kann. Diese Einschätzung wird im Rahmen einer sorgfältigen Konsistenz- und Plausibilitätsprüfung unter Beachtung aller relevanten Befunde, Aktenauszüge und Angaben des Probanden zu erfolgen haben.

5 Die Quantifizierung störungsbedingter Beeinträchtigungen bei einer PTBS

Stellt der Gutachter eine Posttraumatische Belastungsstörung fest, muss er nachfolgend den Umfang der störungsbedingten Beeinträchtigungen ermitteln. Hier kommt es auf die Beurteilung der kognitiven Leistungsfähigkeit, der emotionalen Beeinträchtigungen, der Partizipationsfähigkeit und weiterer Funktionen an. Eine gute Übersicht dazu bietet die Internationale Klassifikation der Funktionsfähigkeiten, Behinderung und Gesundheit (ICF).

Grundsätzlich sind Qualität und Quantität von Entschädigungs-
leistungen nicht an einer Diagnose zu bemessen, sondern am
Ausmaß solcher Funktionsbeeinträchtigungen (MdE-/GdB-Grad),
die standardisiert, in tabellarischen Übersichten zusammengefasst sind. Insbesondere im Haftpflichtrecht und auch im privaten
Unfallversicherungsrecht fehlt es an orientierenden Übersichten.
Ludolph et al. (2010) heben die Notwendigkeit hervor, gerade im
Haftpflichtrecht die Auswirkung einer Störung sowohl im privaten
wie auch im beruflichen Bereich zu überprüfen, wobei im Falle
einer Schmerzensgeldgewährung indirekt doch auch eine MdE
festgestellt werden muss. Hier wird vorgeschlagen, die Bewertung
nach dem sozialen Entschädigungsrecht vorzunehmen. Neben den
gängigen Tabellenwerken von Mehrhoff et al. (2010) und Schönberger et al. (2010; vgl. auch Förster et al. 2007), wird hier auch
die Versorungsmedizin-Verordnung des Bundesministeriums für
Arbeit und Soziales (2009) zu konsultieren sein.

Weiterhin ist zu prüfen, ob eine Änderung der Wesensgrundlage eingetreten ist, was bei einschlägigen Vorerkrankungen häufig
beobachtet werden kann und die Dauer einer MdE-Zubemessung
begrenzte. Schwere soziale Anpassungsschwierigkeiten, dies ist
hervorzuheben, können zumeist nur bei einer Persönlichkeitsveränderung (ICD-10 F 62.0) angenommen werden, gegebenenfalls
auch bei einer schweren, eindeutig unfallassoziierten, komorbiden
depressiven Störung.

Einige tabellarische Standardwerke (bes. Schönberger et al.
2010) belegen einen deutlichen Trend zur Höherbemessung der
MdE-Werte bei psychischen Beeinträchtigungen. Lag der maxi-
male Wert früher bei 50 v.H., so kann er nunmehr in einzelnen
Fällen bis zu 100 v.H. erreichen.

Tabellen zur Einschätzung unfallbedingter psychischer Störungen sind auf den Seiten 345-346 und 521-523 abgedruckt.

Neurosen, Persönlichkeitsstörungen, Folgen von psychischen Traumata	MdE-/ GdB-Grad
Leichtere psychovegetative oder psychische Störungen	0 – 20
Stärker behindernde Störungen mit wesentlicher Einschränkung der Erlebnis- und Gestaltungsfähigkeit (z. B. ausgeprägtere depressive, hypochondrische, asthenische oder phobische Störungen, Entwicklungen mit Krankheitswert, somatoforme Störungen)	30 – 40
schwere Störungen (z. B. schwere Zwangskrankheit)	
mit mittelgradigen sozialen Anpassungsschwierigkeiten	50 – 70
mit schweren sozialen Anpassungsschwierigkeiten	80 – 100

Übersicht 1:
Versorgungsmedizin-Verordnung – Versorgungsmedizinische Grundsätze
(Quelle: Bundesministerium für Arbeit und Soziales 2009)

Belastungsstörungen mit emotionaler Einschränkung der Erlebnis- und Gestaltungsfähigkeit	MdE in %
In geringerem Ausmaß, allgemeiner Leidensdruck, auch mit leichteren vegetativen Beschwerden, ohne wesentliche soziale Anpassungsschwierigkeiten	Bis 10
In stärkerem Ausmaß, insbesondere mit sozial-kommunikativer Beeinträchtigung	10 – 20
In erheblichem Ausmaß, insbesondere mit starker sozial-kommunikativer Beeinträchtigung, auch angstbestimmten Verhaltensweisen	20 – 30
In schwerem Ausmaß, insbesondere mit starker sozial-kommunikativer Beeinträchtigung, Angstzuständen und ausgeprägtem Vermeidungsverhalten, Antriebsminderung, vegetativer Übererregtheit (u. U. auch mit körperlicher Symptomatik)	30 – 50

Übersicht 2:
Anhaltswerte für psychische Gesundheitsschäden nach Unfällen
(Quelle: Mehrhoff et al. 2005)

Für die PTBS	MdE in %
Unvollständig ausgeprägtes Störungsbild (Teil- oder Restsymptomatik)	Bis 20
Üblicherweise zu beobachtendes Störungsbild, geprägt durch starke emotional und durch Ängste bestimmte Verhaltensweisen mit wesentlicher Einschränkung der Erlebnis- und Gestaltungsfähigkeit und gleichzeitig größere sozialkommunikative Beeinträchtigungen	Bis 30
Schwerer Fall, gekennzeichnet durch massive Schlafstörungen mit Albträumen, häufige Erinnerungseinbrüche, Angstzustände, die auch tagsüber auftreten können, und ausgeprägteres Vermeidungsverhalten	Bis 50

Übersicht 3:
Vorschläge für die gesetzliche Unfallversicherung
(Foerster et al. 2007 und Schönberger 2010)

Literatur

BIRCK A (2006) Traumatisierte Flüchtlinge, Heidelberg.

Bundesministerium für Arbeit und Soziales (2009), Versorgungs-medizin-Verordnung – Versorgungsmedizinische Grundsätze, Bonn: 42.

DICKMANN JRM; BROOCKS A (2007) Das psychiatrische Gut-achten im Rentenverfahren – wie reliabel? In: Fortschritte der Neurologie – Psychiatrie 75: 397-401.

DILLING H; FREYBERGER HJ (2010) Taschenführer zur ICD-10 Klassifikation psychischer Störungen, Bern.

ENGEL R (2000) Minnesota Multiphasic Personality Inventory-2, Göttingen.

GREEN P (2005) Word Memory Test, Edmonton.

FABRA M (2002) Das sogenannte Traumakriterium (A-Kriterium des DSM-IV) der Posttraumatischen Belastungsstörung und seine Bedeutung für die Sozial- und Sachversicherung (I). In: Versicherungsmedizin 54: 178-181.

FABRA M (2003) Das sogenannte Traumakriterium (A-Kriterium des DSM-IV) der Posttraumatischen Belastungsstörung und seine Bedeutung für die Sozial- und Sachversicherung (II). In: Versicherungsmedizin 54: 19-25.

FRANKE G H (2002) Symptom-Checkliste, Göttingen.

FÖRSTER K et al. (2007) Vorschläge zur MdE-Einschätzung bei psychoreaktiven Störungen in der gesetzlichen Unfallversi-cherung. In: Der medizinische Sachverständige 103: 52-56.

LIEBEREI B; LINDEN M (2007) Die posttraumatische Verbitte-rungsstörung (PTED) – eine spezielle Form einer Anpassungs-störung. In: Der medizinische Sachverständige 103: 157-159.

LINDEN et al. (2007) Posttraumatic Embitterment Disorder, Göt-tingen.

LUDOLPH E et al. (2010) Kursbuch der ärztlichen Begutachtung digital: Gutachten beauftragen – Gutachten erstellen – Gut-achten bewerten, Heidelberg.

MAYOU R (1995) Medico-legal aspects of road traffic accidents. In: Journal of Psychosomatical Research 39: 789-798.

MEHRHOFF F et al. (2010) Unfallbegutachtung, Berlin.

MEINS W (2010) Grenzen und Irrwege psychiatrischer Begutachtung. In: Der medizinische Sachverständige 106: 153-157.

MERTEN T (2001) Über Simulation, artifizielle und somatoforme Störungen – eine konzeptionelle Verwirrung. In: Zeitschrift für Klinische Psychologie, Psychiatrie und Psychotherapie 49: 417-434.

ORTH U; MAERCKER A (2004) Do trials of perpetrators retraumatize crime victims? In: Journal of Interpersonal Violence 19: 212-227.

PAGEL JF; HELFTER P (2003) Drug induced nightmares: An etiology based review. In: Human Psychopharmacology 18: 59-67.

ROSEN GA; LILIENFELD SO (2008) Posttraumatic stress disorder: An empirical evaluation of core assumptions. In: Clinical Psychology Review 28: 837-868.

SAß H et al. (2003) Diagnostisches und Statistisches Manual Psychischer Störungen – Textrevision –, Göttingen.

SCHÖNBERGER et al. (2010) Arbeitsunfall und Berufskrankheit, Berlin.

SCHUNTERMANN MF (2007) Einführung in die ICF, Landsberg.

TRIMBLE M (2004) Somatoform disorders: A medico-legal guide, London.

ZNOJ H (2008) Berner Verbitterungs-Inventar, Göttingen.

<http://anhaltspunkte.vsbinfo.de> [Stand 2011 – 01 – 14]

GORDON KRAHL

Psychologische Verfahren im Rahmen von Begutachtungen

Eine standardisierte psychologische Diagnostik, die Interviews, Selbstbeurteilungsverfahren, neuropsychologische Verfahren und Beschwerdenvalidierungsverfahren enthält, wird häufig bei der Vergabe von Versicherungsgutachten oder Gutachten im Rahmen von berufsgenossenschaftlichen Heilverfahren verlangt. Mancher Psychiater oder Neurologe steht diesen Verfahren skeptisch gegenüber, was sich darin ausdrückt, dass sie nur in etwa 20 % der sozialmedizinischen Gutachten von niedergelassenen Psychiatern / Neurologen zur Beurteilung herangezogen werden (Lehrl 2001). Der psychische Querschnittsbefund wird von vielen Gutachtern als maßgebliches Mittel zur Objektivierung von psychischen Beeinträchtigungen gesehen. Als wesentliches Argument gegen Selbstbeurteilungsbögen wird angeführt, dass diese die subjektive Sicht des Probanden widerspiegelten und daher nicht dem Anspruch genügten, eine Objektivierung des Schadens im Sinne eines versicherungsrechtlich geforderten Vollbeweises zu erbringen. Notwendig hierfür sei, dass die Befundung unabhängig von der bewussten Selbstdarstellung der Probanden durchzuführen sei.

Natürlich stellt sich die Frage, ob der psychische Querschnittsbefund allein diesem Anspruch genügen kann oder ob psychometrische Verfahren nicht eine sinnvolle Ergänzung zu den Eindrücken des Psychiaters darstellen. Eine standardisierte psychologische Diagnostik bietet viele Vorteile, wobei die wesentlichen Vorteile in dem Vergleich des Probanden mit einer Normstichprobe, der systematischen Erfassung von Symptomen und anderer psychischer Faktoren, der standardisierten Wiederholbarkeit der Testverfahren sowie der Beurteilung liegen, ob Hinweise auf eine mangelnde Authentizität im Beschwerdevortrag vorhanden sind. Eine Reduktion der standardisierten psychologischen Diagnostik auf Selbstbeurteilungsverfahren (klassische Fragebögen) ist nicht angemessen. Neben den Möglichkeiten der Selbstbeurteilung von Probanden stehen verschiedene andere Konzepte zur Erfassung bestimmter Symptome zur Verfügung. Eine genaue Kenntnis der Verfahren, ihrer Gütekriterien und der Grenzen ihrer Interpretation stellt die Voraussetzung für ihren Einsatz dar.

Psychometrische und neuropsychologische diagnostische Verfahren sollten bei psychotraumatologischen, psychosomatischen oder bei neuropsychologischen Begutachtungen Verwendung finden. Im Psychotraumatologischen Zentrum der Berufsgenossenschaftlichen Unfallklinik Frankfurt am Main wird im Rahmen jeder dieser Fragestellungen routinemäßig eine solche Abklärung vorgenommen. Ein Zeitrahmen von mindestens drei Stunden ist für die Durchführung der neuropsychologischen Tests sowie die Bearbeitung der Fragebogeninventare zu veranschlagen, dies zusätzlich zu anderen Untersuchungsteilen, wie z. B. der psychiatrischen Untersuchung. Da von vielen Kostenträgern die psychometrische Untersuchung ausdrücklich gewünscht wird, stellt deren Finanzierung im Rahmen von Begutachtungen keine Schwierigkeit dar. Für einen begutachtenden Psychiater ist es sinnvoll mit einem erfahrenen Neuropsychologen zusammenzuarbeiten, wobei das Hauptgutachten mit der Erfassung der Anamnese, eine körperliche Untersuchung und auch die abschließende Bewertung von dem Psychiater vorgenommen würde, die testpsychologische Untersuchung mit einer verkürzten Anamnese von dem psychologischen Zusatzgutachter oder -untersucher. Auch für Psychologen, die ein psychotraumatologisches Gutachten erstellen, gilt, dass sie bei nur ungenauen Kenntnissen über neuropsychologische Testverfahren eine Zusatzuntersuchung oder ein Zusatzgutachten bei einem ausgewiesenen Kollegen einholen sollten. Eine an dem heutigen wissenschaftlichen Kenntnisstand orientierte neuropsychologische bzw. psychometrische Untersuchung stellt für bestimmte Symptome (z. B. Konzentrationsstörungen) die beste Möglichkeit der Objektivierung von Beschwerden dar.

Das vorliegende Kapitel soll einerseits einen Überblick über die Möglichkeiten der psychologischen Testdiagnostik geben, andererseits auch eine Empfehlung für deren praktischen Einsatz im Rahmen von Begutachtungen sein. Auf eine detaillierte Darstellung einzelner Verfahren wurde verzichtet (dazu z. B. Brickenkamp 2002; Schellig et al. 2009).

1 Voraussetzungen

Eine standardisierte psychologische Diagnostik stellt immer nur einen Teil eines diagnostischen Prozesses dar. Ein Selbstbeurteilungsverfahren ohne weitere Verfahren eignet sich nicht, um eine Diagnose zu stellen. Die einzelnen Inventare sind eingebettet in ein sorgfältiges Aktenstudium, eine freie Befragung des Probanden und eine ausführliche Verhaltensbeobachtung bzw. einen psychischen Befund. Jedes einzelne Verfahren verfügt über sogenannte Gütekriterien, die eine Aussage darüber zulassen, wie valide ein Test das misst, was er vorgibt zu messen, wie reliabel und wie objektiv, d. h. wie gut standardisiert und wie unabhängig vom Untersucher, das jeweilige Testverfahren ist. Eine Auswahl der einzelnen Tests für eine Begutachtung sollte nach diesen Gütekriterien sowie unter dem Gesichtspunkt der Nützlichkeit für die Beantwortung der Gutachtenfragen und letztlich auch der Ökonomie erfolgen.

Bei Probanden, deren Muttersprache nicht Deutsch ist, sollten, wenn möglich, Fragebögen in der jeweiligen Muttersprache bevorzugt werden. Falls dies nicht möglich ist, muss vor dem Einsatz deutschsprachiger Fragebögen überprüft werden, ob eine ausreichende Lese- und Verständnisfähigkeit vorliegt; eventuell sind Selbstbeurteilungsbögen in diesen Fällen nicht verwertbar.

Bei der Bearbeitung von Selbstbeurteilungsinventaren ist darauf zu achten, dass dies von dem Probanden allein, auch ohne Hilfe von Angehörigen, geschieht. Zeitlich sollten die Selbstbeurteilungsverfahren erst nach der freien Befragung des Probanden bzw. nach einem strukturierten Befragungsteil durchgeführt werden. Dies erscheint notwendig, da Probanden durch die Fragebögen bereits auf bestimmte Symptomkonstellationen hingewiesen werden könnten und dann kaum mehr festzustellen ist, welche Beschwerden der Proband spontan berichtet hätte. Die spontanen Angaben aber sind wesentlich für die Erfassung der Leidensschwerpunkte.

Es sollte überprüft werden, ob der Fragebogen vollständig ausgefüllt wurde, wobei zu beachten bleibt, dass ausgelassene Fragen die Aussagekraft des jeweiligen Verfahrens beeinträchtigen oder das Inventar im ungünstigsten Fall sogar unbrauchbar werden lassen. Die Niederschrift eines Gutachtens sollte eine kurze Testbeschreibung sowie Angaben zu der jeweiligen Version des Verfahrens, zu den verwendeten Normwerten sowie zu den Rohwerten enthalten. Dies dient der Vergleichbarkeit der Untersuchungsergebnisse mit vorangegangenen und nachfolgenden Tests; auch ermöglicht es einem Leser des Gutachtens, eigene Interpretationen der Werte vorzunehmen. So könnte z.B. die Wiederholung eines neuropsychologischen Verfahrens innerhalb eines halben Jahres mit verbesserten Leistungswerten eines Probanden nicht nur für eine Leistungssteigerung des Probanden sprechen, sondern auch auf einen Trainingseffekt bei der wiederholten Verwendung gleicher Testverfahren verweisen. Wenn im Gutachten allerdings beschrieben wird, dass es sich um die Parallelversion eines Tests handelt, erhöht das die Interpretationssicherheit und macht klar, dass Trainingseffekte im vorliegenden Fall unwahrscheinlich sind.

Formulierungen, wie z.B. „Herr X. zeigte eine unterdurchschnittliche Leistung" sollten ohne genaue Definition dessen, was mit „unterdurchschnittlich" gemeint ist, vermieden werden. Generell wird von einer bedeutsamen Abweichung von der Normstichprobe gesprochen, wenn die individuell ermittelten Werte eine Standardabweichung von dem Mittelwert der jeweiligen Vergleichsnorm entfernt liegen. In einem neuropsychologischen Verfahren wird von einer „unterdurchschnittlichen" Leistung gesprochen, wenn etwa 84 % der Personen in der Vergleichsstichprobe eine bessere Leistung als der jeweilige Proband erbracht haben.

Die genaue Kenntnisnahme des Forschungsstands zu einzelnen Verfahren und deren Interpretationsmöglichkeiten bzw. ihrer Verwendbarkeit bei Begutachtungen stellt hohe Anforderungen an einen Gutachter. Ärztlichen Gutachtern ohne ausreichende Kenntnisse in Fragen der Testdiagnostik kann empfohlen werden, mit einem „Psychologen ihres Vertrauens"[1] zusammenzuarbeiten; dieser kann dann zusätzlich zu dem neurologisch-psychiatrischen Gutachten ein psychometrisches Gutachten erstellen. Sogenannte Syndromkurztests sollten vermieden werden, denn sie sind nicht geeignet, beklagte Beschwerden angemessen und valide zu erfassen.

2 Einzelne Elemente einer psychologischen Diagnostik

2.1 Strukturierte und standardisierte Interviews

In verschiedenen Studien konnte gezeigt werden, dass diese Verfahren valide in der Diagnostik einer Traumafolgestörung sind - sie werden auch als der „goldene Standard" bezeichnet (Frommberger 2009). Bei strukturierten Interviews greift der Untersucher auf vorformulierte Fragen zurück, kann diese aber umformulieren, z.B. bei Verständnisproblemen. Bei der Beantwortung der Fragen fließen nicht nur die Antworten des Probanden ein, sondern auch andere Faktoren, wie z.B. Beobachtungen des Untersuchers. Im Gegensatz hierzu werden bei standardisierten Interviews nur die Antworten des Probanden aufgenommen, die Fragen werden wörtlich vorgelesen und lassen keinen Spielraum für eine Individualisierung.

Als eines der wichtigsten Instrumente in diesem Bereich ist das strukturierte klinische Interview für DSM-IV (SKID; Wittchen et al. 1997) zu nennen. Dieses Interview ist für die Erfassung multipler psychischer Störungen konzipiert worden und beinhaltet eine PTBS-Sektion. Hier werden die Kriterien des DSM-IV für eine Posttraumatische Belastungsstörung systematisch abgefragt. Zuerst bekommt der Proband eine Liste von traumatischen Erlebnissen vorgelegt und soll angeben, ob er Opfer eines dieser Ereignisse war. Sollte er mehr als ein traumatisches Ereignis erlebt haben, wird dasjenige Ereignis ausgewählt, welches der Proband als das am stärksten belastende beschreibt. Nachfolgend werden zuerst die Eingangskriterien für eine PTBS nach DSM-IV abgefragt, danach

---

1   Angelehnt an eine Bemerkung von T. Merten anlässlich eines Kongresses im Mai 2009 in Heidelberg.

die Kriterienkomplexe B, C, D und E. Zum Abschluss werden Fragen zum Verlauf der Störung und deren Schweregrad (leicht, mittel, schwer) gestellt. Die Beurteilung, ob ein bestimmtes Symptom gegeben ist oder nicht, erfolgt auf Grundlage einer dreistufigen Skala, von „nicht vorhanden" über „unterschwellig vorhanden" bis hin zu „vorhanden". Daneben kann kodiert werden, dass die Informationen zur Beurteilung nicht ausreichen („Informationen sind unzureichend"). Das Interview eine PTBS betreffend dauert etwa 20 Minuten, das gesamte diagnostische Interview zwischen 75 und 100 Minuten.

Bewertung: Strukturierte oder standardisierte Interviewtechniken und -verfahren sichern zum einen die Vergleichbarkeit von Diagnosen, da sich alle Anwender an denselben diagnostischen Kriterien orientieren, zum anderen stellen sie sicher, dass nach allen Symptomgruppen gefragt wird, so dass es nicht zum Übersehen wichtiger Symptome kommen kann. Standardisierte Interviews sind gegen Antwortverzerrungen, z.B. beim Vorliegen von dissimulativen Tendenzen, nicht geschützt, da sich die Erfassung der Symptome lediglich auf die Selbstauskünfte der Probanden stützt. Dies kann für Begutachtungssituationen insbesondere dann problematisch sein, wenn das Interview einen hohen Stellenwert in der Beurteilung einer Diagnose einnimmt. Unabhängiger von der Subjektivität des Probanden, wenn auch nicht gegen Verfälschungstendenzen gefeit, sind die strukturierten Interviews, so dass ihnen in einer Begutachtungssituation der Vorrang zu geben wäre.

2.2 Selbstbeurteilungsverfahren

Hierbei handelt es sich um die klassischen Fragebögen, d.h. der Proband wird aufgefordert, die Intensität und die Häufigkeit verschiedener Symptome selbst einzuschätzen. Diese Verfahren werden am häufigsten von allen psychologischen Verfahren im Rahmen von Begutachtungen eingesetzt. Als eines der bekanntesten für die Erfassung einer PTBS gilt die *Impact of Event Scale Revised* (IES-R). Dieses Inventar besteht aus 22 Fragen nach typischen Traumasymptomen. Probanden sollen beurteilen, ob diese Symptome „überhaupt nicht", „selten", „manchmal" oder „oft" vorliegen.

Neben Aussagen über eine bestimmte Störung gibt es Überblicks-
verfahren, die zur Erfassung verschiedener Syndromgruppen (z. B.
Symptom-Check-Liste 90 R [SCL-90-R], Franke 1995) konzipiert
wurden. Weiterhin können Persönlichkeitsstile, Ressourcen und
andere therapeutisch relevante Informationen (z. B. bestimmte
Kognitionen) über entsprechende Verfahren erfasst werden.

Bewertung: Die Stärke der Selbstbeurteilungsverfahren liegt
in ihrer Handhabbarkeit, sie sind im Unterschied zu den Interviews
für den Untersucher weniger zeitintensiv durchführbar. Wie aber
auch bei den standardisierten Interviews liegt die große Schwäche
in der Anfälligkeit für Antwortverzerrungen, z. B. im Sinne einer
Aggravationsneigung. Selbstbeurteilungsinventare sollten daher
nur ergänzend zu anderen Verfahren eingesetzt werden. Ein Gutachten, das sich ausschließlich auf Selbstbeurteilungsverfahren
stützt, ist nicht verwertbar.

2.3 Neuropsychologische Verfahren

Die Bestimmung kognitiver Defizite zählt bei der Beurteilung oder
Begutachtung vieler psychischer Störungen zu den wesentlichen
diagnostischen Kriterien (z. B. Posttraumatische Belastungsstörung; D-Kriterium). Konzentrations- und Merkfähigkeitsstörungen können bei körperlichen Erkrankungen auftreten, sie können
durch eine komorbid bestehende depressive Entwicklung bei Menschen mit körperlichen Erkrankungen und psychischen Störungen
bedingt sein oder durch eine Medikamenteneinnahme entstehen.
Die beste Möglichkeit, diese Defizite adäquat zu messen, stellen
neuropsychologische Messverfahren dar. Über den psychopathologischen Befund hinaus können hier gezielt bestimmte Auf-
merksamkeitsparameter, bestimmte Gedächtnisdefizite und vor
allem die Belastbarkeit adäquat beurteilt werden. Voraussetzung
für eine aussagekräftige Bestimmung des kognitiven Leistungs-
niveaus ist die Erfassung der prämorbiden, d. h. vor dem Unfallereignis vorhandenen, Leistungsfähigkeit. Dieser zur Abgrenzung
unfallunabhängiger kognitiver Defizite notwendige Schritt kann
durch eine gezielte Anamnesebefragung geleistet werden, durch
die Hinzuziehung von Schul- und Arbeitszeugnissen, durch eine

Untersuchung der Intelligenzfunktionen und ggf. durch fremdanamnestische Aussagen.

Bei der Testdiagnostik selbst sollte darauf geachtet werden, dass
eine möglichst störungsarme Untersuchungssituation besteht, dass
die Einweisung in die einzelnen Verfahrensschritte vollständig ist,
so dass mangelnde Testleistungen nicht von Instruktionsmängeln
herrühren, und vor allem sollte eine aussagekräftige Verhaltensbeobachtung der Befundbeschreibung beigefügt sein. So kann es z. B.
bei Menschen mit Prüfungsängstlichkeit dazu kommen, dass eine
Anspannung, Ängstlichkeit, ein Zittern der Hand zu beobachten
ist. Falls dies übersehen wird, fällt ein wichtiger Erklärungsfaktor
für erbrachte Minderleistungen weg.

Weiterhin sollte bei der Auswahl der Tests das Störungswissen
bezüglich der vom Probanden beklagten Beschwerden bedacht
werden. So wird z. B. bei einer PTBS eine erhöhte Schreckhaftigkeit
angenommen. Diese Schreckhaftigkeit bildet sich unter Umständen bei der Erfassung der sogenannten phasischen Alertness ab
(Testbatterie zur Aufmerksamkeitsprüfung; Zimmermann/Fimm
2002).

Computertests bieten einen hohen Grad an Standardisierung,
sodass diese besonders in Begutachtungssituationen zu bevorzugen sind. Idealerweise sollten nicht nur ein Konzentrations- und
ein Merkfähigkeitstest zur Anwendung kommen, da einzelne Verfahren der Komplexität der jeweiligen Fragestellung in der Regel
nicht gerecht werden.

Bewertung: Neuropsychologische Verfahren können sehr
differenzierte Aussagen zur aktuellen Leistungsfähigkeit, der
möglichen Störung einzelner kognitiver Funktionen und auch zu
der Belastbarkeit machen. Ein Problem ist allerdings, dass unter
Umständen auftretende Minderleistungen nur dann als tatsächliche Beeinträchtigungen interpretierbar sind, wenn die Motivation
des Probanden in der Untersuchungssituation unbeeinträchtigt ist.
Diese Voraussetzung ist je nach Fragestellung für bis zu 50% von
Probanden in Begutachtungssituationen nicht gegeben. Der zusätzliche Einsatz sogenannter Beschwerdenvalidierungsverfahren,
die eine Aussage über die Leistungsmotivation erlauben, erscheint
daher unverzichtbar (cf. Kapitel Beschwerdenvalidierung in der
Begutachtung in diesem Band).

3   Praktischer Einsatz

In der alltäglichen Arbeit des Psychotraumatologischen Zentrums für Diagnostik und Therapieplanung an der Berufsgenossenschaftlichen Unfallklinik Frankfurt werden nahezu bei jedem psychiatrischen Gutachten auch psychologische Zusatzgutachten oder Zusatzuntersuchungen durchgeführt. Diese Zusatzgutachten sind standardisiert und beinhalten je nach Fragestellung feste Testbatterien. Im Folgenden soll das Vorgehen bei einer Posttraumatischen Belastungsstörung beschrieben werden, wobei zu betonen bleibt, dass es sich dabei um das konkrete Vorgehen in unserem Zentrum handelt, also kein Anspruch auf Allgemeingültigkeit besteht. Auf den Aufbau solcher psychologischer Zusatzgutachten, die mündliche Anamneseerhebung sowie die Abgrenzung zu dem psychiatrischen Gutachten wird an dieser Stelle nicht näher eingegangen, um den Rahmen des Kapitels nicht zu überdehnen. Es soll lediglich die reine Testdiagnostik dargestellt und erläutert werden. Neben den psychologischen Zusatzgutachten oder Zusatzuntersuchungen werden in Einzelfällen auch psychotraumatologische Gutachten erstattet, die der psychiatrische Gutachter und der psychologische Gutachter gemeinsam verfassen; darüber hinaus gibt es psychotraumatologische Gutachten, die ausschließlich von dem psychologischen Gutachter erstattet werden.

Vor der psychologischen Zusatzbegutachtung wird mit dem Probanden eine schriftliche Vereinbarung über die Rahmenbedingungen der Untersuchung besprochen, und diese wird sowohl von dem Probanden als auch von dem Gutachter unterschrieben. Inhalt dieser Vereinbarung sind das Ziel der Begutachtung (Objektivierung von vorgetragenen Beschwerden), die Rechte des Probanden (Thematisierung der aufgehobenen Schweigepflicht des Gutachters gegenüber der beauftragenden Versicherung), die Wichtigkeit der Aufrichtigkeit und des Engagements bei der Untersuchung und der Umstand, dass die Motivation überprüft wird, sowie der Verzicht beider Seiten auf unabgesprochene Ton- oder Bildaufzeichnungen. Ein Exemplar dieser Vereinbarung erhält der Proband, eines behält der Untersucher.

Anamnesefragebogen: Zu Beginn bekommt der Proband einen Anamnesefragebogen ausgehändigt, in dem biographische Angaben festgehalten werden sollen. Hier werden die gesundheitliche, die soziale und familiale Situation in der Kindheit erfragt, der schulische- und berufliche Werdegang, die aktuelle soziale Situation, das Befinden und das Leistungsvermögen vor dem Unfallereignis sowie die vegetative Anamnese, Vorerkrankungen und die aktuelle Medikation. Wichtig ist hier, dass die Angaben in dem Anamnesebogen nicht einfach in das Gutachten übernommen werden, sondern dass gezielt nachgefragt wird, um Missverständnisse zu vermeiden und wichtige Informationen auch nachträglich zu erfassen. Nachfolgend wird die mündliche Anamnese erhoben.

Neuropsychologischer Untersuchungsteil: Im Anschluss an das Anamnesegespräch folgt die Abklärung von Konzentrations- und Merkfähigkeitsstörungen. Als Mindeststandard einer psychologischen Zusatzuntersuchung sollte die Erfassung der Reaktionszeit, ein Konzentrationstest, ein Merkfähigkeitstest sowie ein Beschwerdenvalidierungsverfahren angesehen werden. Folgende Testreihenfolge verwenden wir bei der Fragestellung einer Posttraumatischen Belastungsstörung:

Verfahren:	Grund für den Einsatz:
Word Memory Test (Green 2005); 1. Teil	Hiermit soll die Anstrengungsbereitschaft erfasst respektive geprüft werden, ob festgestellte Defizite auf eine mangelnde Motivation zur Bearbeitung der Testverfahren zurückzuführen sind oder nicht
Test of Memory Malingering (Tombaugh 1996)	Dieser Test wird anstatt des WMT eingesetzt, wenn der Proband nicht ausreichend Deutsch spricht
Alertness (Testbatterie zur Aufmerksamkeitsprüfung; Zimmermann / Fimm 2002)	Erfassung der Reaktionsgeschwindigkeit; Defizite bezüglich des phasischen Kennwertes könnten für eine erhöhte Schreckhaftigkeit sprechen. Reaktionswerte oberhalb von 500 msec. sind bei einer reinen psychotraumatologischen Fragestellung nicht zu erwarten
Go / Nogo (Testbatterie zur Aufmerksamkeitsprüfung; ebd.)	Erfassung der Konzentrationsleistung
Geteilte Aufmerksamkeit (Testbatterie zur Aufmerksamkeitsprüfung; ebd.)	Erfassung der Fähigkeit, sich auf zwei Dinge gleichzeitig konzentrieren zu können
Word Memory Test; 2. Teil	Siehe oben

Verfahren:	Grund für den Einsatz:
Zahlenmerkspanne (Wechsler Gedächtnistest - revidierte Fassung; Härting et al. 2000)	Erfassung einfachster Gedächtnisfunktionen; gleichzeitig beinhaltet dieser Test einen weiteren Parameter zur Beurteilung der Anstrengungsbereitschaft
Verbaler Lern- und Merkfähigkeitstest (Helmstaedter 2001), 1. Teil	Erfassung von Gedächtnisfunktionen
Leistungsprüfsystem Untertest 3 (Horn 1983)	Erfassung des schlussfolgernden Denkens zur orientierenden Bestimmung des Intelligenzniveaus und damit des prämorbiden Leistungsniveaus
Mosaik-Test (HAWIE-R; Tewes, 1994)	Erfassung der räumlichen-konstruktiven-visuellen Fähigkeiten
Verbaler Lern- und Merkfähigkeitstest, 2. Teil	Siehe oben

Psychometrischer Untersuchungsteil: Die psychometrische Untersuchung stellt den letzten Untersuchungsteil dar. Folgende Fragebögen werden bei uns im Rahmen der Diagnostik einer Posttraumatischen Belastungsstörung eingesetzt:

Verfahren:	Grund für den Einsatz:
Impact of Event Scale (Weiss / Marmar 1996)	Spezielles Inventar zur Erfassung einer PTBS (22 Fragen)
Symptom-Checkliste 90 R (Franke 2002)	Beschwerdeliste zur Erfassung des allgemeinen psychischen Befindens (90 Fragen)
Strukturierter Fragebogen simulierter Symptome (Cima et al. 2003)	Inventar zur Erfassung von negativen Antwortverzerrungen (75 Fragen)
Persönlichkeitsstil und -störungsinventar (Kuhl / Kazén 1997)	Erfassung von Persönlichkeitsaspekten, dies kann hilfreich sein, um Komplikationen im Heilverlauf zu verstehen (140 Fragen)
Minnesota Multiphasic Personality Inventory (Engel 2000)	Dieses Inventar wird aktuell nicht durchgehend sondern lediglich bei Bedarf eingesetzt. Es ist mit 567 Fragen sehr umfangreich und damit eine hohe Belastung für Probanden. Positiv ist, dass es einen Überblick über die psychische Gesamtsituation erlaubt und so z.B. die Symptom-Checkliste ersetzen könnte und dass es verschiedene Parameter zur Erfassung positiver sowie negativer Antwortverzerrungen enthält, so dass ggf. auf den Einsatz des Strukturierten Fragebogens zur Erfassung simulierter Symptome verzichtet werden könnte

Bewertung: Die vorgestellte Testbatterie ist sehr umfangreich; sie ermöglicht differenzierte Aussagen über das Leistungsvermögen, über Details der vorgetragenen Beschwerden, über Persönlichkeitsaspekte und die Authentizität von geschilderten Beschwerden. Verwertbar ist diese Form der Diagnostik allerdings nur mit einem aussagekräftigen psychopathologischen Befund sowie einer durchgehenden Verhaltensbeobachtung während der Testuntersuchung. Das explorative Gespräch dauert etwa ein bis zwei Stunden, die neuropsychologische Untersuchung etwa 1,5 Stunden, die Bearbeitung der Fragebögen (327 Fragen) etwa 1,5 Stunden. Von den Probanden wird die relativ lange Untersuchungsdauer meist gut toleriert.

4 Empfehlungen

Das Hauptargument gegen eine standardisierte psychologische Untersuchung, sie stütze sich weitgehend auf die Aussage des Probanden und stelle daher keine Befundung im eigentlichen Sinne dar (Anfälligkeit für positive und negative Antwortverzerrungen), sollte ernst genommen werden. Dennoch kann der fachgerechte Einsatz der Testdiagnostik/Psychometrik im Rahmen der Begutachtung von psychischen Unfallfolgezuständen die diagnostische Sicherheit erheblich erhöhen. Dies ist allerdings nur dann der Fall, wenn bestimmte Voraussetzungen erfüllt sind:

Eine psychometrische Untersuchung darf keine reine Erfassung der Beschwerden durch Selbstbeurteilungsverfahren sein.

Die Ergebnisse der psychometrischen Untersuchung müssen zusammen mit anderen Elementen der Begutachtung interpretiert werden. Eine isolierte Diagnosestellung auf Basis einzelner Verfahren wird der Komplexität der Fragestellung nicht gerecht und entspricht auch nicht den *Leitlinien.* Eine psychometrische Untersuchung ist eine Zusatzuntersuchung zum psychischen Befund, sie ersetzt ihn nicht.

Die Aussagefähigkeit der psychometrischen Untersuchung wird deutlich verstärkt, wenn Skalen oder Inventare zur Erfassung positiver oder negativer Antwortverzerrungen oder Verfahren zur Abklärung der Leistungsmotivation eingesetzt werden (siehe Kapitel „Beschwerdevalidierung in der Begutachtung").

Die Testdiagnostik sollte, damit sie verwertbar ist, fachgerecht durchgeführt werden und den aktuellen Stand der wissenschaftlichen Diskussion repräsentieren. Die Zusammenarbeit mit einem in diesen Verfahren versierten Psychologen erscheint für einen psychiatrischen-neurologischen Gutachter sinnvoll, um diesem Anspruch zu genügen.

Literatur

BRICKENKAMP R (2002) Handbuch psychologischer und pädagogischer Tests, Göttingen.

CIMA M et al. (2003) Strukturierter Fragebogen Simulierter Symptome: Die Deutsche Version des Structured Inventory of Malingered Symptomatology (SIMS). In: Nervenarzt 74: 977-986.

ENGEL R (2000) Minnesota Multiphasic Personality Inventory-2, Göttingen.

GREEN P (2005) Word Memory Test, Edmonton.

HÄRTING C (2000) Wechsler Gedächtnistest – Revidierte Fassung, Göttingen.

HELMSTAEDTER C et al. (2001) Verbaler Lern- und Merkfähigkeitstest, Göttingen.

HORN W (1983) Leistungsprüfsystem (LPS), Göttingen.

HOROWITZ M J et al. (1979) Impact of Event Scale: A measure of subjective stress. In: Psychosomatic Medicine 41: 209-218.

FABRA M (2006) Posttraumatische Belastungsstörung und psychischer Querschnittsbefund: Konsequenzen für die psychiatrisch-psychotherapeutische Begutachtung. In: Der medizinische Sachverständige 102: 26-31.

FERRING D; FILIPP S H (1994) Teststatistische Überprüfung der Impact of Event Skala: Befunde zu Reliabilität und Stabilität. In: Diagnostica 40: 344-362.

FRANKE G H (2002) Symptom-Checkliste, Göttingen.

FROMBERGER U (2009) Begutachtung. In: Maercker A (Hg.): Therapie der posttraumatischen Belastungsstörung, Berlin: 111-133.

KUHL J; KAZÉN M (1997) Persönlichkeits-Stil- und Störungs-Inventar (PSSI), Göttingen.

LEHRL S (2001) Stellenwert psychometrischer Tests in der sozialmedizinischen Begutachtung. In: Der medizinische Sachverständige 97: 40-45.

LEES-HALEY P R (1990) Malingering mental disorders on the Impact of Event Scale (IES): Toxic exposure and cancerphobia. In: Journal of Traumatic Stress 3: 315-321.

PERKINS D V; TEBES J A (1984) Genuine versus simulated responses on the Impact of Event Scale. In: Psychological Reports 54: 575-578.

SCHELLIG D et al. (2009) Handbuch neuropsychologischer Testverfahren, Göttingen.

TEWES U (2001) Hamburg-Wechsler Intelligenztest für Erwachsene Revision 1991, Göttingen.

TOMBAUGH T N (1996) Test of Memory Malingering, Toronto.

WEISS D S; MARMAR C R (1996) The Impact of Event Scale – Revised. In: Wilson J P / Keane T M (Hg.): Assessing psychological trauma and PTSD: A handbook for practioners, New York: 399-411.

WITTCHEN H U et al. (1997) SKID. Strukturiertes klinisches Interview für DSM-IV, Göttingen.

ZIMMERMANN P; FIMM B (2002) Testbatterie zur Aufmerksamkeitsprüfung (TAP), Herzogenrath.

GORDON KRAHL, THOMAS MERTEN

Beschwerdenvalidierung in der Begutachtung

Häufig wird in Gutachtenaufträgen die Frage aufgeworfen, ob eine Aggravation oder Simulation von Beschwerden vorliegt, und in manchen Gutachtenaufträgen wird explizit vorgegeben, dass Methoden zur Beschwerdenvalidierung eingesetzt werden sollen. Das Wissen über die Quantifizierung von nicht authentischer Beschwerdeschilderung oder -darstellung ist unter Zugrundelegung der neueren wissenschaftlichen Erkenntnisse in den letzten Jahren deutlich angestiegen. Dennoch werden immer wieder Vorbehalte gegen den Einsatz dieser Verfahren geäußert, die in der Regel nicht auf einer tiefergehenden Kenntnis der empirischen Literatur und den konzeptionellen und methodischen Entwicklungen in den letzten Jahren beruhen. Häufig wird angenommen, dass ein erfahrener Gutachter in der Lage ist, unaufrichtige Kommunikation zu erkennen oder zu erspüren, eine Überprüfung der Authentizität durch Verfahren, die unabhängig von der Person des Untersuchers sind, wird als nicht notwendig erachtet. Dabei ist aus Metaanalysen bekannt, dass Menschen bei der Identifizierung von Unwahrheit kaum genauer als der Zufall abschneiden (Bond / de Paulo 2006; Aamodt / Custer 2006) – eine Tatsache, die aus der Lügenforschung schon seit langem bekannt ist. Gerade bei diesem in Deutschland sehr emotional diskutierten Thema ist es wichtig, die Begrifflichkeiten, die Möglichkeiten und die Grenzen von Beschwerdenvalidierungsverfahren zu kennen. Das vorliegende Kapitel soll aus Sicht von Neuropsychologen jüngere Entwicklungen auf diesem Gebiet darstellen sowie einen Vorschlag zum praktischen Einsatz der Verfahren liefern.

1 Begriffsbestimmung

Nicht jede Form einer nicht-authentischen Beschwerdendarstellung ist mit Aggravation oder Simulation gleichzusetzen; es kann sehr unterschiedliche Motivationen geben, die einen Probanden in einer Untersuchungssituation dazu veranlassen, Symptome deutlicher oder weniger deutlich darzustellen, als sie tatsächlich sind. Darüber hinaus können diese Gründe für den Probanden klar und reflektiert (bewusst) oder unklar und der eigenen Reflexion entzogen (unbewusst) sein. Wichtig ist, dass Gutachten begrifflich unmissverständlich abgefasst sind.

Eine nicht-authentische Beschwerdendarstellung kann im Sinne positiver oder negativer Antwortverzerrungen in Erscheinung treten. Unter *positiven Antwortverzerrungen* versteht man, dass Probanden Symptome oder psychische Störungen weniger stark belastend darstellen, als sie sind, oder sie vollständig verleugnen. Dies kommt in bestimmten Gutachtenkontexten durchaus vor, soll hier jedoch nicht Gegenstand der näheren Betrachtung werden. Demgegenüber versteht man unter *negativen Antwortverzerrungen* das Verhalten einer untersuchten Person, das durch ungenaue oder unzutreffende Antworten oder durch die fälschliche Darstellung von Einschränkungen in entsprechenden Prüfverfahren gekennzeichnet ist. Damit ist nicht etwa gemeint, dass ein Proband mehrfach oder nachdrücklich im Rahmen der gutachtlichen Untersuchung auf tatsächlich vorhandene Beschwerden hinweist. Derartige Verdeutlichungstendenzen sind als minder schwer und situationell bedingt zu beurteilen und in der Regel durch den Gutachter als solche zu erkennen. Sie erschweren die Befunderhebung nicht wesentlich, sodass sie auch nicht als bedeutsamer Störfaktor in der gutachtlichen Untersuchung auftreten.

Unter dem Begriff *Diagnostik der Beschwerdenvalidität* wird verstanden, dass die Authentizität oder Glaubhaftigkeit der durch einen Probanden dargestellten Symptome und der geschilderten Beschwerden überprüft und das erhaltene psychologische Testprofil auf seine Gültigkeit hin untersucht wird. Negative Antwortverzerrungen können in zwei unterschiedlichen Formen oder als Kombination dieser Formen auftreten; zum einen als unzutreffende Beschwerdenschilderung und zum anderen als fälschliche

Symptompräsentation. Treten im Rahmen psychologischer Leistungstests negative Antwortverzerrungen auf, so können diese als *suboptimale Leistungsmotivation* oder *eingeschränkte Anstrengungsbereitschaft* des Probanden beschrieben werden.

Wenn negative Antwortverzerrungen feststellt werden, kann dies, je nach Kontext, verschiedene Bedeutungen haben:

- Von einer *Simulation* spricht man, wenn eine bewusste Vortäuschung von Symptomen vorliegt und/oder eine fälschliche Beschwerdenschilderung zur Erreichung eines bestimmten (externalen) Zieles erfolgt. Hier wird davon ausgegangen, dass der Proband nicht oder nicht mehr unter den beklagten Symptomen oder Störungen leidet.
- Von *Aggravation* spricht man, wenn Probanden Symptome bewusst übertreiben und/oder eine unaufrichtige Beschwerdenschilderung vornehmen. Hier wird davon ausgegangen, dass Probanden tatsächlich Beschwerden haben, diese jedoch stärker oder breiter darstellen, als sie in der Realität vorhanden sind, und zwar ebenfalls, um ein bestimmtes (externales) Ziel zu erreichen.
- Von *somatoformen Störungen* und *dissoziativen Störungen* (oder konversionsneurotischen Störungen) spricht man, wenn körperliche Symptome oder Störungen präsentiert werden, die nicht ausreichend auf eine organische Ursache zurückzuführen, die aber schlüssig durch psychische Konflikte erklärbar sind.
- Von einer *artifiziellen Störung* spricht man, wenn der Proband aus der bewussten Vortäuschung oder Erzeugung von Symptomen oder Störungen einen primären Krankheitsgewinn ableitet (der in der Krankheit, der Erfahrung diagnostischer oder therapeutischer Prozeduren und der Krankenrolle selbst liegt).
- Bei *Persönlichkeitsstörungen, psychiatrischen Erkrankungen* oder *psychopathologischen Phänomenen* können Motivationsprobleme zum Störungsbild gehören; diese können im Einzelfall eine mangelnde Kooperation erklären.

Für die Unterscheidung dieser diagnostischen Kategorien ist es wesentlich, dass geklärt wird, ob negative Antwortverzerrungen auf eine reflektierte, bewusste oder eine der Reflexion entzogene, unbewusste Motivation des Probanden zurückzuführen sind (Tabelle 1). Eine Simulation bzw. Aggravation kann dann diskutiert werden, wenn eine bewusst falsche Darstellung von Symptomen bzw. eine bewusst unaufrichtige Beschwerdenschilderung mit der Absicht, ein bestimmtes Ziel zu erreichen, bestimmt werden kann. Demgegenüber würde man von einer somatoformen oder einer dissoziativen Störung erst dann sprechen können, wenn mit ausreichender Sicherheit zu belegen ist, dass negative Antwortverzerrungen auf einer unbewussten, d.h. der Reflexion des Probanden entzogenen Motivation beruhen. Bei einer artifiziellen Störung hingegen erfolgt die Darstellung der Symptome bzw. die Beschwerdenschilderung bewusst und unaufrichtig, aber dem Probanden darf, so die Definition, die Motivation dazu (der primäre Krankheitsgewinn, der in mit dem Kranksein direkt verbundenen Faktoren liegt) nicht bewusst sein.

Diagnostische Kategorie	Fälschliche Beschwerdenschilderung oder Symptomerzeugung	Zugrunde liegende Motivation
Simulation / Aggravation	Absichtlich, gesteuert („bewusst")	Reflektiert („bewusst") – sekundärer Krankheitsgewinn
Artifizielle Störung	Absichtlich, gesteuert („bewusst")	Unreflektiert („unbewusst") – primärer Krankheitsgewinn
Somatoforme / dissoziative Störungen	Unabsichtlich („unbewusst")	Unreflektiert („unbewusst")

Tabelle 1:
Negative Antwortverzerrung und Motivationslage

Kritisch für die diagnostische Einordnung des Verhaltens bleibt also die Unterscheidung zwischen bewussten und unbewussten innerpsychischen Prozessen, die uns zunächst kein Test und keine Verhaltensprobe liefern kann. Die Annahme, dass ein auffälliges

Ergebnis in einem Beschwerdenvalidierungsverfahren (das mitunter fälschlicherweise auch als „Simulationstest" bezeichnet wird) eine Simulation ausweise, geht fehl. Eine nicht-authentische Beschwerdendarstellung oder Symptompräsentation geradlinig und unkritisch auf eine somatoforme oder dissoziative Störung zurückzuführen, also stillschweigend die Unbewusstheit der fälschlichen Präsentation und der Motivationslage zu postulieren, ohne sie kritisch und in der Tiefe differenziell zu prüfen, ist ebenfalls nicht statthaft.

Vielmehr ist durch den Gutachter eine sorgfältige Analyse aller zur Verfügung stehenden Information vorzunehmen (Aktenlage, Vorbefunde, psychopathologischer Befund, Testergebnisse im zeitlichen Verlauf, Angaben über das tatsächliche Funktionsniveau in Alltag und Beruf), wobei auch dann in einer Reihe von Fällen kein ausreichend begründbarer Rückschluss auf die Bewusstheit der gezeigten negativen Antwortverzerrungen und der Motivationslage erfolgen kann. Die bloße *Möglichkeit* einer unbewussten Motivation für die negativen Antwortverzerrungen ist rechtlich nicht ausreichend. Der Nachweis einer Gesundheitsstörung (und damit der sie konstituierenden Merkmale) muss mit der rechtlich geforderten Gewissheit erfolgen. In der tatsächlichen Begutachtungspraxis fällt jedoch auf, dass eine Reihe von Gutachtern dazu neigt, die Unbewusstheit der fälschlichen Beschwerdendarstellung und die Unbewusstheit der ihr zugrunde liegenden Motivation stillschweigend vorauszusetzen, statt eine sorgfältige und differenzielle Analyse vorzunehmen, die dem Empfänger des Gutachtens eine plausible Argumentation vermittelt.

> ➤ **Fallbeispiel:**
> Eine Frau mittleren Alters, Beschäftigte eines Supermarkts, wurde vorgestellt, sie klagte über Rückschmerzen, Bewegungsbeeinträchtigungen, Schwindel, Konzentrations- und Merkfähigkeitsstörungen. Ihre Beschwerden setzten eigenen Angaben zufolge ein, nachdem sie sechs Monate zuvor von zwei bewaffneten Männern an ihrem Arbeitsplatz überfallen wurde. Sie sei direkt mit einer Waffe bedroht worden und erlebte diese Situation nach eigenen Aussagen als sehr dramatisch. Die Beschwerden nähmen eher zu, als dass sie besser würden, und die Ärzte hätten noch keine Erklärung für diese Beschwerden gefunden. Sie leide unter Ängsten, schlafe schlecht, sei aber ansonsten psychisch gesund. Eine Arbeitsaufnahme hatte etwa drei Monate nach dem Überfallereignis stattgefunden, wobei sie sich nicht richtig wohl an der Arbeitsstelle fühle. Während der Testdiagnostik zeigte sie eine unplausibel massive Reaktionsverlangsamung, eine Störung der Aufmerksamkeitsteilung,

verbale Gedächtnisstörungen sowie Hinweise auf eine Störung der Exekutivfunktionen. Psychometrisch zeigten sich eine leichte Ängstlichkeit sowie der Hinweis auf konversionsneurotische bzw. somatoforme Symptome. Im psychopathologischen Befund wirkte die Probandin angespannt, aber nicht stark phobisch oder vermeidend, die Persönlichkeit wirkte sozial angepasst. Die Beschwerdenvalidierungsverfahren ergaben Hinweise auf eine mangelnde Anstrengungsbereitschaft in der Untersuchung sowie auf eine Dissimulationstendenz bezüglich Selbstangaben in Fragebögen. Eine Nachexploration ergab, dass die Probandin in der Vorgeschichte zweimal längere Zeit krank war. Das erste Mal etwa 13 Jahre zuvor nach einem Reitunfall; dabei habe sie etwa einen Monat lang nicht laufen können, obwohl die Ärzte keine Verletzung gefunden hätten. Sieben Jahre später sei sie im Rahmen einer Beziehungskrise mit ihrem Ehemann erkrankt; dabei habe sie für ca. ein halbes Jahr schlechter sprechen und sich schlechter konzentrieren können. Eine ärztliche Abklärung habe auch damals keinen auffälligen organischen Befund erbracht. Diese Vorgeschichte legt nahe, dass möglicherweise auch schon vor der jetzigen Beschwerdensituation eine Neigung zur somatoformen und dissoziativen Beschwerdenentwicklung bestanden haben könnte.

Wenn der Gutachter eine somatoforme oder dissoziative Störung in einem solchen Falle für bewiesen hält, so muss er im Gutachten überzeugend und nachvollziehbar die Entwicklung der Beschwerden aus einer für die Probanden unbewussten Motivation heraus darstellen. Zudem muss dargelegt werden, dass die angestrebte Versicherungsleistung in diesem Falle von untergeordneter Bedeutung für die Entstehung und Aufrechterhaltung der Beschwerden ist, denn eine solche stellte ja einen in jedem Fall der Probandin bewussten Gewinn dar. Für die positive Diagnosestellung einer solchen psychischen Störung muss eine Beschwerdenvortäuschung positiv ausgeschlossen werden (American Psychiatric Association, 1995). Eine Herausforderung für den Gutachter bleibt es immer noch, die auffälligen Ergebnisse in den Beschwerdenvalidierungstests zu erklären und ebenfalls überzeugend darzulegen, dass eine reflektierte Antwortmanipulation in diesem Falle nicht gegeben war.

Die Beurteilung der Glaubhaftigkeit der Angaben eines Probanden, der Authentizität der Beschwerdendarstellung und der Bewusstseinsnähe oder -ferne nicht-authentischer Symptompräsentationen, sofern sie allein auf der Basis eines „klinischen Eindrucksurteils" erfolgt, wird durch zwei wesentliche Faktoren beeinflusst: erstens die Urteilsfähigkeit des Gutachters und seine Anfälligkeit oder Resistenz gegenüber Urteilsfehlern (Vollmoeller 2004), zweitens die Fähigkeit des Probanden, einen Kommunikationspartner zu täuschen.

Felix Krull, der von Thomas Mann beschriebene Hochstapler, fasste zusammen, was eine gute Täuschung ausmachen sollte: *„Denn auf Lüge und Heuchelei muss freilich erkannt werden, wo eine Empfindung zu Unrecht nachgeahmt wird, weil ihren Anzeichen keinerlei Wahrheit und wirkliches Wissen entspricht, was denn Fratzenhaftigkeit und Stümperei notwendig zur kläglichen Folge haben wird. Sollten wir aber über den Ausdruck unserer teuren Erfahrung nicht zu beliebigem Zeitpunkt zweckmäßig verfügen dürfen? Rasch, traurig und vorwurfsvoll sprach mein Blick von früher Vertrautheit mit des Lebens Unbilden und Misslichkeiten. Dann seufzte ich tief.“* Die Identifizierung einer Täuschung ist, folgen wir Felix Krull, erheblich erschwert, spricht ein Proband über authentische Gefühle, begründet sie jedoch (wissentlich) falsch. Eine solche Situation ist etwa dann gegeben, wenn ein Proband in einer Begutachtungssituation geltend macht, infolge eines HWS-Distorsionstraumas unter Konzentrationsstörungen zu leiden und daher beruflich überfordert zu sein. Wenn tatsächlich unfallunabhängig eine berufliche Überforderungssituation vorliegt, der Proband also wahrheitsgemäß davon berichtet und lediglich den Bezug zum Trauma vortäuscht, sollte ein empathischer Gutachter die Überforderung und damit verknüpfte Konfliktproblematik durchaus als authentisch annehmen können – was sie ja tatsächlich wäre. Die weitergehende Aufgabe des Gutachters in einer Kausalitätsbegutachtung läge aber darin zu prüfen, ob die geltend gemachten Beschwerden tatsächlich auf das angegebene Schadensereignis zurückzuführen sind, was sich nicht allein auf der Grundlage der festgestellten Authentizität des Beschwerdenvortrags entscheiden lässt. Wurzer (2009: 208) hat als einen der beiden häufigsten gutachtlichen Fehler von Neuropsychologen „das unreflektierte fälschliche ursächliche Zuordnen von Auffälligkeiten zu einem bestimmten Ereignis“ genannt.

Nur wenn der Gutachter sich seiner eigenen Urteilsunsicherheit, den Urteilsfehlern, denen er potenziell unterliegt, und seiner prinzipiellen Täuschbarkeit bewusst ist und sie als Einflussfaktoren im Urteilsprozess akzeptiert, kann er auch abwägen, ob und inwieweit eine Aussage über die Bewusstseinsnähe einer Verdeutlichungstendenz sicher zu treffen ist oder nicht. In allen Fällen, in denen diese Entscheidung nicht ausreichend sicher zu treffen ist, sollte dies klar im Gutachten dargelegt werden. Zweifel zu kommunizieren, wo sie unauflösbar sind, stellt keine Schwäche eines Gutachtens dar, aber gebotene Zweifel zu ignorieren und vorhandene Zweifel zu verschweigen, ist sicher kein Ausweis hoher gutachtlicher Qualität. Dem Auftraggeber eines Gutachtens darf keine Urteilssicherheit vorgespiegelt werden, wo diese in Wahrheit nicht vorhanden ist. Wenn in einem konkreten Fall keine Aussagen über den Grad der Reflexion und die Motivationslage eines Probanden zu treffen sind, bei dem negative Antwortverzerrungen festgestellt werden, so kann die Nicht-Authentizität der vorgetragenen Beschwerden bzw. der demonstrierten Funktionseinbußen ausgewiesen werden, doch darf nicht rein spekulativ etwa eine somatoforme Störung angenommen werden. Im Zweifelsfalle gibt es immer noch die Möglichkeit, geltend gemachte Beschwerden, über deren Natur und Ursprung positiv keine Aussagen getroffen werden können, als „medizinisch nicht erklärbare Beschwerden" (MUS = medically unexplained symptoms; vgl. Brown 2007) darzustellen. Eine solche Beurteilung, die eine spätere diagnostische Abklärung keineswegs einengt, ermöglicht häufig ohne jeden Rückgriff auf spekulative Annahmen die Beantwortung der in einem Einzelfall gestellten gutachtlichen Fragen.

> **Merke:**
> Der Begriff der negativen Antwortverzerrungen drückt aus, dass nicht-authentische Beschwerden berichtet oder nicht-authentische Symptome präsentiert wurden.
> Negative Antwortverzerrungen können nicht nur im Rahmen von Aggravation und Simulation, sondern auch bei artifiziellen Störungen sowie bei somatoformen und dissoziativen Störungen auftreten.
> Eine klare Aussage, welcher dieser diagnostischen Kategorien negative Antwortverzerrungen in einem konkreten Fall zuzuordnen sind, kann in einer Reihe von Fällen nicht mit ausreichender Sicherheit getroffen werden. Darüber hinaus können Antwortverzerrungen bei Persönlichkeitsstörungen und bei psychiatrischen Erkrankungen auftreten, wenn diese eine unzureichende Kooperativität auf Seiten des Probanden bedingen.

2 Relevanz und Häufigkeiten nicht–authentischer Beschwerden

Kontrovers sind die Meinungen über die Verbreitung von Simulation und Aggravation. Manche Autoren glauben, dass Simulation sehr selten auftritt, auch eine Aggravation, so wird immer wieder

geäußert, Aggravation/Simulation trete nur selten bei psychoreaktiven Störungen auf und spiele dort eine nur marginale Rolle,
weshalb ihre gezielte Abklärung im Rahmen von Begutachtungen
verzichtbar sei. Solche Aussagen stützen sich meist auf bloße Meinungen einzelner Experten, die dann als Beleg für die Richtigkeit
von anderen Autoren wiederholt werden; selten basieren sie auf
empirischen Untersuchungsergebnissen unter Einschluss moderner, validierter Methoden zur Identifizierung negativer Antwortverzerrungen. Die Unterschätzung der Prävalenz für simulative
Tendenzen aber muss immer spekulativ bleiben, da man eine „reine
Simulation" aus konzeptionellen Gründen gar nicht nachweisen
kann, also auch keine Aussagen über deren Auftretenshäufigkeit
machen kann. Eine reine Simulation wäre dann anzunehmen,
wenn tatsächlich erlebte Beschwerden oder wirklich vorhandene
Symptome definitiv nicht vorlägen, aber die *Abwesenheit* solcher
innerpsychischer Phänomene (Beschwerdenerleben) lässt sich
positiv nicht beweisen. In diesem Sinne sind Aussagen über eine
„reine" Simulation wissenschaftlich nicht sinnvoll zu treffen.

Eine Vortäuschung kognitiver Störungen kann man jedoch
dann sicher feststellen, wenn nachgewiesen werden kann, dass
ein Proband in einem Leistungstest gezielt und gesteuert bedeu-
tend mehr Fehler macht, als er aufgrund seines Fähigkeitsniveaus
machen würde. Dieser Nachweis kann geführt werden, wenn ein
Proband in einem Test mit dichotomem Antwortformat (Zwangs-
wahlverfahren) einen Punktwert erreicht, der unterhalb der Ratewahrscheinlichkeit liegt. Ein solches Ergebnis bedeutet: Wenn
er in Abwesenheit jeglicher Fähigkeit, die durch den Test erfasst
wird, die Antworten lediglich geraten hätte, hätte er mit hoher
Wahrscheinlichkeit ein besseres Ergebnis erzielt, als er tatsächlich
erreicht hat (für eine detaillierte Darstellung des Aufbaus, der Logik und der mathematischen Grundlagen solcher Zwangswahlver-
fahren vgl. Giger/Merten 2009). Solche Antwortmuster unterhalb
der Schwelle für reines Raten stellen also eine klare Demonstration
von Bewusstseinsnähe dar: Eine so schlechte Leistung ist mit
hoher Wahrscheinlichkeit nur möglich, wenn der Proband *gezielt*
falsche Antworten abgibt, mit dem Ziel, dem Untersucher nicht
vorhandene Störungen zu demonstrieren oder tatsächlich vorhandene Störungen in einer extrem übertriebenen Weise darzustellen.

Unter denjenigen, die sich schwerpunktmäßig mit neueren Methoden der Beschwerdenvalidierung und konzeptionellen Problemen der Abgrenzung von Simulation und psychogenen Störungen beschäftigen, herrscht heute weitgehende Einigkeit darüber, dass solche Alternativwahlverfahren die gegenwärtig beste verfügbare Methode darstellen, um positiv gezielte, absichtliche, reflektierte Antwortverzerrungen zu erfassen (insbesondere Slick et al. 1999). Vereinzelt wird die Möglichkeit diskutiert, dass ein Proband „unbewusst" Antwortmuster unterhalb der Schwelle der Ratewahrscheinlichkeit produzieren könnte (vgl. Miller 1999), doch sind die wenigen Verfechter dieser Ansicht einen Beweis oder auch nur hinlänglich überzeugende Belege bislang schuldig geblieben.

Verfahren der funktionellen Bildgebung oder physiologische Messverfahren, deren Potenzial für die Zukunft noch ungewiss ist, sind bislang nicht in der Lage, auch nur annähernd gute Klassifikationsergebnisse für die Unterscheidung von authentischen vs. nicht-authentischen Darstellungen zu liefern (vgl. den Überblick von Kingery / Schretlen 2007 sowie jüngst Ruchsow et al. 2010). Das früher als einzig sichere Methode einer Simulationsfeststellung diskutierte Eingeständnis eines Probanden, eine Vortäuschung zuzugeben, ist allerdings fehlbar, was mit Blick auf die moderne Forschung zu „falschen Geständnissen" aus der Forensischen Psychologie nicht verwundert (z.B. Kassin et al. 2010).

Die Frage, wie häufig Beschwerden wirklich *simuliert* werden, ist nicht sicher zu beantworten, weil uns keine zuverlässige Datenbasis dafür zur Verfügung steht. Wenn jedoch die Frage umformuliert und gefragt wird, bei welchem Anteil von Begutachteten sich erhebliche nicht-authentische Beschwerdenschilderungen oder Symptompräsentationen finden, so lässt sich mit den heute verfügbaren empirischen Methoden viel eher eine Antwort finden.

Wie wir aus einer Reihe von internationalen Studien wissen, ist das Auftreten negativer Antwortverzerrungen bei psychotraumatologischen, medizinischen und neuropsychologischen Fragestellungen im Gutachtenkontext keine Seltenheit. Eine Studie von Mittenberg et al. (2002) wertet die Angaben von 131 Neuropsychologen aus Nordamerika aus und beruht auf mehr als 33.000 Fällen. Hiernach ist im zivilrechtlichen Kontext mit einer Auftretenshäufigkeit für Simulation oder Aggravation bei geltend gemachten kognitiven Defiziten in 30% aller Fälle zu rechnen. Für leichte Schädel-Hirn-Traumata fand sich hierbei eine Auftretenshäufigkeit von 41,2%, bei Fibromyalgie und chronischer Erschöpfung von 38,6%, bei Schmerzen und somatoformen Störungen von 33,5%. Weitere Diagnosegruppen zeigten niedrigere Auftretenshäufigkeiten, wobei bei Anfallsleiden die geringste Auftretenshäufigkeit mit 9,4% festgestellt wurde. Chafetz et al. (2007) und Miller et al. (2006) kamen in unabhängigen Studien zu der Erkenntnis, dass bei amerikanischen Antragstellern auf Invalidität in mehr als 50% aller Fälle mit einer mangelnden Kooperation gerechnet werden muss, wobei die Kooperation mit Beschwerdenvalidierungsverfahren überprüft wurde.

Ähnliche Werte fanden sich in verschiedenen anderen nordamerikanischen Studien (z.B. Gervais et. al. 2001). Mittlerweile liegen auch verschiedene europäische Studien zu diesem Thema vor, die vergleichbare Auftretenshäufigkeiten auswiesen. Schmand et al. (1998) fanden bei niederländischen Gutachtenprobanden, die Beschwerden im Rahmen eines Schleudertraumas geltend machten, in 61% der Fälle unter Einsatz eines Beschwerdenvalidierungsverfahrens eine mangelnde Leistungsmotivation in der Untersuchung. Gill et al. (2007) zeigten, dass bei 62% der Probanden in Großbritannien, die im Rahmen einer psychiatrischen Begutachtung Gedächtnisstörungen geltend machten, in einem Beschwerdenvalidierungstest Leistungsmotivationsbeeinträchtigungen auftraten. Inzwischen gibt es auch deutsche Schätzungen. Im Rahmen einer Stichprobe von Gutachtenprobanden, die unter anderem kognitive Defizite geltend machten, fanden sich in 42% der Fälle negative Antwortverzerrungen in einem Beschwerdenvalidierungsverfahren (Merten et al. 2007b). Eine weitere Untersuchung belegt, dass Probanden, die zu einer Heilverfahrenskontrolle oder zu einer (neuro-)psychologischen Begutachtung vorgestellt wurden und die unter anderem kognitive Defizite geltend machten, in 48% der Fälle in Beschwerdenvalidierungsverfahren Hinweise auf eine mangelnde Anstrengungsbereitschaft zeigten (Merten et al. 2010). Zusammenfassend ist also festzuhalten, dass negative Antwortverzerrungen, wenn sie systematisch überprüft werden, in einer bedeutsamen Untergruppe von Gutachtenprobanden, die psychische oder kognitive Defizite geltend machen, zu finden sind.

Dies bedeutet, dass 20 bis über 50 % der Probanden, die sich einer psychiatrischen oder psychologischen Begutachtung unterziehen, Hinweise auf eine mangelnde Authentizität hinsichtlich der Beschwerdenangaben oder der Symptompräsentation zeigen. Es kann nicht, wie manchmal behauptet, davon ausgegangen werden, dass es sich um eine zu vernachlässigende Untergruppe handeln würde. Wegen der hohen Prävalenz negativer Antwortverzerrungen ist ihre gezielte Untersuchung im gutachtlichen Kontext unverzichtbar.

Studien, die die Auswirkungen (Effektstärken) der Anstrengungsbereitschaft auf die Ergebnisse der neuropsychologischen Diagnostik abbilden (Green et al. 2001), zeigen, dass dieser Faktor die Auswirkungen mittelschwerer und schwerer Schädel-Hirn-Verletzungen um ein 4,5-faches übertrifft. Eine Metaanalyse von Iverson (2005) belegt eine Effektgröße von Aggravation und Simulation auf Testleistungen von 1,1 (d. h. mehr als eine Standardabweichung). Der Einfluss der Leistungsmotivation in der Untersuchung war hier stärker als alle anderen Faktoren, wie z. B. traumatische Hirnschädigung, Depression, Suchtmittelgebrauch oder Aufmerksamkeitsdefizitstörung.

Wie bereits beschrieben, muss bei vorliegenden negativen Antwortverzerrungen eine sorgfältige Motivationsanalyse vorgenommen werden; nur anhand einer solchen ist entscheidbar, ob diagnostisch von einer Zweckhandlung, einer psychischen Störung oder einer Kombination beider ausgegangen werden kann. Für die Diagnosestellung einer somatoformen Störung, einer Konversionsstörung oder einer anhaltenden somatoformen Schmerzstörung wird nach dem Klassifikationssystem DSM-IV vorausgesetzt, dass eine Simulation ausgeschlossen ist. Auch für die Diagnose einer Posttraumatischen Belastungsstörung (PTBS) ist dies in allen Fällen, für die ein finanzieller oder ein anderer sekundärer Krankheitsgewinn zu bejahen ist oder ein gutachterlicher Kontext vorliegt, erforderlich. Diese diagnostische Vorgabe wird bei der Diagnosestellung häufig nicht beachtet. Wenn negative Antwortverzerrungen feststellbar sind und man nicht ausreichend schlüssig, plausibel und überzeugend eine unbewusste Motivation für solche Antwortverzerrungen darlegen kann, so kann in der Regel auch eine Aggravation oder Simulation einzelner Beschwerdenangaben oder dargestellter Symptome nicht ausgeschlossen werden.

Die Rechtssprechung stützt diese Argumentation: In einem Urteil des Bundessozialgerichts vom 06.09.2001 (Az.: B5 RJ 42/00 R) heißt es zur Beweislast bei Zweifeln an der Nachvollziehbarkeit eines Beschwerdenbildes: „Wenn bei sorgfältiger Ermittlung und bei gebotener kritischer Würdigung der Verfahrensergebnisse eine Vortäuschung der Störung, Überwindbarkeit der Störung oder Unerheblichkeit der Störung nicht auszuschließen ist, geht dies zu Lasten des Klägers." Dieser hohe Maßstab wurde noch deutlicher in einem Urteil des Hessischen Landessozialgerichts vom 17.07.2003 unterstrichen, in dem festgestellt wird: „Die Simulationsnähe neurotischer Störungen und die Schwierigkeit, solche Störungen von Fällen der Simulation und Aggravation klar zu unterscheiden, gebieten, eine eindeutig abgegrenzte Beweisantwort vom ärztlichen Sachverständigen zu verlangen und bei der Beweiswürdigung einen strengen Maßstab anzulegen" (Az.: L 3 U 36/02). Ähnliches findet sich in einem Urteil vom Landessozialgericht Nordrhein-Westfalen vom 16.05.2007: „Denn innersubjektive Vorgänge und Vorstellungen, die der Betroffene in der Vergangenheit durchlebt haben will, lassen sich nicht mit an Sicherheit grenzender Wahrscheinlichkeit beweisen." In einer solchen Situation könne daher der Vollbeweis nur gelingen, wenn „das Unfallopfer, das immerhin ein Interesse am Ausgang des Rechtsstreits hat, überaus glaubwürdig und seine Angaben hundertprozentig glaubhaft wären" (AZ: L 17 U 127/06). Dieser Beweismaßstab ist nicht dadurch erfüllt, dass im psychischen Befund die Bemerkung „kein Hinweis auf eine Aggravation oder Simulation" aufgeführt ist. Es muss vielmehr anhand einer nachvollziehbaren Argumentation und einer eingehenden Plausibilitätsprüfung dargelegt werden, was für oder gegen die Annahme einer Aggravation oder Simulation spricht. Sollte keine klare Entscheidung zu treffen sein, so ist dies im Gutachten zu vermerken. Keinesfalls sollte über diese Frage spekuliert oder orakelt werden. Die Gefahr, die eigene gutachterliche Fähigkeit bei der Beurteilung der Authentizität zu überschätzen, kann nicht überbetont werden. Müller-Frank (2006) kommentierte ein Urteil des Oberlandesgerichts Frankfurt vom 17.05.2005. In diesem Urteil wurde eine ausgewiesene Aggravation als Beweisführungshindernis anerkannt. Einem Gutachter war es nicht möglich, den Anteil der tatsächlichen Beeinträchtigungen eines Probanden von denjenigen Anteilen, die übertrieben oder ausgeweitet dargestellt wurden, abzugrenzen. Es wurde in rechtlicher Hinsicht auf die beim Kläger liegende Beweislast für das Vorhandensein der anspruchsbestimmenden Voraussetzungen abgestellt. Müller-Frank beklagt, dass „weder Sachverständige noch Gerichte [...] immer so weit [gingen], einen Beweis für die Richtigkeit der Eigenangaben zu verlangen. Zumindest dann aber, wenn die Eigenangaben ganz oder teilweise falsch sind, was bei nachgewiesener Aggravation [...] anzunehmen ist, fehlt es an einer tragfähigen Entscheidungsgrundlage sowohl für den Gutachter als auch für das Gericht". Eine weitergehende Auseinandersetzung mit der Problematik von Aggravation und Simulation aus juristischer Sicht ist bei Brockmeyer (2009) zu finden.

Zusammenfassend kann man zu der Frage der Relevanz und Häufigkeit von nicht authentischer Symptomdarstellung und Beschwerdenschilderung feststellen:

- Wie häufig Simulation und Aggravation tatsächlich in gutachtlichen Kontexten auftreten, kann man empirisch gesichert nicht genau sagen, insbesondere sind aus methodologischen Gründen keine gesicherten Aussagen über das Auftreten von "reiner Simulation" möglich; Schätzungen zum Vorkommen negativer Antwortverzerrungen sind jedoch auf empirisch begründeter Basis möglich.
- Nicht-authentische Symptomdarstellungen und Beschwerdenschilderungen sind im gutachtlichen Kontext häufig festzustellen, sofern eine gründliche Analyse, nach Möglichkeit unter Einschluss moderner Methoden der Beschwerdenvalidierung, erfolgt. Die Auftretenshäufigkeit erreicht je nach Vorstellungskontext und Art der geltend gemachten Störung Werte, die zwischen 30 und über 50 % liegen können.
- Bei vorliegenden negativen Antwortverzerrungen können Aggravation/Simulation in der Regel nur ausgeschlossen werden, wenn eine der eigenen Reflexion entzogene fälschliche Beschwerdendarstellung und eine überwiegend unbewusste Motivation dafür positiv festgestellt und eingehend, plausibel und nachvollziehbar belegt werden können. Nur

dann kann auch die psychische Genese einer Störung mit hinreichender Urteilssicherheit erklärt werden.

- Die Vernachlässigung der Abklärung negativer Antwortverzerrungen in neuropsychologischen oder leistungspsychologischen Gutachten kann dazu führen, dass ein Gutachten im Einzelfall nicht verwertbar ist, da der Anstrengungsbereitschaft ein signifikant höherer Einfluss für den Erhalt eingeschränkter Testwerte zukommt als anderen Faktoren.

3 Bewertung des Beschwerdenvortrags und Bedeutung des klinischen Eindrucksurteils

Aussagen eines Probanden in einer Begutachtungssituation, die sich auf seine Beschwerden beziehen (z.B.: „Ich leide an Konzentrationsstörungen"), sind lediglich subjektive Angaben, die zwar durch den Gutachter wiedergegeben und gewürdigt werden, jedoch noch keine gutachtliche Befundtatsache (z.B. „Konzentrationsstörungen") darstellen. Die eigene Befunderhebung und, wo möglich, die Objektivierung von Beschwerden stellen wesentliche Aufgaben des Gutachters dar. Leitet man direkt aus den Aussagen des Probanden eine Diagnose ab, so geschieht dies unter der – meist impliziten – Voraussetzung, dass die durch die begutachtete Person gelieferten Angaben ein valides Abbild der tatsächlichen Beschwerden, der Leistungsfähigkeit und der Leistungseinschränkungen liefern.

Es ist zu erwarten, dass durch einen Probanden weder eine vollständige noch eine fachlich adäquate Schilderung psychischer und / oder kognitiver Störungen gegeben wird. Eine Reihe relevanter Symptome wird nicht oder nicht adäquat reflektiert, selbst die fehlende Reflexion von Symptomen kann psychopathologisch relevant sein. Hinzu tritt, dass der Alltagssprachgebrauch eines Probanden häufig von der Fachsprache erheblich abweichen kann. Begriffe wie Depression, Angst, Schizophrenie, Paranoia, Traumatisierung, aber auch Kurzzeit- oder Langzeitgedächtnis, Blackout oder Schwindel haben dort häufig eine gänzlich andere Bedeutung, als dies in der Fachsprache der Fall ist. Die Validität der Aussage des Probanden kann zudem durch positive (etwa im Sinne einer

Selbsttäuschung, Beschwerdenabwehr oder Dissimulation) und negative Antwortverzerrungen beeinträchtigt sein.

In Auseinandersetzung mit einer Entscheidung des IV. Zivilsenats des Bundesgerichtshofs vom 14.04.1994 stellten Stevens und Foerster (2000) fest, dass eine Beschwerdenschilderung nicht als Symptomnachweis gelten könne, sondern dass eine sorgfältige fachliche Befundung notwendig sei. Fabra (2004) unterstreicht in diesem Zusammenhang die Bedeutung des psychischen Querschnittsbefunds als wichtigstes Instrument in der psychiatrischen Begutachtung. Die professionelle Befundung setzt Sachkenntnis, umfangreiches klinisches Erfahrungswissen, Einfühlsamkeit und eine genaue Beobachtungsgabe voraus. Die Angaben des Probanden müssten kritisch reflektiert und mit dem beobachtbaren Verhalten sowie Informationen aus anderen Datenquellen abgeglichen werden. Dabei wird auch immer wieder die Bedeutung der Gegenübertragung hervorgehoben, also jener Gefühle, Vorurteile, Erwartungen, Assoziationen und Wünsche, die ein Proband in der Interaktion mit dem Gutachter in diesem hervorruft und die von psychoanalytisch und psychodynamisch orientierten Therapeuten als Resonanzboden verstanden werden, über die Informationen über den Probanden zu gewinnen sind.

Bedauerlicherweise beschränkt sich nach wie vor in einer Reihe vorzufindender psychiatrischer und klinisch-psychologischer Gutachten die Befunderhebung im Wesentlichen auf die Wiedergabe der Beschwerdenschilderung, die unkritisch und unilinear als Störungsnachweis behandelt wird und direkt in die Diagnoseformulierung einmündet. Diese Art des Arbeitens wird gelegentlich als „Papageiengutachten" bezeichnet; die eigentliche Aufgabe des Gutachters wird dabei verfehlt.[1]

Wenn kognitive Störungen durch einen Probanden beklagt werden, insbesondere Konzentrations- und Gedächtnisstörungen, so stellt in der Regel eine qualifizierte neuropsychologische Untersuchung die Methode der Wahl zur adäquaten Befunderhebung dar. Auch hier sind Angaben von Probanden zu Art, Ausmaß und

---

[1] Ein kurzgefasster „Leitfaden", in dem der Stellenwert der verschiedenen Informationsquellen und die Aufgabe des Gutachters bei der Beurteilung psychischer Störungen diskutiert wird, findet sich bei Stevens et al. 2009.

Relevanz der Beeinträchtigungen nicht a priori als zuverlässig anzusehen, sondern müssen, genau wie bei geltend gemachten psychischen Beschwerden, auf der Befundebene überprüft werden.

Green et al. (2005) konnten anhand einer kanadischen Studie von insgesamt 1479 Gutachtenprobanden zeigen, dass das Ausmaß der Beschwerdenschilderung bezüglich Gedächtnisstörungen stärker mit der Anstrengungsbereitschaft oder Kooperativität in der Untersuchungssituation zusammenhing als mit den tatsächlichen Gedächtnisleistungen, wie sie mit einem Lern- und Behaltenstest gemessen wurden. An einer deutschen Stichprobe konnte gezeigt werden, dass Probanden, die in einem Beschwerdenvaliditätsverfahren auffällig sind, zu einer signifikant höheren Beschwerdenschilderung neigten (Merten et al. 2007a, 2007b). Carragee (2008) zeigte, wie unzuverlässig die eigenanamnestischen Angaben von Probanden sind, die nach einem fremdverursachten Verkehrsunfall anhaltende axiale Schmerzen beklagten. Solche Untersuchungsergebnisse zeigen, wie wenig valide Beschwerdeangaben sein können und dass insbesondere die Frage der Kooperation eines Probanden erheblichen Einfluss auf die Intensität der Beschwerdenangaben hat.

Viele Gutachter trauen der eigenen Fähigkeit, eine unaufrichtige Kommunikation zu erkennen, so viel zu, dass sie zum einen auf weitere empirisch gesicherte Methoden der Analyse verzichten und zum anderen ihr subjektives Empfinden zum Maßstab von Beurteilungen mit weitreichenden Folgen machen. Unreflektiert benutzte Satzbausteine wie „keine Aggravation und Simulation vorhanden", ohne dass diese Aussage in einer nachweisvollziehbaren Weise durch Argumente gestützt wird, sind Ausdruck dieses Selbstverständnisses. Wie bereits weiter oben ausgeführt, ist die menschliche Fähigkeit, unaufrichtige von aufrichtiger Kommunikation zu unterscheiden, schlecht ausgebildet; wenn sie empirisch überprüft wird, schneiden auch Experten hier häufig nicht besser als der Zufall ab (vgl. auch Ekman/O'Sullivan 1991; Faust 1995; Rosenhan 1973; Vrij 2000). Empirische Befunde legen zudem nahe, dass es einen inversen Zusammenhang zwischen Urteilsgüte und Selbstvertrauen in die eigene Urteilsfähigkeit gibt (Hall/Pritchard 1996). Solche Untersucher, die in besonderer Weise von der Zuverlässigkeit ihres Gespürs überzeugt sind, geben demnach im Trend schlechtere Urteile ab als solche, die der eigenen Urteilsfähigkeit misstrauen.

> **Merke:**
> Weder stellt der Beschwerdenvortrag eines Probanden eine ausreichende Basis für die Feststellung von Gesundheitsstörungen dar noch ist das klinische Eindrucksurteil eines Untersuchers eine valide Grundlage für die Erkennung negativer Antwortverzerrungen in der Beschwerdendarstellung und Symptompräsentation. Wo immer möglich, sollten spezielle Verfahren zur Erkennung negativer Antwortverzerrungen eingesetzt werden.

4 Methoden zur Beurteilung negativer Antwortverzerrungen

Es gibt eine Vielzahl von Kriterien, die Hinweischarakter für das Vorhandensein von Aggravation oder Simulation haben. Exemplarisch für eine Posttraumatische Belastungsstörung kann genannt werden, dass über das Unfallereignis ohne jede Erregung oder erkennbare Belastung berichtet wird (z. B. Birck 2006). Hier könnte eingewendet werden, dass dies nicht zwangsweise gegen eine echte PTBS sprechen müsse, da in der Therapie genau das Schildern des Unfallereignisses im Rahmen der Konfrontationstherapie in sensu trainiert werde, doch kann die Beobachtung im Rahmen einer Plausibilitätsprüfung dennoch eine gewisse Aussagekraft besitzen.

Neben solchen aus klinischen Erfahrungen von Behandlern und Gutachtern abgeleiteten Kriterien hat vor allem die Neuropsychologie in den letzten Jahren erhebliche Fortschritte bei der Entwicklung von Methoden zur Aufdeckung einer mangelnden Anstrengungsbereitschaft im Rahmen geltend gemachter kognitiver Defizite gemacht. Hier wurden vorzugsweise sechs methodische Ansätze verfolgt (Rogers et al. 1993; vgl. ausführlicher auch Littmann 2005):

1. Testdeckeneffekt (sehr einfache Aufgaben werden fehlerhaft bearbeitet)
2. Leistungskurve (schwierige Aufgaben können gelöst werden, einfache nicht)
3. Fehlergröße (vermehrte Knapp-daneben-Antworten)

4. Alternativwahlverfahren (auffälliges Antwortverhalten, wenn Probanden richtige Lösungen auswählen sollen und ihnen dazu jeweils zwei Möglichkeiten gegeben werden)
5. Inkonsistente und untypische Leistungsprofile
6. Schilderung besonders drastischer oder untypischer psychischer Beschwerden

Unter den genannten methodischen Ansätzen stellen die Alternativwahlverfahren die empirisch am besten abgesicherte Methodengruppe dar.

Slick et al. (1999) stellten Kriterien für die Diagnostik vorgetäuschter kognitiver Defizite auf, die in der folgenden Übersicht zusammengefasst sind:

Kriterium A:	Vorhandensein eines wesentlichen externalen Anreizes (z. B. Gutachten wegen Berentung)
Kriterium B: Erkenntnisse aus neuropsychologischen Testverfahren	1. Eindeutige negative Antworttendenz (Werte unterhalb der Ratewahrscheinlichkeit in Alternativwahlverfahren) 2. Wahrscheinliche negative Antworttendenz (Auffälligkeiten in einem Validierungsverfahren) 3. Widersprüche zwischen Testergebnissen und Hirnfunktionen 4. Widersprüche zwischen Testergebnissen und Verhaltensbeobachtung 5. Widersprüche zwischen Testergebnissen und Fremdanamnese 6. Widersprüche zwischen Testergebnissen und Vorgeschichte
Kriterium C: Erkenntnisse aus der Eigenanamnese des Patienten	1. Eigene Angaben widersprechen der Vorgeschichte 2. Eigene Angaben widersprechen dem Wissen über zerebrale Funktionen 3. Eigene Angaben widersprechen der Verhaltensbeobachtung 4. Eigene Angaben widersprechen der Fremdanamnese 5. Hinweise auf eine Vortäuschung psychischer Dysfunktionen (z. B. Auffälligkeiten in den Validitätsskalen des Fragebogens MMPI-2)
Kriterium D:	Ausschluss einer psychiatrischen, neurologischen oder entwicklungsbedingten Störung, die vollständig die gefundenen Diskrepanzen erklären könnte

Sicheres Vorliegen einer „Simulation neurokognitiver Defizite (SND)":	Kriterium A, B1 und D
Wahrscheinliches Vorliegen einer SND:	Kriterium A, zwei Indizien aus B2–B2 oder 1 aus B2–B6 und 1 aus C1–C5, Kriterium D
Mögliches Vorliegen einer SND:	Kriterium A, 1 Indiz C1–C5, Kriterium D

Diese Kriterien erlauben eine nachvollziehbare und transparente Plausibilitätsanalyse zur Prüfung der Authentizität dargestellter kognitiver Leistungsdefizite. Das Unterschreiten der Ratewahrscheinlichkeit in einem Alternativwahlverfahren stellt derzeit das einzige sichere und weitgehend akzeptierte Einzelkriterium für den Nachweis bewusster negativer Antwortverzerrungen dar. Wird dieses Kriterium verfehlt, ist nach den Vorschlägen von Slick et al. (1999) lediglich eine Wahrscheinlichkeits- oder Möglichkeitsaussage zum Vorliegen simulativer Tendenzen zugelassen.

> **Fallbeispiel:**
> Ein 47-jähriger Taxifahrer wurde im Rahmen einer Heilverfahrenskontrolle mit der Frage nach einer Posttraumatischen Belastungsstörung vorgestellt. Er hatte ein halbes Jahr zuvor einen Autounfall erlitten, bei dem er mit einem anderen Verkehrsteilnehmer in einem Kreuzungsbereich kollidierte. Neben Prellungen wurde eine Distorsion der Halswirbelsäule (HWS) diagnostiziert. Der Proband begab sich etwa einen Monat nach dem Unfallereignis in psychologische Behandlung, mit den Diagnosen einer Posttraumatischen Belastungsstörung, einer schweren Depression und schwerer kognitiver Defizite im Rahmen der HWS-Distorsion.

Für die Motivationsanalyse war von Bedeutung, dass der Proband bereits vor dem Unfall Schwierigkeiten mit seinem Arbeitgeber hatte und in einer finanziell angespannten Situation lebte.

Der Proband selbst klagte über:

- Vergesslichkeit (könne sich keine zwei Minuten etwas merken)
- Taubheitsgefühl der linken Kopfseite
- Schlafprobleme (die nur unzureichend medikamentös kompensiert seien)
- starke Angstgefühle (vor allem vor lauten Geräuschen)
- Unfähigkeit, Auto zu fahren (passiv fahre er Auto, allerdings sitze er dann hinten)
- erhöhte Schreckhaftigkeit
- Albträume (jede zweite Nacht träume er von dem Unfallereignis)
- durchgehend schlechte Stimmung, Unfähigkeit zu lachen
- starkes Helligkeitsempfinden, häufiger Schwindel, Übelkeit, belastungsabhängige linksseitige Kopfschmerzen

Die gutachtliche Untersuchung ergab eine mittlere Reaktionszeit (Untertest Alertness aus der Testbatterie zur Aufmerksamkeitsprüfung, TAP; Zimmermann/Fimm 2002) von 912 ms, eine massive Störung der selektiven Aufmerksamkeitsleistung (Go/Nogo aus der TAP) und der Fähigkeit zur Aufmerksamkeitsteilung (Geteilte Aufmerksamkeit aus der TAP). Der Proband war nicht in der Lage, auch nur drei Ziffern korrekt nachzusprechen (Untertest der Wechsler Memory Scale–Revised, WMS-R). In einem Beschwerden-Fragebogen (Symptom-Check-Liste, SCL-90-R) erreichte er auf allen Skalen Extremwerte ($T = 80$ oder größer).

Die Schilderung des Unfallereignisses erfolgte ohne Erregung oder erkennbare Angst. Die Stimmung des Probanden war unauffällig, im Rahmen des längeren Gesprächs waren keinerlei Konzentrations- oder Merkfähigkeitsstörungen erkennbar. Der Proband thematisierte allerdings Merkfähigkeitsstörungen und fragte nach, ob er bestimmte Dinge schon erzählt habe, wobei er sich jedoch nie tatsächlich wiederholte. Eine körperliche Untersuchung erbrachte keinen auffälligen Befund, körperliche oder psychische Vorerkrankungen wurden nicht berichtet, das Leistungsvorverzeichnis der Krankenkasse war unauffällig.

Zur Beschwerdenvalidierung wurden der Word Memory Test, der Test of Memory Malingering sowie der Strukturierte Fragebogen Simulierter Symptome eingesetzt. Alle Verfahren zeigten auffällige Ergebnisse im Sinne negativer Antwortverzerrungen. In einem der kognitiven Beschwerdenvalidierungstests wurde ein Ergebnis unterhalb der Schwelle für reines Raten ermittelt.

Unter Zugrundelegung der Kriterien nach Slick et al. (1999) musste eine sichere Vortäuschung kognitiver Störungen erkannt werden. Als externaler Anreiz konnte eine angestrebte Berentung bei angespannter Situation mit dem Arbeitgeber identifiziert werden (Kriterium A).[2]

---

2   Eine ausführliche Darstellung der einzelnen Verfahren, die heute im deutschen Sprachraum für die Diagnostik der Beschwerdenvalidität zur Verfügung stehen, würde den Rahmen des vorliegenden Kapitels sprengen. Diesbezüglich kann insbesondere auf eine neuere Arbeit von Henry (2009), die einen detaillierten und kritischen Verfahrensüberblick liefert, verwiesen werden. Neben Verfahren, die speziell zur Beschwerdenvalidierung entwickelt wurden, können auch aus Standardtests Parameter abgeleitet werden, die auf eine nicht-authentische Symptompräsentation hinweisen.

Notwendige Qualifikation für die Durchführung von Beschwerdenvalidierungstests:

Die Durchführung von Beschwerdenvalidierungsverfahren außerhalb einer eingehenden psychologischen Diagnostik ist in der Regel nicht sinnvoll. Die Auswahl, Durchführung, Auswertung und
Interpretation neuropsychologischer Tests erfordert eine angemessene Qualifikation. Littmann (2005: 106) weist darauf hin, dass es
verhängnisvoll wäre, „wenn jetzt zunehmend auch in Deutschland
publizierte ‚Simulationstests' ohne entsprechende Kenntnisse und
Erfahrungen eingesetzt und in der einen oder anderen Richtung
fehlinterpretiert zu diagnostischen Fehlentscheidungen führen
würden". Für neurologische und psychiatrische Gutachter wäre
daher zu empfehlen, bei einschlägigen Fragestellungen mit einem
Neuropsychologen zusammenzuarbeiten.

Einer Sprechstundenhilfe oder einer anderen Hilfskraft die
selbstständige Durchführung und Auswertung von psychologischen Verfahren zu überlassen, entspräche etwa dem Vorgehen,
wie wenn ein Neurologe den Reflexstatus oder ein Psychiater
den psychopathologischen Befund durch sie erheben ließe – was
von jedem Neurologen und Psychiater für undenkbar und unver-
antwortbar angesehen würde. Auch wenn es durch fachfremde
Personen immer wieder schwer einzusehen ist und deshalb auch
immer wieder angefochten wird, erfordert eine qualifizierte und
verantwortungsvolle Testdurchführung einen besonders dafür
qualifizierten Untersucher, sonst sind fehlerhafte Ergebnisse und
daraus resultierende Fehlbewertungen vorprogrammiert.

Grenzen von Beschwerdenvalidierungstests:

Bei der Interpretation der Ergebnisse von Beschwerdenvalidierungstests ist höchster Wert auf eine korrekte Sprache zu legen. Wie
bereits weiter oben beschrieben, kann mit Hilfe dieser Verfahren
lediglich das Vorliegen negativer Antwortverzerrungen untersucht
werden; die Bewertung der Ergebnisse und ihre diagnostische Einordnung bleibt jedoch eine komplexe Aufgabe des Gutachters, der
dabei insbesondere die Ergebnisse der Motivationsanalyse berücksichtigen muss. Zu beachten ist, dass Beschwerdenvalidierungstests keine „Simulationstests" sind und der direkte Rückschluss
eines auffälligen Testergebnisses auf eine Simulation nicht statt-

haft ist. Wo jedoch nach eingehender Analyse eine Vortäuschung kognitiver oder psychischer Störungen ermittelt wird, sollte dies auch klar im Gutachten ausgewiesen werden.

Generalisierungen sind zu vermeiden. Der Nachweis vorgetäuschter kognitiver Störungen bedeutet nicht, dass gleichzeitig geltend gemachte psychische oder physische Störungen ebenfalls vorgetäuscht werden. Für die Bewertung der Glaubhaftigkeit und Zuverlässigkeit der Angaben eines Probanden ist jedoch der Nachweis von Antwortverzerrungen in einem bestimmten Bereich von Bedeutung. Je mehr Hinweise auf negative Antwortverzerrungen für bestimmte Beschwerdenbereiche erhalten werden, desto strengere Maßstäbe sind an den Nachweis anderer Beschwerden anzulegen. Auch umgekehrt kann gelten: Je mehr ein Gutachter die Validität von Beschwerden in einem Bereich zu substanziieren in der Lage ist, desto eher wird er auch die Authentizität anderer Angaben desselben Probanden als plausibel zu akzeptieren bereit sein.

Wenn Probanden nur eingeschränkt in deutscher Sprache oder nur mit Hilfe eines Dolmetschers untersucht werden können, so sind solche Verfahren und Untersuchungsansätze zu wählen, die auch unter diesen einschränkenden Bedingungen zu einer validen Aussage gelangen.

Selbstverständlich müssen die Voraussetzungen für eine Testdurchführung überprüft werden. Für viele Tests wird vorausgesetzt, dass ein Proband über eine ausreichende Lesefähigkeit verfügt. Probanden nach einem Schädel-Hirn-Trauma oder nach Erkrankungen, die eine organische Hirnschädigung verursachen, können andere Einschränkungen aufweisen, die einer sinnvollen Testdurchführung im Wege stehen, zum Beispiel eine mangelnde Impulskontrolle, die das Antwortverhalten am Computer beeinflusst, erhebliche generelle Aufmerksamkeitseinbußen, Sehstörungen oder eine halbseitige Aufmerksamkeitsstörung (Neglect). All diese Faktoren können das Antwortverhalten in einem Verfahren bedeutsam beeinflussen und müssen bereits bei der Verfahrensauswahl, aber auch bei der Interpretation der Ergebnisse Beachtung finden.

Grundsätzlich stellt sich die Frage, ob es zu einer Fehlbeurteilung durch die Testverfahren kommen kann. Fehlbeurteilungen zu Lasten von Probanden werden gemeinhin als besonders schwerwiegend eingestuft, wenn ihnen zu Unrecht negative Antwortverzerrungen zugeschrieben werden, obwohl sie sich in Wahrheit uneingeschränkt kooperativ und aufrichtig in der Untersuchung präsentierten. Damit wird die Überprüfung von falsch-negativen Klassifikationsergebnissen, deren Rate von Test zu Test variiert, zu einer der wichtigsten Forschungsfragen auf diesem Gebiet. Da es praktisch, über eine individuelle Anwendung hinausreichend, keine 100-prozentig sicheren diagnostischen Prozeduren gibt und geben kann, sind klassifikatorische Fehlentscheidungen regelmäßig zu erwarten, *sofern die diagnostische Urteilsbildung allein auf einem Testwert beruht,* ein Vorgehen, das jedoch prinzipiell als unsachgemäß und unqualifiziert einzuschätzen ist.

Eine der Aufgaben des Diagnostikers ist es aber gerade, in verantwortlicher, nachvollziehbarer, in sich stimmiger und der Entwicklung des Fachwissens entsprechender Weise zu überprüfen, ob es sich bei einem individuellen Testwert um eine valide oder nicht-gültige Messung handelt und ob eine Interpretation des erhaltenen Testwertes nach den Vorgaben des Testautors bzw. des Testmanuals gerechtfertigt erscheint oder alternative Erklärungen für sein Zustandekommen heranzuziehen sind. Wie wiederholt in der Literatur dargelegt wurde, ist ohnehin ein multimethodaler Ansatz zur Diagnostik der Beschwerdenvalidität zu empfehlen (z. B. Bender/Rogers 2004; Larrabee 2008; Giger et al. 2010). In jedem Falle ist eine sorgfältige Plausibilitätsprüfung unter Heranziehung sämtlicher zur Verfügung stehender Informationen sinnvoll. Falls keine ausreichend sichere Beurteilung getroffen werden kann, sollte dies entweder im Gutachten entsprechend dargestellt werden oder es sollten noch weitere Befunde oder Unterlagen eingeholt werden, um die diagnostische Sicherheit zu erhöhen.

Ein wesentlicher Aspekt dieser Frage ist ferner, dass dem Gutachter bewusst sein muss, dass die durch ihn eingesetzten Methoden falsch-positive und falsch-negative Ergebnisse aufweisen werden und er letztlich im Ergebnis des diagnostischen Urteilsprozesses auch solche falschen Klassifikationen erkennen und entsprechend darstellen muss. Nur wenn der Gutachter eine ausreichend kritische Distanz zu seiner eigenen Intuition und klinischen Urteilsfähigkeit und zu den Grenzen der durch ihn eingesetzten diagnostischen Verfahren einzunehmen vermag, kann er zu einer sorgfältigen, begründeten, explizit dargestellten und damit nachvollziehbaren abschließenden Beurteilung gelangen, die den tatsächlichen Sachverhalt auch valide abbildet.

Plausibilitätsprüfung:
Eine Plausibilitätsprüfung bezüglich der Frage einer Aggravation/Simulation kognitiver Defizite stellen letztlich bereits die oben dargestellten Kriterien von Slick et al. (1999) dar. Wesentlich erscheint für eine Konsistenz- oder Plausibilitätsprüfung, dass sie im Gutachten nachvollziehbar dargestellt wird und dass objektive Fakten oder Befunde von subjektiven Angaben des Probanden, Meinungen oder Deutungen des Gutachters getrennt werden. Zu den Probandenangaben, also zu subjektiven Äußerungen, zählen auch die Ergebnisse von Selbstbeurteilungsfragebögen, sofern sie nicht durch entsprechende Validitätsskalen als authentisch abgesichert sind. Neben den Ergebnissen von Beschwerdenvalidierungsverfahren sollten die Aktenlage, Polizeiberichte, wenn vorhanden, die Angaben des Probanden, der psychische Querschnittsbefund, der geschilderte, aber auch der dokumentierte Krankheitsverlauf, somatische Befunde und Informationen über Unfälle, Operationen und körperliche Erkrankungen, fremdanamnestische Angaben, Erkenntnisse aus der medizinischen Untersuchung, der neuropsychologischen und psychometrischen Untersuchung sowie das Fachwissen des Untersuchers in die Beurteilung einfließen.

Hinweise auf eine mangelnde Authentizität bei vermuteten psychoreaktiven Störungen sind:

- *Auffälligkeiten in neuropsychologischen Testverfahren:* Auffällig sind beispielsweise Reaktionszeiten bei der Erfassung der Alertness von über 500 ms, ohne dass ein schweres Schädel-Hirn-Trauma oder eine sonstige neurologische Erkrankung vorliegt, die diese Reaktionsverlangsamung bedingen könnten, oder ein Unvermögen, drei Zahlen korrekt nachzusprechen.

- *Leistungsverbesserung nach Thematisierung der Fahreignung:* Im Falle von schlechten Aufmerksamkeitsleistungswerten kann man den Probanden damit konfrontieren, dass bei den erfassten Messwerten, so diese denn authentisch wären, die Fähigkeit, einen Pkw zu führen, erheblich eingeschränkt sein müsste. Manchmal lässt sich zur Klärung dieser wichtigen Frage mit dem Probanden eine Wiederholungsmessung vereinbaren; wenn diese dann normale Leistungswerte erbringt, so falsifiziert dies eindeutig die Erstmessung.

- *Psychometrische Befunde:* Undifferenziert sehr hohe Werte in sämtlichen Selbstbeurteilungsinventaren sprechen in der Regel für eine Beschwerdenausweitung und -überhöhung, nicht aber für eine extreme Psychopathologie.
- *Traditionelle „Simulationsmarker" und andere Merkmalslisten, die auf nicht-authentische Störungen hinweisen:* Es gibt Listen, die klinische Merkmale und die Ergebnisse von Verhaltensproben wiedergeben und die für oder auch gegen eine mangelnde Authentizität der Beschwerdenschilderung und/oder Symptomdarstellung sprechen. Dies sind Merkmale, die aus dem Störungswissen und der klinischen Erfahrung einzelner Gutachter abgeleitet wurden. Solche Merkmale wurden beispielsweise von Birck (2006) in Anlehnung an Resnick et al. (1988) für die Posttraumatische Belastungsstörung beschrieben. Bei solchen Merkmallisten ist allerdings stets der Einzelfall zu beachten, während eine Generalisierung in der Regel nicht zulässig ist.
- *Medikamentenspiegel:* Wenn Probanden eine psychopharmakologische und schmerztherapeutische medikamentöse Therapie mitteilen, kann ein Medikamentenspiegel bestimmt werden, um Informationen über die Compliance des Probanden und damit über die Richtigkeit der von ihm gelieferten Angaben zur Medikamenteneinnahme zu erhalten (Roeser/Hausotter 2003). Eine Reihe von Gutachtern sieht eine solche Überprüfung heute für unverzichtbar an.
- *Vorerkrankungsverzeichnis der Krankenkasse:* Hiermit können u.a. Aussagen zu einer psychischen Beschwerdefreiheit vor dem zur Diskussion stehenden Unfallereignis überprüft werden.

- *Arbeits-, Schul- und Ausbildungszeugnisse:* Insbesondere im Rahmen einer neuropsychologischen oder leistungsdiagnostischen Untersuchung sind sorgfältig Hypothesen über das prämorbide kognitive Leistungsniveau abzuleiten, die als „individueller Bezugspunkt für die Unversehrtheit" (Mehrtens et al. 2010) für die Gesamtbeurteilung heranzuziehen sind. Immer wieder stellen sich Angaben über den Bildungs- und Ausbildungsgang, die Probanden machen oder in der Vergangenheit gegenüber anderen Gutachtern machten, als inkorrekt heraus; solche Angaben sind aber im Regelfall einfach durch Dokumenteneinsicht zu überprüfen. Im Einzelfall können auch wichtige Informationen über frühere oder erst später aufgetretene Beschwerden, Erlebens- oder Verhaltensstörungen erhalten werden, von Bedeutung etwa bei immer häufiger geltend gemachter Aufmerksamkeitsdefizit-Hyperaktivitätsstörung im Erwachsenenalter oder bei behaupteten Wesensänderungen nach einem Schädel-Hirn-Trauma.

Alle hier aufgeführten Quellen, die für eine Plausibilitätsanalyse herangezogen werden können, bergen ihre jeweils eigenen Probleme und Unschärfen in sich, die hier jedoch im Detail nicht diskutiert werden können. Grundsätzlich hat der Gutachter die Aufgabe, sie im Einzelfall in einer Zusammenschau mit allen anderen zur Verfügung stehenden Informationen einer kritischen Würdigung und Gewichtung zu unterziehen. Auftretende Inkonsistenzen sprechen nicht immer für negative Antwortverzerrungen, sondern lassen sich nicht selten als nachvollziehbar und erklärbar auflösen. Ein in sich völlig widerspruchsfreies, plausibles und konsistentes Bild ist dagegen ein wichtiges Argument, um die Authentizität der Beschwerdendarstellung zu belegen.

Bezogen auf geltend gemachte kognitive Störungen sind Beschwerdenvalidierungsverfahren für die Beurteilung des Vorliegens einer möglichen suboptimalen Leistungsmotivation von höherer Aussagekraft als andere Parameter, da sie spezifisch für diese Fragestellung entwickelt wurden und eine umfangreiche empirische Literatur vorliegt, die die Überlegenheit dieses Untersuchungsansatzes demonstriert. Im Rahmen gutachtlicher Untersuchungen bei geltend gemachten kognitiven Leistungsstörungen wird deshalb der Einsatz solcher Methoden gefordert; so stellt ein Positionspapier der National Academy of Neuropsychology fest: „Any neuropsychological evaluation that does not include careful consideration of the patient's motivation to give their best effort should be considered incomplete[3]" (Bush et al. 2006: 72). Trotz dieser guten diagnostischen Eigenschaften von Beschwerdenvalidierungstests muss die Interpretation der Ergebnisse auch im Rahmen einer sorgfältig geführten zusammenfassenden Konsistenz- oder Plausibilitätsprüfung erfolgen.

Umgang mit Aggravation / Simulation in der Begutachtungssituation:

Aus Sicht der Autoren sollte der Begriff des „Simulanten" oder – sprachlich noch unglücklicher – des „Aggravanten" überhaupt nicht in Gutachten verwendet werden, da es in inkorrekter Sprache eine Person mit einem in einer bestimmten Situation gezeigten Verhalten gleichsetzt. Dies ist nicht statthaft. Meins (2010: 155) verwendet in einer Auseinandersetzung mit diesem Thema etwa als Zwischenüberschrift: „Aggravanten / Simulanten identifizieren, aber sich dabei der Nebenwirkungen bewusst sein". Die Verwendung solcher Etikettierungen wird auch durch die American Psychological Association (2001) in ihren Richtlinien zum korrekten Sprachgebrauch in der wissenschaftlichen Literatur abgelehnt; gleichzeitig wird hier eine Terminologie vorgeschlagen, die auch die Würde einer Person, die in einer bestimmten Situation ein bestimmtes Verhalten zeigt, und den Respekt, der ihr entgegenzubringen ist, unangetastet lassen.

Generell ist ein vorsichtiger und sehr korrekter Umgang mit dem Thema angebracht, das doch für den Probanden, für den Auftraggeber und für den Gutachter von besonderer Bedeutung und u. U. mit einschneidenden Konsequenzen verbunden ist. Hausotter (2004: 249) empfiehlt: „Bei der Feststellung einer bewusstseinsnahen oder bewussten Begehrenstendenz sollte dies nicht nur

---

3   Eine jede neuropsychologische Diagnostik, die keine sorgfältige Erörterung
     der Leistungsmotivation eines Patienten beinhaltet, muss als unvollständig
     angesehen werden.

in einem ‚Enttarnen' bestehen. Man sollte darüber hinaus auch versuchen, dem Untersuchten eine Brücke zu bauen, die es ihm ermöglicht, sein Symptom ohne Gesichtsverlust aufzugeben." Falls die Bewusstheit bestimmter in Frage stehender Aspekte abgeklärt werden muss, kann es notwendig sein, den Probanden damit zu konfrontieren. Dies sollte in sachlicher Form, möglichst unter Vermeidung von Suggestion geschehen. Wenn es gelingt, eine vertrauensvolle Atmosphäre mit dem Probanden herzustellen, und man im Rahmen des Möglichen auch Verständnis für die jeweilige Motivation des Probanden zeigen kann, ist es durchaus möglich, dass ein Proband eine Aggravation oder Simulation eingesteht, so dass dann die zugrunde liegende persönliche Problemlage zur Sprache kommen kann. In einem solchen Falle ergibt sich unter Umständen die Gelegenheit, auch im Rahmen einer Begutachtung andere Lösungsmöglichkeiten für die Problemlage anzusprechen und damit zu helfen, dysfunktionales Verhalten zu korrigieren oder unnötige Rechtsstreitigkeiten zu vermeiden. Besondere Sorgfalt ist allerdings darauf zu verwenden, nicht die Grenzen zu überschreiten, die der gutachtliche Kontext der Vorstellung einzuhalten gebietet; weder darf die Gutachtensituation zu einer Behandlungssituation werden, noch darf die strikte Unparteilichkeit des Gutachters aufgegeben werden.

Die Haltung des Gutachters gegenüber einem Probanden, der nicht-authentische Beschwerden schildert oder Symptome präsentiert, die sich als nicht-authentisch herausstellen, sollte selbstverständlich ebenso von Respekt gegenüber seiner Person geprägt sein, wie dies generell für die Begutachtung geboten ist; eine „Verurteilung" des Probanden ist weder angezeigt noch sollte eine solche Haltung in irgendeiner Weise im schriftlichen Gutachten durchscheinen.

Um die Rechte des Probanden zu wahren, sollte dieser vorab über die Wichtigkeit der Aufrichtigkeit der Beschwerdenschilderung und der Anstrengungsbereitschaft in Leistungstests aufgeklärt sein. Zu empfehlen ist aus Autorensicht ebenfalls, vorab darüber zu informieren, dass eine Beurteilung von Anstrengungsbereitschaft und Aufrichtigkeit Bestandteil der Untersuchung sein werden, auch wenn es in der Literatur und in der Gutachtenpraxis dazu unterschiedliche Positionen gibt. Weitergehende Informationen über Art und Arbeitsweise von Beschwerdenvalidierungstests verbieten sich, da sie die Kontrollfunktion dieser Instrumente zunichte machen würden. Unklar ist bislang, inwieweit eine solche Aufklärung die Prävalenz negativer Antwortverzerrungen und die Quote korrekt identifizierter Verfälschungsversuche beeinflusst. Aus der Coaching-Forschung sind Effekte einer entsprechenden Warnung bekannt (vgl. Gorny/Merten 2005; für einen Überblick Suhr/Gunstad 2007), doch sollten sie im Interesse der Aufklärung und zur Vermeidung späterer Ergebnisanfechtungen in Kauf genommen werden.

Gelegentlich wird die Frage einer Untersuchungswiederholung nach zweifelsfrei identifizierten negativen Antwortverzerrungen diskutiert. Hier wird argumentiert, man müsse dem Probanden, wenn dieser nach entsprechender Rückmeldung durch den Gutachter eingestanden hat, die Testergebnisse manipuliert zu haben, „eine weitere Chance" einräumen, nunmehr unter der Versicherung des Probanden, dass er im Gegensatz zur ersten Testung jetzt *wirklich* seine Leistungsmöglichkeiten bestmöglich entfalten werde. Ein solches Vorgehen stellt letztlich ein Coaching durch den Gutachter dar, der den Probanden aktiv dabei unterstützt, einen zuvor stattgefundenen Täuschungsversuch in der Wiederholung subtiler und aufdeckungsresistenter zu gestalten. Nach Überzeugung der Autoren ist ein solcher Ansatz unzulässig; der Proband ist vielmehr, wie oben dargestellt, *vor Beginn der Untersuchung* im Sinne einer informierten Einwilligung vollinhaltlich über seine Verantwortung zu belehren, die er für eine erfolgreiche Durchführung der Begutachtung (nämlich: eine valide Beurteilung von Funktionseinschränkungen und Leistungsressourcen zu ermöglichen) trägt. Sofern er dieser Verantwortung dann nicht nachkommt, muss er u. U. auch die vollen rechtlichen Konsequenzen tragen, die sich daraus ergeben mögen. Inwieweit sich nach Abschluss des Gutachtens die Möglichkeit oder Notwendigkeit einer weiteren Anspruchsprüfung durch einen anderen Gutachter ergibt (etwa bei Anfechtung des Gutachtenergebnisses), ist auf Verwaltungs- oder juristischer Ebene zu klären und nicht mehr im Rahmen des ursprünglichen Gutachtenauftrags zu erwägen.

Schließlich soll auf die Frage der Dokumentation der Ergebnisse von Beschwerdenvalidierungstests im Rahmen der Begutachtung eingegangen werden. Wenn Beschreibungen von Beschwerdenvalidierungsverfahren in Gutachten, die sowohl Probanden als auch deren Rechtsanwälten zugänglich sind, aufgeführt werden, ist damit die Gefahr verbunden, dass sich das Wissen über diese Tests und deren Prinzipien über den Expertenkreis hinaus verbreitet und damit zum Coaching genutzt werden könnte. Probanden könnten sich in Kenntnis der konkreten Tests und deren Anwendung gezielter auf eine mögliche Täuschung vorbereiten. Um dies zu vermeiden, kann es verschiedene Strategien geben, wobei als Mindeststandard gesehen werden sollte, dass keine ausführliche Testbeschreibung und Beschreibung der Prinzipien der einzelnen Testverfahren im Gutachten vorgenommen werden sollten. Zur Nachvollziehbarkeit eines Gutachtens müssen dem Leser aber alle notwendigen Informationen gegeben werden, um die vorgenommene Beurteilung überprüfen und gegebenenfalls in Frage stellen zu können (vgl. Blaskewitz et al. 2009).

5   Fazit

Negative Antwortverzerrungen sind im gutachtlichen Kontext ein so häufig auftretendes Problem, dass sie gezielt im Rahmen der Begutachtung abgeklärt werden müssen. Ihre Untersuchung stellt selbstverständlich nicht den – im Übrigen völlig ungerechtfertigten – Generalverdacht dar, jeder Begutachtete würde in der Untersuchung manipulieren, aber die Sorgfalt in der Informationssammlung und -bewertung gebietet es, dass die Möglichkeit von Antwortverzerrungen überprüft wird. Aus juristischer Sicht hat dies Brockmeyer (2009: 281f.) diskutiert: „In der Praxis und Klinik dürften die behandelnden Ärzte in der Regel davon ausgehen, dass die von den Patienten geklagten Beschwerden und Funktionseinschränkungen tatsächlich auch bestehen. Diese Annahme verbietet sich bei der Erstellung medizinischer Sachverständigengutachten. [...] Gelegentlich wird von gutachterlich tätigen Ärzten / Psychologen bekundet, dass es nicht ihre Aufgabe sei, an den Angaben der Probanden zu zweifeln. Dies zeigt nicht nur Unkenntnis oder Missachtung gutachterlicher Standards, sondern auch ein falsches Verständnis der Rolle des gerichtlichen

Sachverständigen. Denn der Sachverständige als Gehilfe des Gerichts (§ 404a ZPO) muss sich aus der Rolle eines vertrauensvollen Behandlers lösen."

Adäquate Validierungsstrategien sollten Bestandteil einer jeden gutachtlichen Untersuchung zur Beurteilung geltend gemachter kognitiver und psychischer Störungen sein. Die Kooperation von Probanden darf nicht einfach vorausgesetzt werden, sondern sie sollte gezielt überprüft werden. Im Rahmen dieser Untersuchung kann den Beschwerdenvalidierungsverfahren auf Grund der empirischen Forschungslage ein hoher Aussagewert zugeschrieben werden, und zwar sowohl bei positiven als auch bei negativen Ergebnissen.

Die Ergebnisse dieser Verfahren müssen jedoch im Rahmen einer sorgfältig durchgeführten Konsistenz- und Plausibilitätsprüfung interpretiert werden. Für eine adäquate Auswahl, Durchführung, Auswertung und Interpretation psychologischer Verfahren ist eine geeignete Qualifikation des Untersuchers unabdingbar; wo diese nicht gewährleistet ist, sind gravierende Probleme und Fehlbeurteilungen zu erwarten.

Beschwerdenvalidierungstests sind keine Simulationstests. Bei der Interpretation von auffälligen Testergebnissen in Beschwerdenvalidierungsverfahren muss auf die Interpretationssicherheit geachtet werden. Häufig kann nicht sicher geklärt werden, ob die Auffälligkeiten durch bewusste, unbewusste oder eine Mischung aus beiden Motivationslagen heraus erklärbar sind. In diesen Fällen sollten die Unsicherheiten klar benannt werden. Eine sichere Methode zur Klärung der Motivationslage gibt es nicht; auch der psychopathologische Befund stellt keine Möglichkeit zur sicheren Klärung dar. Beschwerdenvalidierungstests stellen derzeit die besten empirisch gesicherten Methoden zur Abklärung negativer Antwortverzerrungen dar, sodass begründet werden sollte, falls auf den Einsatz solcher Verfahren verzichtet wird, obwohl dieser indiziert wäre.

Literatur

AAMODT M G; CUSTER H (2006) Who can best catch a liar? A meta-analysis of individual differences in detecting deception. In: The Forensic Examiner 15: 6-11.

American Psychiatric Association (1995) Diagnostic and statistical manual of mental disorders, Washington DC.

American Psychological Association (2001) Publication manual of the American Psychological Association, Washington DC.

BENDER S D; ROGERS R (2004) Detection of neurocognitive feigning: Development of a multi-strategy assessment. In: Archives of Clinical Neuropsychology 19: 49-60.

BIRCK A (2006) Traumatisierte Flüchtlinge – Wie glaubhaft sind ihre Aussagen? Heidelberg.

BLASKEWITZ N et al. (2009) Anleitung zum nicht-authentischen Testverhalten: Coaching-Praktiken und ihre Folgen. In: Merten T; Dettenborn H (Hg.): Diagnostik der Beschwerdenvalidität, Berlin: 246-262.

BOND C F; DEPAULO B M (2006) Accuracy of deception judgements. In: Personality and Social Psychology Review 10: 214-234.

BROCKMEYER M (2009) Simulation und Aggravation aus sozialrichterlicher Sicht. In: Merten T; Dettenborn H (Hg.): Diagnostik der Beschwerdenvalidität, Berlin: 280-287.

BROWN R J (2007) Introduction to a special issue on medically unexplained symptoms: Background and future directions. In: Clinical Psychology Review 27: 769-780.

BUSH S S et al. (2005) Symptom validity assessment: Practice issues and medical necessity (NAN Policy and Planning Committee). In: Archives of Clinical Neuropsychology 20: 419-426.

BUSH S S et al. (2006) Diagnostik der Beschwerdenvalidität: Praktische Gesichtspunkte und medizinische Erfordernisse. In: Neurologie & Rehabilitation 12: 69-74.

CARRAGEE E J (2008) Validity of self-reported history in patients with acute back or neck pain after motor vehicle accidents. In: Spine Journal 8: 311-319.

CHAFETZ M D et al. (2007) Malingering on the Social Security Disability Consultative Exam: A new rating scale. In: Archives of Clinical Neuropsychology 22: 1-14.

CIMA et al. (2003) Strukturierter Fragebogen Simulierter Symptome. Die deutsche Version des Structured Inventory of Malingered Symptomatology: SIMS. In: Nervenarzt 74: 977-986.

EKMAN P; O'SULLIVAN M (1991) Who can catch a liar? In: American Psychologist 46: 913-920.

FABRA M (2004) Der psychische Querschnittsbefund, Dreh- und Angelpunkt psychiatrisch-psychotherapeutischer Begutachtung. In: Versicherungsmedizin 56: 115-122.

FAUST D (1995) The detection of deception. In: Neurological Clinics 13: 255-265.

FRANKE G H (2002) Symptom-Checkliste (SCL-90-R) von L. R. Derogatis - Deutsche Version, Göttingen.

GERVAIS R O (2001) Effort testing in patients with fibromyalgia and disability incentives. In: Journal of Rheumatology 28: 1892-1899.

GIGER P; MERTEN T (2009) Alternativwahlverfahren in der straf- und zivilrechtlichen Begutachtung. In: Merten T; Dettenborn H. (Hg.): Diagnostik der Beschwerdenvalidität, Berlin: 101-117.

GIGER P et al. (2010) Detection of feigned crime-related amnesia: A multi-method approach. In: Journal of Forensic Psychology Practice 10: 440-463.

GILL D et al. (2007) The role of effort testing in independent medical examinations. In: Medicolegal Journal 75: 64-71.

GORNY I; MERTEN T (2005) Symptom information – warning – coaching: How do they affect successful feigning in neuropsychological assessment? In: Journal of Forensic Neuropsychology 4: 71-97.

GREEN P (2005) Word Memory Test, Edmonton.

GREEN P et al. (2005) Das Memory Complaints Inventory (MCI): Gedächtnisstörungen, Beschwerdenschilderung und Leistungsmotivation. In: Neurologie & Rehabilitation 11: 139-144.

GREEN P et al. (2001) Effort has a greater effect on test scores than severe brain injury in compensation claimants. In: Brain Injury 15: 1045-1060.

HALL H V; PRITCHARD D A (1996) Detecting malingering and deception: Forensic Distortion Analysis. Delray Beach.

HÄRTING C et al. (2000) Wechsler Gedächtnistest (WMS-R) – Revidierte Fassung. Deutsche Adaptation der revidierten Fassung der Wechsler Memory Scale. Manual, Bern.

HAUSOTTER W (2004) Begutachtung somatoformer und funktioneller Störungen, München.

HENRY M (2009) Beschwerdenvalidierungstests in der zivil- und sozialrechtlichen Begutachtung: Verfahrensüberblick. In: Merten T; Dettenborn H (Hg.): Diagnostik der Beschwerdenvalidität, Berlin.

IVERSON G L (2005) Outcome from mild traumatic brain injury, Current Opinion. In: Psychiatry 18: 301-317.

KASSIN S M et al. (2010) Interviewing suspects: Practice, science, and future directions. In: Legal and Criminological Psychology 15: 39–55.

KINGERY L R; SCHRETLEN D J (2007) Functional neuroimaging of deception and malingering. In: Boone K B (Hg.): Assessment of feigned cognitive impairment. A neuropsychological perspective, New York: 13-25.

LARRABEE G J (2008) Aggregation across multiple indicators improves the detection of malingering: Relationship to likelihood ratios. In: The Clinical Neuropsychologist 22: 666-679.

LITTMANN E (2005) Forensische Neuropsychologie – Aufgaben, Anwendungsfelder und Methoden. In: Kröber H L; Steller M (Hg.): Psychologische Begutachtung im Strafverfahren – Indikationen, Methoden und Qualitätsstandards, Darmstadt: 61-117.

MANN T (1954) Bekenntnisse des Hochstaplers Felix Krull, Frankfurt a.M.

MEHRTENS G et al. (2010) Arbeitsunfall und Berufskrankheit. Rechtliche und medizinische Grundlagen für Gutachter, Sozialverwaltung, Berater und Gerichte, Berlin.

MEINS W (2010) Grenzen und Irrwege psychiatrischer Begutachtung. In: Der medizinische Sachverständige 106: 153-157.

MERTEN T (2006) Simulation, Aggravation und andere symptomverstärkende Darstellungsformen. In: BUZaktuell 2: 15-19.

MERTEN T et al. (2007a) Über die Gültigkeit von Persönlichkeitsprofilen in der nervenärztlichen Begutachtung. In: Nervenarzt 78: 511-520.

MERTEN T et al. (2007b) Die Authentizität der Beschwerdenschilderung in der neurologisch-psychiatrischen Begutachtung: eine Untersuchung mit dem Strukturierten Fragebogen Simulierter Symptome. In: Praxis der Rechtspsychologie 17: 140-154.

MERTEN T et al. (2010) Prävalenz negativer Antwortverzerrungen in der berufsgenossenschaftlichen Begutachtung. In: Versicherungsmedizin 62: 126-131.

MILLER E (1999). Conversion hysteria: Is it a viable concept? In: Cognitive Neuropsychiatry 4: 181-191.

MILLER L S et al. (2006) Prevalence of sub-optimal effort in Disability applicants. In: Journal of the International Neuropsychological Society 12: 159.

MITTENBERG W (2002) Base rates of malingering and symptom exaggeration. In: Journal of Clinical and Experimental Neuropsychology 24: 1094-1102.

MÜLLER-FRANK C (2006) Aggravation als Beweisführungshindernis. Zum Urteil des OLG Frankfurt, 17.06.2005, 25 U 87/02. In: BUZaktuell 1: 21-23.

RESNICK P J (1988) Malingering of Posttraumatic Disorder. In: Rogers R (Hg.): Clinical Assessment of malingering and deception, New-York: 84-103.

ROESER A; HAUSOTTER W (2003) Welche Bedeutung haben Serumspiegelbestimmungen von Pharmaka bei der Begutachtung? In: Der medizinische Sachverständige 101: 161-165.

ROGERS R et al. (1993) Feigning neuropsychological impairment: A critical review of methodological and clinical considerations. In: Clinical Psychology Review 13: 255-275.

ROSENHAN D L (1973) On being sane in insane places. In: Science 179: 250-258.

RUCHSOW M et al. (2010) MRT als Lügendetektor und Gedankenleser? Kritische Bestandsaufnahme und Reflexion. In: Nervenarzt 81: 1085-1091.

SAß H et al. (2003) Diagnostisches und Statistisches Manual Psychischer Störungen (DSM-IV-TR), Göttingen.

SCHMAND B et al. (1998) Cognitive complaints in patients after whiplash injury: the impact of malingering. In: Journal of Neurology Neurosurgery and Psychiatry 64: 339-343.

SLICK D J et al. (1999) Diagnostic criteria for malingered neurocognitive dysfunction: Proposed standards for clinical practice and research. In: The Clinical Neuropsychologist 13: 545-561.

STEVENS A et al. (2009) Empfehlungen für die Erstellung psychiatrischer Gutachten. In: Der medizinische Sachverständige 105: 100-106.

STEVENS A; FOERSTER K (2000) Genügt für den Nachweis einer Erkrankung die Beschwerdenschilderung? Zum Verhältnis von Beschwerden, Befund, Diagnose und Beeinträchtigung. In: Versicherungsmedizin 52: 76-80.

SUHR J A; GUNSTAD J (2007) Coaching and malingering: A review. In: Larrabee G J (Hg.): Assessment of malingered neuropsychological deficits, Oxford: 287-311.

TOMBAUGH T N (1996) Test of Memory Malingering (TOMM), North Tonawanda.

VRIJ A (2000) Detecting lies and deceit: The psychology of lying and the implications for professional practice, Chichester.

VOLLMOELLER W (2004) Wie sicher ist die Wahrnehmung von Patienten? Sich täuschen und getäuscht werden. In: Vollmoeller W (Hg.): Grenzwertige psychische Störungen. Diagnostik und Therapie in Schwellenbereichen, Stuttgart: 1-9.

WURZER W (2009) Kriterien zur gutachtlichen Quantifizierung von Hirntraumafolgen. In: Der medizinische Sachverständige 105: 208-214.

ZIMMERMANN P; FIMM B (2002) Testbatterie zur Aufmerksamkeitsprüfung (TAP), Herzogenrath.

Teil 4:
Seelische Krankheiten aus rechtlicher Sicht

PETER W. GAIDZIK

Die Bewertung somatoformer
Störungen sowie der Posttraumatischen Belastungsstörung im
Haftpflichtrecht, der gesetzlichen
und privaten Unfallversicherung,
der Rentenversicherung sowie
der privaten Berufsunfähigkeitsversicherung

Lagen früher eher körperliche Gesundheitsschäden im Brennpunkt juristischer Auseinandersetzungen, gewinnt man den Eindruck, dass sich dies in den letzten fünf bis zehn Jahren deutlich verlagert hat. Immer öfter beklagen Unfallopfer psychische Folgeschäden, die sie haftungs- oder leistungsbegründend gegenüber dem Unfallverursacher oder den Unfallversicherungsträgern geltend machen, wobei sicherlich die allgemein ansteigende Inzidenz psychischer Erkrankungen hieran einen Anteil hat. In der Arbeitswelt nimmt die psychische Belastung fraglos ebenfalls zu, sodass nicht verwundert, dass auch unabhängig von irgendwelchen Schadensereignissen psychische Störungen ins Feld geführt werden, um wegen vermeintlicher oder tatsächlicher Beeinträchtigungen der Erwerbs- bzw. Berufsfähigkeit Leistungen aus der Sozialversicherung bzw. privaten Versicherungsverträgen zu erhalten. Grund genug also, die unterschiedlichen rechtlichen Vorgaben in den genannten Rechts- bzw. Versicherungszweigen näher zu beleuchten.

1 Haftpflichtrecht

Bekanntlich macht sich schadensersatzpflichtig, wer vorsätzlich oder fahrlässig Körper oder Gesundheit eines anderen widerrechtlich verletzt (§ 823 BGB). Als Gesundheitsverletzung gilt auch jede nicht ganz unerhebliche Störung „innerer Funktionen" inklusive des psychischen Wohlbefindens (Knerr 2008: § 1 Rdnr 6), womit psychische Störungen grundsätzlich in den Schutzbereich des Haftpflichtrechts einbezogen sind. Dies gilt im Deliktrecht des Bürgerlichen Gesetzbuches, aber auch in anderen Haftungsbereichen, einschließlich der Gefährdungshaftungstatbestände im Straßenverkehrsrecht oder im Arzneimittel- bzw. Medizinprodukterecht. Eine organische Verletzung ist demnach weder notwendige noch – so weit ihrerseits nur unerheblich – hinreichende Bedingung für einen Haftungsanspruch. Psychische Fehlverarbeitungen organischer Verletzungen können hingegen ebenso zu Schadensersatzansprüchen führen wie rein psychische vermittelte – rechtswidrige und schuldhafte – Einwirkungen.

Freilich kommen den differenzierten Regelungen im Beweismaß gerade für den Bereich psychischer Schadensfolgen besondere Bedeutung zu, wie auch die Abgrenzung haftungsbegründenden Verhaltens von dem verständlicherweise nicht gedeckten „allgemeinen Lebensrisiko" hier Schwierigkeiten aufwerfen muss.

In der Regel obliegt dem Geschädigten die Beweislast für das schadenstiftende rechtswidrige Verhalten des Schädigers, d.h. er muss – nach den strengen Maßstäben von § 286 ZPO jenseits begründeter Zweifel – die Pflichtwidrigkeit (a), den Erstschaden (b) und die kausale Verknüpfung von (a) und (b) zur Überzeugung des Gerichts beweisen. Erst die Weiterentwicklung des Schadens außerhalb dieses „haftungsbegründenden Kausalzusammenhangs" sowie die daraus resultierenden Beeinträchtigungen in den immateriellen (Schmerzensgeld) und materiellen Lebensbereichen (Verdienstentgang, Haushaltsführungsschaden, Behandlungskosten, soweit nicht von Versicherungen getragen) unterliegen dann den Beweiserleichterungen einer „überwiegenden bzw. deutlich überwiegenden Wahrscheinlichkeit" nach den Maßstäben des § 287 ZPO.

Stellt die psychische Störung selbst den behaupteten „Erstschaden" etwa im Anschluss an einen Verkehrsunfall dar, so müssen deren Existenz wie auch die Ursächlichkeit des Unfallereignisses von dem Geschädigten im „Vollbeweis" gesichert werden können. Steht hingegen eine psychische Fehlverarbeitung einer an sich auch im Hinblick auf die Kausalbeziehungen nachgewiesenen organischen Schädigung jenseits der Bagatellgrenze (s.u.) fest, greifen zugunsten des Geschädigten Beweiserleichterungen durch.[1] Führt man sich vor Augen, dass es bereits auf Schwierig-keiten stoßen kann, eine psychische Störung zu objektivieren, in einem zweiten Schritt mögliche Entstehungsfaktoren zu identi-fizieren und sodann in ihrer kausalen Bedeutung zu gewichten, wird erkennbar, dass die Zuordnung psychischer Beeinträchti-gungen als Erst- oder aber Folgeschaden nicht selten über Erfolg oder Misserfolg einer Haftungsklage entscheidet.

Allerdings hat sich die Rechtsprechung unter dem Gesichts-punkt des Opferschutzes seit jeher dagegen gewandt, eine beson-dere psychische Vulnerabilität des Opfers als entlastendes Moment für den Schädiger zu werten. Dieser habe, so die wiederkehrende Wendung in der Judikatur, keinen Anspruch darauf, „ein psychisch robustes Opfer zu treffen"[2]. Ähnliches gilt im Übrigen auch in anderen Rechtskreisen, etwa des angloamerikanischen Straf- und Deliktrechts unter der anschaulichen Bezeichnung „Eggshell-Skull Rule".

Psychische Schadensdispositionen verhindern demnach grund-sätzlich nicht die Zurechnung sämtlicher Schadensfolgen. Ein-schränkungen sind nach Auffassung der Judikatur allenfalls im Bereich des immateriellen Schadenersatzanspruches denkbar, da die „Genugtuungsfunktion" des Schmerzensgeldes bei einer star-ken Schadensanfälligkeit des Geschädigten zurücktritt.[3] Die den Zurechnungszusammenhang unterbrechenden Grenzen sind erst dort erreicht, wo die schädigende Einwirkung lediglich eine „Ba-gatellverletzung" hervorgerufen hat oder ärztlicherseits eine „Renten- bzw. Begehrensneurose" beim Geschädigten festgestellt werden kann, allerdings ist auch diese Terminologie alles andere als trennscharf und frei von Friktionen:

Zur Frage der Erheblichkeitsschwelle finden sich meist all-gemeine Umschreibungen, wie etwa „cinc vorübergehende, im Alltagsleben typische und häufig auch aus anderen Gründen als einem besonderen Schadensfall entstehende Beeinträchtigung des Körpers oder des seelischen Wohlbefindens" oder „Beeinträchti-gungen, die sowohl von der Intensität als auch der Art der Primär-

---

1   Instruktiv dazu BGH VersR 2004, 118, 119.

2   BGH NJW 1996, 2425.

3   Beispielsfälle: OLG Frankfurt VersR 1993, 853; OLG Hamm r+s 2002, 458.

verletzung her nur ganz geringfügig sind und üblicherweise den Verletzten nicht nachhaltig beeindrucken, weil er schon aufgrund des Zusammenlebens mit anderen Menschen daran gewöhnt ist, vergleichbaren Störungen seiner Befindlichkeit ausgesetzt zu sein"[4]. Mit diesem Argumentationsmuster wurden Prellungen und Schürfwunden mit einmaliger Vorstellung beim Arzt ebenso als Bagatellverletzung eingestuft[5] wie drei Ohrfeigen durch einen Erwachsenen bei vorherigem undiszipliniertem Verhalten eines Schülers.[6] Demgegenüber hat man ein kinderhandtellergroßes Hämatom im Bereich des rechten Knies mit einer zusätzlichen starken Handprellung im Rahmen eines Fahrradunfalls bereits als jenseits dieser „Bagatellgrenze" liegend eingestuft.[7] Zuweilen wird bei der Beurteilung des Bagatellcharakters nicht auf das Verletzungsbild, sondern auf den Unfallhergang abgestellt.[8] Für psychoreaktive Traumafolgen wird diese Grenzziehung jedoch dahingehend relativiert, dass auch im Falle von Bagatellschäden „ausnahmsweise" eine Zurechnung in Betracht kommen soll, „wenn das schädigende Ereignis gerade eine spezielle Schadensanlage des Geschädigten getroffen hat und nicht nur dessen allgemeine Anfälligkeit für neurotische Fehlentwicklungen"[9]. Die hierfür angeführte Begründung, dies folge „aus der grundsätzlichen Gleichstellung der psychischen mit den physischen Schäden, bei denen der Schädiger ebenfalls eine besondere Schadensanlage des Geschädigten hinnehmen müsse", mag im Hinblick auf den schon angesprochenen Opferschutz plausibel sein, eine nachvollziehbare Differenzierung von „spezieller Schadensanlage" einerseits von bloß „allgemeiner Anfälligkeit für neurotische Fehlentwicklungen" andererseits dürfte jedoch psychowissenschaftlich schwerlich gelingen. Letztlich wird es daher bei kaum vorhersagbaren Einzelfallwertungen der Gerichte bleiben, was auch in der in gleichem Zusammenhang in den

4   BGH NJW 2004, 1945.

5   AG Berlin-Mitte, 105 C 458/95.

6   LG Hanau NJW 1991, 2028.

7   OLG Braunschweig r+s 1998, 327.

8   So OLG Hamm VersR 2002, 992: Insassenbelastung mit maximaler Geschwindigkeitsänderung von 4 km/h in Längs- und 2,5 km/h in Querrichtung.

9   BGHZ 132, 341.

Urteilsgründen häufig anzutreffenden Formulierung anklingt, die psychische Reaktion dürfe zu der geringfügigen Verletzung nicht in einem „groben Missverhältnis" stehen, was letztlich, jenseits der gutachterlichen Kompetenz, allein juristischen Billigkeitserwägungen zugeordnet werden muss.

Ähnlich problematisch gestalten sich die Definitionen der „Begehrens- bzw. Rentenneurose" als weitere Zurechnungsschranke. Hierbei soll das Unfallopfer das Unfallgeschehen lediglich „zum Anlass nehmen, in körperliche Beschwerden zu flüchten" bzw. „eine durch Begehrensvorstellung geprägte Verweigerungshaltung gegenüber dem Erwerbsleben zu entwickeln"[10]. Den Gegenbegriff dazu bildet die „Konversions- bzw. Unfallneurose", bei welcher der Geschädigte eine vorübergehende körperliche Schädigung in dauerhafte somatische Beschwerden „konvertiert", was entsprechend den oben angestellten Überlegungen grundsätzlich in die Haftungslast des Schädigers fällt.

Obschon der Neurose nach medizinischer Terminologie per definitionem unbewusste Mechanismen zugrunde liegen, finden sich in einschlägigen Judikaten gleichwohl anderslautende Formulierungen[11], die die Rentenneurose – unausgesprochen und nicht näher begründet – in die Nähe der Simulation bzw. Aggravation rücken. Umgekehrt sind Wünsche nach Versorgung und Sicherheit nicht unbedingt als „neurotisch", sondern – wie Foerster (2009: 583, 590) zutreffend bemerkt – letztlich als „normalpsychologische Phänomene" aufzufassen. Seiner Kritik, die „janusköpfige Wortschöpfung" der Rentenneurose sei fachlich obsolet und als Differenzierungskriterium zudem gänzlich ungeeignet (ebd.), ist daher uneingeschränkt zuzustimmen, sie hat aber bislang in der forensischen Praxis zu keinen Änderungen geführt.

Ebenso schwer tut sich die Rechtsprechung mit Fallkonstellationen, in denen nicht die Fehlverarbeitung einer primären – organischen – Schädigung pathogenetisch im Vordergrund steht,

---

10 BGH NJW 2004, 1945.

11 Vgl. z.B. BGH NJW 200, 862, 863: Von einer Begehrensneurose (= Rentenneurose oder Unfallneurose) spricht man, wenn ein Geschädigter aufgrund eines Unfalles *entweder unbewusst oder bewusst* versucht, in einem *neurotischen Streben* nach Versorgung und Sicherheit die Schwierigkeiten des Erwerbslebens zu umgehen.

sondern die psychische Erkrankung durch das Erleben des Unfallgeschehens, also psychisch vermittelt, ausgelöst wird.

Solche „Aktualneurosen" bzw. „Schockschadensfälle" sind nach der medizinischen Terminologie akuten Belastungsreaktionen, Anpassungs- oder Postraumatischen Belastungsstörungen zuzuordnen (ebd.: 589). Sie können zur Haftung führen, wenn es sich um über eine tiefe Trauer bzw. über heftige Gemütsbewegung hinausgehende, ärztlicherseits objektivierbare Beeinträchtigungen mit Krankheitswert handelt, die entweder durch das unmittelbare Erleben eines Schadensereignisses katastrophalen Ausmaßes oder infolge mittelbaren Erlebens, z. B. der Nachricht vom Tod / schwerster Gesundheitsschädigung eines nahen Angehörigen, im Sinne einer „personalen Sonderbeziehung" hervorgerufen wurden. Letzterem kommt insoweit besondere Bedeutung zu, als das deutsche Schadensersatzrecht, anders als die meisten anderen europäischen Rechtsordnungen, den nur mittelbar geschädigten Angehörigen unterhalb dieser Krankheitsschwelle keinen eigenen Schmerzensgeldanspruch zugesteht.

Das Bemühen der Rechtsprechung, solche Ansprüche bei rein psychischer unmittelbarer und erst recht bei nur mittelbarer Beeinträchtigung nicht ausufern zu lassen, ist unverkennbar. So wird etwa betont, dass physiologische Angst- und Schreckreaktionen bis hin zu einer nur vorübergehenden Wehentätigkeit bei der Nachricht vom Tod des Ehemannes nicht ausreichen[12], dass vielmehr der „Schock nach Art und Schwere den Rahmen der gesundheitlichen Beeinträchtigung überschreiten muss, der nahe Angehörige bei Todesnachrichten erfahrungsgemäß ausgesetzt sind"[13]. Andererseits ist nicht von der Hand zu weisen, dass das Erleben von potentiell traumatisierenden Ereignissen / Nachrichten einer erheblichen interindividuellen Variabilität unterliegt, weshalb es neben dem schweren äußeren Ereignis insbesondere auf den engen zeitlichen Zusammenhang der psychopathologischen Symptomatik zu ihm ankommt, um zur Ersatzfähigkeit psychischer Störungen mit Krankheitswert zu gelangen (Foerster 2009: 590). Dann allerdings ist das Haftungsrecht eher großzügig, da nach

---

12 OLG Hamm NZV 2002, 234.

13 BGH NJW 1989, 2317.

allgemeinen Grundsätzen die kausale Verknüpfung im Sinne einer bloßen Mitursächlichkeit für die volle Schadensersatzleistung ausreicht. Dies gilt zumindest für den Bereich so erlittener materieller Schäden, während das Schmerzensgeld bei Schockschadensfällen eher gering ausfällt und sich die Schadensdisposition, wie bereits erwähnt, hier durchaus anspruchsmindernd auswirken kann.

2 Gesetzliche Rentenversicherung und Berufsunfähigkeitsversicherung

Bei den angemeldeten Erwerbsminderungsrenten der Träger der gesetzlichen Rentenversicherung nimmt die „Psyche" im Ursachenspektrum mittlerweile eine prominente, in den vergangenen Jahren tendenziell zunehmende Stellung ein, und zwar bei beiden Geschlechtern (Abb. 1 u. 2).

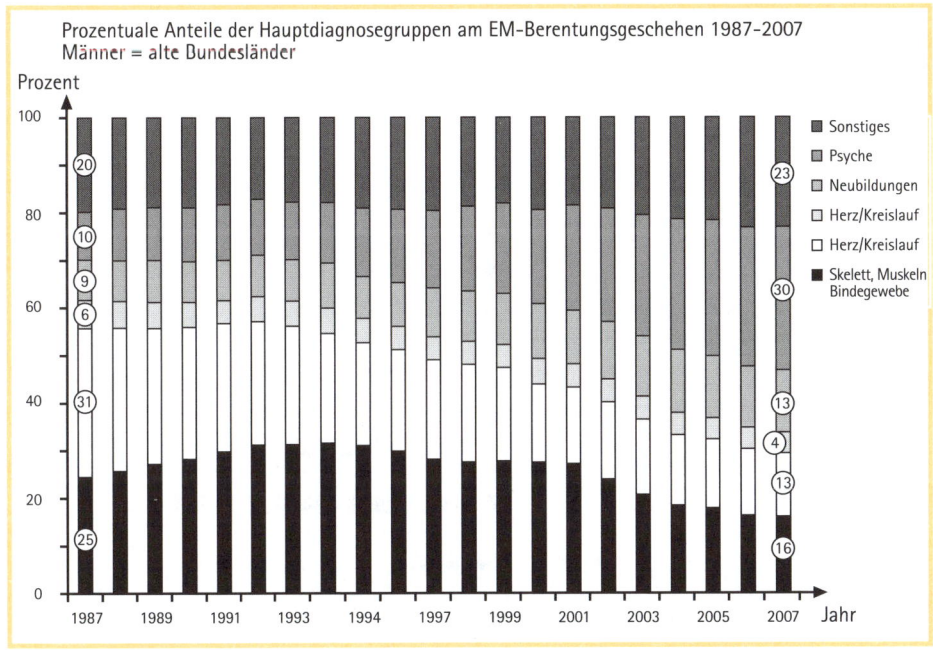

Abbildung 1
(Quelle: Rentenversicherung Bund)

Prozentuale Anteile der Hauptdiagnosegruppen am EM-Berentungsgeschehen 1987-2007
Frauen = alte Bundesländer
Prozent
100
80
60
40
20
0
16
16
12
5
21
31
20
41
15
3
6
16
1987
1989
1991
1993
1994
1997
1999
2001
2003
2005
2007
Jahr
Sonstiges
Psyche
Neubildungen
Stoffwechsel
Herz/Kreislauf
Skelett, Muskeln Bindegewebe

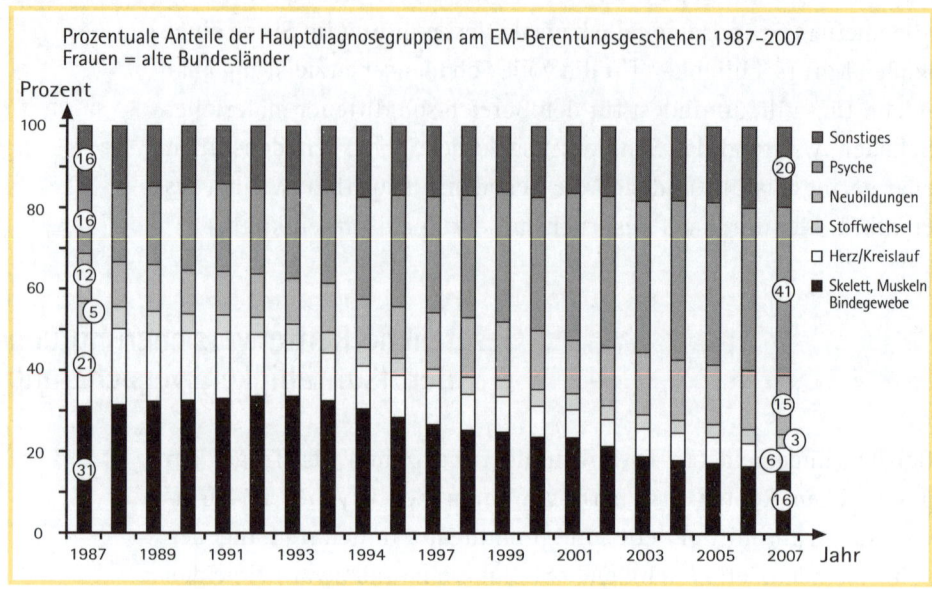

Abbildung 2 *(Quelle: Rentenversicherung Bund)*

Prozentuale Verteilung der EM-Neuberentungen wegen psychischer Störungen nach Diagnosegruppen 2007, Männer und Frauen, Deutschland
F99 nicht näher bezeichnete psychische Störungen
0,2
0,3
F90-F98 Verhaltens- und emotionale Störungen mit Beginn in Kindheit und Jugend
0,2
0,3
F80-F89 Entwicklungsstörungen
0,3
0,5
F70-F79 Intelligenzstörungen
4,1
6,3
F60-F69 Persönlichkeits- und Verhaltensstörungen
6,1
5,4
F50-F59 Verhaltensauffälligkeit mit Störungen und Faktoren
1,0
0,3
F40-F49 Neurotische Belastungs- und somatoforme Störungen
26,9
16,1
F30-F39 Affektive Störungen
41,7
26,7
F20-F29 Schizophrenie, schizotype und wahrhafte Störungen
11,6
15,3
F10-F19 Psychische Verhaltensstörungen durch psychotrope Substanzen
4,3
20,3
F00-F09 organische einschl. symptomatische psychische Störungen
3,6
8,6
10,0
20,0
30,0
40,0
50,0
Absolute Zahlen
Frauen: 28631
Männer: 25256

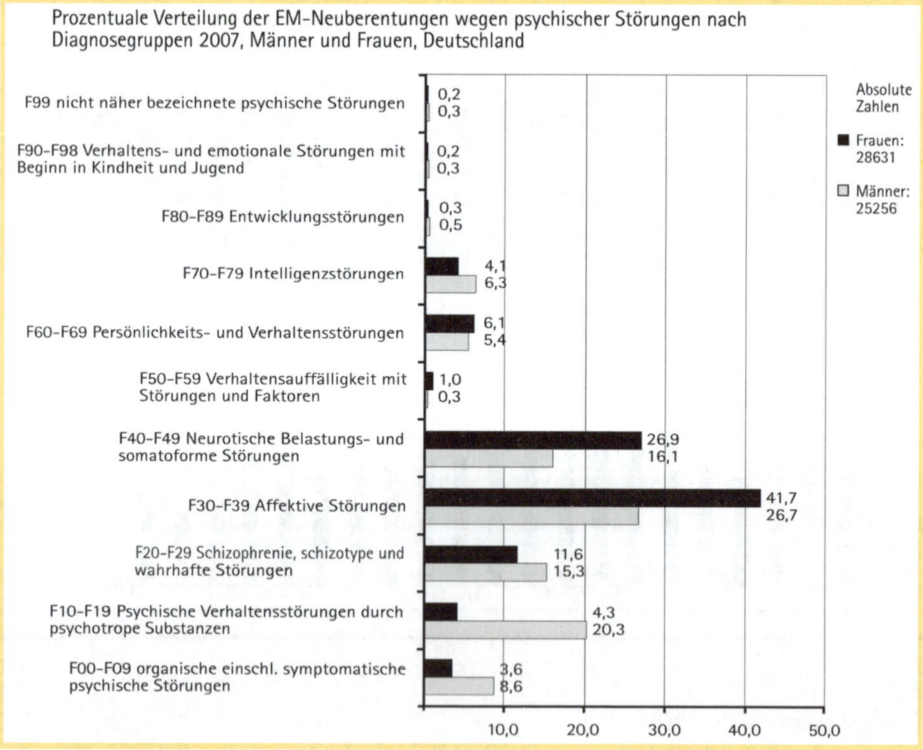

Abbildung 3 *(Quelle: Rentenversicherung Bund)*

Innerhalb des Krankheitsspektrums dominieren neben affektiven Störungen (betrifft insbesondere Frauen) neurotische Belastungs- und somatoforme Störungen (Abb. 3).

In der Leistungsberechtigung dieses Zweigs der Sozialversicherung ist zu prüfen, ob der Betroffene auf nicht absehbare Zeit (d.h. zumindest über sechs Monate hinaus) aufgrund seiner psychischen Beeinträchtigungen außerstande ist, wenigstens drei bzw. sechs Stunden arbeitstäglich einer Erwerbstätigkeit nachzugehen. Erst unterhalb dieser gesetzlichen Schwellen gilt der Betroffene als (vollständig) erwerbsgemindert (§ 43 SGB VI).[14] Maßstab ist dabei grundsätzlich nicht der konkret ausgeübte Beruf des Betroffenen, sondern der „allgemeine Arbeitsmarkt". Die letztlich unvermeidbaren Unschärfen dieses Begriffs müssen sich für Versicherte mit psychischen Beeinträchtigungen zwangsläufig besonders nachteilig bemerkbar machen. Sind körperliche Anforderungen über (aktuelle!) berufskundliche Analysen repräsentativer Berufsbilder – wie oft müssen welche Bewegungen mit welcher Gewichtsbelastung durchschnittlich je Arbeitsschicht ausgeführt werden etc. – noch ansatzweise rational nachvollziehbar darstellbar, lassen sich psychische Belastungen angesichts der schon erwähnten interindividuellen Varianz und der Abhängigkeit von der höchst unterschiedlichen Arbeitsplatzsituation (z.B. personelle und technische Ausstattung des Betriebs) kaum realistisch abbilden. Erschwerend kommt hinzu, dass der Gutachter gehalten ist, nicht nur das verbleibende Leistungsbild unter klinisch-funktionellen Gesichtspunkten zu beurteilen, er soll darüber hinaus nicht zuletzt unter „Zumutbarkeitsaspekten" prüfen, inwieweit unter den „realen Voraussetzungen, Anforderungen und Leistungserwartungen der heutigen Arbeitswelt" eine „lohnbringende Verwertung" der restlichen Erwerbsfähigkeit möglich ist (ebd.: 641). Was aber sind die qualitativen und quantitativen „Leistungserwartungen" an Stressbelastbarkeit und Konzentrationsfähigkeit eines Beschäftigten im aktuellen, immer stärker von Technisierung, Personalknappheit und Termindruck geprägten Arbeitsleben?

In dem privatversicherungsrechtlichen Pendant zur gesetzlichen Rentenversicherung, der privaten Berufsunfähigkeitsver-

---

14   Nach § 240 SGB VI gelten Sonderregelungen für vor dem 2.1.1961 geborene Versicherte.

sicherung (BUV), sind parallele Tendenzen auszumachen. Wenngleich das Datenmaterial mangels bundeseinheitlicher Statistik
verständlicherweise weniger verlässlich ist, führen doch auch hier
die psychischen Störungen die „Hitliste" leistungsbegründender
Krankheitsbilder an. Man wird sogar vermuten dürfen, dass sich
die einschlägigen Diagnosen in der BUV sogar überproportional wiederfinden. Zum einen kommt die übliche Klientel dieses
Versicherungszweigs aus qualifizierteren Berufsbereichen, mit
in der Regel höheren Anforderungen an die durch psychische
Störungen in Mitleidenschaft gezogenen kognitiven Fähigkeiten.
Zum anderen bedarf es nach den hier gültigen Vertragsklauseln
keines vollständigen oder auch nur annähernd vollständigen
Verlustes der Erwerbsfähigkeit, vielmehr ist je nach Vertragsge-
staltung ausreichend – jedoch auch erforderlich (!) –, dass der
Betroffene zu einem bestimmten Prozentsatz – meist wenigstens
50 % – seine Berufsfähigkeit infolge der Erkrankung mutmaßlich
auf Dauer verloren hat, was dann eine in der Regel volle Leis-
tungsgewährung auslöst. Ebenfalls anders als in der gesetzlichen
Rentenversicherung wird diese Einbuße zudem nicht abstrakt,
sondern anhand der konkreten, zuletzt in gesunden Tagen ausgeübten Berufstätigkeit bemessen. Ein vor diesem Hintergrund
gutachterlich entwickeltes negatives und positives Leistungsbild
des Betroffenen wird dann in quantitativer, aber auch qualitativer Hinsicht mit dessen Arbeitsalltag abgeglichen. Ersteres
geschieht anhand konkreter Darlegungen des Tagesablaufs über
einen gewissen Zeitraum (z.B. „übliche Arbeitswoche"), Letzteres
durch eine Bewertung der inhaltlichen Bedeutung der für dieses
Berufsbild „prägenden Einzeltätigkeiten". Soweit schubförmige
Erkrankungen auf psychischem bzw. psychosomatischem Gebiet vorliegen, wird es demnach z.B. darauf ankommen, ob der
Arbeitseinsatz planbar und zwischen den Schüben ein Arbeitseinsatz mit Nachholen versäumter Leistungen möglich ist oder
nicht.[15] Einen weiteren häufigen Streitpunkt insbesondere für
den selbstständigen Versicherten bildet die Frage, inwieweit ihm

---

15 Vgl. dazu OLG Saarbrücken r+s 2006, 293 für eine episodenhaft auftretende
    Anpassungsstörung; allerdings mit Aufhebung und Zurückverweisung
    zwecks weiterer Sachverhaltsaufklärung durch BGH r+s 2007, 252.

eine Kompensation gesundheitlicher Einbußen durch betriebliche Umorganisation möglich und zumutbar ist.

Mag vor allem die Problematik „prägender Einzeltätigkeiten" eine gewisse Privilegierung intellektuell anspruchsvollerer Berufe bewirken, wenn vielleicht sogar noch unter zeitlichem Druck Konzentrationsleistungen abverlangt werden, die dem Betroffenen krankheitsbedingt nicht mehr möglich / zumutbar sind, die grundsätzlichen Schwierigkeiten in der Objektivierung psychischer Beeinträchtigungen und ihrer Abgrenzung von bloßen Gemütsschwankungen, vorübergehender psychischer Erschöpfung oder schlichtem Motivationsmangel bleiben erhalten. Dies dürfte erklären, warum das OLG Köln bei psychischen Störungen bereits den Krankheitsbegriff in Frage stellt, sofern der Versicherte in der Lage ist, seine Beschwerden „mittels seines Willens zu beherrschen" [16], oder das OLG Saarbrücken den Versicherten in der Darlegungs- und Beweislast sieht, dass und warum es ihm nicht möglich war, seine gesundheitlichen Einschränkungen „durch zumutbare eigene Anstrengungen in den Griff zu bekommen" [17].

Der dahinterstehende Begriff der „zumutbaren Willensanstrengung" ist wiederum der sozialgerichtlichen Judikatur entlehnt. Schon in den 20er Jahren hatte das Reichsversicherungsamt hierauf abgestellt, und 1964 formulierte das Bundessozialgericht in einem Leitsatz, dass „seelische Störungen – neurotische Hemmungen –, die der Versicherte – auch bei zumutbarer Willensanstrengung – aus eigener Kraft nicht überwinden kann, eine Krankheit im Sinne der gesetzlichen Rentenversicherung sind".[18] Abgesehen davon, dass es in Wahrheit nicht um die Zumutbarkeit, sondern um die ggf. krankheitsbedingt beeinträchtigte Motivation zur „Willensanspannung" geht[19], da andernfalls diese Frage mangels medizinischen Inhalts dem ärztlichen Sachverständigen nicht vorgelegt werden dürfte, bleibt der Inhalt dieses Begriffs gleichwohl vage. So hat etwa das Sächsische LSG[20] einerseits dargelegt,

---

16 VersR 2002, 1365.

17 VersR 2007, 974.

18 BSGE 21, 189.

19 Zutreffend Foerster 2009: 661.

20 Urteil vom 30. März 2005 – L 6 SB 67 / 01.

es sollten hiermit „jene Fälle ausgegrenzt werden, bei denen die Unmöglichkeit, bestimmte Verrichtungen auszuführen, gewissermaßen noch vom Willen gesteuert werde, wenn also in Wahrheit gar keine Unmöglichkeit vorliege, sondern eine Unwilligkeit", um dann andererseits im selben Urteil festzustellen, dass „das instinktmäßige Vermeiden von bestimmten Belastungen, die schon vorbewusst als schädlich empfunden werden, nicht gleichgesetzt werden dürfe mit einer Vermeidenshaltung, die durch zumutbare Willensanspannung zu überwinden wäre". Fachlich wird damit die Krankheitswertigkeit mit dem Problemkreis der Aggravation bzw. Simulation vermengt, in rechtlicher Hinsicht – methodisch nicht minder fragwürdig – die Frage der Voraussetzungen eines Leistungsanspruchs mit Fragen etwaiger Mitwirkungspflichten bzw. versicherungsvertraglicher Obliegenheiten. Wenn Foerster (ebd.) bei der Konkretisierung der geforderten Motivation zur „Willensanspannung" zu Recht auf die Notwendigkeit der Willensanspannung zur Besserung einer psychischen Störung abhebt und ausdrücklich auch den Verlauf und die Prognose des Leidens einbezieht, kann es letztlich nur um bislang versäumte, potentiell aber erfolgversprechende therapeutische Optionen gehen, denen sich der Sozialversicherte in den Grenzen der §§ 63, 65 SGB I zu unterziehen hat und die auch von dem privat BU-Versicherten kraft geschlossenen Versicherungsvertrags unter dem Aspekt von Treu und Glauben gefordert werden dürfen. Verstöße in diesem Bereich unterliegen jedoch – insbesondere im Zivilrecht – anderen beweisrechtlichen Vorgaben, und auch eine durch Nachlässigkeit schuldhafte Herbeiführung des Leistungs- bzw. Versicherungsfalls ist bis zur Grenze des Vorsatzes unschädlich.[21] Immerhin trägt aber die Rechtsprechung den Schwierigkeiten der BU-Feststellungen auf dem Feld des Beweismaßes Rechnung, indem man für den Nachweis somatoformer Schmerzstörungen mit dadurch bedingter Berufsunfähigkeit trotz des erforderlichen „Vollbeweises" gemäß § 286 ZPO einen Wahrscheinlichkeitsgrad von 80 bis 90% ausreichen lässt.[22]

---

21 Zutreffend daher die Kritik an der zitierten Rechtsprechung der OLG Köln und Saarbrücken Voit/Neuhaus 2009: 307 f.

22 OLG Hamm VersR 1997, 817.

3 Gesetzliche und private Unfallversicherung

Ähnlich dem Haftpflichtrecht sind psychische Folgen eines leistungsbegründenden Unfallereignisses grundsätzlich auch in den Versicherungsschutz der gesetzlichen Unfallversicherung einbezogen. Schon das Reichsversicherungsamt hatte dies zumindest für „organische Hirnschäden", damals als „traumatische Psychosen" bezeichnet, so gesehen[23], und das Bundessozialgericht hat bereits früh erweiternd anerkannt, dass geistige / seelische Schäden in den Versicherungsschutz fallen, sofern diese regelwidrig / krankheitswertig sind und im Sinne einer wesentlichen (Teil-)Ursache auf ein versichertes Ereignis mit hinreichender Wahrscheinlichkeit zurückgeführt werden können.[24] Dabei waren und sind nicht nur die psychische Fehlverarbeitung primär organischer Schäden infolge von Arbeitsunfällen oder Berufskrankheiten gemeint, sondern auch jedwede unmittelbare Verursachung einer psychischen Reaktion durch ein – zeitlich begrenztes – äußeres Ereignis. Obschon § 8 Abs. 1 SGB VII eine „Einwirkung auf den Körper des Versicherten" voraussetzt, sollen dadurch nur rein innere Körpervorgänge aus dem Leistungsbereich der gesetzlichen Unfallversicherung ausgeklammert werden (Schönberger et al. 2010: 148).

Gleichwohl bereitet die schon mehrfach angesprochene subjektive Komponente auch auf diesem Rechtsgebiet Probleme. So heißt es in einem Urteil des LSG Nordrhein-Westfalen:[25] „Bei weiterer Auslegung der ICD-10-Kriterien ließe sich daher eine Traumatisierung ‚möglicherweise' auch allein aus dem subjektiven Erleben begründen. [...] Argumentiert man in dieser Weise, so bewegt man sich jedoch auf völlig unsicherem Terrain. Denn innersubjektive Vorgänge und Vorstellungen, die der Betroffene in der Vergangenheit durchlebt haben will, lassen sich nicht mit an Sicherheit grenzender Wahrscheinlichkeit beweisen. Der Vollbeweis kann nur gelingen, wenn das Unfallopfer, das immerhin ein Interesse am Ausgang des Rechtstreits hat, überaus glaubwürdig und seine Angaben hundertprozentig glaubhaft wären." Damit

---

23 Amtliche Nachrichten des RVA 1926, 480 ff.

24 BSG NJW 1963, 1693.

25 Urteil vom 16.05.2007 – L 17 U 127 / 06.

aber werden an das Unfallopfer, welches im Anschluss an ein Unfallereignis psychisch vermittelte Folgeschäden beklagt, höhere Anforderungen gestellt, als dies bei somatischen Schadensweiterungen der Fall wäre. Und es kann daher nicht erstaunen, dass es wiederum solche Fallkonstellationen waren, die den 2. Senat des Bundessozialgerichts veranlasst haben, sich jüngst in zwei Revisionsentscheidungen[26] erneut und intensiv mit dem Problemfeld der Kausalitätsprüfung zu befassen – ausgehend von der notwendigen Verwendung einschlägiger Diagnoseschlüssel (ICD-10 oder DSM-IV), über die Prüfung der Eignung eines Ereignisses „nach wissenschaftlichen Maßstäben" für die Entwicklung bestimmter körperlicher oder seelischer Störungen, bis hin zur Methodik der Abwägung unfallbedingter und unfallfremder Faktoren.

In beiden Entscheidungen hat das BSG betont, dass es bei konkurrierenden Schadensursachen in der Prüfung der „Wesentlichkeit" nicht auf eine Gleichwertigkeit oder auch nur annähernde Gleichwertigkeit ankommen könne, sondern dem versicherten Ereignis gegenüber einer Schadensanlage bereits dann der Charakter einer „wesentlichen Teilursache" zuzubilligen sei, wenn „die Krankheitsanlage nicht so stark oder so leicht ansprechbar war, dass die Auslösung akuter Erscheinungen aus ihr nicht besonderer, in ihrer Art unersetzlicher äußerer Einwirkungen bedurfte, sondern jedes andere alltäglich vorkommende Ereignis zu derselben Zeit die Erscheinung ausgelöst hätte". Soweit der Senat in diesem Zusammenhang allerdings eine Beweisregel verneint, wonach bei fehlender Alternativursache die versicherte naturwissenschaftliche Ursache automatisch eine wesentliche Ursache sein müsse, weil dies letztlich zur Beweislastumkehr führen würde, mag dies methodisch einleuchten, kann jedoch nicht Anlass sein, zulasten des Antragstellers über unfallunabhängige „Alternativursachen" zu spekulieren, für die sich aus der Vorgeschichte bzw. dem psychopathologischen Befund keine tragfähigen Anhaltspunkte ergeben.

Hingegen herrschen in der privaten Unfallversicherung – vermeintlich – klare Verhältnisse. Nachdem die Allgemeinen Unfallversicherungsbedingungen (AUB) in der Fassung aus dem Jahr

---

26   BSG, Urteile vom 9.5.2006, B 2 U 1/05 R sowie B 2 U 26/04 R.

1961 entgegen der ursprünglichen Intention der Versicherer auch für – unfallbedingte – psychische Störungen Deckungsschutz gewährten, sofern die körperliche Einwirkung am Anfang der Kausalkette stand (§ 2 Abs. 3 c AUB 61) oder aber die psychischen Störungen ihrerseits auf eine durch den Unfall verursachte organische Erkrankung des Nervensystems bzw. eine neu entstandene Epilepsie zurückgeführt werden konnten (§ 10 Abs. 5 AUB 61), beabsichtigte man mit der grundlegenden Neufassung der AUB 1988, „krankhafte Störungen infolge psychischer Reaktionen, gleichgültig, wodurch diese verursacht sind", umfassend vom Versicherungsschutz auszuschließen (§ 2 IV AUB 88 und 94, inhaltlich identisch: Ziff. 5.2.6 AUB 99 und 2008). Freilich herrschte rasch Einigkeit darüber, dass organisch bedingte Fehlfunktionen im Sinne von § 10 Abs. 5 AUB 61, z.B. nach Schädel-Hirn-Trauma mit hierfür typischer „psychischer" Manifestation, also insbesondere das sogenannte „hirnorganische Psychosyndrom", auch nach der neuen Bedingungsfassung vom Versicherungsschutz umfasst sein sollen. In jüngerer Zeit hat der Bundesgerichtshof allerdings darüber hinausgehend den Anwendungsbereich dieser sogenannten „Psychoklausel" weiter eingeengt. Dies war möglich, weil, anders als Gesetzesinterpretationen, die Auslegung von Versicherungsvertragsklauseln nicht nach den Motiven der Verfasser/Verwender, sondern ausschließlich aus der Perspektive des „verständigen Versicherten ohne versicherungsrechtliche Spezialkenntnisse" erfolgen darf.[27]

So fallen nach Ansicht des für das Versicherungsrecht zuständigen IV. Zivilsenats des BGH organisch vermittelte Unfallfolgen grundsätzlich in die Leistungspflicht des Versicherers, seien es „physiologische Reaktionen" mit körperlichen Folgeschäden, wie z.B. die schreckbedingte Blutdruckerhöhung mit Aortendissektion nach Schreckerlebnis[28], oder seien es „psychische" Fehlverarbeitungen „organischer" Läsionen, wie z.B. eines zu Depressionen führenden Tinnitus nach Knalltrauma.[29] Eine organische Schädigung (Haarzellschädigung) oder eine „physiologische, willentlich

---

27 BGHZ 123, 83, 85, ständige Rechtsprechung.

28 VersR 2003, 634.

29 BGH VersR 2004, 1449.

nicht beeinflussbare Reaktion" (Ausschüttung von Stresshormonen in Schrecksituationen mit blutdrucksteigernder Wirkung) seien aus der Sicht eben des verständigen Versicherten keine für den Ausschlusstatbestand relevanten Vorgänge. Im erstgenannten Fall handele es sich vielmehr um einen „normalen" bzw. „gesunden Lebensvorgang zur Gefahrbewältigung", der dann seinerzeit auf „rein physischem Weg" zur leistungsbegründenden Gefäßschädigung geführt habe, im letztgenannten Fall beruhten die beeinträchtigenden seelischen Beschwerden nicht, wie von der Klausel wörtlich verlangt, ihrerseits auf psychischen Reaktionen, sondern seien physisch als Folge der Innenohrschädigung eingetreten.

Diese versichertenfreundliche Interpretation ist insoweit verständlich, als die Wirksamkeit der „Psychoklausel" aufgrund ihrer Intransparenz zuvor in Frage gestellt worden war[30], fachlich nachvollziehbar ist sie indessen nicht. Auch vermeintlich physiologische Körpervorgänge werden fraglos in ihrem Ausmaß durch psychische Einflüsse moduliert, wobei die Übergänge vom Normalen zum Pathologischen kaum bestimmbar, zumindest aber fließend sind. Ein ängstlicher, vegetativ labiler Mensch oder ein primärer Hypertoniker wird auf Schrecksituationen im Blutdruckverhalten anders reagieren als ein gelassener, primär eher normo- oder sogar hypotoner Typ, wobei ohnehin erstaunen muss, dass die Vorinstanzen – vermutlich gutachtlich beraten – ohne Weiteres einen Kausalzusammenhang zwischen „Erschrecken" und nachfolgender Gefäßschädigung unterstellen konnten. Umgekehrt besitzen selbst vermeintlich „rein" psychische Vorgänge zumindest auf molekularer Ebene ein „organisches" Korrelat (cf. Widder/Gaidzik 2006: 175).

Die Instanzgerichte haben sich seither erkennbar bemüht, der in der Konsequenz dieser BGH-Rechtsprechung liegenden Ausweitung des Versicherungsschutzes entgegenzuwirken, ohne dass bisher eine befriedigende Abgrenzung gelungen wäre. So versucht das LG Köln[31] augenscheinlich die im „Aortendissektionsfall" angelegte Differenzierung von „normal" zu „pathologisch" fruchtbar zu machen, um die Leistungspflicht bei einer letztlich „rein psychogenen" Gebrauchsunfähigkeit abzulehnen: Diese Beeinträchtigung

---

30   Vgl. OLG Jena VersR 2002, 1019.

31   VersR 2008, 812.

sei dem eingeholten – psychiatrischen – Gutachten zufolge „weder eine zwangsläufige medizinische Folge des Unfallereignisses noch eine Reaktion auf eine unfallbedingte organische Störung", sondern „ausschließlich" einer „schweren Persönlichkeitsstörung mit dissozialen und emotional instabilen Zügen" zuzuordnen. In casu hatte der Versicherte an der betroffenen Hand unfallbedingt eine „schwere Prellung mit Kompartmentsyndrom" sowie eine „offene Fraktur der Kleinfingergrundglieder erlitten", ferner wird im unstreitigen Teil des Tatbestands über einen „symmetrischen Ausfall der Motorik und der Sensibilität der nervi medianus und ulnaris" berichtet. Mögen Verletzungen und Kompartmentsyndrom ohne organische Folgen ausgeheilt und demzufolge die geklagte vollständige Gebrauchsunfähigkeit der Hand mutmaßlich „psychogener Natur" sein, sind doch auch die „depressiven Verstimmungen" im „Tinnitusfall" des BGH krankheitswertige, mithin „anormale" psychische Reaktionen auf eine „organische" Unfallverletzung, die aber gerade nicht dem Leistungsausschluss unterfallen sollen.

Das OLG Brandenburg[32] hatte im Falle einer Posttraumatischen Belastungsstörung (PTBS) den Versicherungsschutz mit der Feststellung versagt, dass es sich hierbei „typischerweise [...] um eine akute oder chronische psychische Störung nach einem extrem belastenden Ereignis handele, wie z. B. einem Unfall oder einer Katastrophe, die mit starker Furcht und Hilflosigkeit einhergeht" und der „immanent" sei, dass „sie eine Folge des belastenden Ereignisses selbst ist, und grundsätzlich nicht eine Folge einer sich aus dem Unfall ergebenden organischen Erkrankung". Die Urteilsgründe hinterlassen allerdings den Eindruck einer in der Beweisführung unzulässigen petitio principii, denn die Diagnosekriterien einer PTBS werden nicht abgeprüft, der offenbar zugrunde liegende Unfallmechanismus einer HWS-Distorsion ist für die PTBS zumindest untypisch und dem augenscheinlich differenzialdiagnostisch in Betracht kommenden postkommotionellen Syndrom war man mit dem Argument, dass „die Beschwerden eines solchen Syndroms klinisch nicht grundsätzlich und eindeutig von den vegetativen Beschwerden der posttraumatischen Belastungsstörung unterschieden werden können", nicht weiter nachgegangen.

---

32   VersR 2006, 1251.

Eine PTBS war ebenso Gegenstand eines Urteils des OLG Celle[33], wobei der Kläger in Anlehnung an den „Aortendissektionsfall" hier der stressbedingten Cortisolausschüttung eine besondere Bedeutung in der Genese des Krankheitsbildes zuschrieb. Der Senat war dieser Argumentation nicht gefolgt, allerdings wiederum mit dem eher zirkelschließenden Hinweis, dass es weder wissenschaftlich noch fachlich bisher irgendwelche relevanten Anstrengungen gebe, die Posttraumatische Belastungsstörung in die Störungsgruppe der psycho-organischen Störungen bzw. biologisch verursachten Störungen einzuordnen. Vielmehr sei wissenschaftlicher Konsens, dass es sich bei der Posttraumatischen Belastungsstörung um eine Störung im Sinne einer psychischen Reaktion handele. Warum eine schreckbedingte Aortendissektion, „die biologische Reaktion der Hormonausschüttung und die sich dann anschließende (organische) Blutdrucksteigerung", einen „einheitlichen physischen Vorgang" darstellt, dagegen für die – vom Senat ausdrücklich zugestanden – „mittels biologischer Reaktion hervorgerufene" PTBS „jedenfalls unter versicherungsrechtlichen Gesichtspunkten von einem einheitlichen Vorgang der psychischen Erkrankung" ausgegangen werden muss, wird mit Ausnahme des Verweises auf die schon angesprochene Klassifikation der PTBS als „rein psychische Störung" nicht weiter begründet.

Den gleichen Einwänden begegnet schließlich auch der Ansatz des OLG Hamm[34], wonach von den psychischen Folgen eines unfallbedingten Körperschadens diejenigen versichert sind, die „etwa in Anbetracht der Schwere des Unfalls oder der eingetretenen Körperschäden gleichsam verständlich oder nachvollziehbar sind und deshalb nicht allein durch ihre psychogene Natur erklärt werden können", während der Ausschluss für (auch mittelbare) Folgen eines unfallbedingten Körperschadens dann durchgreife, wenn „eine Beeinträchtigung nur durch ihre psychogene Natur erklärt werden kann", was anzunehmen sei, „wenn der Unfall und seine physischen Folgen nur Auslöser einer (evtl. auch latent schon vorhandenen) Erkrankung sind". Im streitgegenständlichen Fall hatte der Kläger unfallbedingt eine Fraktur des 3. LWK mit

---

33   r+s 2008, 389.

34   VersR 2006, 1394.

nachfolgendem chronischen Schmerzsyndrom erlitten, wofür ihm orthopädischerseits bereits eine Minderung der allgemeinen Leistungsfähigkeit von 20 % zuerkannt worden war. Wie vor diesem Hintergrund die versicherten, weil „organischen", Schmerzen von den nach Auffassung des beigezogenen psychiatrischen Sachverständigen beim Kläger (zusätzlich?) bestehenden, über die „Psychoklausel" jedoch vom Versicherungsschutz ausgenommenen „somatoformen Schmerzen" differenziert werden können, und warum die Depressionen nach Knalltrauma mit Tinnitus „nachvollziehbar" sind, nicht aber die hier beklagten Gefühlsstörungen in den Beinen sowie die Inkontinenzbeschwerden, will sich schon angesichts der anatomischen Lagebeziehungen zur erlittenen LWK-Fraktur nicht recht erschließen. Dass der Kläger zuvor keinerlei psychische Auffälligkeiten zeigte – zumindest finden sich hierzu keine Feststellungen in den Urteilsgründen –, sei nur noch der Vollständigkeit halber angemerkt.

All diese Begründungsvarianten offenbaren letztlich das grundsätzliche Dilemma der „Psychoklausel", eine strenge Dichotomie von Psyche und Physis vorauszusetzen, wo in Wahrheit ein höchst komplexes, neurowissenschaftlich noch weitgehend unerforschtes Wechselspiel existiert. Da diese Erkenntnis nicht nur fachlich akzeptiert ist, sondern über die modernen Medien seit längerem bereits Eingang in die Laiensphäre gefunden hat, hilft auch der beliebte Rekurs auf den „verständigen Versicherten" als Argumentationsstütze kaum weiter.

4 Fazit

Zusammenfassend ist daher festzustellen, dass somatoforme (Schmerz-)Störungen sowie die PTBS mit all ihren in Betracht kommenden Differenzialdiagnosen in nahezu allen leistungsrelevanten Bereichen des Zivil- und Sozialversicherungsrechts zunehmend an Bedeutung gewinnen, wobei der Umgang mit diesen Krankheitsbildern in der forensischen Praxis nicht frei von Friktionen und Widersprüchen ist. Umso wichtiger erscheint es, nachvollziehbare Kriterien für die Objektivierung derartiger Störungen zu entwickeln, schon um die Betroffenen nicht vorschnell dem

Vorwurf der Simulation oder Aggravation auszusetzen. Darüber hinaus sollte die Erforschung von Ursache-Wirkung-Beziehungen gerade auf dem Feld psychischer Schadensfolgen in den Fokus versicherungsmedizinischer Forschung gerückt werden, um – wenn schon nicht im strengen Sinn evidenzbasiert, so doch wenigstens rational begründbar – ursächliche Zusammenhänge zwischen angeschuldigten Ereignissen und psychischen Beschwerden zu beurteilen.

Literatur

FOERSTER K (2009) Begutachtung im Rahmen privater Versicherungen. In: Venzlaff; Foerster K (Hg.) Psychiatrische Begutachtung, München.

KNERR G (2008) Grundlagen der Haftung. In: Geigel R; Schlegel-
milch G (Hg.) Der Haftpflichtprozess, 25. Aufl. München.

VOIT W; NEUHAUS K J (2009) Berufsunfähigkeitsversicherung,
2. Auflage, München.

WIDDER B; GAIDZIK P W (2006) Neues zur Anerkennung psychoreaktiver Unfallfolgen in der privaten Unfallversicherung.
In: MedSach 102: 175-179.

KLAUS FEDDERN

Psychische Erkrankungen in der gesetzlichen Unfallversicherung

1 Prinzip der gesetzlichen Unfallversicherung

Der Versicherungsfall beschreibt in jedem Zweig der Sozialversicherung das versicherte Wagnis. Damit wird einerseits eine Abgrenzung zu den (unversicherten) Gefahren des täglichen Lebens vorgenommen, andererseits werden die Zuständigkeiten der einzelnen Sozialversicherungszweige geregelt.

Versicherungsfälle in der gesetzlichen Unfallversicherung sind Arbeitsunfälle und Berufskrankheiten (§ 7 Abs. 1 SGB VII).

Wesentliches Strukturprinzip der gesetzlichen Unfallversicherung ist die Haftungsersetzung durch Versicherungsschutz. An die Stelle eines zivilrechtlichen Anspruches des Arbeitnehmers gegen den Arbeitgeber tritt ein sozialversicherungsrechtlicher Anspruch gegen den Träger der Unfallversicherung. Dieses Prinzip bewirkt einen umfassenden Schutz von Arbeitnehmern gegen die Folgen von Arbeitsunfällen und Berufskrankheiten. Der Grundsatz des § 26 Abs. 2 SGB VII, Leistungen zur medizinischen Rehabilitation und Teilhabe mit allen geeigneten Mitteln zu erbringen, wird in §§ 27 bis 55 SGB VII konkretisiert. Dieser Leistungskatalog geht über den Leistungsrahmen des SGB V hinaus.[1] Zugleich erfüllt die Unfallversicherung in wesentlichem Umfang die Funktion einer Haftpflichtversicherung, weil die Haftung bei Ansprüchen des Arbeitnehmers gegen den Arbeitgeber sowie auch unter Ar-

---

1   § 12 SGB V: „Die Leistungen müssen ausreichend, zweckmäßig und wirtschaftlich sein; sie dürfen das Maß des Notwendigen nicht überschreiten."

beitnehmern desselben Betriebes beschränkt ist (§§ 104 ff. SGB VII). Weil der Versicherungsfall regelmäßig dem Risikobereich des Unternehmers zuzurechnen ist und weil seine Haftung abgelöst ist, erfolgt die Finanzierung der gesetzlichen Unfallversicherung allein durch den Unternehmer.

Über die Versicherung von Beschäftigten hinaus ist der Versicherungsschutz auf sozial vergleichbar schutzbedürftige Unternehmer, Personen in der Ausbildung sowie Personen, die ehrenamtlich oder im Sinne einer Aufopferung für das Gemeinwohl tätig sind, vielfach erweitert worden. Auch wenn für diesen Personenkreis häufig der Begriff der „unechten Unfallversicherung" verwendet wird, gelten grundsätzlich dieselben Versicherungs- und Leistungsprinzipien wie für versicherte Arbeitnehmer.

2 Arbeitsunfälle mit psychischen Gesundheitsschäden

Der Begriff des Arbeitsunfalles ist gesetzlich definiert. Arbeitsunfälle sind Unfälle, die Versicherte infolge einer den Versicherungsschutz begründenden Tätigkeit erleiden (§ 8 Abs.1 Satz 1 SGB VII). Es sind zeitlich begrenzte, von außen auf den Körper einwirkende Ereignisse, die zu einem Gesundheitsschaden oder zum Tod führen (§ 8 Abs. 1 Satz 2 SGB VII).

Der Schadensbegriff beim Arbeitsunfall erfasst sowohl körperliche wie auch psychische Gesundheitsstörungen als Folge eines unfreiwilligen zeitlich begrenzten äußeren Ereignisses. Er umfasst zunächst die psychische Reaktion auf ein äußeres Unfall- oder Verletzungsgeschehen. Hierzu zählen auch rein psychische Abläufe (psychische Traumata). Auch die unmittelbare Wahrnehmung eines Unglücks kann ein geeignetes äußeres Ereignis sein und sowohl das Opfer wie auch einen Beobachter (z. B. Arbeitskollege als Zeuge), der ein solches Ereignis unmittelbar wahrnimmt, betreffen. Schließlich kann auch die Bedrohung oder die Konfrontation mit einer Gewalttat als äußeres Ereignis bewertet werden, wenn dabei der Rahmen einer alltäglichen Belastung überschritten wird.

Organisch verursachte psychische Störungen – z. B. durch ein Schädel-Hirn-Trauma – können (mittelbare) Folge eines Unfalles sein. Psychisch verursachte organische Erkrankungen (z. B. ein stressbedingtes Magengeschwür) kommen (wiederum als mittelbare Unfallfolge) allenfalls dann in Betracht, wenn die psychische Erkrankung Unfallfolge ist.

2.1 Spezielle Diagnosen

Äußere Ereignisse bei einem Arbeitsunfall, die psychische Symptome auslösen können, sind entweder unmittelbare Körper- oder Organverletzungen (Polytrauma nach Verkehrsunfall) oder auch isolierte psychische Ereignisse (z.B. psychisches Trauma bei der Bedrohung durch ein Messer bei einem Raubüberfall ohne somatische Verletzung). Psychische Symptome können als „Erstschaden" – oder im späteren zeitlichen Verlauf – als „Folgeschaden" auftreten (Schönberger et al. 2010: 142).

Folgende Diagnosen werden auf psychiatrisch-psychologischem Fachgebiet häufig nach Unfällen gestellt:

- Akute Belastungsreaktion (ICD-10: F 43.0; DSM-IV: 308.3): Reaktion auf eine außergewöhnliche physische oder psychische Belastung, die kurzzeitig (unmittelbar nach oder in engem zeitlichen Zusammenhang mit dem Trauma auftritt) und in der Regel innerhalb von Tagen, spätestens nach vier Wochen abklingt.
- Anpassungsstörung (ICD-10: F 43.2; DSM-IV: 308.3): Zustände von subjektivem Leid und emotionaler Beeinträchtigung, die soziale Funktionen und Leistungen behindern und während des Anpassungsprozesses nach einer entscheidenden Veränderung oder nach belastenden Lebensereignissen, wie z.B. nach einer schweren körperlichen Erkrankung auftreten.
- Posttraumatische Belastungsstörung (ICD-10: F 43.1; DSM-IV: 309.81): Die Diagnose einer Posttraumatischen Belastungsstörung (PTBS) bezeichnet die Reaktion auf ein belastendes Ereignis oder eine Situation kürzerer oder längerer Dauer, mit außergewöhnlicher Bedrohung oder katastrophenartigem Ausmaß, die bei fast jedem eine tiefe Verzweiflung hervorrufen würde. Der Begriff

„posttraumatisch" impliziert, dass die Störung Folge eines Traumas ist. Dies bedeutet jedoch nicht, dass es sich um ein Krankheitsbild handelt, das spezifisch psychische Störungen nach Arbeitsunfällen betrifft. Die Zurechnung zu einem Arbeitsunfall ist vielmehr in jedem Einzelfall nach den in der gesetzlichen Unfallversicherung geltenden Kausalitätsgrundsätzen vorzunehmen.

- Phobien (ICD-10: F 40.0; DSM-IV: 300.21, 300.22, 300.29) oder Angststörungen: Phobien (situationsgebundene oder spezifisch auf ein Objekt bezogene Ängste) können bei versicherter Tätigkeit ausgelöst werden (z.B. Arbeitspositionen in großer Höhe). Dagegen sind Angststörungen exzessive Angstreaktionen ohne objektives Vorliegen einer akuten Gefahr oder Bedrohung (ebd. 145).

- Somatoforme Störungen (ICD-10: F 45): Liegen anhaltende körperliche Beschwerden vor, für die ein organisches Korrelat nicht vorliegt, ist ebenfalls stets im Einzelfall zu prüfen, ob eine Zurechnung zu einem versicherten Ereignis in Betracht kommt oder z.B. eine Verdeutlichungstendenz im Vordergrund steht.

3   Prüfungsschema für Arbeitsunfälle

Die Beschreibung eines Arbeitsunfalls in § 8 Abs. 1 SGB VII enthält unbestimmte Rechtsbegriffe sowie den Hinweis auf eine gebotene Zusammenhangsbeurteilung („Unfälle ... infolge einer ... versicherten Tätigkeit"). Weil die im Gesetz genannten unbestimmten Rechtsbegriffe jeweils auf konkrete – und damit höchst unterschiedliche – Lebenssachverhalte anzuwenden sind, hat sich eine stark kasuistisch geprägte Rechtsprechung entwickelt. Der für die gesetzliche Unfallversicherung zuständige Zweite Senat des Bundessozialgerichts (BSG) hat es in jüngster Zeit unternommen, die seiner Rechtsprechung zugrunde liegenden dogmatischen Strukturen für die Anerkennung eines Arbeitsunfalles deutlicher herauszustellen (Becker 2007a: 721) und einen Algorithmus zur Prüfung des Tatbestandes im Sinne eines Prüfungsschemas einzuführen (Becker 2010: 145).

Dieser Algorithmus ist schematisch wie folgt darzustellen:

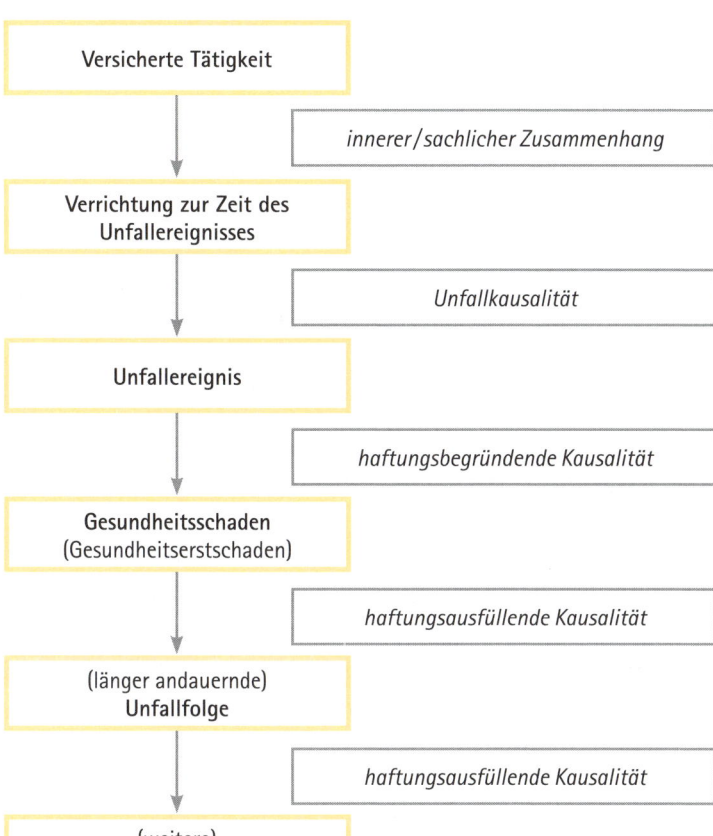

Prüfschritte:

Innerer (sachlicher) Zusammenhang:

Bei der Prüfung des inneren (sachlichen) Zusammenhangs zwischen versicherter Tätigkeit und Verrichtung zur Zeit des Unfalls kommt es darauf an, ob die Verrichtung der versicherten Tätigkeit zuzurechnen ist, ob sie also innerhalb der Grenze liegt, für die der gesetzliche Unfallversicherungsschutz gilt.

Unfallkausalität: Die Unfallkausalität zwischen der Verrichtung zur Zeit des Unfalles und dem Unfallereignis wird regelmäßig vermutet. Oft ist gar kein Grund zu erkennen, warum sich ein Unfall zu einem bestimmten Zeitpunkt in bestimmter Weise ereignet hat. Wenn bei einer Verrichtung, die im sachlichen Zusammenhang mit der versicherten Tätigkeit steht, ein Unfallereignis eintritt, ist von einer Unfallkausalität auszugehen – es sei denn, eine konkurrierende Ursache (zum Beispiel eine innere Ursache) kann festgestellt werden.

Haftungsbegründende Kausalität: Die Prüfung der haftungsbegründenden Kausalität entscheidet über den Zusammenhang zwischen Unfallereignis und Gesundheitserstschaden.

Haftungsausfüllende Kausalität: Bei der Prüfung der haftungsausfüllenden Kausalität geht es um die Zurechnung bestimmter unmittelbarer oder mittelbarer Unfallfolgen zum Gesundheitsschaden.

4 Kausalitätsprüfung

Bei der Unfallkausalität, bei der haftungsbegründenden Kausalität sowie bei der haftungsausfüllenden Kausalität ist jeweils zweistufig zu prüfen: Ausgangsbasis ist die naturwissenschaftlich-philosophische Bedingungstheorie (*conditio-sine-qua-non*). Im zweiten Prüfungsschritt ist nach der sozialrechtlichen Theorie der wesentlichen Bedingung zu prüfen.

„Wesentlich" ist nicht gleichzusetzen mit „gleichwertig" oder „annähernd gleichwertig". „Auch eine nicht annähernd gleichwertige, sondern rechnerisch verhältnismäßig niedriger zu bewertende Ursache kann für den Erfolg rechtlich wesentlich sein, solange die andere(n) Ursache(n) keine überragende Bedeutung hat (haben) [...] Ist jedoch eine Ursache oder sind mehrere Ursachen gemeinsam gegenüber einer anderen von überragender Bedeutung, so ist oder sind nur die erstgenannte(n) Ursache(n) ‚wesentlich' und damit Ursache(n) im Sinne des Sozialrechts" (Becker 2010: 721).

Dieser Prüfungsmaßstab trägt dem Prinzip der Ablösung der Unternehmerhaftung durch die gesetzliche Unfallversicherung Rechnung. An dieser Stelle wird eine Wertentscheidung vorgenommen, weil von der unbegrenzten Anzahl der naturwissenschaftlich-philosophischen Ursachen – im Lichte des Prinzips der Ablösung der Unternehmerhaftung – nur bestimmte Ursachen als rechtserheblich anzusehen sind (Becker 2007b: 92).

5 Minderung der Erwerbsfähigkeit (MdE)

Voraussetzung für einen Anspruch auf Verletztenrente aus der gesetzlichen Unfallversicherung ist eine MdE von wenigstens 20 % über die 26. Woche nach einem Versicherungsfall hinaus (§ 56 Abs. 1 SGB VII).

Die Verletztenrente in der gesetzlichen Unfallversicherung dient – unabhängig von einem konkreten Einkommensverlust – dem Ausgleich dafür, dass Verletzte gegenüber einem unverletzten Versicherten zusätzlich körperliche und/oder geistige Anstrengungen erbringen müssen, um den gleichen Erfolg zu erlangen, beziehungsweise weil ihm wegen der Unfallfolgen eine berufliche Verbesserung verloren geht oder gehen kann (Becker et al. 2010: 422).

Ebenso wie bei somatischen Unfallfolgen ist auch für den Bereich der psychischen Störungen auf Funktionsstörungen und deren Auswirkungen auf das Leistungsvermögen im allgemeinen Erwerbsleben abzustellen (Mehrhoff et al. 2010: 252; Foerster et al. 2007: 52). In Anlehnung an MdE-Erfahrungswerte für organische Unfallfolgen können Richtwerte zur MdE-Einschätzung herangezogen werden, die in geeigneter Form diagnosebezogen bestimmte Erscheinungsformen der jeweiligen psychischen Störungen berücksichtigen (Schoenberger et al. 2010: 155).

6 Rechtsprechung der Sozialgerichte zu psychischen Störungen

6.1 Leitentscheidungen des BSG zu psychischen Unfallfolgen

In mehreren Entscheidungen vom 09.05.2006 (B 2 U 1/05 R; B 2 U 26/04 R; B 2 U 40/05 R) hat das BSG Anforderungen an den Nachweis von psychischen Störungen aufgestellt und besondere Anforderungen an die Kausalitätsprüfung in diesen Fällen dargelegt.

Kausalitätsprüfung – BSG-Urteil B 2 U 1/05 R: Im Rechtsstreit B 2 U 1/05 R war der Kläger beim Besteigen eines knapp zwei Meter hohen Gerüstes abgestürzt, fiel auf den Rücken und zog sich eine HWS-Distorsion sowie eine Schulterprellung zu. Ein halbes Jahr nach dem Unfall waren körperliche Folgen nicht mehr feststellbar. Streitig war die Bewertung eines neurologischen Gutachtens, in dem eine anhaltende somatoforme Schmerz- und Anpassungsstörung diagnostiziert wurde. Sozialgericht und Landessozialgericht waren der Auffassung, die Schmerzstörung sei durch den Unfall wesentlich mitverursacht. Im Gegensatz zur Rechtsprechung des 9. Senats des BSG sei im Unfallversicherungsrecht jede durch den Arbeitsunfall wesentlich verursachte psychische Erkrankung zu entschädigen. Selbst wenn von prätraumatischen pathogenen Persönlichkeitsmerkmalen bei dem Kläger ausgegangen werde, könnten diese nicht derart konkretisiert werden, dass sie die anderen versicherten Ursachen als rechtlich nicht wesentlich in den Hintergrund drängen würden. Dem BSG reichten die Feststellungen des Landessozialgerichtes nicht aus. Es hat deshalb das Urteil aufgehoben und den Rechtsstreit an das Landessozialgericht zurückverwiesen.

Das BSG prüft den streitigen Anspruch streng nach dem eingangs dargestellten Algorithmus. Zur haftungsbegründenden Kausalität weist das BSG insbesondere auf die zweistufige Prüfung hin. Bei der Feststellung einer gesundheitlichen Beeinträchtigung in Folge eines Versicherungsfalles müsse zwischen dem Unfallereignis und den geltend gemachten Unfallfolgen entweder mittels des Gesundheitserstschadens, z.B. bei einem Sprunggelenksbruch, der zu einer Versteifung führt, oder direkt, z.B. bei einer Amputationsverletzung, ein Ursachenzusammenhang nach der im Sozialrecht geltenden Theorie der wesentlichen Bedingung bestehen. Insofern gelte wie im Zivilrecht die naturwissenschaftlich-philosophische Bedingungstheorie als Ausgangsbasis. Danach ist jedes Ereignis Ursache eines Erfolges, das nicht hinweggedacht werden kann, ohne dass der Erfolg entfiele (*conditio-sine-qua-non*). Aufgrund der Unbegrenztheit der naturwissenschaftlich-philosophischen Ursachen für einen Erfolg ist für die praktische Rechtsanwendung in einer zweiten Prüfungsstufe die Unterscheidung zwischen solchen Ursachen notwendig, die rechtlich für den Erfolg verantwortlich gemacht werden bzw. denen der Erfolg zugerechnet wird, und anderen, für den Erfolg rechtlich unerheblichen Ursachen. Im konkreten Falle war zu berücksichtigen, dass die kausale Bedeutung einer äußeren Einwirkung mit derjenigen einer bereits vorhandenen krankhaften Anlage zu vergleichen und abzuwägen ist. Es komme deshalb darauf an, ob die Krankheitsanlage so stark oder so leicht ansprechbar war, dass die „Auslösung" akuter Erscheinungen aus ihr nicht besonderer, in ihrer Art unersetzlicher äußerer Einwirkungen bedurfte, sondern dass jedes andere alltäglich vorkommende Ereignis zu derselben Zeit die Erscheinung ausgelöst hätte. Bei der Abwägung könne der Schwere des Unfallereignisses Bedeutung zukommen. Dass der Begriff der Gelegenheitsursache durch die Austauschbarkeit der versicherten Einwirkung gegen andere alltäglich vorkommende Ereignisse gekennzeichnet ist, berechtige jedoch nicht zu dem vom LSG offenbar gezogenen Umkehrschluss, dass bei einem gravierenden, nicht alltäglichen Unfallgeschehen oder besonderen Problemen in der anschließenden Heilbehandlung – wie sie vom LSG im Fall des Klägers angenommen wurden – ein gegenüber einer Krankheitsanlage rechtlich wesentlicher Ursachenbeitrag ohne weiteres zu unterstellen ist.

Das BSG fordert vielmehr eine Kausalitätsbeurteilung auf der Basis des aktuellen wissenschaftlichen Erkenntnisstandes. Das schließt eine Prüfung ein, ob ein Ereignis nach wissenschaftlichen Maßstäben überhaupt geeignet ist, eine bestimmte körperliche oder seelische Störung hervorzurufen. Dies erfordere nicht, dass es zu jedem Ursachenzusammenhang statistisch-epidemiologische Forschungen geben muss, weil dies nur eine Methode zur Gewinnung wissenschaftlicher Erkenntnisse sei und sie im Übrigen nicht auf alle denkbaren Ursachenzusammenhänge angewandt werden kann. Gibt es keinen aktuellen allgemeinen wissenschaftlichen Erkenntnisstand zu einer bestimmten Fragestellung, könne in Abwägung der verschiedenen Auffassungen nicht einer nur vereinzelt vertretenen Auffassung gefolgt werden. Dieser wissenschaftliche Erkenntnisstand sei jedoch kein eigener Prüfungspunkt bei der Prüfung des Ursachenzusammenhangs, sondern nur die wissenschaftliche Grundlage, auf der die geltend gemachten Gesundheitsstörungen des konkreten Versicherten zu bewerten sind.

Diagnosemanuale, aktueller wissenschaftlicher Erkenntnisstand – BSG-Urteil B 2 U 26/04 R: Gegenstand der Parallelentscheidung B 2 U 26/04 R war der Unfall eines Straßenbahnfahrers, der auf seinem Arbeitswagen mit einer anderen Straßenbahn auf einem signalgeregelten eingleisigen Streckenabschnitt ohne ausreichenden Sichtkontakt frontal zusammenprallte. Etliche Fahrgäste wurden leicht, die beiden Triebwagenführer sowie ein weiterer Arbeitnehmer erheblich verletzt. Streitig war, ob auch eine Somatisierungsstörung und eine ängstlich depressive Störung des Verletzten Unfallfolge war. Dies hat das Landessozialgericht in freier Beweiswürdigung der ihm vorliegenden Gutachten angenommen. Auch in diesem Falle hat das BSG die Entscheidung aufgehoben und den Rechtsstreit zurückverwiesen. Dabei hat es vor allem folgenden Gesichtspunkt betont: Voraussetzung für die Anerkennung von psychischen Gesundheitsstörungen als Unfallfolge und die Gewährung einer Verletztenrente sei zunächst die Feststellung der konkreten Gesundheitsstörungen, die bei dem Verletzten vorliegen und seine Erwerbsfähigkeit mindern. Angesichts der zahlreichen in Betracht kommenden Erkrankungen und möglicher Schulenstreite solle diese Feststellung nicht nur begründet sein, sondern aufgrund eines der üblichen Diagnosesysteme und unter Verwendung der dortigen Schlüssel und Bezeichnungen erfolgen, damit die Feststellung nachvollziehbar ist. Das BSG weist deshalb auch ausdrücklich auf die Diagnosemanuale ICD-10 und DSM-IV hin. Denn je genauer und klarer die bei dem Versicherten bestehenden Gesundheitsstörungen bestimmt sind, desto einfacher seien ihre Ursachen zu erkennen und zu beurteilen sowie letztlich die MdE zu bewerten. Begründete Abweichungen von diesen Diagnosesystemen aufgrund ihres Alters und des zwischenzeitlichen wissenschaftlichen Fortschritts seien damit nicht ausgeschlossen. Derart klar definierte Gesundheitsstörungen des Klägers seien im angefochtenen Urteil nicht dargelegt. Der Verletzte habe zwar eine Somatisierungsstörung sowie eine ängstlich depressive Störung entwickelt und leide an mnestischen Störungen. Was dies aber konkret und bezogen auf die für die Gewährung einer Verletztenrente entscheidende MdE bedeute, sei dem Urteil nicht zu entnehmen. Eine ängstlich depressive Störung z.B. könne völlig unterschiedliche Ausprägungen haben sowie dauerhaft, nur zeitweise oder nur in Abhängigkeit von bestimmten Umständen bestehen.

Angesichts der mangelnden Feststellungen der Vorinstanz zu den beim Kläger vorliegenden Gesundheitsstörungen hatte das BSG im konkreten Fall nicht zu entscheiden, ob der Unfall geeignet war, eine Posttraumatische Belastungsstörung (ICD-10: F 43.1; DSM-IV: 309.81) zu verursachen. Dieser Hinweis verdeutlicht aber die oben angesprochene begriffliche Problematik bei der PTBS („posttraumatisch" impliziert einen Ursachenzusammenhang, der jedoch tatsächlich erst zu prüfen ist).

Geringfügiges Trauma als Gelegenheitsursache – BSG-Urteil B 2 U 40/05 R: Im dritten Fall hat das BSG die stattgebenden Entscheidungen der Vorinstanzen bestätigt. Danach war bei einem Versicherten, der nach einem Verkehrsunfall auf dem Weg von seiner Arbeitsstelle nach Hause eine Distorsion der Halswirbelsäule erlitten hatte, eine depressive Anpassungsstörung anzuerkennen. Ein rechtlich relevanter Ursachenzusammenhang zwischen dem Arbeitsunfall und der später aufgetretenen depressiven Anpassungsstörung sei nicht deswegen ausgeschlossen, weil infolge der introvertierten, sensitiven und zur Somatisierung neigenden Persönlichkeitsstruktur des Verletzten eine spezielle Disposition zur Ausbildung depressiver Störungen bestanden hat. Die sozialrechtliche Kausalitätstheorie unterscheide sich von der Adäquanztheorie des Zivilrechts gerade dadurch, dass sie bei der Beurteilung von Zusammenhängen nicht auf einen durchschnittlich belastbaren Menschen abstelle, sondern die Verhältnisse und Eigenarten des konkreten Versicherten berücksichtige und danach frage, welche Faktoren im konkreten Einzelfall wesentlich zu dem Erfolg beigetragen haben. Eine „abnorme seelische Bereitschaft" schließe deshalb die Bewertung einer psychischen Reaktion als Unfallfolge nicht aus. Davon zu unterscheiden sei die Frage, ob ein Ereignis wie ein Auffahrunfall im Straßenverkehr und ein dadurch verursachtes Schleudertrauma der Halswirbelsäule nach wissenschaftlichen Maßstäben allgemein geeignet ist, eine psychische Störung der vorliegenden Art hervorzurufen. Bestünden Zweifel an der Geeignetheit des als Krankheitsursache angeschuldigten Ereignisses, müsse das Gericht dem nachgehen und überprüfen, ob die in den ärztlichen Gutachten vorgenommene Zusammenhangsbeurteilung auf dem Boden des anerkannten Standes der wissenschaftlichen Erkenntnisse beruhe.

Dieses – beweisrechtliche – Erfordernis habe das Berufungsgericht nicht verkannt. Es sei dem Einwand, eine psychische Fehlverarbeitung könne wegen der geringen Intensität des Unfallereignisses nicht angenommen werden, mit dem Hinweis auf die in den gerichtlichen Sachverständigengutachten angeführte und die von ihm selbst herangezogene unfallmedizinische Fachliteratur und die dort veröffentlichten aktuellen Erkenntnisse entgegengetreten. Nachdem nicht vorgetragen worden war, was auf einen anderen wissenschaftlichen Erkenntnisstand hätte schließen lassen können, habe insoweit kein Anlass zu weiteren Ermittlungen bestanden. Die Zusammenhangsbeurteilung im konkreten Einzelfall unterliege der freien richterlichen Beweiswürdigung und sei vom Revisionsgericht nicht zu überprüfen oder zu beanstanden.

Folgerungen: Die begrüßenswerte Klarheit des vom BSG angewendeten Prüfalgorithmus gestattet auch bei der Beurteilung der Kausalität insbesondere bei psychischen Unfallfolgen, deren Beurteilung sich regelmäßig als differenziert und komplex erweist, eine sachgerechte Beurteilung.

Voraussetzung bleibt, dass Unfallversicherungsträger und Instanzgerichte den entscheidungserheblichen Sachverhalt sorgfältig ermitteln. Auch die medizinischen Sachverständigen haben bei ihren Gutachten die vom BSG entwickelten Grundsätze zu beachten.

6.2 Instanzrechtsprechung zu psychischen Unfallfolgen

Die Grundsatzurteile des BSG sind bereits in zahlreichen Urteilen von den Instanzgerichten berücksichtigt worden, die nachfolgend beispielhaft referiert werden.

PTBS und geeignetes Unfallereignis – Urteil des LSG Nordrhein-Westfalen vom 16.05.2007 (L 17 U 127/06): Beim Inkasso in Zusammenhang mit einer Pizzalieferung kam es zu einer tätlichen Auseinandersetzung, bei der eine Versicherte drei oder vier Treppenstufen hinab auf das Straßenpflaster stürzte. Bei der Unfallaufnahme wurden weder knöcherne Verletzungen noch Platzwunden festgestellt. Die Diagnose ergab Prellungen am Hinterkopf, dem rechten Handgelenk und der Wirbelsäule. Eine stationäre Behandlung lehnte die Versicherte aufgrund einer „Krankenhausphobie" ab. Das LSG lehnte es ab, eine schwere Posttraumatische Belastungsstörung (F 43.1) mit chronischer Schmerzstörung (F 45.4) als Unfallfolge anzuerkennen. Die Versicherte habe auf die brutale Attacke des Kunden mit einer akuten Belastungsreaktion reagiert. Diese Unfallfolgen rechtfertigten – wie vom Unfallversicherungsträger anerkannt – bei großzügiger Betrachtung eine einmonatige Behandlungsbedürftigkeit und Arbeitsunfähigkeit. Gegen das Vorliegen einer („schweren") Posttraumatischen Belastungsstörung spreche die unzureichende Bedrohungslage, das fehlende Vermeidungsverhalten und die zunehmende, jedenfalls stagnierende Krankheitsentwicklung. Das ICD-10 enthalte auch ein gewisses objektives Korrektiv, weil das Ereignis nach diesem Klassifizierungssystem „nahezu bei jedem tiefgreifende Verzweiflung auslösen" muss. „Nahezu bei jedem" bedeute: Auch bei psychisch robusten Menschen mit überdurchschnittlich starkem Nervenkostüm. Nimmt man einen solchen Menschen zum Maßstab, so hätte ihn das Trauma, das die Klägerin erlebt hat, sicherlich nicht tiefgreifend verzweifeln lassen. Deshalb sei das Stressorkriterium im konkreten Fall weder nach dem ICD-10 noch nach dem DSM-IV erfüllt.

PTBS: Kausalität, Verschiebung der Wesensgrundlage, MdE – Urteil des Bayerischen LSG vom 26.09.2007 (L 3 U 137/04): Im Fall des LSG München verlor der Versicherte auf einem Betriebsweg bei hoher Geschwindigkeit (ca. 170 km/h) die Kontrolle über sein Fahrzeug und prallte zunächst gegen die rechte, dann gegen die linke Leitplanke. Im Durchgangsarztbericht vom 10.12.1998 werden eine Halswirbelsäulen (HWS)-Distorsion und multiple Prellungen diagnostiziert.

Im nahen Anschluss an den Unfall sei der Versicherte zur Überzeugung des Gerichtes an einer Posttraumatischen Belastungsstörung erkrankt. Diese sei kausal auf den Unfall zurückzuführen. Dabei geht der Senat davon aus, dass der vom Kläger erlittene Verkehrsunfall seiner Art nach zu einer ausgeprägten Reaktion im Sinne einer Posttraumatischen Belastungsstörung führen kann. Der Unfall mit der Bedrohung durch die Hilflosigkeit mit theoretischer Todesfolge während des Brems- und Schleudervorgangs sei geeignet, eine entsprechende Störung hervorzurufen. Beim Kläger seien auch Symptome einer Posttraumatischen Belastungsstörung zeitnah zum Unfallgeschehen aufgetreten. Der Kläger litt unmittelbar nach dem Unfall und leidet auch heute noch an Albträumen über das Unfallgeschehen und an Flashbacks. Zwar fahre der Kläger zwischenzeitlich wieder selbst mit dem Auto, leide aber weiterhin unter einer vermehrten Ängstlichkeit beim Autofahren, auch als Beifahrer. Beim Kläger liege nach wie vor eine krankheitswertige und ihn auch im Alltag beeinträchtigende Symptomatik vor. Das LSG weist auf den Umstand hin, dass in der Begutachtungsliteratur vertreten werde, dass die Symptome von psychischen Erkrankungen nach Unfällen in der Regel in wenigen Monaten bzw. im Verlauf von ein bis zwei Jahren abklingen. Diese teilweise vorgenommene Begrenzung dieser Erkrankung auf maximal zwei Jahre nach dem Unfallgeschehen treffe indessen keineswegs in allen Fällen zu.

Ohne Kenntnis des maßgeblichen Gutachtens ist eine substantiierte Diskussion an dieser Stelle naturgemäß nicht möglich. Das LSG ist nach Beachtung der vom BSG aufgestellten Grundsätze im Rahmen der dem Tatsachenbericht obliegenden Beweiswürdigung zu seinem Ergebnis gelangt. Das LSG hat weiter den – wichtigen – Aspekt einer Verschiebung der Wesensgrundlage geprüft. Klingen unfall- oder schädigungsbedingte Gesundheitsstörungen ab, treten aber neue, davon unabhängige Leiden auf, die die gleichen Symptome aufweisen wie die zuvor bestehenden Verletzungsfolgen, wird von einem „Verschieben der Wesensgrundlage" gesprochen. Nach der Rechtsprechung des BSG sei bei der Geltendmachung außergewöhnlicher psychoreaktiver Störungen als Unfallfolge zu prüfen, ob selbst dann, wenn der Unfall eine rechtlich wesentliche Teilursache der psychischen Reaktion war, auch der weitere Verlauf der Erkrankung noch rechtlich wesentlich auf das Ereignis zurückzuführen ist oder nicht andere Ursachen so sehr in den Vordergrund getreten sind, dass sie für das fortbestehende Krankheitsbild als rechtlich allein ursächlich anzusehen sind. Auch insofern hatte das LSG die vorliegenden Gutachten zu würdigen.

Zur MdE-Bemessung bekräftigt das LSG den Grundsatz, dass diese sich nach dem Umfang der Beeinträchtigung des körperlichen und geistigen Leistungsvermögens des Verletzten durch die Unfallfolgen und nach dem Umfang der dem Verletzten dadurch verschlossenen Arbeitsmöglichkeiten auf dem gesamten Gebiet des Erwerbslebens richte. Die Beurteilung, in welchem Umfang die körperlichen und geistigen Fähigkeiten des Verletzten durch die Unfallfolgen beeinträchtigt sind, betreffe in erster Linie das ärztlich-wissenschaftliche Gebiet. Doch sei die Frage, welche MdE vorliegt, eine Rechtsfrage. Diese sei ohne Bindung an ärztliche Gutachten unter Berücksichtigung der Einzelumstände nach der Lebenserfahrung zu entscheiden. Ärztliche Meinungsäußerungen hinsichtlich der Bewertung der MdE seien aber eine wichtige und vielfach unentbehrliche Grundlage für die richterliche Einschätzung des Grades der MdE, vor allem soweit sich diese darauf bezieht, in welchem Umfang die körperlichen und geistigen Fähigkeiten des Verletzten durch die Unfallfolgen beeinträchtigt sind.

PTBS vs. Dissoziative Störung – Urteil des LSG Berlin-Brandenburg vom 19.02.2009 (L 31 U 388/08): Das Potsdamer LSG hatte folgenden Sachverhalt zu beurteilen: Die Versicherte war in einer Tankstelle als Kassiererin beschäftigt. Sie wurde von zwei bewaffneten und maskierten Männern überfallen. Einer der Täter bedrohte die Klägerin mit einer Schusswaffe. Das Gericht hat keine PTBS, sondern eine mittelgradige depressive Episode mit somatischem Syndrom mit begleitender ängstlich-phobischer Symptomatik als Unfallfolge anerkannt. Dabei hat es insbesondere die folgenden Gesichtspunkte beachtet: Zwar komme die Verursachung der depressiven Episode grundsätzlich als multikonditionales Geschehen in Betracht, wobei allerdings das Gewicht belastender Lebensereignisse im Kausalgefüge individuell unterschiedlich zu beurteilen sei. Es gebe am einen Ende des Spektrums depressive Episoden, deren Entstehung ganz überwiegend, wenn nicht ausschließlich, das Resultat endogener, das heißt in Anlage und Persönlichkeitseigenart verwurzelter Faktoren ist, am anderen Ende solche, bei denen „Live-Events" entscheidende Bedeutung gewinnen. Die letztgenannte Gruppe weise dabei Übergänge zu den sogenannten Anpassungsstörungen mit depressiver Symptomatik auf. Im Falle der Klägerin sprächen der lange Verlauf, die Ausprägung der Symptomatik und ein sogenanntes somatisches Syndrom mit Freudlosigkeit, erheblich verkürzter Schlafzeit, Morgentief und deutlichem Libidoverlust für einen wichtigen Anteil endogener Komponenten. Dies bedeute, dass mit sehr großer Wahrscheinlichkeit gewichtige dispositionelle Faktoren, die bis zur Manifestation der Störung nicht bekannt waren, zur Erkrankung beigetragen, sie aber nicht allein verursacht haben.

Gegen die Annahme, dass die depressive Episode selbst dann, wenn die Klägerin nicht Opfer eines Raubüberfalls geworden wäre, sich früher oder später manifestiert hätte, spreche der enge zeitliche Zusammenhang zwischen Ereignis und Ausbruch der Symptomatik, ferner die erlebnisthematische Verknüpfung zwischen Überfall und depressiv-ängstlichen Vorstellungsgehalten. Ein ursächlicher Zusammenhang zwischen dem Überfall und der depressiven Episode könne nur dann als eher unwahrscheinlich angesehen werden, wenn es sich lediglich um ein Schadensereignis von ganz untergeordneter Bedeutung gehandelt hätte, was jedoch dem tatsächlichen Geschehensablauf nicht gerecht werde.

Zwar habe eine beratungsärztliche Stellungnahme das Gewicht des Ereignisses in Zweifel gezogen, sodass das A2-Kriterium der Posttraumatischen Belastungsstörung (akute abnorme psychische Initialreaktion) fehle. Die Schilderung des Vorfalls durch die Versicherte spreche jedoch dafür, dass genau dieses Kriterium gegeben war. Das Vorliegen dieses Kriteriums schließe allerdings eine baldige Rückordnung des Verhaltens und Erlebens keineswegs aus, sodass ein überlegtes Verhalten sichtbar werden könne, wie es die Klägerin nach Eintreffen der Polizei geboten habe. Deshalb lasse sich dieses einschlägige Kriterium für den vorliegenden Fall nicht verneinen, es sei denn, man wolle das geordnete Verhalten nach Eintreffen der Polizei als überzeugendes Indiz dafür nehmen, dass zum Zeitpunkt der unmittelbaren Bedrohung keine schwerwiegende Angst bzw. tiefgreifende Verzweiflung der Klägerin vorgelegen habe. Art und Ausprägung des Schadensereignisses stünden somit der Annahme eines Kausalzusammenhangs nicht entgegen. Hierfür spreche auch, dass sämtliche Vorgutachter und zuvor tätigen Sachverständigen einen Kausalzusammenhang zwischen der bei der Klägerin bestehenden psychischen Erkrankung und dem Arbeitsunfall durchaus angenommen haben, die Meinungen lediglich hinsichtlich der Frage auseinandergehen, ob eine Symptomverschiebung stattgefunden hat, die eine Unterbrechung der ersten Kausalkette und den Beginn einer neuen Kausalkette darstellt. Auch die enge zeitliche und erlebnisthematische Verknüpfung stellt ein weiteres wichtiges Argument für eine kausale Verknüpfung dar. Dass die seelische Störung sich nicht in der eingegrenzten Form einer Posttraumatischen Belastungsstörung präsentierte, sondern als komplex strukturierte depressive Episode mit gedehntem Verlauf, stelle zwar eine eher seltene Form der Schadensverwirklichung dar. Doch müssten die zum Schädigungszeitpunkt bestehenden Dispositionen (Schadensanlage) berücksichtigt werden (im vorliegenden Fall die retrospektiv erschließbare Neigung zur Ausbildung einer depressiven Episode). Dass die Klägerin nicht lediglich eine Posttraumatische Belastungsstörung entwickelte, die einen kürzeren und günstigeren Verlauf genommen hätte, sondern in Form einer depressiven Störung erkrankte, spreche nicht gegen einen Kausalzusammenhang. Der Umstand, dass ein Schadensereignis wie das vorliegende nicht erfahrungsgemäß regelhaft vergleichbare psychische Krankheitsbilder hervorrufe, sei nicht als Argument gegen die wesentliche kausale Bedeutung des Vorfalls im konkreten Schadensfall zu werten. Eine psychische Labilität sei weder anhand der eigenen Angaben noch anhand des Aktenmaterials für die Zeit vor dem Schadensereignis nachzuweisen. Auch ohne ausdrücklichen Hinweis beachtet das LSG hier die Vorgaben des BSG zur Prüfung der Unfallkausalität[2].

Das Gericht spricht noch einen weiteren Aspekt an. Im konkreten Fall sei eine „energisch-konsequente Behandlungsführung" unterblieben. Es hätte hier nahegelegen, die Klägerin in der regional zuständigen psychiatrisch-psychotherapeutischen Tagesklinik zu behandeln, um die antidepressive Medikation zu optimieren und die ängstlich-phobische Erlebniseinengung sowie die daraus resultierende Vermeidungshaltung zu bearbeiten. Der ungünstige Therapieverlauf habe die berufliche Wiedereingliederung konterkariert und die Verfestigung von ängstlich-phobisch motivierten Vermeidungsstrategien begründet. Dieser Hinweis des Gerichtes unterstreicht die Forderung an Therapeuten und Unfallversicherungsträger zu einer sorgfältigen Steuerung des Heilverfahrens.

Für entsprechende Strukturen haben die Unfallversicherungsträger – etwa mit dem „Modellverfahren Psychotherapeuten" (Drechsel-Schlund et al 2005: 134; Wirthl 2002: 123) oder mit branchenspezifischen Maßnahmen zum Reha-Management (Drechsel-Schlund et al. 2010: 33) – bereits gesorgt.

---

2   Urteil des BSG vom 17.02.2009 – B 2 U 18/07 R

Literatur

BECKER P (2007a) Der Arbeitsunfall. In: Sozialgerichtsbarkeit 2007: 721-729.

BECKER P (2007b) Die wesentliche Bedingung – aus juristischer Sicht. In: Der medizinische Sachverständige 2007: 92-97.

BECKER P (2010) Neues Prüfungsschema für Arbeitsunfälle und Berufskrankheiten. In: Der medizinische Sachverständige 2010: 145-152.

BECKER H et al. (2011) Sozialgesetzbuch VII – Gesetzliche Unfallversicherung – Lehr- und Praxiskommentar, Baden-Baden.

DRECHSEL-SCHLUND C et al. (2005) Modellverfahren der Landesverbände der gewerblichen Berufsgenossenschaften „Einbindung von ärztlichen und psychologischen Psychotherapeuten in das berufsgenossenschaftliche Heilverfahren". In: Trauma und Berufskrankheit 2005: 134-140.

DRECHSEL-SCHLUND C et al. (2010) Reha-Management bei Traumatisierungen nach Arbeitsunfällen. In: Zeitschrift für Psychotraumatologie Psychotherapiewissenschaft Psychologische Medizin 2010, 3: 33-48.

MEHRHOFF F et al. (2010) Unfallbegutachtung, Berlin.

SCHOENBERGER A et al. (2010) Arbeitsunfall und Berufskrankheit, Berlin.

WIRTHL H J (2002) Modellverfahren der Landesverbände der gewerblichen Berufsgenossenschaften „Einbindung von ärztlichen und psychologischen Psychotherapeuten in das berufsgenossenschaftliche Heilverfahren" – aus Sicht der Verwaltung. In: Bericht über die Unfallmedizinische Tagung in Mainz am 09./10. November 2002 (UMed 105): 123-129.

KATJA FISCHER

Psychische Erkrankungen in der gesetzlichen Rentenversicherung

1 Sozialmedizinische Bedeutung von neurotischen, Belastungs- und somatoformen Störungen (ICD-10-GM: F40–48) in der Rentenversicherung

1.1 Leistungen zur medizinischen Rehabilitation

Im Jahr 2010 erhielten fast 170.000 Versicherte der Deutschen Rentenversicherung aufgrund psychischer Störungen eine stationäre Leistung zur medizinischen Rehabilitation (Deutsche Rentenversicherung Bund 2010a). Damit stehen psychische Störungen in der Statistik der Deutschen Rentenversicherung mit 20,3 % der insgesamt fast 838.000 durchgeführten stationären Leistungen zur medizinischen Rehabilitation nach den Krankheiten des Bewegungsapparates (32,4 %) bereits an zweiter Stelle, gefolgt von den Neubildungen (19,2 %).

Bei den Männern wird fast die Hälfte dieser Leistungen aufgrund einer Abhängigkeitserkrankung erbracht, bei den Frauen stellen affektive Störungen (vorwiegend depressive Störungen) die am häufigsten im Reha-Entlassungsbericht genannte Diagnosegruppe dar. An zweiter Stelle in dieser Statistik folgen bei den Männern die affektiven Störungen, an dritter Stelle stehen die neurotischen Belastungs- und somatoformen Störungen. Diese Diagnosegruppe steht bei den Frauen an zweiter Stelle, gefolgt von den Abhängigkeitserkrankungen (siehe Abbildung 1).

Abbildung 1:
Stationäre Leistungen zur medizinischen Rehabilitation bei psychischen Störungen
in der Deutschen Rentenversicherung 2009: Anteil der Erstdiagnosen

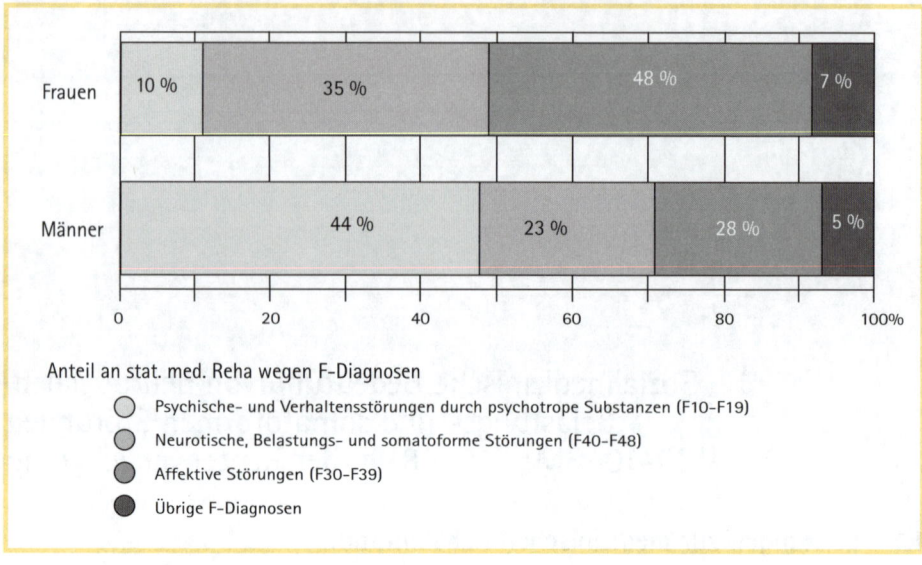

Quelle: *ISRV-Tabellen, Rehabilitation 2009 – Statistik der Deutschen Rentenversicherung*

1.2 Leistungen zur Teilhabe am Arbeitsleben

Aufgrund psychischer Störungen wurden im Jahr 2010 18.008 Leistungen zur Teilhabe am Arbeitsleben durchgeführt. Mit einem Anteil von 13 % an allen Leistungen zur Teilhabe am Arbeitsleben stehen die psychischen Störungen in dieser Statistik bereits an zweiter Stelle nach den Krankheiten des Bewegungsapparates, die fast die Hälfte der Leistungen zur Teilhabe am Arbeitsleben begründeten.

1.3 Renten wegen Erwerbsminderung

Psychische Störungen spielen bei den Erwerbsminderungsrenten eine immer größere Rolle. In der Rentenzugangsstatistik der Deutschen Rentenversicherung aus dem Jahre 2010 (Deutsche Rentenversicherung Bund 2010b) wurden von über 178.000 Renten wegen verminderter Erwerbsfähigkeit 70.946, fast 40%, wegen psychischer Störungen erforderlich. Damit stehen die psychischen Störungen bei den Erwerbsminderungsrenten an erster Stelle, vor den Erkrankungen des Bewegungsapparates, den Neubildungen und den Krankheiten des Herz-Kreislaufsystems.

Am häufigsten, nämlich in fast 40% der Berentungen wegen psychischer Störungen, werden affektive Störungen (vorwiegend depressive Störungen) als Grund angegeben, gefolgt von neurotischen, Belastungs- und somatoformen Störungen in etwa 15.000 Fällen und Abhängigkeitserkrankungen, die allerdings ganz überwiegend bei Männern das Berentungsgeschehen prägen.

2 Sozialmedizinische Beurteilung des Leistungsvermögens im Erwerbsleben

Krankheiten und Behinderungen können körperliche und psychische Funktionen unterschiedlich stark beeinträchtigen. Für die Rentenversicherung sind sozialmedizinisch vor allem die Auswirkungen von Gesundheitsstörungen relevant, die einen Versicherten dauerhaft oder über einen längeren Zeitraum (mehr als sechs Monate) bei der Ausübung einer Erwerbstätigkeit erheblich behindern.

Maßgebend für die sozialmedizinische Beurteilung des Leistungsvermögens ist bei psychischen Störungen – wie auch bei primär somatisch begründeten Erkrankungen – nicht die konkrete Diagnose, sondern Art und Umfang der Symptomatik und deren Auswirkung auf die Leistungsfähigkeit im Erwerbsleben.

Unter den Kontextfaktoren sind bei der Beurteilung des Leistungsvermögens grundsätzlich nur diejenigen zu berücksichtigen, die einen engen Bezug zum vorliegenden Gesundheitsproblem aufweisen. Insofern können spezielle Kontextfaktoren, wie z.B. die Vermittelbarkeit am Arbeitsmarkt, eine bestehende Arbeitslosigkeit, die „Entwöhnung" von einer beruflichen Tätigkeit oder das Lebensalter des Versicherten, nicht berücksichtigt werden. Auch die Kausalität einer Gesundheitsstörung spielt im Kontext der Leistungen der gesetzlichen Rentenversicherung keine herausragende Rolle; es gilt hier lediglich, eine leistungsrechtliche Abgrenzung gegenüber der bei Berufskrankheiten, Arbeitsunfällen sowie deren Folgen zuständigen gesetzlichen Unfallversicherung vorzunehmen.

Die sozialmedizinische Beurteilung des Leistungsvermögens im Erwerbsleben beinhaltet einen qualitativen und einen quantitativen Anteil. Innerhalb der qualitativen Beurteilung wird zwischen positivem und negativem Leistungsvermögen differenziert: Das positive Leistungsvermögen umfasst die zumutbare körperliche Arbeitsschwere, Arbeitshaltung und Arbeitsorganisation. Das negative Leistungsvermögen bezieht sich auf die Fähigkeiten, die krankheits- oder behinderungsbedingt bzw. wegen der Gefahr einer gesundheitlichen Verschlimmerung beeinträchtigt oder aufgehoben sind. Das quantitative Leistungsvermögen gibt den zeitlichen Umfang an, in dem eine Erwerbstätigkeit – unter Berücksichtigung des qualitativen Leistungsvermögens – arbeitstäglich ausgeübt werden kann.

Für die Prüfung eines Anspruchs auf Rente wegen Erwerbsminderung wird zum quantitativen Leistungsvermögen eine auf die tägliche Regelarbeitszeit bezogene Angabe aus den drei möglichen Kategorien „6 Stunden und mehr", „3 bis unter 6 Stunden" und „unter 3 Stunden" benötigt. Die Kategorien „vollschichtig", „halb- bis unter vollschichtig", „2 Stunden bis unter halbschichtig" und „aufgehobenes Leistungsvermögen" sind nur noch in denjenigen Fällen zugrunde zu legen, in denen das Leistungsvermögen nach dem bis 31. Dezember 2000 geltenden Recht der §§ 43, 44 SGB VI zu beurteilen ist.

3 Spezielle Aspekte der sozialmedizinischen Beurteilung von Menschen mit psychischen Störungen

3.1 Indikation zur fachärztlichen Begutachtung

Eine umfassende sozialmedizinische Begutachtung von Versicherten mit psychischen Störungen erfordert immer eine mehrdimensionale Betrachtungsweise, entsprechend dem Konzept der Internationalen Klassifikation der Funktionsfähigkeit, Behinderung und Gesundheit (WHO 2001). Je nach Schweregrad, Chronifizierung, Komorbidität und Vorhandensein von mobilisierbaren persönlichen und sozialen Ressourcen bzw. von entsprechenden Barrieren (positiv oder negativ wirkende Kontextfaktoren) sind sehr unterschiedliche Beeinträchtigungen von Aktivitäten und Teilhabe feststellbar.

Nicht nur von den fachärztlichen Experten, sondern von jedem Gutachter wird die Berücksichtigung auch der psychischen Aspekte von individueller Leistungsfähigkeit, Beeinträchtigung der Teilhabe sowie Ressourcen verlangt. Bei der Feststellung der Leistungsfähigkeit sowie bei der Prüfung von Rehabilitationsbedürftigkeit, -fähigkeit und -prognose sind diagnoseübergreifende Aspekte zu berücksichtigen, die sich oft wechselseitig beeinflussen bzw. überschneiden (Deutsche Rentenversicherung Bund 2002).

Psychiatrisch-psychotherapeutische Begutachtungen sind insbesondere in den Fällen angebracht, bei denen im Rahmen der allgemeinärztlichen Untersuchung deutliche psychopathologische Veränderungen, Auffälligkeiten im äußeren Erscheinungsbild, im Verhalten in der Untersuchungssituation, im Sprechverhalten oder in der Sprache sowie in den Bereichen der Aufmerksamkeit und des Gedächtnisses festgestellt werden. Ebenso ist eine psychiatrisch-psychotherapeutische Begutachtung in Erwägung zu ziehen, wenn aus Anamnese und Befunden hervorgeht, dass stationäre psychiatrisch-psychotherapeutische Behandlungen in den letzten zwei Jahren durchgeführt wurden und/oder eine regelmäßige Medikation mit Psychopharmaka (z.B. Tranquilizer, Thymoleptika, Neuroleptika) besteht. Gibt es fremdanamnestisch Hinweise auf ausgeprägte Stimmungsschwankungen, Suizidalität, sozialen Rückzug, Aggressivität, Selbstbeschädigungen oder wiederholte Krisensituationen, kann ebenfalls eine psychiatrisch-psychotherapeutische Begutachtung erforderlich sein (Deutsche Rentenversicherung Bund 2006).

3.2 Grundlagen der Durchführung der psychiatrisch-psychotherapeutischen Begutachtung

3.2.1 Psychische Störungen in der ICF

Auch psychische Funktionen werden in der ICF auf der Ebene der Körperfunktionen und Körperstrukturen eingeordnet. Die psychische Erkrankung und deren Folgesymptomatik einschließlich der manifesten psychischen Funktionseinbußen werden als Ergebnis sich wechselseitig beeinflussender somatischer, psychischer und sozialer Einflussfaktoren (biopsychosoziales Modell) verstanden. So können unter anderem die folgenden „Körperfunktionen" betroffen sein: Dimensionen der Persönlichkeit, emotionale Funktionen, Funktionen der psychischen Energie und des Antriebs, Funktionen der Selbstwahrnehmung, höhere kognitive Leistungen und Denkfunktionen.

Auf der Ebene der Aktivitäten werden mögliche Aufgaben oder Handlungen des Individuums beschrieben, deren Durchführung weitgehend von der Integrität spezifischer Körperfunktionen und –strukturen abhängt. Dabei können die Aktivitäten sowohl unter dem Aspekt der Leistung unter den gegenwärtigen Alltagsbedingungen (einschließlich tatsächlicher Förderfaktoren und Barrieren, „performance") als auch der Leistungsfähigkeit – „maximales" Leistungsvermögen unter Idealbedingungen, „capacity" – betrachtet werden. Einschränkungen bei psychischen Störungen können sich so beispielsweise auf die psychische Belastbarkeit, auf interpersonelle Kontakte, auf Problemlösefähigkeit und Entscheidungsfindung, auf Umstellungsfähigkeit (z.B. auf eine neue Berufssituation) und auf Krankheitsbewältigung beziehen.

Aus psychischen Funktionseinschränkungen und Aktivitätsbeeinträchtigungen resultieren möglicherweise auch Beeinträchtigungen der „Teilhabe". Dabei können unter anderem psychische Unabhängigkeit und soziale Integration, aber auch die wirtschaftliche Eigenständigkeit betroffen sein.

Beeinträchtigungen von Aktivitäten und Teilhabe können sich jedoch nicht nur aufgrund der psychischen Symptomatik einstellen, sondern werden auch durch negative Kontextfaktoren bzw. psychosoziale Konsequenzen der Erkrankung hervorgerufen, wie beispielsweise beruflicher Abstieg, Arbeitsplatzverlust, soziale Isolierung und Stigmatisierung oder Verlust sozialer Unterstützung. Diese Einschränkungen wiederum wirken sich sowohl auf den Verlauf und die Bewältigung der psychischen Störung aus als auch auf wesentliche Lebensbereiche wie Familie, Beruf und Freizeit. Im Konzept der ICF werden diese Zusammenhänge umfassend berücksichtigt.

In Ergänzung zu den Ebenen der „Körperfunktionen und -strukturen" (einschließlich psychischer Funktionen) sowie der „Aktivitäten und Teilhabe" werden in der ICF Kontextfaktoren eingeführt. Sie dienen der Feststellung der Rahmenbedingungen, die die Partizipation eines Menschen fördern oder behindern können. Hier wird die betroffene Person aus der Perspektive des Subjektes in Gesellschaft und Umwelt wahrgenommen. Bei psychischen Erkrankungen können sich relevante Kontextfaktoren auf persönliche Unterstützung und tragfähige Beziehungen, beispielsweise im Familien-, Freundes- und Bekanntenkreis, aber auch auf die individuelle Arbeitssituation sowie persönliche Einstellungen und Wertesysteme beziehen.

Bei der gutachterlichen Beurteilung im Rahmen von beantragten Leistungen zur Teilhabe oder im Rahmen der Überprüfung des Leistungsvermögens im Erwerbsleben ist zu beachten, dass auch bei klinisch eher gering ausgeprägten hirnorganischen, psychotischen, reaktiven, psychosomatischen oder persönlichkeitsbedingten seelischen Störungen bereits eine Beeinträchtigung der Teilhabe am gesellschaftlichen Leben drohen kann. Gestörte Selbstwerteinschätzung, inadäquate Krankheitsverarbeitung, mangelnde Resilienz gegenüber alltäglichen Belastungen oder Spannungen oder die Unfähigkeit zur Ausgestaltung des persönlichen Lebensumfeldes sind häufig mit Beeinträchtigungen der Teilhabe verbunden. Individuelle Vorstellungen von Krankheit und Gesundheit sowie die Störung selbst modifizieren die subjektiv wahrgenommenen Beeinträchtigungen teilweise erheblich, sowohl im Sinne einer verstärkten Wahrnehmung (z.B. bei einer depressiven Störung) als auch eines Wahrnehmungsdefizits (z.B. bei einer Manie oder Schizophrenie) im Hinblick auf bestehende Beeinträchtigungen. Bei der Einschätzung des Leistungsvermögens ist dies zu berücksichtigen.

3.2.2 Fragenkatalog zur Einschätzung der Beeinträchtigung von Aktivitäten und Teilhabe durch psychische Störungen

Als Arbeitshilfe zur Einschätzung von Art und Ausmaß der Beeinträchtigung der Teilhabe wie auch des sich hieraus ableitenden Bedarfs an Förderung und Hilfe soll der nachfolgende Fragenkatalog dienen (Deutsche Rentenversicherung Bund 2006).

Einschränkung der beruflichen Leistungsfähigkeit

- Ist der Betroffene in der Lage, seine erworbenen Qualifikationen einzusetzen?
- Hat seine Aktivitätseinschränkung von vornherein zu einer Unterqualifikation und damit zu einer Beeinträchtigung der Teilhabe geführt?
- Kann der bisherige Beruf aufgrund der psychischen Störung, aber auch wegen organischer Störungen, Medikamenteneinflüsse u. ä. nicht weiter ausgeübt werden, und weshalb?

Soziale Integration am derzeitigen oder letzten Arbeitsplatz

- Arbeitet der Betroffene an einem Arbeitsplatz, an dem sich nur wenige Kontakte zu anderen Menschen ergeben?
- Sind die Arbeitsanforderungen für ihn zu niedrig / zu hoch / zu monoton / zu unregelmäßig?
- Unterhält er während der Arbeit regelmäßig Kontakt zu Kollegen - Kontakte zu Vorgesetzten?
- Spricht er Konflikte am Arbeitsplatz von sich aus an und versucht er sie zu lösen?
- Bringt der Betroffene seine Interessen zum Ausdruck, versucht er sie durchzusetzen, auf welche Weise?
- Wird er in Arbeitsabsprachen einbezogen?
- Wird er an Gesprächen (Unterhaltung) beteiligt?
- Wird er um seine Meinung / seinen Rat gefragt?
- Verfügt er über tätigkeitsbezogene Entscheidungs-, Verantwortungs- und Handlungsspielräume?
- Bestehen für ihn motivierende berufliche Perspektiven / Aufstiegschancen?
- Behindert veränderte Selbstwerteinschätzung die Integration am Arbeitsplatz?

Lebenspraktische Fertigkeiten hinsichtlich einer selbstständigen Lebensführung

- Wie weit kann der Proband seine persönlichen Interessen zum Ausdruck bringen und verwirklichen?
- Besteht die Fähigkeit zur selbstständigen Körperpflege?
- Kann er sich ausreichend mit Lebensmitteln versorgen?
- Ist er in der Lage, selbstständig seinen Haushalt zu führen?
- Ist er in der Lage, eigenverantwortlich ärztlich verordnete Medikamente einzunehmen?
- Kann der Proband wirtschaftlich mit seinem Einkommen haushalten?
- Nimmt er öffentliche Angebote wahr (kulturelle Veranstaltungen; psychosoziale Versorgung usw.)?
- Holt er ggf. notwendige Informationen (bei Behörden usw.) ein?

Familiale Integration

- Unterhält er Kontakt zu seinen Eltern und Geschwistern?
- Hat er Ablosungsschwierigkeiten von seinen Eltern?
- Wurden Partnerbeziehungen aufgebaut, und wie sind sie verlaufen?
- Lebt er getrennt vom (Ehe-)Partner / ist er geschieden?
- Erfährt er Unterstützung durch seinen Partner / seine Familie?
- Spricht er Konflikte in der Familie an, und trägt er sie aus?
- Unterhält er von sich aus Kontakt zu weiteren Verwandten?
- Welche Aufgaben / Aktivitäten hat er verantwortlich übernommen?

Außerfamiliale soziale Integration

- Wie ist seine Wohnsituation?
- Unterhält er Kontakte zu Nachbarn und anderen Personen im Wohngebiet und nimmt er von sich aus Kontakte auf?
- Spricht er Konflikte mit Nachbarn oder anderen Personen an und trägt er sie aus?
- Ist er ggf. in eine Wohngemeinschaft integriert?
- Nimmt er am öffentlichen Leben teil (Vereine usw.)?

- Hat er einen festen Freundeskreis am Wohnort?
- Wie verbringt er seine Freizeit?
- Wie sieht sein Tagesablauf aus?

Die vorgenannten Fragenkomplexe sind fallbezogen einzusetzen und ggf. zu erweitern und zu modifizieren.

4 Aufbau und Inhalte des psychiatrisch-psychotherapeutischen Gutachtens

Das psychiatrisch-psychotherapeutische Gutachten orientiert sich in seinem formalen Aufbau an den bekannten Grundsätzen für den Aufbau sozialmedizinischer Gutachten, wie sie beispielsweise im „Leitfaden zum einheitlichen Entlassungsbericht in der medizinischen Rehabilitation der gesetzlichen Rentenversicherung 2009" (Deutsche Rentenversicherung Bund 2009a) und in „Das ärztliche Gutachten für die gesetzliche Rentenversicherung – Hinweise zur Begutachtung" (Verband Deutscher Rentenversicherungsträger 2001) niedergelegt sind. Als weitere Unterstützung stehen die „Leitlinien für die sozialmedizinische Beurteilung von Menschen mit psychischen Störungen" (Deutsche Rentenversicherung Bund 2006) zur Verfügung, die sich derzeit in Überarbeitung befinden. Die Erhebung einer ausführlichen Anamnese einschließlich der Behandlungsvorgeschichte, eines körperlichen Untersuchungsbefundes sowie eines detaillierten psychischen Befundes, z.B. anhand des AMDP-Systems (Arbeitsgemeinschaft für Methodik und Dokumentation in der Psychiatrie 2007), sind unverzichtbare Bestandteile jedes psychiatrisch-psychotherapeutischen Gutachtens. Testpsychologische Zusatzuntersuchungen können ergänzend sinnvoll sein, wobei zu berücksichtigen ist, dass die Durchführung an die Mitarbeit des Probanden gebunden ist. Möglicherweise begutachtungsrelevante Befunde von bereits im Vorfeld erfolgten technisch-apparativen oder Labor-Untersuchungen sind möglichst vollständig beizuziehen. Nur im Einzelfall wird bei entsprechenden Hinweisen die Bestimmung von alkohol- bzw. drogenassoziierten Laborwerten oder – bei fehlender Korrelation zwischen den Angaben zur Medikamenteneinnahme und dem vom Gutachter festgestellten klinischen Bild – die Blutspiegelbestimmung von Medikamenten erforderlich sein.

Besonders hervorzuheben ist die Wichtigkeit detaillierter Angaben zur Berufs- und Arbeitsanamnese:

- Berufsausbildung mit / ohne Abschluss, Arbeitsbiographie: Gründe für evtl. Berufswechsel, Umschulung
- jetzige Tätigkeit mit Beschreibung des Arbeitsplatzes und der -atmosphäre
- besondere psychische und physische Belastungen am Arbeitsplatz
- betriebsärztliche Betreuung
- Weg zur Arbeitsstelle
- Dauer von und Begründung für Arbeitslosigkeit und Arbeitsunfähigkeit

Auch die Umstände der Antragstellung sowie Angaben zu bisherigen Sozialleistungen sollten aufgeführt werden:

- Wurde die Antragstellung durch Dritte angeregt? Warum und ggf. durch wen erfolgte die Aufforderung zur Antragstellung?
- Bisheriger Erhalt von Sozialleistungen sowie frühere und aktuell parallel laufende einschlägige Anträge: z.B. Leistungen zur Teilhabe (Rehabilitation), Erwerbsminderungsrente, Krankengeld, Leistungen des Versorgungsamts (GdB), Renten der gesetzlichen Unfallversicherung (MdE), Arbeitslosengeld (ALG), Grundsicherung für Arbeitsuchende (ALG II / Hartz IV), Grundsicherung im Alter und bei Erwerbsminderung (Sozialhilfe); Rechtsmittelverfahren vor Sozialgerichten.

Wertvolle Hinweise auf die Leistungsfähigkeit, Belastbarkeit und Motivationslage kann die Schilderung eines üblichen Tagesablaufs durch den Versicherten ergeben. Dabei sind unter anderem Rückschlüsse auf Tagesstrukturierung, berufliches Engagement, Freizeitaktivitäten wie körperliche Bewegung und Arbeit in Haus und Garten, Hobbies und soziale Integration möglich.

Eine biographische Anamnese unter psychodynamischen und / oder kognitiv-lerntheoretischen Gesichtspunkten sollte in

Umfang und Differenziertheit den Erfordernissen des Einzelfalls angepasst sein; so kann im Hinblick auf die sozialmedizinische Fragestellung bei bestimmten Konstellationen auf eine solche Erhebung – beispielsweise bei einer deutlich ausgeprägten demenziellen Entwicklung – verzichtet werden.

Festzuhalten sind prognostisch bedeutsame Angaben zum subjektiven Krankheitsverständnis, zur Fähigkeit der Krankheitsbewältigung sowie zu Selbsterleben und Selbstwirksamkeitserleben der Betroffenen. Introspektionsfähigkeit, Psychogeneseverständnis und Veränderungsmotivation sowie krankheitsfixierende Einstellungen oder persönliche Grundhaltungen können ebenfalls wichtige Aspekte bei der Beurteilung des quantitativen und qualitativen Leistungsvermögens darstellen. Das Gleiche gilt für einen möglicherweise vorhandenen sekundären Krankheitsgewinn oder eine eventuelle Regressionsneigung. Einzubeziehen sind auch die verfügbaren persönlichen Ressourcen, etwa in Form eines perfektionistischen Leistungsanspruchs, von Pflichtgefühl, Durchsetzungsvermögen, sozialer Kompetenz oder Konfliktfähigkeit. Ein reduziertes Selbstwertgefühl oder eine verminderte interne Kontrolle bei der Ursachenattribuierung („schicksalhaftes Erleben") sind als personbezogene Kontextfaktoren zu berücksichtigen.

1. Voraussetzung jeder Beurteilung des Leistungsvermögens bei psychischen Störungen ist die Erhebung eines psychischen Befundes mit Aussagen zu psychopathologischen Phänomenen.
2. Einschränkungen des Leistungsvermögens durch psychische Störungen ohne psychopathologische Auffälligkeiten im Quer- und Längsschnittbefund sind nicht begründbar.
3. Die Symptomatik vieler psychischer Störungen kann durch eine adäquate Behandlung gelindert werden. Daher ist bei einer bislang unbehandelten psychischen Störung mit entsprechend auffälligem Querschnittsbefund nicht ohne Weiteres von einem dauerhaft geminderten Leistungsvermögen auszugehen.

Die psychiatrisch-psychotherapeutische Erfahrung spricht insgesamt dafür, dass vor allem Auffälligkeiten innerhalb der Kerndimensionen des psychischen Befundes, wie Orientierung, Auffassung, Konzentrationsfähigkeit, Gedächtnis, formales und inhaltliches Denken, Wahrnehmung, Affektivität, Antrieb und Flexibilität, zu einer Einschränkung des qualitativen und/oder quantitativen Leistungsvermögens im Erwerbsleben führen. Auch die komplexeren Dimensionen des psychischen Befundes lassen sich letztendlich in ihren Auswirkungen auf das Leistungsvermögen auf die Ebene der Kerndimensionen herunterbrechen.

Sozialmedizinische Epikrise

Die sozialmedizinische Epikrise ist von zentraler Bedeutung für Aussagefähigkeit und Entscheidungsrelevanz des Gutachtens, denn sie bildet die Grundlage für die nachfolgende sozialmedizinische Beurteilung des Leistungsvermögens im Erwerbsleben. Sie besteht im Wesentlichen aus den folgenden Komponenten:

- zusammenfassende Darstellung der vorliegenden Gesundheitsstörungen (Entstehung, Schweregrad, Verlauf und Prognose, Schädigung von Körperstrukturen und -funktionen, Behandlungs- und Rehabilitationsanamnese und -optionen)
- kritische fachliche Würdigung der klinischen und sozialmedizinischen Auswirkungen der Gesundheitsstörungen auf Aktivitäten und Teilhabe am Erwerbsleben und am Leben in der Gemeinschaft
- prognostische Aussagen zum weiteren Verlauf, ggf. unter Einbeziehung von Empfehlungen für Leistungen zur Teilhabe

Sozialmedizinische Beurteilung des Leistungsvermögens

Die sozialmedizinische Beurteilung des Leistungsvermögens im Erwerbsleben beschreibt das Fähigkeitsprofil eines Versicherten und setzt es in Bezug zu den Anforderungen der zuletzt ausgeübten Tätigkeit und zu den üblichen Bedingungen des allgemeinen Arbeitsmarktes. Unterschieden werden das qualitative und das quantitative Leistungsvermögen (s. o.).

> Funktionsbeeinträchtigungen sind in der Begutachtung für die Rentenversicherung nur dann relevant, wenn sie sich auf die Fähigkeit zur Teilhabe unter besonderer Berücksichtigung des Erwerbslebens – qualitativ und/oder quantitativ – auswirken.

Qualitative Leistungseinschränkungen haben einen unterschiedlichen Einfluss auf das quantitative Leistungsvermögen. Ein Großteil der qualitativen Leistungseinschränkungen bleibt für das quantitative Leistungsvermögen ohne Bedeutung. Qualitative Leistungseinschränkungen können aber auch so gravierend sein, dass sie das quantitative Leistungsvermögen mindern oder sogar aufheben. Solange wesentliche qualitative Funktionseinschränkungen kompensiert werden können, muss keine relevante Einschränkung des quantitativen Leistungsvermögens vorliegen.

Versicherte mit einer Teilzeitbeschäftigung sind bezüglich ihres Leistungsvermögens so zu beurteilen, als wenn sie in einem Arbeitsverhältnis mit Vollzeittätigkeit stünden. Bei einer selbst gewählten Teilzeittätigkeit kann nicht von vornherein davon ausgegangen werden, dass das quantitative Leistungsvermögen entsprechend eingeschränkt ist. Eine zum Zeitpunkt der Begutachtung bestehende Arbeitsunfähigkeit ist keinesfalls gleichzusetzen mit einem aufgehobenen Leistungsvermögen.

Die Beurteilung des qualitativen und quantitativen Leistungsvermögens setzt beim Gutachter auch die Kenntnis der Bedeutung bestimmter Fähigkeitsmerkmale im Hinblick auf die Erwerbsfähigkeit voraus. Dies betrifft vor allem Merkmale, die eine Rente wegen verminderter Erwerbsfähigkeit zur Folge haben können, wie beispielsweise quantitativ eingeschränktes Leistungsvermögen, aufgehobene Wegefähigkeit, betriebsunüblicher Pausenbedarf oder eine Kombination mehrerer Leistungseinschränkungen.

Die sozialmedizinische Beurteilung des Leistungsvermögens erfordert differenzierte Aussagen zur Prognose der Leistungseinschränkungen im weiteren Verlauf der Erkrankung. Da Renten wegen Erwerbsminderung in der Regel auf bis zu drei Jahre zeitlich befristet sind (Wiederholung möglich, siehe 6.), muss die Prognoseabschätzung sich auf diesen Zeitraum beziehen.

Zumutbare Willensanspannung:
Die zumutbare Willensanspannung bezeichnet im Kontext der psychiatrisch-psychotherapeutischen Begutachtung für die Rentenversicherung das Vermögen eines Probanden, die aus einer psychischen Störung resultierenden Beeinträchtigungen von Aktivitäten und Teilhabe – insbesondere im Hinblick auf die Aufnahme einer Erwerbstätigkeit – innerhalb von sechs Monaten (= juristisch festgelegte Frist) durch Willenskraft zu überwinden, ohne dass dies für ihn mit dem Risiko einer Verschlechterung

seines gesundheitlichen Zustands verbunden ist. Wenn ein Proband aufgrund einer psychischen Störung die Hemmungen oder Barrieren, die einer Arbeitsaufnahme entgegenstehen, mit zumutbarer Willensanspannung nicht mehr überwinden kann, muss das Leistungsvermögen als aufgehoben betrachtet werden, unabhängig von einem unter Umständen zeitlich uneingeschränkten körperlichen Leistungsvermögen. Ausführungen dazu finden sich beispielsweise in „Psychiatrische Begutachtung" (Dreßing, Foerster 2009).

Zu Verdeutlichung der Begriffe Aggravation, Simulation, Dissimulation siehe Kapitel „Beschwerdenvalidierung in der Begutachtung".

Fehlerhafte sozialmedizinische Schlussfolgerungen resultieren häufiger aus der Vernachlässigung der folgenden wesentlichen Aspekte, die für jede sozialmedizinische psychiatrisch-psychotherapeutische Begutachtung zu berücksichtigen sind:

1. Die Beurteilung der Leistungsfähigkeit eines Versicherten im Erwerbsleben darf sich nie ausschließlich auf die Feststellung einer Krankheitsdiagnose stützen.

2. Einschränkungen müssen einer psychopathologischen Beschreibung zugänglich sein, um im sozialmedizinischen Sinne als Beeinträchtigung des Leistungsvermögens anerkannt zu werden.

3. Aus- und Wechselwirkungen der störungsbedingten Beeinträchtigungen auf bio-psycho-sozialer Ebene müssen durch den Gutachter differenziert wahrgenommen, beschrieben und abschließend in der Epikrise gewichtet werden.

5 Leistungen zur Teilhabe

Gemäß § 10 SGB VI (Gesetzliche Rentenversicherung) haben diejenigen Versicherten die persönlichen Voraussetzungen für Leistungen zur Teilhabe erfüllt, deren Erwerbsfähigkeit wegen Krankheit oder körperlicher, geistiger oder seelischer Behinderung erheblich gefährdet oder gemindert ist und bei denen mindestens eine der drei folgenden Konstellationen zutrifft:

a) bei erheblicher Gefährdung der Erwerbsfähigkeit kann eine Minderung der Erwerbsfähigkeit durch Leistungen zur medizinischen Rehabilitation oder Leistungen zur Teilhabe am Arbeitsleben abgewendet werden,

b) bei geminderter Erwerbsfähigkeit kann diese durch Leistungen zur medizinischen Rehabilitation oder Leistungen zur Teilhabe am Arbeitsleben wesentlich gebessert oder wiederhergestellt oder hierdurch eine wesentliche Verschlechterung abgewendet werden,

c) bei teilweiser Erwerbsminderung ohne Aussicht auf eine wesentliche Besserung der Erwerbsfähigkeit kann der Arbeitsplatz durch Leistungen zur Teilhabe am Arbeitsleben erhalten werden.

Ist das Leistungsvermögen eines Versicherten aufgrund einer Gesundheitsstörung erheblich beeinträchtigt, so muss der Gutachter in jedem Fall – also auch bei Vorliegen eines Antrags auf Rente wegen Erwerbsminderung – die Möglichkeit einer Leistung zur Teilhabe prüfen. Eine Voraussetzung für die Erbringung einer Leistung zur Teilhabe ist eine „positive Reha-Erfolgsprognose". Dies bedeutet, dass die Stabilisierung des Leistungsvermögens im Erwerbsleben – und damit letztendlich auch die Vermeidung oder zumindest das Hinausschieben der Berentung wegen verminderter Erwerbsfähigkeit – mit überwiegender Wahrscheinlichkeit durch eine Leistung zur Teilhabe erreicht werden können.

Rehabilitationsbedürftigkeit im Sinne der Rentenversicherung besteht, wenn die Erwerbsfähigkeit des Versicherten aus gesundheitlichen Gründen erheblich gefährdet oder gemindert ist und ein umfassendes, multimodales, interdisziplinäres Rehabilitationskonzept im Rahmen von Leistungen zur Teilhabe erforderlich ist, um ein vorzeitiges Ausscheiden aus dem Erwerbsleben zu verhindern und den Betroffenen möglichst dauerhaft in das Erwerbsleben einzugliedern. Sofern eine kurative Versorgung in Form einer ambulanten fachärztlichen Mitbehandlung, einer medikamentösen Therapie, einer ambulanten oder stationären Psychotherapie ausreichend und geeignet ist, um eine Besserung zu erreichen, bzw. eine stationäre Behandlung in einem Fachkrankenhaus vorrangig erforderlich ist, liegt keine Rehabilitationsbedürftigkeit vor.

Rehabilitationsfähigkeit besteht, wenn die psychische und somatische Verfassung des Versicherten eine Erfolg versprechende und aktive Teilnahme an einem geeigneten Rehabilitationsangebot zulässt. Dies umfasst beispielsweise auch die Fähigkeit zu einem Wechsel des therapeutischen Settings im Hinblick auf die spezifischen rehabilitativen Zielsetzungen. Keine Rehabilitationsfähigkeit ist beispielsweise gegeben bei:

- ausgeprägten Antriebsstörungen,
- schweren Zwangsritualen,
- Beeinträchtigungen der Realitätskontrolle,
- schweren Kommunikationsstörungen,
- durch Wahnphänomene oder Halluzinationen beeinflusstem Verhalten,
- Selbst- oder Fremdgefährdung,
- erhöhtem pflegerischen oder ärztlichen Behandlungs- und / oder Überwachungsbedarf,
- gravierender Suchtproblematik, die primär eine Entgiftung oder eine spezifische Rehabilitation für Menschen mit Abhängigkeitskrankheiten (Entwöhnungsbehandlung) notwendig macht.

Eine *positive Rehabilitationsprognose* liegt vor, wenn es unter Berücksichtigung des bisherigen Krankheitsverlaufs, des Kompensationspotenzials und der individuellen Ressourcen medizinisch begründet überwiegend wahrscheinlich ist, dass das Rehabilitationsziel durch die Leistung zur Teilhabe erreicht werden kann. Dabei ist es Ziel der Rentenversicherung, Beeinträchtigungen der Erwerbsfähigkeit der Versicherten entgegen zu wirken und ihr vorzeitiges Ausscheiden aus dem Erwerbsleben zu verhindern. Der Einschätzung der Rehabilitationsprognose kommt angesichts der erheblich variierenden Krankheitsverläufe bei psychischen Störungen und des individuellen Rehabilitationspotenzials unter Berücksichtigung der wichtigsten Kontextfaktoren eine besondere Bedeutung zu. Häufige oder länger andauernde Arbeitsunfähigkeitszeiten, fehlende Motivation für psychosomatisch / psychotherapeutische Behandlungsansätze oder ein laufendes Rentenantragsverfahren sind oft ungünstige Faktoren im Hinblick auf die Rehabilitationsprognose.

Leistungen zur medizinischen Rehabilitation: Die weit überwiegende Zahl der Leistungen zur medizinischen Rehabilitation für

Versicherte mit psychischen Störungen wird in psychosomatisch-psychotherapeutischen Rehabilitationseinrichtungen durchgeführt. Sie können in ganztägig ambulanter oder in stationärer Form oder in einer Kombination beider Modalitäten erfolgen. Der Bewilligungszeitraum beträgt mehrere Wochen, die Rehabilitationseinrichtungen können darüber hinaus die individuelle Rehabilitationsdauer im Rahmen einer Budgetlösung flexibel und bedarfsgerecht steuern. Die Rentenversicherung kann neben Leistungen zur medizinischen Rehabilitation auch eine medizinisch-berufliche Rehabilitation (Phase II) und / oder Leistungen zur Teilhabe am Arbeitsleben anbieten, um Versicherte in das Erwerbsleben zu (re-) integrieren.

Leistungen zur Teilhabe am Arbeitsleben: Grundsätzlich orientiert sich die Entscheidung über die Durchführung von Leistungen zur Teilhabe am Arbeitsleben auch bei Versicherten mit psychischen Störungen an den folgenden Fragen:

1. Kann die *bisherige* Berufstätigkeit am *selben* Arbeitsplatz ausgeübt werden?
2. Kann die *bisherige* Berufstätigkeit an einem *anderen* Arbeitsplatz ausgeübt werden?
3. Kann die *bisherige Berufstätigkeit* an einem den Ressourcen und Fähigkeitsstörungen des Versicherten *entsprechend angepassten Arbeitsplatz* ausgeübt werden?
4. Kann eine den vorhandenen Ressourcen und Fähigkeiten *angemessene andere* Erwerbstätigkeit ausgeübt werden?
5. Kann eine *andere* Berufstätigkeit ausgeübt werden?

Wenn die erste und zweite Frage bejaht werden können, sind Leistungen zur Teilhabe am Arbeitsleben durch den Rentenversicherungsträger nicht erforderlich. Wenn der bisherige Beruf auch an einem anderen Arbeitsplatz nicht mehr ausgeübt werden kann und die Fragen 3 bis 5 bejaht werden können, ist jeweils die Indikation zur Durchführung von Leistungen zur Teilhabe am Arbeitsleben zu prüfen. Das Spektrum der in Frage kommenden Leistungen ist vielfältig und die Auswahl der geeigneten Leistung ist unter Berücksichtigung ökonomischer Aspekte an dem individuellen Bedarf und der Belastbarkeit des Rehabilitanden auszurichten.

6   Renten wegen Erwerbsminderung

Wenn Leistungen zur Teilhabe bezüglich des Erhalts oder der Wiederherstellung der Erwerbsfähigkeit nicht erfolgreich waren bzw. nicht Erfolg versprechend durchgeführt werden können, kommt eine Rente wegen Erwerbsminderung in Betracht.

Mit dem am 01.01.2001 in Kraft getretenen Gesetz zur Reform der Renten wegen verminderter Erwerbsfähigkeit wurden die Renten wegen teilweiser und voller Erwerbsminderung (§ 43 SGB VI) eingeführt. Aus Gründen des Vertrauensschutzes kommt für einen bestimmten Personenkreis darüber hinaus noch die Rente wegen teilweiser Erwerbsminderung bei Berufsunfähigkeit (§ 240 SGB VI) in Frage. Dazu die folgende Übersicht:.

Renten wegen Erwerbsminderung

Rente wegen teilweiser Erwerbsminderung	Rente wegen voller Erwerbsminderung	Rente wegen teilweiser Erwerbsminderung bei Berufsunfähigkeit
§ 43 Abs. 1 SGB VI	§ 43 Abs. 2 SGB VI	§ 240 SGB VI
„Teilweise erwerbsgemindert sind Versicherte, die wegen Krankheit oder Behinderung auf nicht absehbare Zeit außerstande sind, unter den üblichen Bedingungen des allgemeinen Arbeitsmarktes mindestens sechs Stunden täglich erwerbstätig zu sein."	„Voll erwerbsgemindert sind Versicherte, die wegen Krankheit oder Behinderung auf nicht absehbare Zeit außerstande sind, unter den üblichen Bedingungen des allgemeinen Arbeitsmarktes mindestens drei Stunden täglich erwerbstätig zu sein."	„Anspruch auf Rente wegen teilweiser Erwerbsminderung haben bei Erfüllung der sonstigen Voraussetzungen … auch Versicherte, die 1. vor dem 2. Januar 1961 geboren und 2. berufsunfähig sind."

Keine Erwerbsminderung nach neuem Recht besteht bei Versicherten, die unter den üblichen Bedingungen des allgemeinen Arbeitsmarktes mindestens sechs Stunden erwerbstätig sein können.

Berufsunfähig sind Versicherte, die wegen Krankheit oder Behinderung ihren bisherigen versicherungspflichtigen Beruf nicht mehr mindestens sechs Stunden täglich ausüben können und die unter Berücksichtigung ihres sozialmedizinisch festgestellten Leistungsvermögens und der Qualität ihres bisherigen Berufs (Berufsschutz) nicht mehr auf eine ihren Kräften und Fähigkeiten entsprechende zumutbare berufliche Tätigkeit verwiesen werden können. Sie verfügen allerdings noch über eine nur qualitativ eingeschränkte Erwerbsfähigkeit von mindestens sechs Stunden täglich, sodass eine Erwerbsminderung gemäß § 43 SGB VI in der Fassung ab 01.01.2001 nicht besteht. In der Deutschen Rentenversicherung kann seit Inkrafttreten des Gesetzes zur Reform der Renten wegen verminderter Erwerbsfähigkeit zum 01.01.2001 ein Rentenanspruch wegen Berufsunfähigkeit nur noch von denjenigen Versicherten geltend gemacht werden, die vor dem 02.01.1961 geboren wurden (§ 240 SGB VI).

„Allgemeiner Arbeitsmarkt": Der „allgemeine Arbeitsmarkt" ist ein rechtliches Konstrukt und umfasst im Bereich der Deutschen Rentenversicherung jede nur denkbare Erwerbstätigkeit außerhalb einer geschützten Einrichtung (z.B. Werkstätte für behinderte Menschen, WfbM), für die auf dem Arbeitsmarkt Angebot und Nachfrage besteht, unabhängig von ihrer qualitativen Einordnung. Inbegriffen sind alle Beschäftigungen, sowohl in abhängiger als auch in selbstständiger Stellung. Allerdings sind nur solche Tätigkeiten in Betracht zu ziehen, die auf dem allgemeinen Arbeitsmarkt üblich, also nicht ausgesprochen selten sind. Grundsätzlich sind Versicherte, die nach dem 02.01.1961 geboren sind, auf jede Tätigkeit unter den üblichen Bedingungen des allgemeinen Arbeitsmarktes verweisbar, ein Berufsschutz besteht für diese Gruppe nicht mehr (Deutsche Rentenversicherung Bund 2009b).

„Befristung der Renten wegen Erwerbsminderung": Renten wegen Erwerbsminderung werden von der Deutschen Rentenversicherung grundsätzlich nur noch für längstens drei Jahre befristet geleistet. Verlängerungen sind auf Antrag des Versicherten um jeweils bis zu drei Jahre möglich, bis zu einer maximalen Rentenbezugsdauer von neun Jahren insgesamt. Erst wenn die Erwerbsminderung bis zum Ablauf dieser Zeit nicht behoben werden konnte und eine Behebung zum Beispiel durch eine Leistung zur Teilhabe unwahrscheinlich ist, muss über eine unbefristete Rente wegen Erwerbsminderung entschieden werden. Ausnahmen stellen schwerste, nicht mehr besserungsfähige Erkrankungen oder Behinderungen dar, bei denen von einer Befristung der Rente bereits beim Erstantrag abgesehen werden kann.

„Wesentliche Besserung": Dabei handelt es sich um eine nicht nur geringfügige oder nicht nur kurzzeitige Steigerung des durch gesundheitliche Beeinträchtigungen geminderten Leistungsvermögens des Versicherten im Erwerbsleben (ebd.). Die sozialmedizinisch-gutachterliche Feststellung einer wesentlichen Besserung des Leistungsvermögens im Erwerbsleben ist Voraussetzung für den Wegfall einer ohne zeitliche Befristung bewilligten Rente wegen Erwerbsminderung.

„Summierung ungewöhnlicher Leistungseinschränkungen": Gemäß der Rechtsprechung des Bundessozialgerichts ist unter der „Summierung ungewöhnlicher Leistungseinschränkungen" das Zusammentreffen mehrerer Einschränkungen zu verstehen, die nicht bereits von dem Erfordernis „körperlich leichte Arbeit" erfasst werden, sodass sie als „ungewöhnlich" anzusehen sind. Mehrere Einschränkungen, die jeweils nur einzelne Verrichtungen oder Arbeitsbedingungen betreffen, können zusammengenommen das mögliche Arbeitsfeld in erheblichem Umfang einengen. Dabei kann die Bandbreite der Einsatzfähigkeit eines Versicherten so sehr reduziert sein, dass zu klären ist, ob der betroffene Versicherte – trotz eines Leistungsvermögens für körperlich leichte Tätigkeiten im zeitlichen Umfang von mindestens sechs Stunden täglich – z.B. noch in einem Betrieb einsetzbar ist. Damit stellt sich die Frage der möglichen Verschlossenheit des Arbeitsmarktes (ebd.).

„Schwere spezifische Leistungsbehinderung": Die „schwere spezifische Leistungsbehinderung" stellt einen von der Rechtsprechung definierten Sonderfall dar, der für diejenigen Versicherten zutrifft, bei denen bereits eine einzige schwerwiegende Leistungseinschränkung ein weites Feld von Einsatzmöglichkeiten versperrt. Es müssen berechtigte Zweifel daran bestehen, ob betroffene Versicherte – trotz eines Leistungsvermögens für körperlich leichte Tätigkeiten von mindestens sechs Stunden täglich – in einem Betrieb einsetzbar sind.

Im Verwaltungsverfahren wird auf der Grundlage des sozialmedizinisch beschriebenen Leistungsvermögens geprüft, ob ggf. eine schwere spezifische Leistungsbehinderung vorliegt und eine konkrete Verweisungstätigkeit zu benennen ist. Ist das nicht möglich, so ist von einem verschlossenen Arbeitsmarkt auszugehen und eine volle Erwerbsminderung anzunehmen (ebd.).

7 Sozialmedizinische Beurteilung bei neurotischen, Belastungs- und somatoformen Störungen (ICD-10: F40-48)

Die klinischen Erscheinungsbilder der neurotischen, Belastungs- und somatoformen Störungen umfassen eine Vielzahl unterschiedlicher Symptome. Diese können sich unter anderem in Form von Ängsten, depressiven Verstimmungen, Nervosität, Verhaltensauffälligkeiten, Zwangsgedanken oder Zwangshandlungen, körperlichen Missempfindungen, Suchttendenzen und organbezogenen Beschwerden äußern. Gemeinsam ist ihnen eine vornehmlich psychoreaktive Genese, wobei auch weitere ätiologische Faktoren (z.B. genetische Veranlagung) diskutiert werden.

Aktuelle Klassifikationssysteme wie die ICD-10-GM (Deutsches Institut für Medizinische Dokumentation und Information 2010) und das DSM-IV (American Psychiatric Association 2000) basieren auf einer deskriptiven Zusammenstellung von Merkmalskatalogen auf der Syndrom-Ebene und orientieren sich weniger an klassischen Konstrukten und Erklärungsversuchen. Die traditionellen, eher theorie- und konzeptgeleiteten Ansätze zur Einteilung psychischer Störungen finden sich in der aktuellen ICD-10-Version nur in angedeuteter Form wieder.

Im ursprünglichen Neurosekonzept waren die durch Störungen der Erlebnis- und Konfliktverarbeitung bedingten psychischen Syndrome mit unterschiedlichem Erscheinungsbild unter der Sammelkategorie „Neurose" zusammengefasst worden. Die Interpretation der spezifischen Symptomatik variierte je nach theoretischem Hintergrund. Das in der klassischen Psychoanalyse entwickelte Neurosemodell stellt einen unbewussten intrapsychischen Konflikt aus Triebwünschen und Abwehr in den Mittelpunkt. Später wurde es unter anderem durch Ich-psychologische Erklärungsansätze ergänzt. Dagegen betonen verhaltenstherapeutische Ansätze die Bedeutung von Lernprozessen bei der Genese und Behandlung von Neurosen.

Trotz einer vorwiegend deskriptiv und theoriefrei ausgerichteten Systematik bei der Klassifikation psychischer Störungen wurde in der ICD-10 am Begriff der „neurotischen Störung" festgehalten.

Unter den neurotischen, Belastungs- und somatoformen Störungen (F40-48) werden Reaktionen auf schwere Belastungen und Anpassungsstörungen (F43) am häufigsten als Erstdiagnose in den Entlassungsberichten der medizinischen Rehabilitation der Rentenversicherung genannt.

7.1 Begutachtungskriterien

Kriterien für die Begutachtung im Auftrag der gesetzlichen Rentenversicherung müssen vor allem die Funktionen und Aktivitäten einbeziehen, die für die Teilhabe am Erwerbsleben ausschlaggebend sind. Die Ausprägung der Begutachtungskriterien bei psychischen Störungen sollte sich möglichst weitgehend aus dem psychischen Befund ableiten lassen, der auch die höheren, komplexen Funktionen wie Problemlösefähigkeit und Flexibilität umfassen sollte. Die sozialmedizinische Beurteilung resultiert jedoch letztlich nicht nur aus dem aktuellen psychischen Befund, sondern erfolgt in Zusammenschau aller erhobenen Befunde und Informationen. Bedeutsame erwerbsrelevante Kriterien für die Begutachtung des Leistungsvermögens bei psychischen Störungen sind:

- Fähigkeit zur Anpassung an Regeln und Routinen
- Fähigkeit zur Strukturierung von Aufgaben
- Flexibilität und Umstellungsfähigkeit
- fachliche Kompetenz
- Entscheidungs- und Urteilsfähigkeit
- Durchhaltefähigkeit
- Selbstbehauptungsfähigkeit
- Kontaktfähigkeit zu Dritten
- Teamfähigkeit
- Fähigkeit zur Selbstpflege
- Wegefähigkeit (Linden 2005)

Die Relevanz der einzelnen Begutachtungskriterien für Tätigkeiten des allgemeinen Arbeitsmarktes ist unterschiedlich: Während Durchhaltefähigkeit für jede Vollzeittätigkeit vonnöten ist, stellt

Teamfähigkeit nicht für jede denkbare Tätigkeit eine zwingende Voraussetzung dar.

Insbesondere die folgenden erwerbsrelevanten Aktivitäten können bei neurotischen, Belastungs- und somatoformen Störungen in unterschiedlicher Konstellation und verschieden stark beeinträchtigt sein:

- Tätigkeiten mit besonderen Anforderungen an Konzentrations- und Reaktionsvermögen
- Tätigkeiten mit besonderen Anforderungen an Umstellungs- und Anpassungsvermögen
- Verantwortung für Personen und Maschinen, Überwachung und Steuerung komplexer Arbeitsvorgänge
- Tätigkeiten mit Publikumsverkehr

7.2 Beurteilung einzelner Störungen

Im Folgenden werden die im Hinblick auf die Begutachtung in der gesetzlichen Rentenversicherung sozialmedizinisch relevantesten neurotischen, Belastungs- und somatoformen Störungen beschrieben.

7.2.1 Phobische Störungen (F40) und andere Angststörungen (F41)

Beim Krankheitsbild der *Phobie (F40)* handelt es sich um eine Gruppe von Störungen, bei der die Angst überwiegend oder ausschließlich durch eindeutig definierte – im Allgemeinen ungefährliche und außerhalb der betreffenden Person liegende – Situationen oder Objekte hervorgerufen wird. Je nach Objekt können Agoraphobie (F40.0) mit (F40.00) oder ohne Panikstörung (F40.01), soziale Phobie (F40.1) und spezifische Phobien (F40.2) unterschieden werden. Die auslösenden Objekte oder Situationen werden möglichst gemieden oder mit teilweise massiv ausgeprägten psychischen und / oder vegetativen Angstsymptomen ertragen. Depressive Symptome in Verbindung mit Panikgefühl, Hilflosigkeit und Misserfolgserwartungen bzw. Versagensängsten treten häufig gleichzeitig mit phobischer Angst auf. Außerhalb der auslösenden Situation ist der psychische Befund weitgehend unauffällig. Das Beschwerdebild sollte nach Möglichkeit durch Beobachtung der Reaktionen und Symptome unter Exposition in sensu oder real objektiviert werden. Mit Ausnahme der sozialen Phobie treten phobische Störungen häufiger bei Frauen als bei Männern auf.

Hauptsymptom ist bei den *anderen Angststörungen (F41)* eine Angst, die nicht auf bestimmte Umgebungsfaktoren bezogen ist. Bei der Panikstörung (F41.0) tritt die Symptomatik in Form von wiederkehrenden, für die Betroffenen unvorhersehbaren schweren Angstattacken auf, ohne dass eine objektive Gefahr erkennbar wäre. Zwischen den oft nur minutenlangen Angstattacken liegen längere, relativ symptomarme Intervalle. Die generalisierte Angststörung (F41.1) ist durch generalisierte und anhaltende Angst charakterisiert, die oft wechselnd stark ausgeprägt ist und zu deren Begleitsymptomatik Befürchtungen, motorische Spannungszustände und vegetative Übererregbarkeit gehören. Angststörungen werden aufgrund der oft eindrucksvollen körperlichen Begleiterscheinungen wie Herzklopfen, Schweißausbruch und Zittern häufig nicht als psychische Störungen erkannt und behandelt, wodurch einer Chronifizierung Vorschub geleistet werden kann. Auch im Erleben der Betroffenen kann die vegetative Symptomatik so dominant sein, dass der dahinterstehende Angstaffekt nicht als solcher wahrgenommen wird. Die Entwicklung einer psychischen Komorbidität wie einer Depression oder einer Abhängigkeit von psychotropen Substanzen (Tranquilizer, Alkohol) kann die Auswirkungen der Angststörung noch zusätzlich verschärfen.

Behandlung und Prognose: Phobische Störungen sind im Allgemeinen gut behandelbar, wesentlich ist der frühzeitige Einsatz gezielter Interventionen. Auch bei den anderen Angststörungen kommt der frühzeitigen Diagnosestellung und leitliniengerechten Behandlung eine wesentliche Rolle bei der Vermeidung von Chronifizierungen zu. Die Prognose wird hier jedoch insgesamt als ungünstiger als bei den phobischen Störungen angesehen. Im Rahmen der akutmedizinischen Versorgung kommen neben ambulanter psychiatrisch-psychotherapeutischer Diagnostik, Indikationsstellung und Behandlung einschließlich Psychopharmakotherapie auch spezifische psychotherapeutische Verfahren zum

Einsatz. Hierzu zählen im Rahmen der Richtlinienpsychotherapie kurzfristige verhaltenstherapeutische (z.B. kognitiv orientierte Verfahren, Desensibilisierung bei Phobien) und psychodynamische Interventionen. Für die Behandlung sozialer Phobien werden komplexe Therapieverfahren sowohl in einzel- als auch in gruppentherapeutischer Form eingesetzt. Bei schwerer Ausprägung der Angsterkrankung, bei psychischer Komorbidität (z.B. Depression, Abhängigkeitsentwicklung) und bei Versagen der ambulanten Therapie kommt auch eine stationäre Krankenbehandlung in Betracht.

Störungsbezogene Aussagen anhand der ICF: Schädigungen der Körperstrukturen und -funktionen entsprechend der ICF können bei phobischen Störungen – hier meist nur im Angstanfall – und bei anderen Angststörungen beispielsweise in folgenden Bereichen vorliegen:

- Psychomotorische Funktionen: psychomotorische Unruhezustände
- Funktionen der Aufmerksamkeit: reduzierte Aufmerksamkeitsleistungen und Konzentrationsfähigkeit
- Emotionale Funktionen: objektgetriggerte Angstattacken (Phobie), unvorhersehbar auftretende Angstattacken (Panikstörung), ständige Besorgnis, mangelnde Affektkontrolle, reaktiv-depressive Verstimmung
- Funktionen des Denkens: Einengung auf angstbesetzte Inhalte, „Angst vor der Angst" (v. a. bei der Panikstörung)
- Funktionen des Schlafes: Ein- und Durchschlafstörungen
- Höhere kognitive Funktionen: reduzierte exekutive Funktionen wie Planung und Organisation, Flexibilität, Urteils- und Problemlösevermögen
- Diverse Körperfunktionen: Erhöhung von Blutdruck und Herzfrequenz, Hyperventilation, Schweißausbruch

Da bei der Phobie auslösende Situationen oder Objekte gemieden oder voller Angst ertragen werden, können entweder isolierte, an spezifische Auslösesituationen gebundene oder eher generalisierte Einschränkungen im privaten, beruflichen und sozialen Leben bestehen. Eine ausgeprägte soziale Phobie kann zu sozialer Isolation führen. Ohne effektive Behandlung besteht vor allem bei der

Agoraphobie und der sozialen Phobie ein Chronifizierungsrisiko. Darüber hinaus tendieren Phobien unbehandelt zur Ausweitung, das heißt die Zahl der auslösenden Objekte / Situationen nimmt zu. Mit adäquater Behandlung ist die Prognose jedoch meist als günstig zu beurteilen. Bei den anderen Angststörungen ist eine Vermeidung angstbesetzter Situationen nicht möglich und die Beeinträchtigung von Alltagsaktivitäten oft gravierender, bis hin zu einem völligen sozialen Rückzug.

Beeinträchtigungen von Aktivitäten und Teilhabe können sich bei phobischen Störungen und anderen Angststörungen beispielsweise in den folgenden Bereichen manifestieren:

- Lernen und Wissensanwendung: Beeinträchtigung, Neues zu lernen und Probleme zu lösen, mangelnde Aufmerksamkeitsfokussierung
- Allgemeine Aufgaben und Anforderungen: Beeinträchtigung, eine Aufgabe auszuführen, mit Stress- oder Krisensituationen umzugehen, die tägliche Routine zu planen und durchzuführen
- Kommunikation: Beeinträchtigung, sich angemessen mitzuteilen, sich zu unterhalten, zu diskutieren
- Häusliches Leben: Beeinträchtigung, die täglichen Verrichtungen (Einkäufe etc.) zu erledigen
- Interpersonelle Interaktionen und Beziehungen: Beeinträchtigung, Beziehungen aufzubauen und aufrecht zu erhalten, Kontakte aufzunehmen
- Gemeinschafts-, soziales und staatsbürgerliches Leben: Beeinträchtigung, sich an Freizeit- und Erholungsaktivitäten zu beteiligen, Freunde und Verwandte zu besuchen

Störungsspezifische Sachaufklärung: Die störungsspezifische Sachaufklärung bei phobischen Störungen und anderen Angststörungen erfordert primär die Erhebung einer ausführlichen, auch biographischen Anamnese und eines detaillierten psychischen Befundes, wobei dieser in der Begutachtungssituation insbesondere bei Phobien und bei einer Panikstörung weitgehend unauffällig sein kann. Hier können Vorbefunde eine wichtige Rolle spielen, sodass das Krankheitsbild aus der Längsschnittbetrachtung objektivierbar wird. Testpsychologische Zusatzuntersuchungen sind bei typischer Symptomatik nur ergänzend sinnvoll und sollten bei entsprechenden Hinweisen ein Beschwerdevalidierungskriterium beinhalten.

Sozialmedizinische Beurteilung: Die quantitative Leistungsfähigkeit im Erwerbsleben ist bei phobischen Störungen meist nicht beeinträchtigt, während Einschränkungen des qualitativen Leistungsvermögens insbesondere bei der Agoraphobie und der sozialen Phobie nicht selten sind. Besonders dann, wenn isolierte Auslösesituationen im Arbeitsfeld des Betroffenen auftreten und zu Beeinträchtigungen wie beispielsweise massiven Vermeidungsreaktionen oder zu ausgeprägten Kommunikationsängsten im Rahmen sozialer Phobien führen, kann das Leistungsvermögen – vor allem in qualitativer Hinsicht – gemindert sein. Bei persistierender Unfähigkeit, zum Beispiel bei einer Agoraphobie die Wohnung zu verlassen, ist die Leistungsfähigkeit bereits durch die eingeschränkte Wegefähigkeit beeinträchtigt. Die Beeinträchtigung des Leistungsvermögens durch eine Panikstörung ist von Ausprägung, Frequenz und Dauer der Panikattacken sowie möglicher psychischer Komorbidität abhängig. Die nicht selten geäußerte Erwartung eines Rückgangs der Symptomatik durch „Entpflichtung" in Form einer Berentung wird in den meisten Fällen enttäuscht; die soziale Integration kann durch den Rückzug aus dem Berufsleben sogar noch weiter abnehmen.

Bei spezifischen Phobien ist eine *Rehabilitationsbedürftigkeit* im Sinne der Rentenversicherung meist nicht gegeben. Die Bewilligung einer Leistung zur medizinischen Rehabilitation setzt eine generalisierte und chronifizierte Symptomatik oder eine besondere Problemkonstellation, wie zum Beispiel spezifische psychosoziale Konfliktsituationen mit Auswirkungen auf die berufliche Leistungsfähigkeit, voraus. Eine ausgeprägte und trotz adäquater kurativer Therapie fortbestehende soziale Phobie, eine generalisierte Angststörung oder Panikstörung kann eine Leistung zur medizinischen Rehabilitation erfordern. Die *Rehabilitationsfähigkeit* kann zum Beispiel bei einer Agoraphobie aufgrund einer nicht überwindbaren Angst, die Wohnung zu verlassen, eingeschränkt sein. Hier ist vorrangig die Indikation für eine stationäre Behandlung in einem Fachkrankenhaus bzw. einer Fachabteilung zu prüfen. Bei der Auswahl von Rehabilitationseinrichtungen sind vorwiegend kognitivverhaltenstherapeutisch ausgerichtete Rehabilitationsangebote, ggf. auch in ambulanter Form, zu bevorzugen. Leistungen zur Teilhabe am Arbeitsleben können in Einzelfällen in Frage kommen, beispielsweise wenn eine phobische Störung auf den konkreten Arbeitsbereich bezogen ist und eine Besserung durch kurative Behandlung und medizinische Rehabilitation nicht zu erzielen war.

7.2.2 Reaktionen auf schwere Belastungen und Anpassungsstörungen (F43)

In der Kategorie F43 der ICD-10 werden erlebnisreaktiv entstandene psychische Störungen zusammengefasst, von denen für die Begutachtung im Auftrag der gesetzlichen Rentenversicherung die Posttraumatische Belastungsstörung (F43.1) und die Anpassungsstörungen (F43.2) größere Bedeutung besitzen: Die Posttraumatische Belastungsstörung aufgrund der Schwierigkeiten, die nicht selten mit der Beschwerde- und Diagnosevalidierung sowie einer häufig vorhandenen Entschädigungserwartung i.w.S. (Erhalt einer Erwerbsminderungsrente) verbunden sind, und die Anpassungsstörungen aufgrund ihrer Häufigkeit im Antragsgeschehen.

Unter einer *Posttraumatischen Belastungsstörung (PTBS, F43.1)* versteht man eine verzögerte oder protrahierte Reaktion auf ein Ereignis oder eine Situation außergewöhnlicher Bedrohung oder katastrophenartigen Ausmaßes, die bei fast jedem Menschen eine tiefe Verstörung hervorrufen würde. Typ-I-Traumata nach kurzdauernden Ereignissen, die durch ihre Plötzlichkeit und durch akute Lebensbedrohung gekennzeichnet sind (z.B. schwere Unfälle, kriminelle Gewalterfahrung), werden von Typ-II-Traumata unterschieden, die durch länger dauernde oder wiederholte Traumatisierungen gekennzeichnet sind (z.B. Folter, sexueller Missbrauch). Die Störung folgt dem Trauma mit einer Latenz von Wochen bis Monaten, selten jedoch später als nach sechs Monaten. Die psychopathologischen Symptome der PTBS sind das wiederholte Erleben des Traumas in Form sich aufdrängender Erinnerungen (Intrusionen, Nachhallerinnerungen, Flashbacks), von Träumen oder Albträumen, emotionale Stumpfheit und Gleichgültigkeit gegenüber anderen Menschen, Teilnahmslosigkeit sowie

Vermeidung von Aktivitäten und Situationen, die an das Trauma erinnern könnten. Vegetative Übererregbarkeit, Schreckhaftigkeit, Reizbarkeit, Schlaf- und Konzentrationsstörungen gehören ebenfalls zum Krankheitsbild. Komorbidität mit Angststörungen und depressiven Störungen, Substanzmissbrauch und somatoformen Störungen können komplizierend hinzukommen. Suizidgedanken werden oft angegeben.

Anpassungsstörungen (F43.2) sind als Zustände subjektiven Leidens und emotionaler Beeinträchtigung definiert, die innerhalb eines Monats nach entscheidenden Lebensveränderungen (z.B. Trennungserlebnis), nach belastenden Lebensereignissen (z.B. Todesfall, Veränderung der Arbeitssituation) oder nach schwerer körperlicher Krankheit auftreten. Individuelle Disposition und Vulnerabilität spielen bei dem möglichen Auftreten und der Art der Anpassungsstörung eine größere Rolle als bei den anderen Krankheitsbildern aus der Gruppe F43, jedoch ist davon auszugehen, dass die Störung ohne die Belastung nicht entstanden wäre. Die klinischen Merkmale einer Anpassungsstörung sind sehr variabel und bestehen – in unterschiedlicher Ausprägung und Zusammensetzung – aus gedrückter Stimmung und einem Gefühl der Überforderung, Angst, Anspannung, Besorgnis und Verbitterung (Linden et al. 2007) sowie Störungen des Sozialverhaltens (z.B. Aggressivität). In der Mehrzahl der Fälle bildet sich die Symptomatik spontan innerhalb weniger Monate zurück, die „längere depressive Reaktion" kann definitionsgemäß bis zu zwei Jahre anhalten.

Behandlung und Prognose: Zur geeigneten Methodik der Prävention der Entwicklung einer *PTBS* nach einer akuten Traumatisierung (Krisenintervention) können aufgrund unzureichender Datenlage noch keine gesicherten Empfehlungen gegeben werden, wenngleich es Hinweise darauf gibt, dass Betroffene am ehesten von einer kurzdauernden (drei bis sechs Stunden) kognitiv-verhaltenstherapeutischen Frühintervention profitieren (Berger 2008). Der Verlauf der PTBS ist sehr wechselhaft, in der Mehrzahl der Fälle klingt die Störung auch ohne Behandlung mit der Zeit ab und hält selten länger als sechs Monate an. Bei manifester Posttraumatischer Belastungsstörung kommen traumaspezifische therapeutische Interventionen sowohl in kompensatorischer als auch in traumabearbeitender Form zum Einsatz. Wegen der spezifischen

Behandlungsrisiken ist bei der Indikationsstellung insbesondere bei Anwendung destabilisierender Verfahren besondere Sorgfalt erforderlich. Es kann sich hierbei beispielsweise um kognitiv-behaviorale, psychodynamische oder imaginative Therapieverfahren handeln oder um hypnotherapeutische Techniken. So stellt z. B. das EMDR-Verfahren („Eye-movement desensitization and reprocessing") ein traumaspezifisches Behandlungsverfahren dar, das eine imaginäre Exposition der traumatischen Erinnerung mit bihemisphärischer Stimulierung in Form von Augenbewegungen, Berührungsreizen oder auditiven Reizen kombiniert (Shapiro 1999). Insbesondere bei depressiver Komorbidität sollte auch eine Psychopharmakotherapie erwogen werden. Die Prognose der Posttraumatischen Belastungsstörung ist bei frühzeitiger Intervention und adäquater Therapie günstig. Bei wenigen Betroffenen nimmt die Störung einen chronischen Verlauf und kann in eine andauernde Persönlichkeitsänderung (F62.0) übergehen.

Anpassungsstörungen klingen meist ohne spezifische therapeutische Intervention ab. Bei länger dauernder Symptomatik kann sich jedoch Behandlungsbedarf ergeben. Die Behandlungsmöglichkeiten bestehen dabei zunächst aus supportiv-stützenden psychotherapeutischen Interventionen, die durch eine psychopharmakologische Therapie ergänzt werden können. Bei Chronifizierungs- bzw. Generalisierungsgefahr sind spezifische psychotherapeutische Behandlungsverfahren, z. B. in Form einer Verhaltenstherapie oder tiefenpsychologisch fundierter Verfahren, in Erwägung zu ziehen.

Störungsbezogene Aussagen anhand der ICF: Schädigungen der Körperstrukturen und -funktionen entsprechend der ICF können bei der Posttraumatischen Belastungsstörung und bei Anpassungsstörungen beispielsweise in folgenden Bereichen vorliegen:

- Funktionen der psychischen Energie und des Antriebs: Antriebsmangel, mangelnde Durchsetzungskraft, mangelndes Durchhaltevermögen, Motivationsprobleme
- Psychomotorische Funktionen: psychomotorische Unruhezustände
- Funktionen der Aufmerksamkeit: reduzierte Aufmerksamkeits- und Konzentrationsfähigkeit

- Emotionale Funktionen: reduzierte Affektkontrolle und -modulation, Ängste, Besorgnis, depressive Verstimmung, Verbitterung, Gefühl der Überforderung
- Funktionen des Denkens: Einengung auf belastende bzw. traumatische Inhalte
- Funktionen des Schlafes: Ein- und Durchschlafstörungen, Albträume (PTBS)
- Höhere kognitive Funktionen: Reduzierte exekutive Funktionen wie Zielorientierung, Planung und Organisation, Flexibilität, Urteils- und Problemlösevermögen

Bei ausgeprägtem Vermeidungsverhalten, Antriebsstörungen und sozialem Rückzug im Rahmen einer Posttraumatischen Belastungsstörung ist das persönliche, soziale und berufliche Leben deutlich beeinträchtigt. Durch die individuellen Beschwerden, die fortwährende Beschäftigung mit dem belastenden Ereignis, einseitige Ursachenzuschreibung und durch das Gefühl, mit den alltäglichen Gegebenheiten nicht zurecht zu kommen, können bei Anpassungsstörungen soziale Funktionen und Leistungen vorübergehend in unterschiedlicher Ausprägung betroffen sein. Es kann zu Beeinträchtigungen der Kommunikationsfähigkeit und der zwischenmenschlichen Kontakte bis hin zu sozialem Rückzug kommen.

Beeinträchtigungen von Aktivitäten und Teilhabe können sich bei Posttraumatischen Belastungsstörungen und Anpassungsstörungen beispielsweise in den folgenden Bereichen manifestieren:

- Lernen und Wissensanwendung: Beeinträchtigung, Neues zu lernen und Probleme zu lösen, mangelnde Aufmerksamkeitsfokussierung, mangelnde Entscheidungsfähigkeit
- Allgemeine Aufgaben und Anforderungen: Beeinträchtigung, eine Aufgabe auszuführen, mit Stress- oder Krisensituationen umzugehen, die tägliche Routine zu planen und durchzuführen, mangelnde Ausdauer
- Kommunikation: Beeinträchtigung, sich zu unterhalten, zu diskutieren, auf andere einzugehen
- Häusliches Leben: Beeinträchtigung, die täglichen Verrichtungen (Einkäufe etc.) zu erledigen

- Interpersonelle Interaktionen und Beziehungen: Beeinträchtigung, Beziehungen aufzubauen und aufrecht zu erhalten, Kontakte aufzunehmen
- Gemeinschafts-, soziales und staatsbürgerliches Leben: Beeinträchtigung, sich an Freizeit- und Erholungsaktivitäten zu beteiligen, Freunde und Verwandte zu besuchen

Störungsspezifische Sachaufklärung: Die störungsspezifische Diagnostik bei Posttraumatischen Belastungsstörungen und Anpassungsstörungen umfasst unter anderem die Erhebung einer ausführlichen Anamnese und eines detaillierten psychischen Befundes. Zur differenzialdiagnostischen Abgrenzung gegenüber anderen psychischen Störungen wie depressiven oder Persönlichkeitsstörungen sind insbesondere die Identifikation des konkreten Traumas bzw. der Belastung, Art, Inhalt, Schwere und Verlauf der Symptomatik, die Beziehung zwischen Symptomatik und Belastungssituation sowie Persönlichkeitsaspekte (z.B. Vulnerabilität) und weitere Kontextfaktoren (soziale Integration, sekundärer Krankheitsgewinn) zu berücksichtigen. Testpsychologische Zusatzuntersuchungen können ergänzend sinnvoll sein und sollten bei entsprechenden Hinweisen ein Beschwerdevalidierungskriterium beinhalten.

Sozialmedizinische Beurteilung: Bei Hinweisen auf das Vorliegen einer PTBS sollte sich der Gutachter immer selbst von der Erfüllung der diagnostischen Kriterien überzeugen und eine vorbestehende einschlägige Diagnose nicht unkritisch übernehmen. Eine Retraumatisierung im Rahmen einer Begutachtung bei PTBS ist bei entsprechend sensiblem Vorgehen des Gutachters nicht zu erwarten. In manchen Fällen sind bei sorgfältiger Exploration weder ein adäquates Trauma noch die typische Symptomatik zu erfragen, was auch im Hinblick auf einen möglichen sekundären Krankheitsgewinn (z.B. Entschädigungszahlung, Erhalt einer Erwerbsminderungsrente) von Bedeutung sein kann. Eine dauernde Minderung der quantitativen Leistungsfähigkeit ist bei der Posttraumatischen Belastungsstörung üblicherweise nicht zu erwarten. Vorübergehend können qualitative Einbußen bestehen, insbesondere bei Konfrontation mit angstbesetzten Situationen und Orten. Bei einer Chronifizierung der PTBS und damit einhergehendem sozialen Rückzug, Antriebsmangel und Persönlichkeitsveränderungen kann dagegen das quantitative Leistungsvermögen erheblich beeinträchtigt sein und *Rehabilitationsbedürftigkeit* bestehen. Auch bei einer Reaktivierung der Symptomatik durch berufliche Gegebenheiten, wenn das traumatisierende Ereignis, wie z. B. ein Überfall oder schwerer Unfall, in engem Zusammenhang mit dem Arbeitsplatz oder der beruflichen Tätigkeit steht, können eine Leistung zur medizinischen Rehabilitation in einer psychosomatisch-psychotherapeutischen Einrichtung mit einer entsprechenden Spezialisierung und ggf. auch eine Leistung zur Teilhabe am Arbeitsleben erforderlich werden, beispielsweise die Unterstützung einer innerbetrieblichen Weiterqualifizierung und Umsetzung. *Rehabilitationsfähigkeit* setzt hier eine ausreichende psychische Stabilität für eine rehabilitative Leistung in einem traumaspezifischen Setting voraus. Aufgrund der Ausprägung des Störungsbildes ist eine Rehabilitation in stationärer Form indiziert. Bei anhaltender schwerer Dissoziationsneigung, mangelnder Affekttoleranz, unkontrolliertem autoaggressivem Verhalten oder mangelnder Distanzierungsfähigkeit vom traumatischen Ereignis besteht wegen der möglichen psychischen Destabilisierung nur eine eingeschränkte Indikation für traumabearbeitende Verfahren. Hier ist aufgrund der *eingeschränkten Rehabilitationsfähigkeit* die Notwendigkeit für eine stationäre psychiatrisch-psychotherapeutische Krankenhausbehandlung zu prüfen. Liegt der Entwicklung einer PTBS z. B. ein Gewaltverbrechen oder ein Arbeitsunfall ursächlich zu Grunde, kann die Zuständigkeit eines anderen Leistungsträgers gegeben sein, wie z. B. der gesetzlichen Unfallversicherung oder der Landesämter im Rahmen des sozialen Entschädigungsrechts (Bundesversorgungs-, Häftlings-, Opferentschädigungs-, Soldatenversorgungs-, Zivildienstgesetz, Strafrechtliches Rehabilitierungsgesetz).

Anpassungsstörungen können zwar zu wiederholter oder längerer Arbeitsunfähigkeit führen, eine erhebliche Gefährdung bzw. dauernde Minderung des Leistungsvermögens im Erwerbsleben resultiert jedoch allein aus einer Anpassungsstörung aufgrund der definitionsgemäß eher leicht ausgeprägten Symptomatik üblicherweise nicht. Es besteht daher meist keine *Rehabilitationsbedürftigkeit*. Allerdings ist die Gefahr einer Chronifizierung mit Entwicklung weiterer psychischer Störungen nicht zu unterschätzen, weshalb frühzeitig ambulante therapeutische Optionen erwogen werden sollten. Entscheidend für die sozialmedizinische Beurteilung sind Art und Schweregrad der Symptomatik, der Verlauf mit der Frage nach Chronifizierung sowie die Behandlungsanamnese, aus der sich auch Hinweise bezüglich des individuellen Leidensdrucks ergeben können. Sozialmedizinisch relevant sind vor allem die länger (mehr als sechs Monate) andauernden Reaktionen im Kontext gravierender körperlicher Erkrankungen oder schwer oder gar nicht veränderbarer Lebenssituationen bzw. anhaltender psychosozialer Belastungen wie z. B. Langzeitarbeitslosigkeit. Wenn eine Anpassungsstörung mit der Entwicklung einer psychischen Komorbidität, beispielsweise einer depressiven Störung oder einer Angststörung, verbunden ist, kann aufgrund dieser durchaus eine Einschränkung des Leistungsvermögens auch im quantitativen Bereich resultieren. *Rehabilitationsbedürftigkeit* besteht somit in Abhängigkeit von Dauer und Ausprägung der Anpassungsstörung, der ggf. auslösenden somatischen Erkrankung oder psychosozialen Belastung sowie der komorbiden psychischen Störung. Je nach Problemlage kommt eine psychosomatisch-psychotherapeutische Rehabilitationseinrichtung oder eine Rehabilitationseinrichtung mit einem somatischen Behandlungsschwerpunkt und einem psychotherapeutischen Angebot in Betracht.

7.2.3 Dissoziative Störungen (F44)

Dissoziative Störungen (Konversionsstörungen) werden ätiologisch mit traumatisierenden Ereignissen, ungelösten Konflikten oder gestörten sozialen Beziehungen in Verbindung gebracht. Verschiedene Formen werden anhand der vorherrschenden Symptomatik unterschieden, die Ausdruck eines teilweisen oder völligen Verlustes der normalen Integration von Erinnerungen an die Vergangenheit, des Identitätsbewusstseins, der unmittelbaren Empfindungen und der Kontrolle von Körperbewegungen ist. Motorische, sensorische und sensible Funktionsstörungen, aber auch dissoziative Anfälle, Stupor und Amnesie kommen vor. Die Ausprägung der Symptomatik ist sehr variabel, der Verlauf kann episodisch oder chronisch sein.

Im Kontext der Begutachtung für die Rentenversicherung spielen dissoziative Störungen nur eine untergeordnete Rolle. Allerdings ist eine psychische Komorbidität mit Persönlichkeitsstörungen, Angststörungen und somatoformen Störungen häufig. Dissoziative Störungen sind differenzialdiagnostisch unter anderem von dissoziativen Phänomenen bei anderen psychischen Störungen (z. B. Schizophrenie, Borderline-Persönlichkeitsstörung), von somatischen, insbesondere neurologischen Krankheiten sowie von der Simulation entsprechender Symptome zur Erreichung eines bestimmten Begutachtungsergebnisses (s. Kapitel xx) abzugrenzen.

Sozialmedizinische Beurteilung: Aufgrund der sehr variablen Symptomatik, der häufigen psychischen Komorbidität und des wechselhaften Verlaufs ist die sozialmedizinische Beurteilung komplex. Prämorbide Persönlichkeit, Vorliegen einer psychischen Komorbidität, konkrete Symptomatik, bisheriger Verlauf und Behandlungsanamnese müssen in die Begutachtung einbezogen werden. Die meisten Konversionsstörungen gehen mit einer neurologisch anmutenden Symptomatik einher, sodass häufig viel Zeit und Geld für somatische Diagnostik und Therapie aufgewendet werden, bevor die korrekte Diagnose gestellt wird. Dazu trägt auch die bei den Betroffenen meist vorhandene Negierung bis Verleugnung psychischer Konflikte oder Probleme bei. Wenn eine dissoziative Störung ohne adäquate psychiatrisch-psychotherapeutische Behandlung länger als ein bis zwei Jahre besteht, ist sie therapeutisch oft nicht mehr beeinflussbar. Bei massiver Ausprägung der Störung kann es so zu einer anhaltenden Minderung des qualitativen und quantitativen Leistungsvermögens im Erwerbsleben kommen. Bevor eine solche jedoch gutachterlich festgestellt wird, sollten mindestens zwei konsequente Behandlungsversuche im stationären Setting erfolgt sein. Wenn Rehabilitationsbedürftigkeit besteht, kann eine Leistung zur medizinischen Rehabilitation in einer psychosomatisch-psychotherapeutischen Rehabilitationseinrichtung angezeigt sein, vorausgesetzt, es gelingt, den Betroffenen für eine solche Intervention ausreichend zu motivieren.

7.2.4 Somatoforme Störungen (F45)

Die Gruppe der *somatoformen Störungen (F45)* ist dadurch charakterisiert, dass von den Betroffenen wiederholt körperliche Symptome beklagt werden, verbunden mit hartnäckigen Forderungen nach medizinischen Untersuchungen trotz wiederholt negativer Befunde und Versicherung der Ärzte, dass die Symptome nicht körperlich begründbar sind. Wenn körperliche Funktionsstörungen bzw. Erkrankungen vorhanden sind, erklären sie nicht Art und Ausmaß der Symptome, das Leiden und die innerliche Beteiligung der Patienten. Somatoforme Störungen sind in allgemeinärztlichen Praxen und Allgemeinkrankenhäusern sehr häufig, und der Umgang mit diesen Patienten wird oft als schwierig erlebt. In psychiatrisch-psychotherapeutische Behandlung gelangen meist nur Betroffene mit einer psychischen Komorbidität (z. B. Depression, schädlicher Gebrauch von Medikamenten), einer erheblichen Chronifizierung und einem massiven Leidensdruck. Die Begründung liegt unter anderem in einem bei den meisten Betroffenen vorliegenden ausschließlich somatischen Krankheitsverständnis. Der Verlauf somatoformer Störungen ist häufig chronisch, nicht selten iatrogen befördert durch wiederholte und unnötigerweise durchgeführte organmedizinisch ausgerichtete Diagnostik und Behandlungsversuche. Selbstverständlich können sich aber auch bei diesen Patienten zusätzliche behandlungsbedürftige körperliche Krankheiten einstellen, sodass insbesondere bei Schilderung veränderter oder neuer Beschwerden die Notwendigkeit neuerlicher Untersuchungen immer sorgfältig abzuwägen ist.

Zu den somatoformen Störungen, die durch multiple und häufig wechselnde körperliche Symptome gekennzeichnet sind, gehören die Somatisierungsstörung (F45.0) und die undifferenzierte Somatisierungsstörung (F45.1) als leichtere Ausprägung der vorgenannten Störung. Störungen, bei denen eine umschriebene körperliche Symptomatik im Vordergrund steht, sind die somatoforme autonome Funktionsstörung (F45.3) und die anhaltende Schmerzstörung (F45.4). Bei der hypochondrischen Störung (F45.2) sind psychische Merkmale in Form einer ausgeprägten, anhaltenden und nur schwer korrigierbaren Krankheitsbefürchtung am auffälligsten. Die somatoformen Störungen sind häufig mit einer psychischen Komorbidität verbunden. Je nach Studienklientel leiden 60 bis 70% der Betroffenen gleichzeitig unter depressiven Störungen, 20 bis 40% unter Angststörungen, 15 bis 20% weisen eine gleichzeitige Störung durch psychotrope Substanzen und 30 bis 60% eine Persönlichkeitsstörung auf.

Für die Begutachtung in der gesetzlichen Rentenversicherung spielt die *anhaltende Schmerzstörung (F45.4)* mit ihren biopsychosozialen Facetten und Abstufungen eine besonders wichtige Rolle. Sie ist durch einen andauernden, schweren und quälenden Schmerz als vorherrschende Beschwerde charakterisiert, der durch einen pathophysiologischen Prozess oder eine körperliche Krankheit nicht vollständig erklärt werden kann, selbst wenn die Entstehung ursprünglich auf eine manifeste körperliche Ursache (z.B. einen Knochenbruch, einen Bandscheibenvorfall, ein Schädel-Hirn-Trauma) zurückgeführt werden kann.

Behandlung und Prognose: Die Behandlung von Patienten mit somatoformen Störungen ist oft schwierig und zeitaufwändig. Zunächst einmal müssen die Beschwerden und das Leiden des Betroffenen ernst genommen und sein Vertrauen gewonnen werden, um dann gemeinsam mit ihm behutsam und schrittweise ein psychosomatisches Krankheitsverständnis zu entwickeln. Diesem Anspruch kann in der üblichen Akutversorgungssituation oft nicht Genüge getan werden, weshalb chronifizierte Verläufe über viele Jahre häufig vorkommen. Wünschenswert sind die Motivierung zu einer kognitiv-behavioralen Psychotherapie (Henschke et al. 2010) sowie eine Behandlungsstrategie, die die Einnahme einer Schonhaltung verhindert und die Patienten zu einer aktiven Alltagsgestaltung ermutigt. Patienten mit einer anhaltenden Schmerzstörung können auch vom analgetischen Effekt von Antidepressiva profitieren. Die Prognose ist umso ungünstiger, je weiter die Chronifizierung vorangeschritten ist. Die therapeutischen Möglichkeiten sollten erst dann als ausgeschöpft betrachtet werden, wenn suffiziente ambulante oder stationäre psychotherapeutische Behandlungsversuche erfolgt sind.

Störungsbezogene Aussagen anhand der ICF: Schädigungen der Körperstrukturen und -funktionen entsprechend der ICF können bei somatoformen Störungen beispielsweise in folgenden Bereichen vorliegen:

- Emotionale Funktionen: reaktiv-depressive Verstimmung, Krankheitsfurcht, ständige Sorge um die körperliche Gesundheit, hoher Leidensdruck, herabgesetzte affektive Schwingungsfähigkeit, Klagsamkeit
- Funktionen des Denkens: Einengung auf Körperbeschwerden, Krankheitsfurcht
- Höhere kognitive Funktionen: reduzierte exekutive Funktionen wie Planung und Organisation, Flexibilität, Urteils- und Problemlösevermögen
- Diverse Körperfunktionen: Schmerzen, Blutdruck- und Herzfrequenzschwankungen, Verdauungsstörungen, Singultus, Globusgefühl, gestörte Atmung (z. B. Hyperventilation), Schwitzen, Gelenkbeschwerden, Störungen des Geschmacks- und Geruchssinns

Beeinträchtigungen von Aktivitäten und Teilhabe können sich bei somatoformen Störungen beispielsweise in den folgenden Bereichen manifestieren:

- Allgemeine Aufgaben und Anforderungen: Beeinträchtigung, eine Aufgabe auszuführen, mit Stress- oder Krisensituationen umzugehen, die tägliche Routine zu planen und durchzuführen
- Häusliches Leben: Beeinträchtigung, die täglichen Verrichtungen (Einkäufe etc.) zu erledigen, Einnahme einer Schonhaltung
- Interpersonelle Interaktionen und Beziehungen: Beeinträchtigung, Beziehungen aufzubauen und aufrecht zu erhalten, Kontakte aufzunehmen, sozialer Rückzug
- Gemeinschafts-, soziales und staatsbürgerliches Leben: Beeinträchtigung, sich an Freizeit- und Erholungsaktivitäten zu beteiligen, Freunde und Verwandte zu besuchen

Störungsspezifische Sachaufklärung: Neben der obligatorischen Erhebung einer ausführlichen Anamnese einschließlich der Erfragung eines üblichen Tagesablaufs und eines detaillierten psychischen Befundes steht bei der störungsspezifischen Sachaufklärung zunächst die Abgrenzung einer somatoformen Störung von körperlichen Erkrankungen, aber auch von somatoformen Beschwerden bei anderen psychischen Störungen (z. B. Vitalsymptome bei der Depression) im Vordergrund. Dabei ist jeweils sorgfältig abzuwägen, welchen zusätzlichen Erkenntnisgewinn eine Untersuchung erbringt, und dem störungsimmanenten Drängen vieler Patienten auf Durchführung wiederholter bzw. aufwändiger oder gar invasiver Untersuchungen darf ohne klare Indikation keinesfalls nachgegeben werden. Testpsychologische Verfahren können eine sinnvolle Ergänzung in der Diagnostik darstellen und sollten bei entsprechenden Hinweisen ein Beschwerdenvalidierungskriterium beinhalten. Besonders bei der anhaltenden Schmerzstörung ergeben sich einerseits Schwierigkeiten bei der Differenzialdiagnose und der Differenzialindikation für eine angemessene Behandlung und andererseits nicht selten Probleme der Beschwerdenvalidierung, denn es existiert kein einziger zuverlässiger Parameter, mit dem Schmerzen und die daraus folgenden Funktionsstörungen objektivierbar wären.

Sozialmedizinische Beurteilung: Die Beurteilung des Leistungsvermögens im Erwerbsleben von Versicherten mit somatoformen Störungen ist komplex und unter anderem aufgrund der Schwierigkeit der Objektivierung der Beschwerden und Klagen mit einem gewissen Ermessensspielraum belastet, sodass verschiedene Gutachter durchaus zu unterschiedlichen Einschätzungen kommen können. Hier gilt es einerseits, die individuellen Beeinträchtigungen des Begutachteten detailliert zu erfassen, konkret und teilhabebezogen zu benennen und zu dokumentieren, und andererseits eine Aussage zur „zumutbaren Willensanspannung" abzugeben, das heißt, eine Stellungnahme dazu abzugeben, ob der Proband mit „zumutbarer Willensanspannung" in der Lage ist, die vorhandenen Beschwerden zu überwinden oder so weit zu kompensieren, dass eine Teilhabe am Erwerbsleben möglich ist.

Wichtige prognostische Aspekte bei der Beurteilung einer somatoformen Störung sind:

- Psychische Komorbidität
- Ausmaß der Chronifizierung
- Sekundärer „Krankheitsgewinn", z. B. Erhalt einer Erwerbsminderungsrente

- Sozialer Rückzug
- Behandlungsvorgeschichte und -erfolg, Rehabilitations-leistungen

Qualitative Einbußen des Leistungsvermögens im Erwerbsleben sind bei somatoformen Störungen häufig, jedoch ist nur bei weitgehender Beeinträchtigung der Fähigkeit zur Teilhabe an den Aktivitäten des täglichen Lebens und bei erheblichem sozialem Rückzug von einer Minderung sowohl des qualitativen als auch des quantitativen Leistungsvermögens im Erwerbsleben auszugehen. Bei somatoformen Störungen ohne gravierende anhaltende Fähigkeitseinbußen ist keine *Rehabilitationsbedürftigkeit* zu erkennen, hier steht die adäquate ambulante Behandlung im Vordergrund. Wenn jedoch bereits eine Chronifizierung eingetreten ist und trotz angemessener ambulanter Behandlung deutliche Beeinträchtigungen der erwerbsrelevanten Fähigkeiten bestehen, kann *Rehabilitationsbedürftigkeit* abgeleitet werden. Patienten mit somatoformen Störungen sind eine wesentliche Klientel in der psychosomatisch-psychotherapeutischen Rehabilitation, wobei die folgenden Faktoren für einen längerfristigen (über drei bis fünf Jahre anhaltenden) Behandlungserfolg sprechen: kein Rentenwunsch, geringe Anzahl ärztlicher Behandlungen, kürzere Arbeitsunfähigkeitszeiten (Sandweg et al. 2001). Sofern die Betroffenen aufgrund ihres somatischen Krankheitsverständnisses für eine psychosomatisch-psychotherapeutische Rehabilitation nicht zu motivieren sind, sollte eine Rehabilitationseinrichtung ausgewählt werden, die über einen organmedizinischen sowie einen verhaltensmedizinischen Schwerpunkt verfügt.

7.2.5 Andere neurotische Störungen (F48): Neurasthenie

Die Symptomatik der Neurasthenie besteht aus anhaltenden Klagen über vermehrte Müdigkeit nach geistiger oder körperlicher Anstrengung sowie weiteren unspezifischen Beschwerden wie Schwindel und Schlafstörungen. Es handelt sich um eine unscharf definierte diagnostische Kategorie mit einem weiten symptomatischen Überschneidungsbereich zu den somatoformen Störungen.

Der Begriff der Neurasthenie sollte nur verwendet werden, wenn die vorliegenden Beschwerden eindeutig die diagnostischen Kriterien der ICD-10 erfüllen. Wichtig ist die Abgrenzung insbesondere gegenüber beginnenden organischen psychischen Störungen (demenzielles Syndrom), wobei sowohl testpsychologische als auch technisch-apparative Untersuchungsmethoden hilfreich sein können. Qualitative Einbußen des Leistungsvermögens können durch Aufmerksamkeits- und Konzentrationsstörungen hervorgerufen werden. Eine quantitative Minderung des Leistungsvermögens besteht bei einer Neurasthenie in aller Regel nicht.

Literatur

American Psychiatric Association (APA, Hg., 2000) Diagnostic and Statistical Manual of Mental Disorders (DSM-IV-TR), 4. Auflage, (Textrevision), Washington DC.

Arbeitsgemeinschaft für Methodik und Dokumentation in der Psychiatrie (AMDP; 2007) Das AMDP-System. Manual zur Dokumentation psychiatrischer Befunde, 8. überarbeitete Auflage, Göttingen 2007.

BERGER M (Hg., 2008) Psychische Erkrankungen. Klinik und Therapie. 3. vollst. neu bearb. u. erw. Auflage, München.

Deutsche Rentenversicherung Bund (Hg., 2010a) Statistik der Deutschen Rentenversicherung: Rehabilitation 2010, Berlin.

Deutsche Rentenversicherung Bund (Hg., 2010b) Statistik der Deutschen Rentenversicherung: Rentenzugang 2010, Berlin.

Deutsche Rentenversicherung Bund (Hg., 2009a) Der ärztliche Reha-Entlassungsbericht. Leitfaden zum einheitlichen Entlassungsbericht in der medizinischen Rehabilitation der gesetzlichen Rentenversicherung 2009, Berlin, www.deutsche-rentenversicherung.de

Deutsche Rentenversicherung Bund (Hg., 2009b) Sozialmedizinisches Glossar der Deutschen Rentenversicherung. DRV-Schriften, Bd. 81, 2. Auflage, www.deutsche-rentenversicherung.de

Deutsche Rentenversicherung Bund (Hg., 2002) Rehabilitationsbedürftigkeit und indikationsübergreifende Problembereiche. Leitlinien für den beratungsärztlichen Dienst der Deutschen Rentenversicherung Bund, Berlin, www.deutsche-rentenversi cherung.de

Deutsche Rentenversicherung Bund (Hg., 2006) Leitlinien für die sozialmedizinische Beurteilung von Menschen mit psychischen Störungen. DRV-Schriften, Bd. 68, *in Überarbeitung,* www.deutsche-rentenversicherung.de

Deutsches Institut für medizinische Dokumentation und Information (DIMDI, Hg., 2011) Internationale statistische Klassifikation der Krankheiten und verwandter Gesundheitsprobleme, 10. Revision, German Modification, (ICD-10-GM), Version 2010, www.dimdi.de

Deutsches Institut für medizinische Dokumentation und Information (DIMDI, Hg., 2005) Internationale Klassifikation der Funktionsfähigkeit, Behinderung und Gesundheit (ICF), Köln, www.dimdi.de

DREßING H; FOERSTER K (Hg., 2009) Psychiatrische Begutachtung. Ein praktisches Handbuch für Ärzte und Juristen. 5. neubearb. u. erw. Auflage, München.

HENSCHKE N; OSTELO RWJG; VAN TULDER MW; VLAEYEN JWS; MORLEY S; ASSENDELFT WJJ; MAIN CJ (2010) Behavioural treatment for chronic low-back pain. Cochrane Database of Systematic Reviews 2010, Issue 7. Art. No.: CD002014. DOI: 10.1002/14651858.CD002014.pub3.

LINDEN M; BARON S (2005) Das MINI-ICF-Rating für psychische Störungen (MINI-ICF-P). Ein Kurzinstrument zur Beurteilung von Fähigkeitsstörungen bei psychischen Erkrankungen. Die Rehabilitation 44: 144-151.

LINDEN M; ROTTER M; BAUMANN K; LIEBEREI B (2007) The Posttraumatic Embitterment Disorder, Toronto.

SANDWEG R; BERNARDY K; RIEDEL H (2001) Prädiktoren des Behandlungserfolges in der stationären psychosomatischen Rehabilitation muskuloskelettärer Erkrankungen. Psychother Psychosom Med Psychol 51: 394.

SHAPIRO F (1999) EMDR. Grundlagen & Praxis; Handbuch zur Behandlung traumatisierter Menschen, Paderborn.

Verband Deutscher Rentenversicherungsträger (VDR, Hg., 2001) Das ärztliche Gutachten für die gesetzliche Rentenversicherung. Hinweise zur Begutachtung. DRV-Schriften, Band 21, www.deutsche-rentenversicherung.de

KATRIN KRÄMER

Psychische Erkrankungen in der
gesetzlichen Krankenversicherung

Für die letzte Dekade ist eine zunehmende Aufmerksamkeit für psychische und Verhaltensstörungen bei den gesetzlichen Krankenkassen zu verzeichnen. Seitens der Deutschen Angestellten Krankenkasse (DAK) wurde das Thema der psychischen Erkrankungen mit dem Gesundheitsreport 2005, nach dem Gesundheitsreport 2002, bereits wiederholt aufgegriffen. Der Gesundheitsreport 2005 zeigte eindrucksvoll die Entwicklung der Arbeitsunfähigkeiten wegen psychischer Erkrankungen auf. In dem seinerzeit betrachteten Zeitraum hatten hierdurch begründete Arbeitsunfähigkeitstage um 69 % und Erkrankungsfälle um 70 % zugenommen. Der Anstieg der Ausfalltage wegen dieser Krankheitsart erschien umso bemerkenswerter, als das Krankenstandniveau, d. h. die Anzahl der Arbeitsunfähigkeitstage im Kalenderjahr, im direkten Vergleich der Jahre 1997 und 2004 nur um 5 % angestiegen war.

Dass auf der Ebene von Arbeitsunfähigkeitsdaten der Krankenkassen die Prävalenz psychischer Störungen stark ansteigend ist, erweckt ein hohes Interesse. Als ein Ergebnis dieser Entwicklung kann festgestellt werden, dass psychische Erkrankungen an dem für den Krankenstand aktiver Erwerbstätiger ursächlichen Morbiditätsspektrum an Bedeutung gewonnen haben.

Die vertiefenden Analysen des damaligen DAK-Gesundheitsreports hatten 2005 eine Reihe von wichtigen Erkenntnissen und Begründungen, nicht nur im Umfeld von Arbeitsunfähigkeit, geliefert. Diese besitzen auch im Jahr 2010 noch Erklärungskraft, sodass sie, unter Berücksichtigung der Entwicklung der Arbeitsunfähigkeiten bis einschließlich des Jahres 2009, hier erneut betrachtet werden.[1]

1 Überblick über die Entwicklung der Arbeitsunfähigkeiten aufgrund psychischer Erkrankungen

Anknüpfend an die Ergebnisse des DAK-Gesundheitsreports 2005 zeigt sich unter Berücksichtigung der Daten der Folgejahre 2005 bis 2009, dass, abgesehen von einer schwach rückläufigen Entwicklung in den Jahren 2005 und 2006, die Bedeutung psychischer Erkrankungen weiter zugenommen hat. Der seit 1997 beobachtete Anstieg der Arbeitsunfähigkeitstage und -fälle beträgt im Jahr 2009 nun 100% (vgl. Abbildung 1). Der Trend hat sich deutlich fortgesetzt. Im Jahr 2009 entfielen auf 100 ganzjährig Versicherte rund 134 Arbeitsunfähigkeitstage sowie 4,8 Fälle.

Abbildung 1 zeigt die Entwicklung der AU-Tage und der AU-Fälle (jeweils pro 100 ganzjährig Versicherte) sowie der Betroffenenquote aufgrund von psychischen und Verhaltensstörungen. Die Betroffenenquote erreicht für das Jahr 2009 einen Wert in Höhe von 3,5% und beschreibt den Anteil der erwerbstätigen Mitglieder der DAK, die innerhalb eines Jahres mindestens einmal aufgrund einer psychischen Störung arbeitsunfähig erkrankt waren. Dargestellt sind die Kapitel V (ICD-9) bzw. F00 – F99 (ICD-10). Der jeweilige Ausgangswert des Jahres 1997 wurde auf 100 normiert. Die Entwicklung von Jahr zu Jahr lässt sich damit wie eine prozentuale Veränderung gegenüber dem Wert von 1997 interpretieren.

Auch fünf Jahre nach dem DAK-Gesundheitsreport 2005 ist der starke Anstieg der Ausfalltage aufgrund psychischer Erkrankungen bemerkenswert. Im Vergleich zu anderen Diagnosekapiteln verläuft der Anstieg deutlich überproportional und begründet maßgeblich den Anstieg des Krankenstands. Das allgemeine Krankenstandniveau legte im direkten Vergleich der Jahre 2009 / 1997 um 15% zu (vgl. Abbildung 2).

---

1   Dieser Beitrag basiert auf der Zusammenfassung und den Schlussfolgerungen des DAK-Gesundheitsreports 2005. Der Dank der Autorin gilt den verantwortlichen Personen der IGES Institut GmbH, Judith Berger, Desiree Niemann, Hans-Dieter Nolting und Susanne Steffen sowie der DAK.

Abbildung 1: Entwicklung von AU-Tagen, Erkrankungsfällen und Betroffenenquote aufgrund psychischer und Verhaltensstörungen seit 1997 (Quelle: DAK AU-Daten 1997 – 2009)

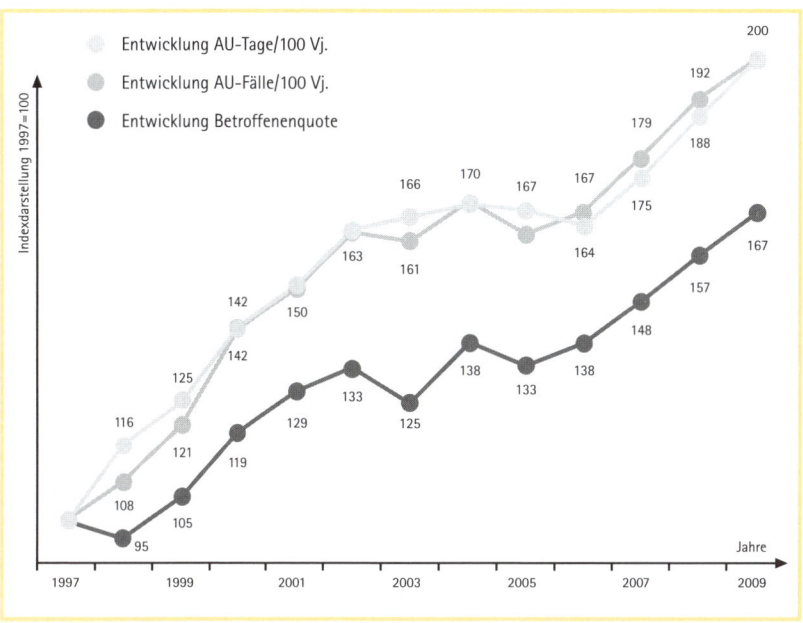

Abbildung 2: Veränderung des AU-Volumens 2009 in Relation zu 1997 nach Diagnose-Kapiteln bzw. Hauptgruppen (Quelle: DAK AU-Daten 1997 & 2009)

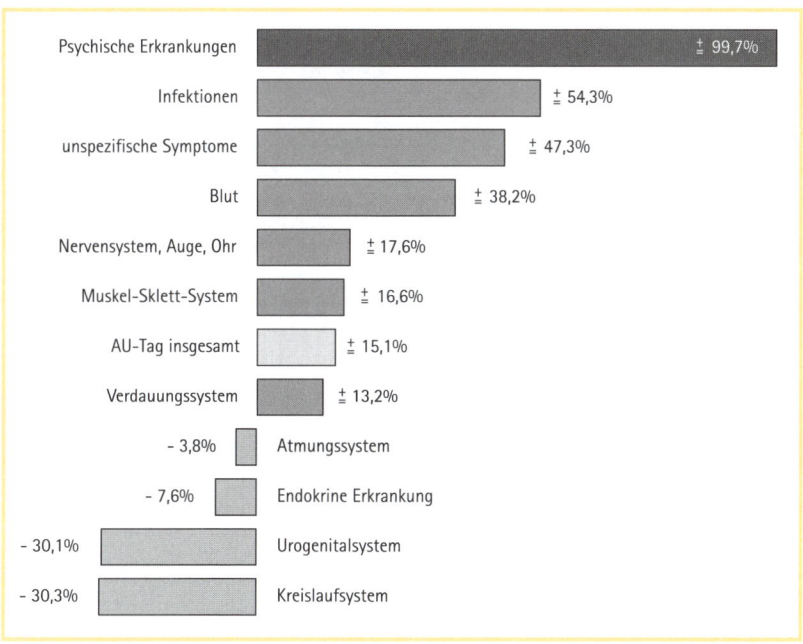

503

Auf der Basis der Daten des Jahres 2009 zeigt sich neuerlich, dass Frauen deutlich häufiger von Arbeitsunfähigkeiten wegen psychischer Erkrankungen insgesamt betroffen sind und dementsprechend auch erheblich mehr Krankheitstage und –fälle aufweisen. Auf 100 ganzjährig versicherte Männer entfielen 2009 rund 105 Krankheitstage bei 3,6 Krankheitsfällen. Ihr Gesamtanteil am Krankenstand betrug 8,8 %. Je 100 Frauen wurden dagegen 174 Ausfalltage bei 6,4 Fällen gezählt. Der Anteil psychischer Erkrankungen am Krankenstand ganzjährig versicherter Frauen betrug 13,2 %.

Der Blick auf die absolut je Altersgruppe verursachten Krankheitstage zeigt eindringlich, dass das Alter ein wesentlicher Prädiktor für eine Arbeitsunfähigkeit aufgrund psychischer und Verhaltensstörungen ist (vgl. Abbildung 3). Allerdings nimmt die relative Bedeutung für den Krankenstand aufgrund des insgesamt steigenden Krankenstandniveaus in den höheren Altersgruppen wieder ab.

Abbildung 3: AU-Tage aufgrund psychischer Störungen und Anteil am Gesamt-Krankenstand nach Geschlecht und Altersgruppe (Quelle: DAK AU-Daten 2009)

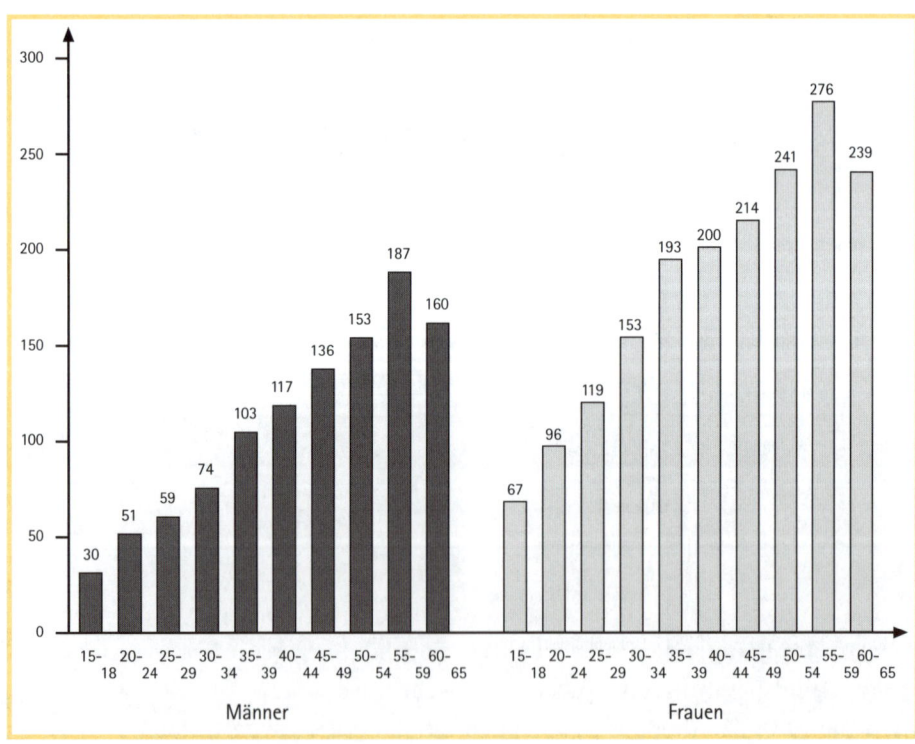

Erfolgt die Analyse der Arbeitsunfähigkeiten wegen psychischer Erkrankungen differenziert nach Geschlecht und altersgruppenweise, fällt auf, dass gerade in den jüngeren Altersgruppen, speziell in den Gruppen der 20- bis 24- sowie 25- bis 29-jährigen Frauen die Entwicklung der Erkrankungshäufigkeit seit 1997 überproportional verläuft. Abgesehen von gewissen Schwankungen im Zeitverlauf von 1997 bis 2009 nahm in der Gruppe der 20- bis 24-jährigen Frauen die Fallzahl um insgesamt 143 % zu. Eine derart deutliche Verdoppelung der Erkrankungsfälle, zwar auf niedrigerem Niveau als bei den jungen Frauen, zeigt sich auch bei den jungen Männern. So ist beispielsweise für die jungen Männer im Alter von 25 bis 29 Jahren ein Anstieg in Höhe von 124 % zu beobachten. Trotz dieser deutlichen Anstiege in den jüngeren Altersgruppen im Zeitverlauf ist die relative Bedeutung psychischer Erkrankungen zur Lebensmitte am größten.

2 Entwicklung der Arbeitsunfähigkeiten aufgrund psychischer Erkrankungen nach Wirtschaftsgruppen

Besonders aufschlussreich ist die Betrachtung der Arbeitsunfähigkeiten differenziert nach Wirtschaftsgruppen. Eine starke Streuung der Fehltage wegen psychischer Erkrankungen über die Wirtschaftsgruppen stützt die Hypothese, dass das mögliche Risiko für eine derartig bedingte Arbeitsunfähigkeit, neben genetischen / biologischen sowie persönlichen Faktoren, dem Anschein nach auch durch Stressoren aus dem Arbeitsumfeld beeinflusst wird.

Die Zahlen aus dem Jahr 2009 bestätigen das seinerzeit aufgezeigte Bild nahezu. An erster Stelle steht die Branche „Gesundheitswesen" mit insgesamt 210 Ausfalltagen, was gegenüber dem DAK-Bundesdurchschnitt einem Plus von rund 57 % entspricht. Dass Pflegekräfte hohen psychischen Belastungen ausgesetzt sind, spiegelt sich in einer stark überdurchschnittlichen Erkrankungshäufigkeit (6,7 AU-Fälle pro ganzjährig Versicherte) sowie auch einer längeren durchschnittlichen Falldauer wider (31,2 Tage je AU-Fall). Stark unterdurchschnittliche Werte zeigen hingegen die Branchen „Rechtsberatung und andere unternehmensbezogene Dienstleistungen" (vgl. Abbildung 4), denen zufolge die Beschäftigten hier einem geringeren Risiko ausgesetzt sind, an einer psychischen Störung arbeitsunfähig zu erkranken.

Abbildung 4: AU-Tage aufgrund psychischer Störungen 2009 in den Wirtschaftsgruppen mit besonders hohem Anteil von DAK-Mitgliedern (Quelle: DAK-AU-Daten 2009)

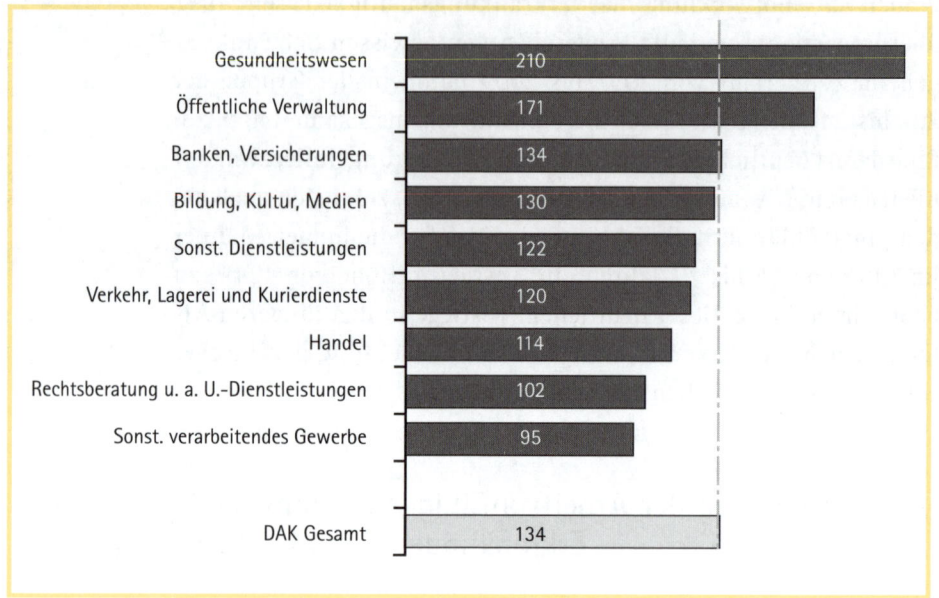

In Hinblick auf Ansätze zur Prävention psychischer Erkrankungen, speziell im Kontext Arbeitswelt, bleibt festzuhalten, dass der Schwerpunkt in puncto Gesundheitsförderungsmaßnahmen auf das Gesundheitswesen, die öffentliche Verwaltung, den Bereich Banken und Versicherungen sowie Bildung, Kultur und Medien gelegt werden sollte. Speziell in diesen Wirtschaftgruppen sollten sich Gesundheitsförderungsmaßnahmen mit Möglichkeiten der psychosozialen Prävention befassen. Mit Blick auf die helfenden Berufe (Gesundheitswesen, soziale Einrichtungen, Betreuungs- und Erziehungsdienst, zum Teil auch im Bereich der öffentlichen Verwaltungen) ist auch das Thema der Burn-out-Prävention in diesem Zusammenhang zu berücksichtigen.

Allgemein und branchenunabhängig spielt arbeitsbedingter Stress eine Rolle bei der Entstehung psychischer Störungen. Wissenschaftliche Untersuchungen haben gezeigt, dass die Kombination von hohen Leistungsanforderungen und gleichzeitig geringen eigenen Handlungsspielräumen zu arbeitsbedingtem Stress führt und bei den Betroffenen das Risiko für das Auftreten insbesondere depressiver Störungen erhöht.

3 Arbeitsunfähigkeiten aufgrund von Angststörungen und depressiven Störungen

Angststörungen und depressive Störungen zählen zu den häufigsten in Deutschland zu beobachtenden psychischen Erkrankungen. Für das Arbeitsunfähigkeitsgeschehen haben sie jedoch eine sehr unterschiedliche Bedeutung, d. h. die in der Bevölkerung höhere Prävalenz von Angststörungen im Vergleich zu depressiven Störungen spiegelt sich in den AU-Daten nicht wider.

Im Jahr 2009 beobachtete die DAK, dass 2,5 % der Erwerbstätigen von einer Arbeitsunfähigkeit aufgrund einer depressiven Störung (F31 Depressive Episode und F33 Rezidivierende depressive Störung zusammengefasst) betroffen waren. Die Betroffenenquote bei den Angststörungen (F40 Phobische Störung und F41 Andere Angststörungen) lag mit 0,5 % deutlich niedriger. Bei beiden Krankheitsgruppen sind Frauen deutlich stärker betroffen als Männer.

2009 lag die Zahl der Ausfalltage aufgrund von depressiven Störungen mit rund 51 Tagen je 100 ganzjährig versicherte Mitglieder deutlich höher als bei den Angststörungen (9,4 AU-Tage je 100 Mitglieder) (vgl. Abbildung 5).

In Abbildung 5 ist die Bedeutung der einzelnen Krankheitsarten sowie der zusammengefassten Phänomene „Depressionen" und „Angststörungen" hinsichtlich der versursachten Ausfalltage in 2009 dargestellt. Am Gesamtvolumen der Ausfalltage aufgrund psychischer Erkrankungen haben „Depressionen" einen Anteil von gut 38 % und Angststörungen von nur 7 %, wodurch das Bild aus dem Jahr 2005 wieder bestätigt wird.

Im Gegensatz zu diesem Befund sind Angststörungen in der Bevölkerung weiter verbreitet als depressive Störungen. Nach Ergebnissen des Bundesgesundheitssurveys erkranken im Laufe eines Jahres 14,2 % der Bevölkerung im Alter von 18 bis 65 Jahren an einer klinisch relevanten Angststörung (Wittchen / Jacobi 2004: 11). Die 12-Monatsprävalenz bei 18- bis 65-Jährigen beträgt hingegen 11 % (Wittchen et al. 2010: 19).

Abbildung 5: AU-Tage aufgrund psychischer Erkrankungen (Zusammenfassung der Einzel-ICD zu „Depressionen" und „Angststörungen") (Quelle: DAK AU-Daten 2009)

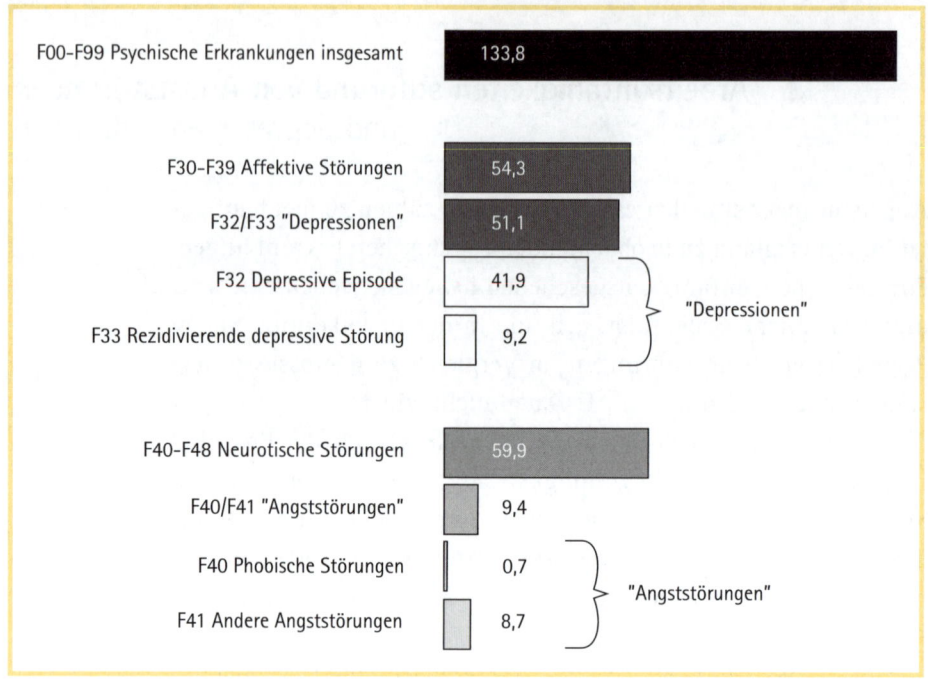

4 Entwicklung der Ausfalltage aufgrund von Angststörungen und depressiven Störungen

Wegen der Umstellung des ICD-Diagnoseschlüssels im Zeitraum 1999/2000 wird nachfolgend die zeitliche Entwicklung der Ausfalltage für depressive und Angststörungen sowie der psychischen Erkrankungen insgesamt erst ab dem Jahr 2000 dargestellt. Es zeigt sich, dass im direkten Vergleich der Jahre 2009/2000 das Volumen der krankheitsbedingten Fehltage jeweils um 61% angestiegen ist. Dabei verlief die Entwicklung bei den Angststörungen wechselvoller als bei den depressiven Störungen (vgl. Abbildung 6).

Besonders auffallend ist bei diesem Anstieg, dass sich Fehltage aufgrund von depressiven und Angststörungen im Vergleich zu den Fehltagen aufgrund von psychischen Erkrankungen insgesamt deutlich überproportional entwickelten. Auch verlief der Anstieg bei den Angststörungen in den letzten Jahren deutlich steiler.

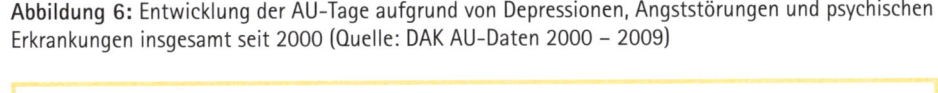

Abbildung 6: Entwicklung der AU-Tage aufgrund von Depressionen, Angststörungen und psychischen Erkrankungen insgesamt seit 2000 (Quelle: DAK AU-Daten 2000 – 2009)

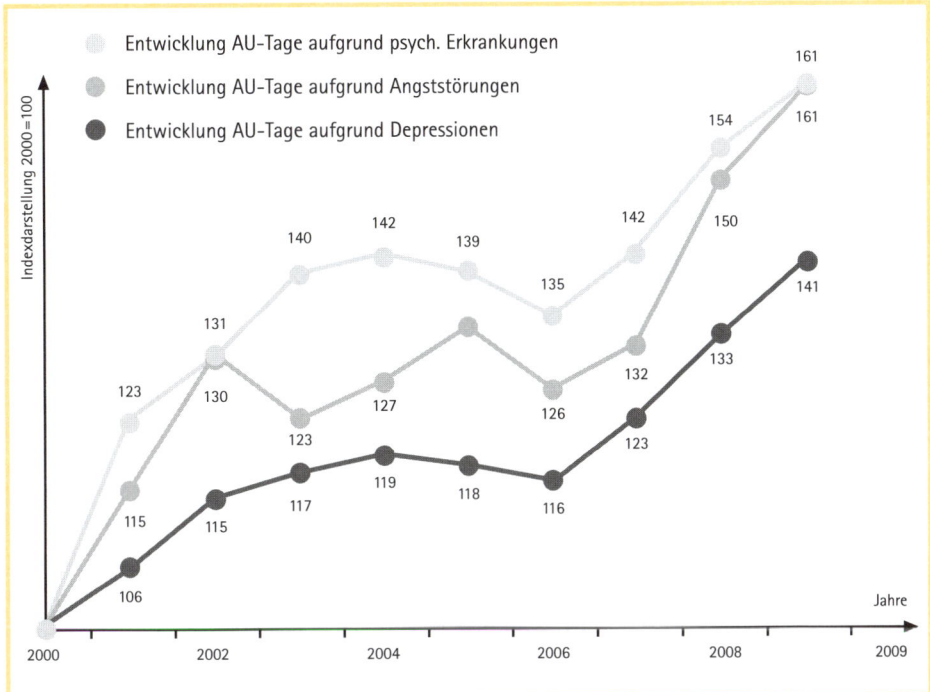

Angesichts der im Rahmen der Gesundheitsberichterstattung des Bundes festgestellten Verbreitung psychischer Störungen in der Bevölkerung ist davon auszugehen, dass die Arbeitsunfähigkeiten dieser Diagnosen nur die „Spitze des Eisbergs" darstellen und auf diese Weise für besonders schwere und chronifizierte Fälle stehen. Gestützt wird dieses Argument nicht nur durch die zu beobachtenden langen Arbeitsunfähigkeiten. Inwieweit eine psychische Erkrankung zu einer Arbeitsunfähigkeit führt, hängt, abgesehen vom Krankheitszustand, immer auch von den Bedingungen der ausgeübten Tätigkeit und den damit verbundenen Anforderungen sowie Belastungen ab. Nicht jede psychische bzw. depressive Störung bedeutet zugleich Arbeitsunfähigkeit.

Im Jahr 2009 dauerte ein Erkrankungsfall aufgrund einer psychischen und Verhaltensstörung im Durchschnitt 28,0 Tage; depressive Episoden dauerten im Durchschnitt sogar über 38 Tage. Die durchschnittliche Dauer aller Erkrankungsfälle (alle Diagnosen) betrug 2009 hingegen nur rund elf Tage.

Alles in allem lässt sich auf der Basis von Arbeitsunfähigkeitsdaten nicht eindeutig bestimmen, inwieweit die aufgezeigten Trends eine ähnlich hohe Zunahme psychischer Erkrankungen in der Allgemeinbevölkerung verkörpern oder ob derartige Erkrankungen von den Ärzten nur zunehmend häufiger festgestellt werden. Beispielsweise stellen Depressionen die häufigste psychische Störung im hausärztlichen Sektor dar (Wittchen et al. 2010: 21). Eine eindeutige Antwort auf diese vielfach kontrovers diskutierte Frage soll und kann mit dem vorliegenden Beitrag und den hier aufgezeigten Trends nicht geliefert werden.[2]

5 Erklärungsmodelle zum Anstieg der Arbeitsunfähigkeiten aufgrund psychischer Erkrankungen

Bereits im DAK-Gesundheitsreport 2005 wurden einige Hypothesen zur Erklärung des Anstiegs der Ausfallzeiten aufgrund psychischer Erkrankungen im Rahmen von Experteninterviews zur Diskussion gestellt. Die Ergebnisse werden nachfolgend kursorisch zusammengefasst. Die Diskussion ergab, dass für das Auftreten psychischer Erkrankungen, neben einer entsprechenden Disposition, weniger nur eine Ursache, sondern eine Kombination mehrerer Faktoren in Betracht zu ziehen sei.

Neben der Annahme, dass die Häufigkeit von psychischen Erkrankungen und Verhaltensstörungen in der erwerbstätigen Bevölkerung zunimmt, wurde der Anstieg speziell auf eine höhere Entdeckungsrate zurückgeführt. Diese wurde einerseits erklärt durch verbesserte diagnostische Kompetenzen hinsichtlich psychischer Störungen auf Seiten der Allgemein- bzw. Hausärzte. Aber auch die Tatsache, dass immer mehr Menschen über Symptome und Hintergründe psychischer Erkrankungen informiert sind, gelte es zu überdenken. Dies führe offenbar dazu, dass in der ärztlichen Praxis offener über psychische Beschwerden gesprochen werde sowie auch Diagnosen, die psychische Erkrankungen explizit dokumentieren, vermehrt akzeptiert würden.

---

2 Exemplarisch sei hier auf die Pro& Kontra-Debatte von Spießl und Jacobi (2008: 318-320) verwiesen.

Unabhängig vom Arzt-Patienten-Verhältnis wurde die Steigerung der Ausfalltage aufgrund psychischer Erkrankungen auch auf arbeitsbedingte Faktoren, hier speziell auf eine Zunahme der Arbeitsanforderungen und Arbeitsbelastungen, zurückgeführt. Als vorrangige Argumentationsfigur wurde der oft zitierte Strukturwandel der Arbeitswelt, speziell der Wandel zur Dienstleistungsgesellschaft, herangezogen. Die Auswirkungen, zumeist diskutiert unter den Begriffen Flexibilität, Arbeitsverdichtung, Arbeitsplatzunsicherheit sowie im Sinne einer Verschiebung von körperlichen hin zu psychischen Belastungsfaktoren, könnten psychische Erkrankungen auslösen oder verstärken, und zwar insbesondere dann, wenn Arbeitsanforderungen, wie erhöhter Leistungsdruck, sich nicht durch Ressourcenfaktoren, wie soziale Unterstützung, Möglichkeiten der Einflussnahme etc. relativieren ließen. Außerdem sei auf individueller Ebene die Fähigkeit im Umgang mit Belastungen entscheidend für die Genese psychischer Erkrankungen. Wachsende Anforderungen an z.B. kundenorientiertes Verhalten von Beschäftigten im Dienstleistungssektor könnten zu einer Verstärkung psychischer Belastungen führen, und zwar verstärkend, wenn erforderliche soziale und berufliche Fertigkeiten nur unzureichend vorhanden seien und sich damit Stress- und Überforderungspotentiale aufbauten.

Abgesehen von diesen zentralen Argumentationen wurden von den Experten auch diagnostische Selektionseffekte sowie Markteffekte zur weiteren Erklärung des Anstiegs der Arbeitsunfähigkeiten aufgrund von psychischen Diagnosen eingebracht. So sei es denkbar, dass der zu beobachtende Anstieg u.a. auch darauf zurückzuführen sei, dass Ärzte aus wirtschaftlichen Erwägungen heraus eher bereit seien, Patienten entgegenzukommen und sie mit einer psychischen Diagnose krank zu schreiben. Demnach wäre bei einem Teil der Arbeitsunfähigkeiten aufgrund psychischer Erkrankungen die Validität der Diagnose in Frage zu stellen. Ferner wurde auf das Phänomen hingewiesen, dass eine Zunahme psychischer Erkrankungen vor allem in großstädtischen Ballungsräumen zu beobachten sei. Folglich wäre der Anstieg nicht zuletzt auch durch ein überdurchschnittliches Angebot an Ärzten und Psychotherapeuten begründet.

6 Perspektiven

Die aktuellen Ausführungen haben gezeigt, dass Arbeitsunfähigkeiten aufgrund psychischer Erkrankungen in den vergangenen Jahren weiter zugenommen haben. Dahinter steht ein nennenswerter Anstieg bei den depressiven Störungen. Speziell depressive Störungen zählen zu den Erkrankungen, für die in allen Bereichen der Prävention, Früherkennung, Therapie und Rehabilitation weiterhin markante Defizite festzustellen sind (Wittchen et al. 2010: 33). Die Leistungsfähigkeit des Versorgungssystems zu verbessern, insbesondere im Zuge neuer Versorgungsansätze, war eine der zentralen Empfehlungen des DAK-Gesundheitsreports 2005. Auch vor dem Hintergrund der aktualisierten Analysen beschreiben die seinerzeit formulierten Zielstellungen, die hier im Kern wieder aufgenommen werden, weiterhin vorrangige gesellschaftliche Herausforderungen:

- In betrieblichen Maßnahmen der Gesundheitsförderung sollten verstärkt Potentiale zur Erhöhung solcher Ressourcen, die für die Bewältigung von Stress und gesteigerten Leistungsanforderungen von großer Bedeutung sind, gefördert werden. Dazu gehören die Verbesserung des sozialen Klimas in den Betrieben sowie die Erweiterung des Handlungs- und Entscheidungsspielraums und der Mitbestimmungsmöglichkeiten in den Betrieben.
- Trotz einer deutlichen Abnahme von Stigmatisierung und Tabuisierung psychisch Erkrankter befürchten Beschäftigte nach wie vor, bei einer psychischen Erkrankung am Arbeitsplatz kein Verständnis bei Vorgesetzten und Kollegen zu finden. Hier sollte sachdienliche innerbetriebliche Informations- und Aufklärungsarbeit, sei es im betrieblichen Setting oder anderenorts, zu einer Entstigmatisierung und Enttabuisierung psychischer Erkrankungen, wie Depressionen, beitragen.
- Psychische Erkrankungen, speziell Depressionen werden im Versorgungssystem zu häufig gar nicht oder erst nach längerer Krankheitsdauer erkannt, sodass ein großer Teil

der Betroffenen noch immer keine angemessene Behandlung erhält, geschweige denn, dass sie in diversen Leitlinien dokumentierten adäquaten Behandlungspfaden zugeordnet werden. So sollte die Behandlungsquote u. a. durch eine stetige Stärkung der psychiatrischen Kompetenz aller Professionellen, die an der Versorgung depressiv Erkrankter beteiligt sind, insbesondere jedoch in der Primärversorgung weiter verbessert werden. In einem intensivierten Einsatz von verfügbaren Leitlinien im ärztlichen Alltag zur Erkennung und Behandlung depressiver Störungen liegen weiterhin deutliche Potentiale zur Verbesserung der Leistungsfähigkeit der Gesundheitsversorgung.

- Die Stärkung der Kompetenzen im Versorgungssystem sollte auch zu einer Verbesserung der Diagnostik und Therapie von depressiven Störungen bei Männern führen. Am Beispiel Männerdepressionen zeigt sich, dass bei Männern andere Symptome und Verhaltensweisen, wie etwa Unruhe, erhöhte Risikobereitschaft, verminderte Impulskontrolle etc., im Vordergrund stehen. Auf medizinischer und therapeutischer Seite ist das Problembewusstsein für diese männlichen Spezifika zu schärfen. Dies beinhaltet auch die Anwendung diagnostischer Methoden und Instrumente, die auf geschlechtsspezifische Unterschiede sensibler reagieren.

Die DAK sowie auch andere Krankenkassen haben in den letzten Jahren auf die Defizite in der Behandlung von Patienten mit psychischen bzw. depressiven Störungen mit einer Reihe von Projekten und Vorhaben bis hin zu integrierten Versorgungsverträgen mit Hausärzten, niedergelassenen Fachärzten, Krankenhäusern und Rehabilitationseinrichtungen reagiert. Eine zentrale Zielstellung dieser fachübergreifenden Versorgungsnetzwerke ist dabei, Arbeitsunfähigkeit aufgrund dieser Diagnosen schnell zu überwinden und damit die Erwerbsfähigkeit zu erhalten.

Literatur

NOLTING H D et al. (2005) DAK-Gesundheitsreport 2005. Herausgegeben von der Deutschen Angestellten Krankenkasse (DAK), Hamburg.

SPIESSL H; JACOBI F (2008) Nehmen psychische Störungen zu? Debatte: Pro & Kontra. In: Psychiatrische Praxis 2008: 318-320.

WITTCHEN H U; JACOBI F (2004) Angststörungen. Themenheft der Gesundheitsberichterstattung des Bundes, Bd. 21, Robert Koch-Institut (Hg.), Berlin.

WITTCHEN, H U et al. (2010) Depressive Erkrankungen. Themenheft der Gesundheitsberichterstattung des Bundes, Bd. 51, Robert Koch-Institut (Hg.), Berlin.

Anhang

Anhaltspunkte für die Einschätzung der Minderung der Erwerbsfähigkeit bei psychoreaktiven Störungen in der gesetzlichen Unfallversicherung und im sozialen Entschädigungsrecht

Nach Einführung der gesetzlichen Unfallversicherung im Jahre 1884 bildeten sich allgemein anerkannte Anhaltspunkte für die Einschätzung der Minderung der Erwerbsfähigkeit (MdE) nach bleibenden organischen Verletzungsfolgen heraus. Eingeschlossen sind darin auch die allgemein zu erwartenden psychischen Folgen und Schmerzen. In den letzten 100 Jahren ist die Einschätzung der MdE für vergleichbare Verletzungen nur geringen Änderungen unterworfen gewesen. Der Verlust des Armes im Schultergürtel wird nunmehr mit einer MdE von 80 v. H., die Amputation der ganzen Hand mit 60 v. H. und der Verlust eines Daumens im Grundgelenk mit 20 v. H. bewertet.

Die Einschätzungen wurden und werden bis heute durch Sozialgerichte überprüft, sie spiegeln die gesellschaftliche Übereinkunft der Bewertung der Verletzungsfolgen in der gesetzlichen Unfallversicherung wider. In ähnlicher Weise gilt dies auch für das Bundesversorgungsgesetz und das Schwerbehindertenrecht. Bei der Festsetzung von Schädigungsfolgen nach dem Bundesversorgungsgesetz ist die Versorgungsmedizin-Verordnung (VersMedV) maßgeblich. Der in der Verordnung aufgeführte Grad der Schädigungsfolge (GdS, gleichbedeutend mit dem Grad der Behinderung – GdB) gilt als „antizipiertes Sachverständigengutachten", das für Sachverständige und die Gerichte bindend ist. Auch die gültigen Einschätzungen in der Versorgungsmedizin-Verordnung haben eine lange Tradition. Sie gehen auf die „Anhaltspunkte für die ärztliche Gutachtertätigkeit" zurück, die erstmalig nach dem Ersten Weltkrieg formuliert wurden. Die Bewertungen körperlicher Schäden haben sich bis heute nur geringfügig geändert.

Entsprechende Tabellen liegen auch für die private Unfallversicherung vor, hier wird die Einschätzung nicht in Prozent, sondern – im Rahmen der Gliedertaxe – in Bruchteilen der Gebrauchsfähigkeit der betroffenen Extremität vorgenommen.

Die MdE-Tabellen, die Versorgungsmedizin-Verordnung oder die Tabellen zur Einschätzung der Invalidität in der privaten Unfallversicherung bewerten die Folgen relativ eindeutig zu definierender organischer Folgezustände nach Verletzungen. Die Tabellen fördern die Rechtssicherheit und ermöglichen den Vergleich gutachterlicher Einschätzungen und gerichtlicher Entscheidungen. Angesichts vielfältiger subjektiver Beurteilungen von Verletzungsfolgen sind sie verlässliche „Landmarken", an denen sich Verwaltungen, Sachverständige und Gerichte orientieren können.

2007 machte eine interdisziplinäre Arbeitsgruppe um den Leiter der Sektion Forensische Psychiatrie und Psychotherapie am Universitätsklinikum in Tübingen, Prof. Dr. K. Foerster (Foerster et al. 2007) „Vorschläge zur MdE-Einschätzung bei psycho-reaktiven Störungen in der gesetzlichen Unfallversicherung". Die Autoren wiesen darauf hin, dass es in der gesetzlichen Unfallversicherung bisher für psychoreaktive Störungen keine differenzierten und allgemein anerkannten Erfahrungswerte für die Minderung der Erwerbsfähigkeit gebe. Die Arbeitsgruppe war auf Initiative der Berufsgenossenschaften gegründet worden, um entsprechende Empfehlungen auszuarbeiten. Dabei orientierten sich die Verfasser nicht an den Krankheitsbildern bzw. diagnostischen Klassifikationen, „sondern an konkreten, durch die entsprechenden Störungen bedingten Beeinträchtigungen und Funktionsausfällen". Diese seien vom Sachverständigen detailliert zu beschreiben. In begründeten Einzelfällen müsse die Störung höher oder niedriger als von der Arbeitsgruppe empfohlen bewertet werden.

Die in dem zitierten Aufsatz angegebenen MdE-Grade sollten lediglich als „allgemeine Hinweise und Anhaltspunkte" verstanden werden; sie stellten Eckwerte dar, die unter Berücksichtigung der individuellen Verhältnisse zu konkretisieren seien. Die Autoren stellen ausdrücklich fest: „Deshalb ist eine unmittelbare Übernahme oder schematische Umsetzung der vorgeschlagenen MdE-Sätze auf die konkrete Begutachtungssache und die einzelnen Verwaltungsentscheidungen nicht möglich." (S. 53)

Betont wurde: „Grundlage für die Einschätzung der MdE ist eine gesicherte und diagnostisch bezeichnete psychische Störung. Sie muss als Gesundheitsschaden gemäß den rechtlichen Kriterien des sog. Vollbeweises festgestellt werden können. Insbesondere reichen Verdachtsbefunde und pauschale Symptombeschreibungen sowie reine Beschwerdeschilderungen nicht aus. Diese Grundsätze gelten auch hinsichtlich der Funktionsbeeinträchtigung."

Die von Foerster et al. publizierte Arbeit enthält weitere differenzierte Bewertungskriterien, die vor der Einschätzung der MdE zu berücksichtigen seien. Die MdE bestimme sich nach dem individuell verbliebenen Leistungsvermögen im Erwerbsleben. Die Beeinträchtigung sei in drei Dimensionen zu erfassen:

1. psychisch emotionale Beeinträchtigung
2. sozial kommunikative Beeinträchtigung
3. körperlich funktionelle Beeinträchtigung

Die MdE ergebe sich aus der Gesamtschau dieser Beeinträchtigungen.

Die Vorschläge von Foerster, die auch Eingang in das grundlegende Werk von Schönberger, Mehrtens und Valentin (2010) gefunden haben, geben dem Gutachter wichtige Hinweise für die Beurteilung unfallbedingter seelischer Störungen. Allerdings lassen sich die Vorschläge zur MdE-Einschätzung bei *psychoreaktiven Störungen* nicht mit den „antizipierten Sachverständigengutachten" der bewährten Tabellen zur Bewertung *körperlicher Beeinträchtigungen* in der gesetzlichen Unfallversicherung, der Versorgungsmedizin-Verordnung oder den Tabellen zur Einstufung der Invalidität in der gesetzlichen Unfallversicherung vergleichen. Die Bewertung psycho-reaktiver Störungen beruht auf einem gesellschaftlichen Konsens oder – sozialwissenschaftlich gesprochen – einem Konstrukt, das stärker von der je aktuellen gesellschaftlichen Einschätzung der Kausalität seelischer Störungen und der ihr beigemessenen Bedeutung abhängt, als dies bei der Beurteilung körperlicher Schäden der Fall ist.

Seelische Störungen beeinflussten die Festsetzung der MdE nach organischen Verletzungen bereits in den ersten Jahren nach Einführung der gesetzlichen Unfallversicherung. Schon nach wenigen Jahren erschloss sich den Berufsgenossenschaften und den Gerichten die dahinterliegende Problematik: Wenn bei der Einschätzung organischer Verletzungsfolgen subjektive Faktoren eine wesentliche Rolle spielten, dann war es nicht mehr möglich, objektive MdE-Werte zu bestimmen – ein Zusammenhang, der sich in Änderungen von Verwaltungspraxis und Rechtsprechung niederschlug. Zwischen 1900 und 1960 wurden psychische Störungen – mit wenigen Ausnahmen – weder in der gesetzlichen Unfallversicherung noch im Versorgungsrecht anerkannt. Die menschliche Seele wurde als „unbegrenzt belastbar" angesehen. Erst ab 1960 hat sich ein langsamer Wandel in der Einschätzung psychischer Erkrankungen nach Unfällen herausgebildet. Eine wesentliche Rolle spielten hierbei Störungen bei Menschen, die durch die Nationalsozialisten verfolgt wurden und als Folge einer jahrelangen KZ-Haft seelische Beeinträchtigungen davontrugen.

1980 wurde die „Posttraumatic stress disorder" auf Druck der Veteranenvereinigungen des Vietnamkrieges und der amerikanischen Psychiater in den Diagnostic and Statistical Manual of Mental Disorders (DSM-III) aufgenommen. 1992 fand die Posttraumatische Belastungsstörung Berücksichtigung in den ICD-10 der Weltgesundheitsorganisation. Seit der formellen Anerkennung posttraumatischer Störungen hat die Zahl einschlägiger Diagnosen kontinuierlich zugenommen. Ein Ende dieser Entwicklung ist nicht absehbar. Der Gutachter, der eine MdE für eine psycho-reaktive Störung vorschlägt, sollte sich der gesellschaftlichen Dimension seiner Empfehlung bewusst sein.

Die Vorschläge um die Arbeitsgruppe von Foerster sind zu begrüßen. Allerdings sollte bei ihrer Anwendung berücksichtigt werden, dass den MdE-Vorschlägen Krankheitskonzepte zugrunde liegen, die in weit höherem Maße von historisch-gesellschaftlichen Bewertungen abhängen als die MdE-Tabellen für die Einschätzung körperlicher Beeinträchtigungen.

Die Tabelle 1 gibt Hinweise für die Einschätzung psychischer Störungen in der gesetzlichen Unfallversicherung.

Tabelle 2 enthält die GdS/GdB-Werte für „Neurosen, Persönlichkeitsstörungen, Folgen psychischer Traumen" im sozialen Entschädigungsrecht und nach dem Schwerbehindertenrecht.

Tabelle 1:
Richtwerte für die Einschätzung psychischer Störungen in der gesetzlichen Unfallversicherung

	MdE in %
Anpassungsstörung (ICD-10 F43)	
Stärkergradige sozial-kommunikative Beeinträchtigung, zusätzlich zur psychisch-emotionalen Störung, wie Depression, Angst, Ärger, Verzweiflung, Überaktivität oder Rückzug	bis 20
Stark ausgeprägtes Störungsbild	bis 30
Depressive Episode (ICD-10 F32 und F33)	
Verstimmung, die nicht den Schweregrad einer leichten depressiven Episode erreicht	bis 10
Beeinträchtigung entsprechend dem Schweregrad einer leichten depressiven Episode	bis 20
Beeinträchtigung entsprechend dem Schweregrad einer mittelgradigen depressiven Episode	bis 40
Beeinträchtigung entsprechend dem Schweregrad einer schweren Episode, auch mit psychotischen Symptomen	bis 80–100
Anhaltende affektive Störung (ICD-10 F34 und F38.8)	
Anhaltende affektive Störung mit psychisch-emotionaler Beeinträchtigung in leichter Ausprägung (entsprechend den Kriterien ICD-10 F34)	bis 10
Stärkergradig ausgeprägter und lange anhaltender depressiver Zustand mit psychisch-emotionaler Beeinträchtigung und auch sozial-kommunikativen Einbußen	bis 30
Schwere, chronifizierte affektive Störung mit massiv eingetrübter Stimmung, deutlicher Minderung der Konzentration, erheblich vermindertem Antrieb, Schlafstörungen und ggf. auch suizidalen Gedanken	bis 50
Posttraumatische Belastungsstörung (ICD-10 F43.1)	
Unvollständig ausgeprägtes Störungsbild (Teil- oder Restsymptomatik)	bis 10
Üblicherweise zu beobachtendes Störungsbild, geprägt durch starke emotionale und durch Ängste bestimmte Verhaltensweisen mit wesentlicher Einschränkung der Erlebnis- und Gestaltungsfähigkeit, und gleichzeitig größere sozial-kommunikative Beeinträchtigungen	bis 30
Schwerer Fall, gekennzeichnet durch massive Schlafstörungen mit Albträumen, häufige Erinnerungseinbrüche, Angstzustände, die auch tagsüber auftreten können, und ausgeprägtes Vermeidungsverhalten	bis 50
Panikstörung (ICD-10 F1.0)	
Zeitlich begrenzte Panikattacken mit mäßiggradiger Auswirkung	bis 20
Häufige Angstattacken mit stärkergradiger sozial-kommunikativer Auswirkung und emotionaler Beeinträchtigung	bis 30

	MdE in %
Generalisierte Angststörung (ICD–10 F41.1)	
Leicht- bis mäßiggradige körperlich-funktionelle Einschränkung und psychisch-emotionale Beeinträchtigung	bis 20
Stärkergradige Ausprägung der Einschränkung und Beeinträchtigung	bis 30
Schwerwiegende Ausprägung der Einschränkung und Beeinträchtigung	bis 50
Angst- und depressive Störung, gemischt (ICD–10 F41.2)	
Entsprechendes Störungsbild	bis 20
Agoraphobie und soziale phobische Störung (ICD–10 F40.0 und F40.1)	
Phobien mit leichtgradiger körperlich-funktioneller Einschränkung und psychisch-emotionaler Beeinträchtigung	bis 10
Stärkergradige Einschränkung und Beeinträchtigung mit ausgeprägtem Vermeidungsverhalten auf Grund erheblicher sozial-kommunikativer Auswirkung	bis 30
Spezifische (isolierte) Phobie (ICD–10 F40.2)	
Bei eng begrenzten und für die Arbeitswelt wenig bestimmenden Situationen (z.B. Flugangst)	bis 10
Bei zentralen Situationen der allgemeinen Arbeitswelt oder mehreren bedeutsamen, begrenzten Arbeitssituationen	bis 30
Dissoziative Störung (ICD–10 F44)	
Mit leicht- bis mittelgradiger körperlich-funktioneller Einschränkung	bis 10
Mit stärkergradiger körperlich-funktioneller Einschränkung und psychisch-emotionaler Beeinträchtigung	bis 30

[Quelle: Foerster et al. (2007); Schönberger et al. (2010)]

Tabelle 2:
Anhaltspunkte für die Einschätzung psychischer Störungen im sozialen Entschädigungsrecht
(BVG, SVG, OEG) und nach dem Schwerbehindertenrecht

Text	Grad der Schädigungsfolgen (GdS) Grad der Behinderung (GdB)
3.7 Neurosen, Persönlichkeitsstörungen, Folgen psychischer Traumen	
Leichtere psychovegetative oder psychische Störungen	0–20
Stärker behindernde Störungen	
mit wesentlicher Einschränkung der Erlebnis- und Gestaltungsfähigkeit (z. B. ausgeprägtere depressive, hypochondrische, asthenische oder phobische Störungen, Entwicklungen mit Krankheitswert, somatoforme Störungen)	30–40
Schwere Störungen (z. B. schwere Zwangskrankheit)	
mit mittelgradigen sozialen Anpassungsschwierigkeiten	50–70
mit schweren sozialen Anpassungsschwierigkeiten	80–100

[Quelle: Versorgungsmedizin-Verordnung (2009)]

Literatur

Bundesministerium für Arbeit und Soziales (2009) Versorgungs-medizin-Verordnung – Versorgungsmedizinische Grundsätze, Bonn: 42.

FOERSTER K; BORK S; KAISER V; GROBE T; TEGENTHOFF H; WEISE H; BADKE A; SCHREINICKE G; LÜBCKE J (2007) Vorschläge zur MdE-Einschätzung bei psychoreaktiven Störungen in der gesetzlichen Unfallversicherung. In: Der medizinische Sachverständige 103: 52-59.

SAß H et al.(Hg.) (2003) Diagnostisches und Statistisches Manual Psychischer Störungen. Textrevision. DSM- IV-TR, Göttingen.

SCHÖNBERGER A et al.(2010) Arbeitsunfall und Berufskrankheit, 8. Auflage, Berlin: 156-158.

Weltgesundheitsorganisation (2011: Internationale Klassifikation psychischer Störungen ICD-10 Kapitel V(F). Klinisch-diagnostische Leitlinien. Hrsg. von H. Dilling et al., 8. Auflage, Bern.

LEITLINIE der AWMF

POSTTRAUMATISCHE BELASTUNGSSTÖRUNG ICD-10: F 43.1

Hinweise zur Graduierung der Evidenz- und Empfehlungsstärke				
Studienqualität	Evidenz-stärke	Empfehlung	Beschrei-bung	Symbol
Systematische Übersichtsar-beit (Metaanalyse) oder RCT (Therapie) oder Kohortenstudie (Risikofaktoren, Diagnostik) von hoher Qualität	hoch	„soll"	Starke Emp-fehlung	▲▲
RCT oder Kohortenstudie von eingeschränkter Qualität	mäßig	„sollte"	Empfehlung	▲
RCT oder Kohortenstudie von schlechter Qualität, alle anderen Studiendesigns, Expertenmei-nung	schwach	„kann"	Empfehlung offen	◄►

Synonyme:　　PTBS - Posttraumatische Belastungsstörung

PTSD - Posttraumatic Stress Disorder

Die Posttraumatische Belastungsstörung ist eine spezifische Form einer Traumafolgestörung. Verwandte Störungsbilder sind:

- Akute Belastungsreaktion ICD-10: F 43.0
- Anpassungsstörung ICD-10: F 43.2
- Andauernde Persönlichkeitsänderung nach Extrem-belastung ICD-10: F 62.0

Die umfangreichen Folgen einer durch Traumatisierung ge-störten Persönlichkeitsentwicklung werden aktuell unter den Be-griffen „Komplexe Traumafolgestörung", „Developmental Trauma Disorder" oder „Komplexe Präsentation einer Posttraumatischen Belastungsstörung" diskutiert.

Weitere Traumafolgestörungen sind:

- Dissoziative Störungsbilder F 44
- Somatoforme Schmerzstörung F45.4
- Emotional Instabile Persönlichkeitsstörung (Borderline) F 60.3

Weitere Störungen, bei denen traumatische Belastungen maßgeblich mitbedingend sind:

- Dissoziale Persönlichkeitsstörung F 60.2
- Essstörungen F 50
- Affektive Störungen F 32, 33, 34
- Substanzabhängigkeit F 1
- Somatoforme Störungen F 45

Chronifizierte posttraumatische Belastungen können über die traumaassoziierte Stressaktivierung den Verlauf körperlicher Erkrankungen mitbedingen oder beeinflussen. Insbesondere ist dies belegt für Herz-Kreislauferkrankungen und immunologische Erkrankungen. (siehe hierzu auch Link zu Leitlinienempfehlung 1 und 2)

Definition:

Die Posttraumatische Belastungsstörung ist eine mögliche Folgereaktion eines oder mehrerer traumatischer Ereignisse

(wie z.B. Erleben von körperlicher und sexualisierter Gewalt, auch in der Kindheit [sogenannter sexueller Missbrauch], Vergewaltigung, gewalttätige Angriffe auf die eigene Person, Entführung, Geiselnahme, Terroranschlag, Krieg, Kriegsgefangenschaft, politische Haft, Folterung, Gefangenschaft in einem Konzentrationslager, Natur- oder durch Menschen verursachte Katastrophen, Unfälle oder die Diagnose einer lebensbedrohlichen Krankheit),

die an der eigenen Person, aber auch an fremden Personen erlebt werden können. In vielen Fällen kommt es zum Gefühl von Hilflosigkeit und durch das traumatische Erleben zu einer Erschütterung des Selbst- und Weltverständnisses.

Das syndromale Störungsbild ist geprägt durch:

- sich aufdrängende, belastende Gedanken und Erinnerungen an das Trauma *(Intrusionen)* oder Erinnerungslücken *(Bilder, Albträume, Flashbacks, partielle Amnesie),*
- Übererregungssymptome *(Schlafstörungen, Schreckhaftigkeit, vermehrte Reizbarkeit, Affektintoleranz, Konzentrationsstörungen),*
- Vermeidungsverhalten *(Vermeidung traumaassoziierter Stimuli)* und

- emotionale Taubheit *(allgemeiner Rückzug, Interesseverlust, innere Teilnahmslosigkeit)*,
- im Kindesalter teilweise veränderte Symptomausprägungen *(z.B. wiederholtes Durchspielen des traumatischen Erlebens, Verhaltensauffälligkeiten, z. T. aggressive Verhaltensmuster)*

Die Symptomatik kann unmittelbar oder auch mit (z.T. mehrjähriger) Verzögerung nach dem traumatischen Geschehen auftreten (verzögerte PTBS).

Epidemiologie:

Die Häufigkeit von PTBS ist abhängig von der Art des Traumas.
- Ca. 50% Prävalenz nach Vergewaltigung
- Ca. 25% Prävalenz nach anderen Gewaltverbrechen
- Ca. 50% bei Kriegs-, Vertreibungs- und Folteropfern
- Ca. 10% bei Verkehrsunfallopfern
- Ca. 10% bei schweren Organerkrankungen (Herzinfarkt, Malignome)

Die Lebenszeitprävalenz für PTBS in der Allgemeinbevölkerung mit länderspezifischen Besonderheiten liegt zwischen 1% und 7% (Deutschland 1,5 – 2 %). Die Prävalenz subsyndromaler Störungsbilder ist wesentlich höher. Es besteht eine hohe Chronifizierungsneigung.

Leitlinienempfehlung 1:

➣ Bei der Diagnostik soll beachtet werden, dass die Posttraumatische Belastungsstörung nur eine, wenngleich spezifische Form der Traumafolgeerkrankungen ist.
28/28 ▲▲

Leitlinienempfehlung 2:

➣ Es soll beachtet werden, dass komorbide Störungen bei der Posttraumatischen Belastungsstörung eher die Regel als die Ausnahme sind.
27/27 ▲▲

Übersicht traumareaktiver Entwicklungen

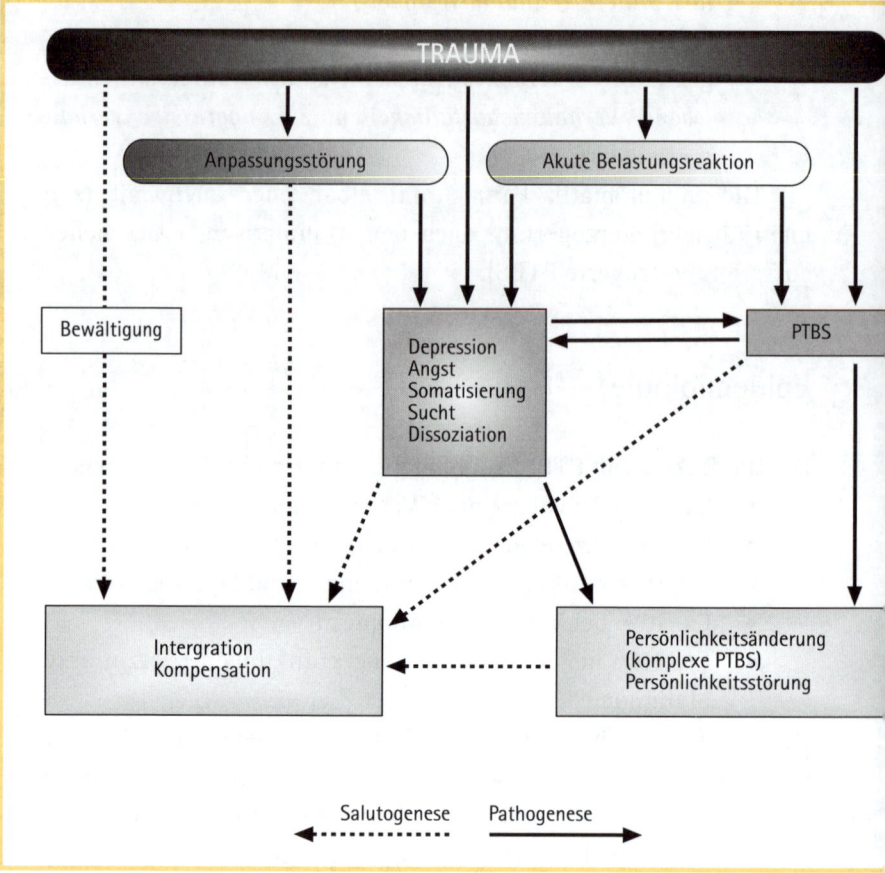

Diagnostik:

- Diagnostik nach klinischen Kriterien *(s.o.)*
- Berücksichtigung traumatischer Auslöser bei der Beschwerdenentwicklung
- Abgrenzung gegenüber akuten Belastungsreaktionen, Anpassungsstörungen und relevanten psychischen Vorerkrankungen
- Berücksichtigung traumaassoziierter und komorbider Störungen *(Angststörungen, Depression, somatoforme Störungen, dissoziative Störungen, Suchterkrankungen, Substanzmissbrauch, Organerkrankungen)*
- Diagnosesicherung am besten durch PTBS-spezifisches

Interview / ergänzende psychometrische Diagnostik *(Wichtig: sensible Exploration)*

- Berücksichtigung subsyndromaler Störungsbilder mit klinischer Relevanz *(z.B. Intrusionen und Übererregungssymptome ohne Vermeidungsverhalten)*
- bei lange zurückliegender Traumatisierung *(z.B. körperliche und sexualisierte Gewalt bei Kindern, frühere Kriegserfahrungen),*
- bei klinisch auffälliger Komorbidität *(Depression, Angst, Somatisierung, Sucht, Dissoziation)*
- bei unklaren, therapieresistenten Schmerzsyndromen *(z.B. somatoforme Schmerzstörung),*
- bei misstrauischen, feindseligen und emotional-instabilen Verhaltensmustern *(z.B. insbesondere bei Persönlichkeitsstörungen),*
- bei medizinischen Eingriffen und Erkrankungen (z.B. Malignome, Patienten nach Intensivbetreuung, Problemgeburten).

Cave! Übersehen einer PTBS

Leitlinienempfehlung 3:

> ➤ Die Diagnostik der PTBS soll nach klinischen Kriterien (ICD-10) erfolgen.
> 33/36 ▲▲

Leitlinienempfehlung 4:

> ➤ Zur Unterstützung der Diagnostik können psychometrische Tests und PTBS- spezifische strukturierte klinische Interviews eingesetzt werden.
> 33/36 ◄►

Therapie der Posttraumatischen Belastungsstörung

Erste Maßnahmen

(Vergleiche hierzu auch die Empfehlungen der S2-Leitlinie: „Diagnostik und Therapie akuter Folgen psychischer Traumatisierung")

- Herstellen einer sicheren Umgebung, wenn immer möglich *(Schutz vor weiterer Traumaeinwirkung)*

- Organisation des psycho-sozialen Helfersystems
- Frühes Hinzuziehen eines mit PTBS-Behandlung erfahrenen Psychotherapeuten
- Psychoedukation und Informationsvermittlung bzgl. traumatypischer Symptome und Verläufe

Abklärung des individuellen Stabilisierungsbedarfs: *E:III*

durch entsprechend qualifizierten ärztlichen oder psychologischen Psychotherapeuten

- Aufbau einer tragfähigen therapeutischen Beziehung
- Anbindung zur engmaschigen diagnostischen und therapeutischen Betreuung
- Abklärung von Affektregulation, Selbst- und Beziehungsmanagement, soziale Kompetenzen
- Einschätzung und Umgang mit Selbst- und Fremdgefährdungstendenzen
- Aufbau von intra- und interpersonellen Ressourcen (*imaginative Selbstberuhigung, soziales Netzwerk) E:III*
- Unterstützung von Symptomkontrolle *(z.B. Kontrolle intrusiver Phänomene, Distanzierungstechniken)*
- adjuvante Pharmakotherapie *(symptomorientiert) E:I*
- Einbeziehung adjuvanter kunst- und gestaltungs-, ergo- sowie körpertherapeutischer Verfahren E:III
- Antidepressiva aus der Stoffgruppe der SSRI *E:I (Vorsicht bei Suizidgefährdung, insbesondere bei Kindern und Jugendlichen)*

Cave! Besondere Suchtgefährdung bei PTBS (besonders Benzodiazepine)

Leitlinienempfehlung 5:

> ➤ Manche PatientInnen mit PTBS haben eine unzureichende Affektregulation (z.B. mangelnde Impulskontrolle, dissoziative Symptome, Substanzmissbrauch, Selbstverletzungen, Suizidalität), die diagnostisch abgeklärt werden muss und initial in der Behandlungsplanung (individueller Stabilisierungsbedarf) zu berücksichtigen ist.
> 16/28 ▲▲

Leitlinienempfehlung 6:

➤ Psychopharmakotherapie soll nicht als alleinige Therapie der Posttraumatischen Belastungsstörung eingesetzt werden. Adjuvante Psychopharmakotherapie kann zur Unterstützung der Symptomkontrolle indiziert sein,
ersetzt aber keine traumaspezifische Psychotherapie.
28/28   ▲▲

Leitlinienempfehlung 7:

➤ Adjuvante Verfahren wie Ergotherapie, Kunsttherapie, Musiktherapie,
Körper-und Bewegungstherapie, Physiotherapie können in einem traumaspezifischen Gesamtbehandlungsplan berücksichtigt werden.
36/36   ◄►

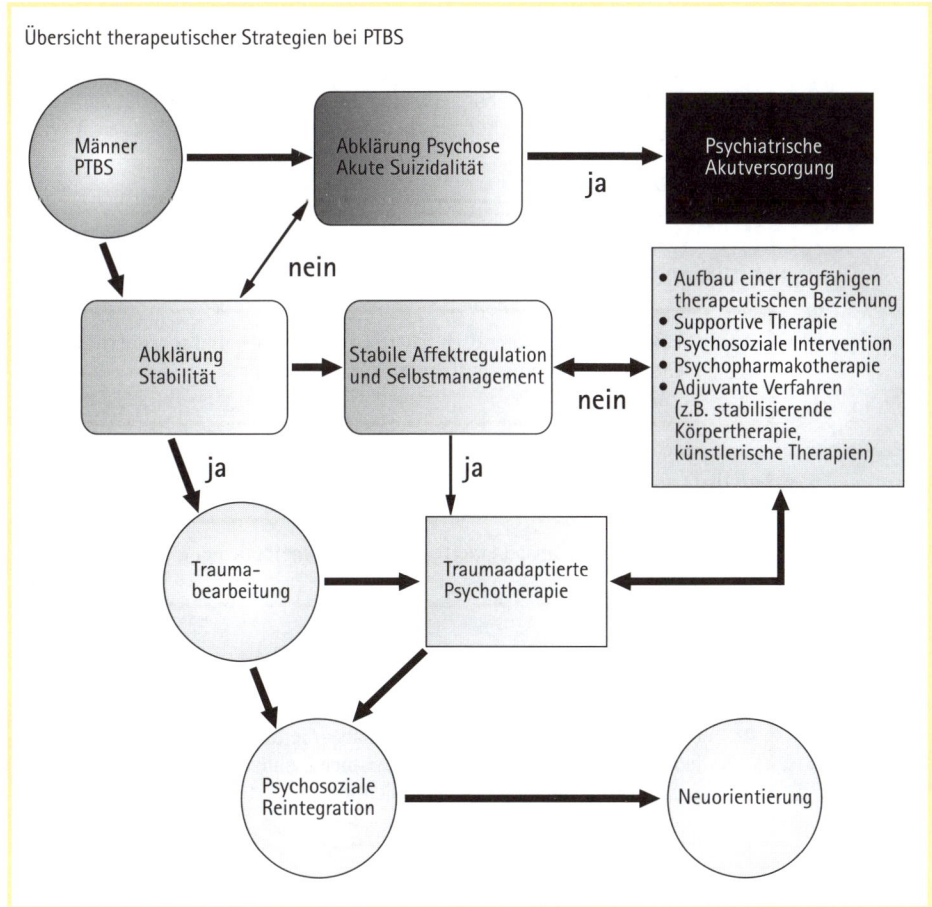

Übersicht therapeutischer Strategien bei PTBS

Traumabearbeitung

nur durch entsprechend qualifizierte PsychotherapeutInnen (ärztliche und psychologische PsychotherapeutInnen, approbierte Kinder- und JugendpsychotherapeutInnen)

- dosierte Konfrontation mit dem auslösenden Ereignis mit dem Ziel der Durcharbeitung und Integration unter geschützten therapeutischen Bedingungen
- **Voraussetzung:** Ausreichende Stabilität, kein Täterkontakt mit Traumatisierungsrisiko
- Traumaadaptierte Methoden im Rahmen eines Gesamtbehandlungsplanes

Leitlinienempfehlung 8:

➢ Bei der Therapie der Posttraumatischen Belastungsstörung soll mittels Konfrontation mit der Erinnerung an das auslösende Trauma das Ziel der Integration unter geschützten therapeutischen Bedingungen erreicht werden.
27/28 ▲▲

Leitlinienempfehlung 9:

➢ Die Bearbeitung traumatisch fixierter Erinnerungen und sensorischer Fragmente ist ein zentraler Bestandteil der Behandlung.
26/27 ▲▲

Leitlinienempfehlung 10:

➢ Dazu sollen traumaadaptierte Behandlungsmethoden eingesetzt werden.
19/19 ▲▲

Leitlinienempfehlung 11:

➢ Bei der Indikationsstellung zur Traumabearbeitung sind klinische Komorbidität und Stabilität in einem Gesamtbehandlungsplan mit „partizipativer Entscheidungsfindung" zu berücksichtigen.
17/17 ▲

Setting: In Abhängigkeit von Schwere der Störung und Stabilisierungsbedarf ist eine Vernetzung ambulanter und stationärer Behandlungsangebote geboten.

- Ambulant *(Schwerpunktpraxen, Ambulanzen)*
- Stationär *(Schwerpunktstation, Tagesklinik)*

Kontraindikation für traumabearbeitende Verfahren

Relative Kontraindikation:
- Mangelnde Affekttoleranz
- Anhaltende schwere Dissoziationsneigung
- Unkontrolliert autoagressives Verhalten
- Mangelnde Distanzierungsfähigkeit zum traumatischen Ereignis
- Hohe akute psychosoziale und körperliche Belastung

Absolute Kontraindikation:
- akutes psychotisches Erleben
- Akute Suizidalität
- Täterkontakt mit Traumatisierungsrisiko

Leitlinienempfehlung 12:

> ➤ Mangelnde Affekttoleranz, akuter Substanzkonsum, instabile psychosoziale und körperliche Situation, komorbide dissoziative Störung, unkontrolliert autoaggressives Verhalten sind als relative Kontraindikation zur Traumakonfrontation anzusehen.
> 28/28 ▲▲

Leitlinienempfehlung 13:

> ➤ Akute Psychose, schwerwiegende Störungen der Verhaltenskontrolle (in den letzten vier Monaten: lebensgefährlicher Suizidversuch, schwerwiegende Selbstverletzung, Hochrisikoverhalten, schwerwiegende Probleme mit Fremdaggressivität) und akute Suizidalität sind als absolute Kontraindikation für ein traumabearbeitendes Vorgehen zu werten.
> 34/36 ▲▲

Leitlinienempfehlung 14:

> ➤ Bei Vorliegen von Kontraindikationen ist eine konfrontative Traumabear-
> beitung erst indiziert, wenn äußere Sicherheit und eine hinreichend gute
> Emotionsregulierung ('ausreichende Stabilisierung') vorhanden sind.
> 31/36 ▲▲

Die therapeutische Begleitung in den Behandlungsphasen der psy-
chosozialen Reintegration und Neuorientierung nach psychischer
Traumatisierung sollte allgemeine und spezifische Aspekte und
Hilfsmöglichkeiten berücksichtigen, z.B.:

Phasenbegleitende Aspekte der psychosozialen Reintegration

- Soziale Unterstützung
- Einbeziehung von Angehörigen
- Opferhilfsorganisationen
- Berufliche Rehabilitation
- Opferentschädigungsgesetz

Phasenbegleitende Aspekte der Neuorientierung

- Auseinandersetzung mit traumaspezifischen Verlusten
  und Einbußen
- Intrapsychische Neuorientierung
- Rückfallprophylaxe (Erarbeitung von Hilfen bei erneuter
  schwerer Belastung)
- Entwicklung von Zukunftsperspektiven

Leitlinienempfehlung 15:

> ➤ Traumatherapie endet in der Regel nicht mit der Traumabearbeitung.
> Wenn indiziert, sollte der psychotherapeutische Prozess zur Unterstüt-
> zung von Trauer, Neubewertung und sozialer Neuorientierung fortgeführt
> werden.
> 17/18 ▲

Leitlinienempfehlung 16:

> ➤ Eine traumaadaptierte Psychotherapie soll jedem Patienten mit PTBS
> angeboten werden.
> 18/18 ▲▲

Leitlinienempfehlung 17:

> ➤ Die behandelnden PsychotherapeutInnen sollen über eine traumathera-
> peutische Qualifikation verfügen.
> 16/16 ▲▲

Obsolet!

- Anwendung nicht traumaadaptierter kognitiv-behavio-
  raler oder psychodynamischer Techniken *E:III* (z.B. un-
  modifiziertes psychoanalytisches Verfahren, unkontrollierbare Reizüberflutung, unkontrollierte regressionsför-
  dernde Therapien)
- Alleinige Pharmakotherapie *E:II-3*
- Traumatherapie ohne Gesamtbehandlungsplan

Leitlinien der AWMF in Abstimmung mit:
Deutschsprachige Gesellschaft für Psychotraumatologie (DeGPT)
Deutsche Gesellschaft für Psychotherapeutische Medizin (DGPM)
Deutsches Kollegium für Psychosomatische Medizin (DKPM)
Deutsche Gesellschaft für Psychoanalyse, Psychotherapie, Psycho-
somatik und Tiefenpsychologie (DGPT)

Zitierbare Quelle:
Flatten G, Gast U, Hofmann A, Liebermann P, Reddemann L, Siol
T, Wöller W, Petzold ER: Posttraumatische Belastungsstörung.
Leitlinie und Quellentext, 2. Auflage, Schattauer-Verlag, Stuttgart,
New York 2004

Erstellung der Leitlinie

Aufbauend auf der seit 1999 publizierten S2-Leitlinie zur Posttraumatischen Belastungsstörung erfolgte die Weiterentwicklung
zur S3-Leitlinie in einem bei der AWMF angemeldeten Upgrading-
prozess seit Dezember 2005.

Mitglieder der redaktionellen Leitlinienkommission waren:

PD Dr. med. M.A. Guido Flatten / Aachen
PD Dr. med. Ursula Gast / Dammholm Havetoftloit
Dr. med. Arne Hofmann / Bergisch-Gladbach
Prof. Dr. phil. Dipl.-Psych. Christine Knaevelsrud/Berlin
Prof. Dr. med. Astrid Lampe / Innsbruck
Peter Liebermann / Köln
Prof. Dr. med. Dr. phil. Dipl.-Psych. Andreas Maercker / Zürich
Prof. Dr. med. Luise Reddemann / Köln
PD Dr. med. Wolfgang Wöller / Bad Honnef

Unter Moderation von Frau Prof. Dr. med. Ina Kopp/Leitlinien-beauftragte der AWMF/Marburg fand am 17.11.2009 in Köln die interdisziplinäre Konsensuskonferenz statt. Eine ergänzende schriftliche Konsentierung der Leitlinienempfehlungen (Delphi-Verfahren) fand im Frühjahr 2010 statt. Die ergänzend zum Quellentext eingehenden inhaltlichen Voten wurden in der redaktionellen Arbeitsgruppe gewichtet und eingearbeitet. Weitere Informationen sowie eine Auflistung aller beteiligten Experten sind im Leitlinienreport zur S3-Leitlinie Posttraumatische Belastungsstörung dokumentiert.

Die Leitlinie wurde den Fachgesellschaften DeGPT, DGPM, DKPM, DGPT vorgelegt und durch die zuständigen Fachvertreter bestätigt. **Rückmeldungen an die Autoren über E-Mail: gflatten@euripp. org** oder schriftlich an: PD Dr. med. M.A. Guido Flatten, Euregio-Institut für Psychosomatik und Psychotraumatologie, Annastr. 58-60, 52062 Aachen
Erstellungsdatum:
Januar 2011

Stichwortverzeichnis

T

U